TRAITÉ

PHILOSOPHIQUE ET PHYSIOLOGIQUE

DE

L'HÉRÉDITÉ NATURELLE.

I

CORBEIL, IMPRIMERIE DE CRÉTÉ.

TRAITÉ

PHILOSOPHIQUE ET PHYSIOLOGIQUE

DE

L'HÉRÉDITÉ NATURELLE

DANS

LES ÉTATS DE SANTÉ ET DE MALADIE

DU SYSTÈME NERVEUX

AVEC L'APPLICATION MÉTHODIQUE DES LOIS DE LA PROCRÉATION AU TRAITEMENT
GÉNÉRAL DES AFFECTIONS DONT ELLE EST LE PRINCIPE.

Ouvrage où la question est considérée dans ses rapports avec

LES LOIS PRIMORDIALES, LES THÉORIES DE LA GÉNÉRATION, LES CAUSES DÉTERMINANTES
DE LA SEXUALITÉ, LES MODIFICATIONS ACQUISES DE LA NATURE ORIGINELLE
DES ÊTRES, ET LES DIVERSES FORMES DE NÉVROPATHIE
ET D'ALIÉNATION MENTALE.

PAR LE Dr PROSPER LUCAS.

> La méthode la plus sûre qui puisse nous guider vers la
> recherche de la vérité, consiste à s'élever par induction des
> phénomènes aux lois et des lois aux forces.
>
> LA PLACE. *Essai philosophique sur les
> probabilités*, p. 258.

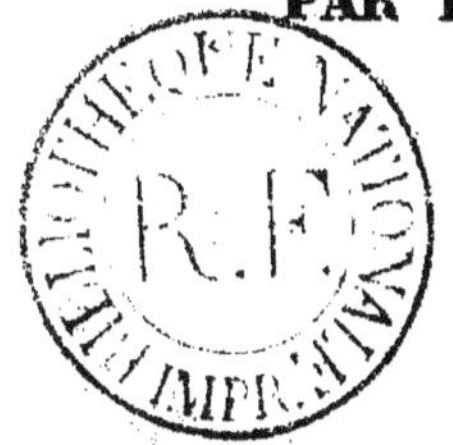

TOME PREMIER.

PARIS,

CHEZ J. B. BAILLIÈRE,

LIBRAIRE DE L'ACADÉMIE ROYALE DE MÉDECINE,

RUE DE L'ÉCOLE DE MÉDECINE, 13 bis.

A LONDRES, CHEZ H. BAILLIÈRE, 219, REGENT-STREET.

1847

1850

INTRODUCTION.

Il y a deux périodes dans l'évolution scientifique de toutes les questions obscures, deux phases successives dans leur gravitation toujours plus ou moins lente vers la lumière : la première est celle de l'observation ou de l'investigation et de la connaissance empirique des faits ; la seconde est celle de la théorie ou de l'investigation et de la connaissance rationnelle des lois.

Ces deux époques répondent à deux perpétuels mouvements de l'esprit humain : l'un, de sensation, où il reçoit les mille impressions des choses, et tend en quelque sorte par toutes les puissances de sa nature intime vers leur nature d'être ; l'autre, d'intelligence, où il les recueille en soi, où il les réfléchit et tend à les comprendre.

L'ordre où se succèdent ces deux phases nécessaires de tous les grands problèmes n'a rien d'arbitraire : il est invariable, préétabli, fatal. L'observation précède ; la théorie suit.

Ce n'est pas que des esprits hardis ne s'aventurent à mettre à tout moment l'une à la place de l'autre et, dans leur impatience de devancer le temps, ne courent tous les hasards de ces substitutions. De là, tant de systèmes, tant d'interprétations prématurées des faits, auxquels les faits résistent, et qui, dans l'impuissance de se les soumettre, les mutilent ou les nient.

Mais l'élasticité latente des questions triomphe de ces violences : elles ressortent vierges de ce lit de Procuste où on les a tordues, pour revenir au point où le système les a prises, plus insolubles encore et plus rebelles à toutes les explications, malgré les tentatives, aussi longtemps que l'heure de la seconde époque n'est pas encore venue.

L'heure de la seconde époque n'arrive que lorsque celle de la première passe : non pas qu'il faille attendre l'instant où la question des faits est épuisée ; la question des faits ne s'épuise jamais ; ils se continuent, ils se renouvellent sans cesse. Le moment d'élection de la théorie a d'autres signes certains.

Ce moment est celui où l'on voit que les faits qui se suivent et s'entassent s'obscurcissent eux-mêmes ; où la diversité, la multiplicité de leur succession embarrassent l'esprit plutôt qu'elles ne l'éclairent ; où l'observation et l'expérience à leur tour impuissantes ou contradictoires ne se suffisent plus ; où de toutes parts, enfin, le premier besoin qu'on éprouve à la vue de ces matériaux épars, et de ces fragments sans nombre et sans lien du problème, est celui de ce lien mystérieux qui échappe, est celui de cet ordre qui ne se montre pas, est celui du système universel de lois auquel ils se rapportent.

Une des plus importantes branches de la chimie, la chimie organique, en est là de nos jours, affaissée sous le poids de ses propres richesses, et perdue jusqu'ici, sans fil conducteur, dans le dédale infini de ses expériences et de ses découvertes.

C'est le point où, dans les sciences physiologiques, nous avons rencontré la question du rapport de la nature physique et morale de l'être à celle de ses auteurs : l'obscur et grand problème de l'hérédité.

Nous renvoyons plus loin à traiter de l'importance de la question en elle-même, et de ses connexions avec l'ensemble des sciences physiques et morales (1); nous ne voulons ici qu'esquisser à grands traits cet état d'apparente insolubilité où nous l'avons trouvée.

I. Malgré le laps des siècles qui se la sont transmise, malgré les matériaux accumulés sur elle, le *point de fait* s'est plutôt obscurci qu'éclairci, depuis l'Antiquité.

Expérimentateurs moins exercés que nous, mais observateurs vrais, et au plus près des choses, quand ils se bornent à voir, les anciens ont connu tous les

____

(1) Voir les Prolégomènes, p. 1 à 20.

faits généraux de l'hérédité. Médecins, philosophes, ou législateurs, ils avaient simplement mais largement saisi son influence sur l'être; ils en avaient fait remonter le principe jusqu'aux sources premières de la nature physique et de la nature morale et de tous les états de santé et de maladie.

Il n'y a, pour ainsi dire, qu'une voix, à cet égard, dans l'Antiquité.

Il existe, au contraire, sur le même point de fait, c'est-à-dire sur le mode et l'étendue d'action de l'hérédité, de grandes oppositions de doctrine chez les modernes.

Ces doctrines peuvent toutes rentrer dans trois classes qui se distinguent entre elles par leur manière contraire d'envisager l'ESPÈCE, et par le plus ou moins de part qu'elles font à l'ESPÈCE ou à l'INDIVIDU dans l'hérédité.

La première école, dont de Maillet, Bauman, Robinet et Lamarck sont restés les organes, renversant comme fictive la borne qui sépare le type SPÉCIFIQUE du type INDIVIDUEL, ouvre à l'hérédité un horizon sans fin, sans lumière et sans base, où passent et disparaissent, en se transformant comme de simples êtres, les ESPÈCES elles-mêmes, devenues en quelque sorte des formes et des moments de la vie successive de l'INDIVIDU.

La seconde école, qui en philosophie est celle de Wollaston, d'Helvetius, de Weikard, en physiologie celle de Charles Bonnet, en médecine celle de Louis, s'arrêtant, au contraire, devant la borne élevée entre les types SPÉCIFIQUE et INDIVIDUEL comme devant une limite immuable et sacrée, circonscrit l'action de l'hérédité dans la même limite : elle lui ouvre, en un mot, la sphère de l'ESPÈCE, mais elle lui ferme celle de l'INDIVIDU.

La troisième école, tout en reconnaissant avec la seconde la légitimité de la distinction des types qu'abolit la première, admet à la fois l'hérédité du type SPÉCIFIQUE des êtres, et l'hérédité du type INDIVIDUEL ; mais se sépare de fait en autant de fractions que de représentants sur les éléments, les systèmes, les formes, les états de la vie qu'elle est ou qu'elle n'est pas appelée à régir :

Sur la nature *physique*, les uns limitant l'action de l'hérédité à tel ou tel principe, à telle ou telle partie, tel ou tel élément, organe, ou caractère; les autres l'étendant à tous les caractères, organes, éléments, parties, principes de l'être, solides ou liquides, mais rejetant bien loin d'eux l'idée de son influence sur les anomalies de l'organisation ; ceux-ci, au contraire, admettant l'influence de l'hérédité sur une certaine classe de ces anomalies, la niant sur les autres ; ceux-là, disposés à l'accueillir sur toutes indistinctement.

Sur la nature *morale*, mêmes divisions. Il en est qui n'accordent à l'hérédité aucun pouvoir sur elle ;

il en est qui lui en accordent un partiel. Selon certains auteurs, elle exerce un empire réel sur les sens, mais n'en exerce aucun ni sur les sentiments, penchants, ou passions, ni sur les qualités ou facultés mentales ; selon plusieurs autres, l'intelligence seule se soustrait à sa loi. De plus hardis esprits refusent d'en excepter cette puissance elle-même ; d'intimidés se dérobent aux conséquences qu'ils craignent d'une telle conclusion, par une distinction entre l'hérédité du dynamisme de l'homme, et l'hérédité du dynamisme des bêtes ; de téméraires se refusent à toute distinction et enchaînent, en quelque sorte, à la fatalité d'un destin qui remonte aux sources de la vie, les déterminations de l'activité libre et responsable de l'âme.

Dans la pathologie, domaine des désordres et des altérations morbides des deux natures, partout mêmes divisions, mêmes fractionnements : là aussi l'on dispute, là aussi l'on diffère sur les moindres points de *fait*, sur l'*empirisme pur* de l'hérédité des maladies de l'homme, de l'hérédité de celles de l'animal. Il n'y a pas d'accord entre les vétérinaires ; il n'y en a pas entre les médecins.

Des médecins ont nié d'une manière absolue l'action de l'hérédité sur les maladies ; des médecins ont fait deux classes des maladies, rejeté l'hérédité des affections aiguës, admis l'hérédité des affections chroniques ; c'est une très-difficile

et très-grave question, pour d'autres, de décider
si toutes les affections de la seconde classe sont héréditaires ou ne le sont pas. La nature, l'espèce, le
nombre de celles qu'ils rangent dans chaque catégorie varient selon les auteurs. Aux yeux de quelques-
uns, l'hérédité, d'ailleurs si puissante qu'ils la fassent,
n'agirait en substance que sur un ordre plus ou
moins restreint d'affections, ou même sur une seule
et unique espèce, comme la syphilis ; aux yeux de
quelques autres, ces espèces morbides sont précisément celles où elle n'intervient pas. Les deux opinions contraires trouvent, à leur tour, de communs
adversaires, et ces adversaires se divisent entre eux
sur une foule d'autres points. La plupart n'accordent
à l'hérédité qu'une influence de simple prédisposition
sur la maladie ; plusieurs lui reconnaissent une action
effective et absolue sur elle ; ceux-ci ne consentent à
voir d'hérédité morbide que dans la ligne directe ;
ceux-là la reconnaissent dans la ligne indirecte ; pour
les uns elle n'existe qu'à la condition de rester fidèle
aux formes antérieures du mal chez les générateurs ;
pour les autres elle jouit, dans sa succession, d'une
variabilité vraiment illimitée de métamorphoses ;

Enfin, dans le pêle-mêle de ces opinions, s'en trouvent, et c'est le grand nombre, d'indécises entre
toutes, qui, bien qu'en acceptant confusément le fait
de l'hérédité morbide, également incertaines au fond
sur son action, ses limites, sa forme, sur le nombre

et l'espèce des affections aiguës ou chroniques qu'elle transmet, ne connaissent de voie, pour sortir de leurs doutes, que celle de l'analyse, ni d'autre procédé de solution que celui d'adresser de nouveau, pour chaque maladie, à la science clinique, à la statistique, à l'histoire médicale, la question générale : est-elle héréditaire, ou ne l'est-elle pas ?

Cette méthode, non-seulement bonne en soi, mais l'unique que, dans l'incertitude née du point de vue étroit et purement empirique où l'on s'était placé, il fût rationnel et possible de suivre, est celle à qui l'on doit les recherches les plus remarquables, et les progrès réels de ces derniers temps vers l'éclaircissement du *point de fait* du problème.

Mais ce progrès est relatif, il n'est que pour l'époque : au lieu d'être un effort ou une découverte due au génie moderne, il n'est tout simplement dans ses meilleures tendances qu'un mouvement de retour à l'idée des anciens ; car quelque part qu'on se tourne, après tant de siècles, on ne peut dire qu'on ait, sur la question de fait, avancé d'un seul pas ; et à beaucoup d'égards, nous sommes même encore en arrière du degré où l'on en était, sur ce point, en médecine, au temps d'Hippocrate ; en physiologie, au temps d'Aristote ; en philosophie, au temps de Platon, et nous dirions presque au temps de la rédaction du Code de Manou ; époques, où nous verrons que l'hérédité était reconnue comme une source générale des caractères physiques et moraux de la vie, et des états de santé et de maladie de l'individu.

II. La théorie a-t-elle suivi une autre marche ?

Le point de départ général de l'Antiquité a été constamment l'assimilation la plus absolue de la *génération à l'hérédité*. Il devait résulter d'une semblable doctrine que les théories de l'hérédité n'étaient et ne pouvaient être que les théories de la génération ; mais les théories de la génération admises par les anciens étaient, comme les nôtres, incompatibles entre elles. On retrouve même en vigueur et en concurrence, non point seulement chez les physiologistes et philosophes grecs, mais parmi les docteurs de la loi Hindoue, dans le Manava-Dharma-Sastra, les systèmes qui ont eu cours jusque dans ces derniers temps, et qui de nos jours encore divisent les esprits. Or, d'une part, la science manquait complétement des premières conditions pour prononcer entre eux ; les découvertes qui viennent à peine d'éclairer sur cette énigme obscure appartiennent à l'histoire de ces dernières années. D'autre part, nous verrons qu'il n'était au pouvoir d'aucun de ces systèmes de la génération de donner la théorie de l'hérédité : cette théorie s'est donc entièrement dérobée aux investigations avides des anciens.

Les efforts des modernes ont-ils mieux réussi à en soulever les voiles ?

Les anciens n'avaient guère employé dans ce but que deux ordres de moyens : l'*observation* et l'*induction* déduite des hypothèses admises sur la génération ; les modernes y ont joint l'expérimentation directe sur les *espèces* et les *individus*.

Les deux premiers moyens n'ont pas eu dans leurs mains plus de succès que dans celles de leurs devanciers : ils sont restés frappés d'impuissance radicale devant les mêmes obstacles :

L'*induction*, devant sa propre insuffisance, par l'erreur de la voie qu'elle suivait, en puisant ses spéculations dans les seuls systèmes de la génération, et devant le chaos devenu effrayant de ces théories dont le nombre s'élevait, dès le dix-septième siècle, au chiffre de trois cents ;

L'*observation*, par le vice général des points de vue exclusifs, et par la faute de la subordination de tous les aperçus aux idées préconçues de celle des théories de la procréation dominant dans l'esprit du temps ou dans l'esprit de l'observateur, longtemps avant qu'il fût possible de pressentir, entre tant de systèmes, le système réel, celui qui devait seul rester debout sur les ruines universelles des autres.

Le troisième ordre de moyens, l'*expérimentation* par l'hybridation, par le métissage, ou par l'accouplement, dans un but marqué, d'individus, de races, ou d'espèces choisies, a été de beaucoup plus riche en résultats. Il a mis en relief des vérités latentes ;

il a donné naissance aux faits les plus curieux, les plus instructifs ; enfin, il a conduit à la vigoureuse systématisation tentée par un esprit d'une rare sagacité et doué au plus haut point de l'art d'expérimenter, Girou de Buzareingue.

L'ouvrage publié en 1825 par ce savant auteur, corps d'expériences d'un très-grand intérêt et de doctrines arrêtées, est resté la plus haute et la plus remarquable expression du système.

Mais cette tentative, si féconde qu'elle soit en aperçus nouveaux et en matériaux de solution du problème, n'en est pas moins restée loin de cette solution ; elle exige qu'on fasse deux parts distinctes des faits et de la doctrine.

Les faits ont, à nos yeux, toute la valeur d'expérimentations rationnellement conçues et habilement conduites ;

La doctrine basée *uniquement* sur elles a deux vices capitaux :

Le premier, inhérent à la méthode même d'investigation dont elle est déduite, voie toujours si restreinte et si limitée pour l'observateur, dès qu'elle reste personnelle, est le caractère forcément exclusif, et partant incomplet de ses propositions : un grand nombre d'entre elles ne sortent pas du cercle d'expérimentation parcouru par l'auteur, et ne comportent pas l'extension qu'il leur donne.

Le second vice, qui embrasse tout son corps de

doctrines, est le vice général de toutes les théories anciennes et modernes, c'est *l'assimilation de la* GÉNÉRATION *à l'*HÉRÉDITÉ.

Engagé dans cette voie où se sont jusqu'ici perdus tous les systèmes, il n'y a plus de lumière; il n'est au pouvoir ni de l'observation, ni de l'expérience, ni de l'induction, de ramener par cette route à la vérité; tout un ordre de faits restent en dehors des doctrines, quelles qu'elles puissent être, non-seulement écartés, mais dénaturés, mais inintelligibles.

L'insolubilité absolue du problème en a perpétuellement été le résultat.

Voilà près de trois siècles que Montaigne, à la fois spectateur et victime des évolutions et des bizarreries de l'hérédité, témoignait en ces termes du vide des théories de la science de l'époque sur cette obscure question, et de son ébahissement devant tous ses prodiges : « Nous n'avons que faire d'aller trier des « miracles et des difficultez estrangières. Il me « semble que parmy les choses que nous veoyons « ordinairement, il y a des estrangetez si incompré- « hensibles qu'elles surpassent toute la difficulté des « miracles. Quel monstre est-ce, que cette goutte « de semence de quoy nous sommes produicts, porte « en soy les impressions non de la forme corporelle « seulement, mais des pensements et des inclinations « de nos pères? Cette goutte d'eau, où loge elle ce « nombre infiny de formes? et comment porte elle

« ces ressemblances d'un progrez si téméraire et si
« desreiglé que l'arrière-fils respondra à son bisayeul,
« le nepveu à l'oncle? » Puis faisant un retour naturel sur lui-même, né plus de vingt-cinq ans avant les
premiers signes de la maladie qui emporta son père, le
troisième de ses fils, et le seul auquel le mal dont il devait mourir eût été transmis : « Où se couvait tant de
« temps, se demande-t-il de son père, la propension
« à ce défault? et lorsqu'il estoit si loing du mal, ceste
« légière pièce de sa substance de quoy il me bastit,
« comment emportoit elle pour sa part une si grande
« impression? et comment encores si couverte, que
« quarante cinq ans aprez j'aye commencé à m'en
« ressentir, *seul* jusques à ceste heure entre tant de
« frères et de sœurs, et touts d'*une* mère? Qui
« m'esclaircira de ce progrez, je le croiray d'autant
« d'aultres miracles qu'il vouldra ; pourveu que,
« comme ils font, il ne me donne pas en payement
« une doctrine beaucoup plus difficile et fantastique
« que n'est la chose même » (1).

Deux siècles se passent : en 1822, Fodéré, qui
compose son célèbre *Traité de médecine légale*, témoi-
gnant à son tour pour l'époque à laquelle il rédige
son livre, se trouve arrêté devant les mêmes obstacles
que l'immortel sceptique (2).

En 1833, le professeur Isidore Geoffroy-Saint-Hi-

(1) Montaigne, *Essais*, liv. II, chap. xxxvii.
(2) T. V, 3ᵉ part., chap. ii, sect. ii.

I.

B

laire écrit sa méthodique et curieuse *Histoire des anomalies*; et, amené, lui aussi, par l'ordre des matières,
à rendre compte des faits si extraordinaires de l'hérédité, s'en tient pour conclusion à cet aveu textuel :
« L'explication complète de tous ces faits est hors
« de la portée de la science actuelle (1). »

Dix ans plus tard, enfin, dans le cours de l'année
1844, un recueil médical, justement estimé, traitant
de recherches nouvelles et de solutions demandées
sur des points importants de l'hérédité morbide à
la statistique, déposait en ces termes le bilan de la
science sur le même problème :

« Nous venons de dire que ces questions étaient
« extrêmement délicates. Et en effet, elles sont toutes
« dominées par une question préjudicielle dont la
« solution nous paraît devoir les précéder : c'est la
« question de l'hérédité. Certes, on ne peut nier les
« transmissions héréditaires des maladies ; trop de
« preuves se réunissent pour les démontrer. *Mais*
« *cette notion, il faut bien l'avouer, appartient moins*
« *jusqu'ici à la science qu'à la masse de ces connais-*
« *sances empiriques qui composent trop souvent tout*
« *le bagage de la médecine pratique.* Qui sait, par
« exemple, les conditions sous lesquelles les influen-
« ces héréditaires se propagent? qui nous dira la
« part qu'y prennent les mâles? celle qu'y prennent

____

(1) Isid. Geoffroy-Saint-Hilaire, *Histoire générale et particulière des anomalies,* t. III, p. 378.

« les femelles, et jusqu'à quel point le mariage peut
« accroître, atténuer, ou détruire leurs participa-
« tions respectives? On ne connaît pas mieux le
« rôle que jouent les milieux, l'influence de la civi-
« lisation, les actions et les réactions incessantes du
« physique sur le moral et du moral sur le physique.
« Cependant on ne peut révoquer en doute la part
« qu'y prennent toutes ces circonstances.

« Nous n'avons donc bien réellement que des IN-
« CERTITUDES, de l'OBSCURITÉ et du VAGUE, touchant
« les transmissions héréditaires (1). »

Voilà bien, en substance, l'état où nous avons
trouvé la question : sur une foule de points riche en
matériaux, mais vide de solutions et offrant, comme
on le voit, tous les caractères que nous avons donnés
comme signes des derniers temps de la première période, l'époque *empirique*, et de l'avénement de la
seconde, l'époque *rationnelle* : malgré la succession
et le renouvellement indéfinis des faits, immuabilité
de l'état du problème; dissémination, contraste, discordance de ses éléments ; impuissance des faits qui,
comme certains rayons ajoutés aux rayons, engendrent l'obscurité au lieu de la lumière ; besoin vif et
profond d'un rappel harmonique à leur unité; nulle
idée de la nature, de la cause, des lois, du système
latent, auxquels ils se rapportent, dans le mo-

_____

(1) *Gazette médicale de Paris*, 13 avril 1844.

ment où l'on sent le plus impérieusement que tous les faits l'appellent, et provoquent sans cesse *la question préalable d'une hérédité que l'on ne connaît pas.*

Il nous a donc semblé que le temps était venu de sortir de l'empirisme, afin de s'éclairer sur l'empirisme même, devenu aussi fécond en doutes, en hypothèses, en contradictions que la spéculation la plus arbitraire ; il nous a semblé que le temps était venu de faire une tentative pour rendre, en quelque sorte, à l'ordre et à la vie ces lambeaux déchirés d'un magnifique système de lois naturelles.

L'opportunité était d'autant plus grande que c'est le moment même où deux autres questions auxquelles il se rattache, la physiologie de la génération et l'embryogénie, viennent de recevoir des travaux des Velpeau, des Baer, des Coste, des Barry, des Bischoff, des Pouchet, etc., une impulsion voisine des dernières découvertes.

Dans la voie périlleuse où nous nous hasardions, le premier pas à franchir était celui de la source et de la nature de l'hérédité en soi. Nous nous sommes donc d'abord posé ces trois questions : quelle est l'origine, l'essence, la raison de l'hérédité dans le règne de la vie ?

Comme l'hérédité se développe sous l'empire de la génération, le premier mouvement est de l'appeler à répondre sur ce triple mystère.

Mais elle se tait sur lui : au lieu de nous livrer le mot de cette énigme par ses phénomènes, la génération ne nous met en présence que d'un amas confus d'accidents multiformes, bizarres, inextricables, obscurcis plutôt qu'éclaircis sur les points les plus fondamentaux par l'expérience elle-même, et au milieu desquels l'analyse finit par distinguer à peine deux ordres entrelacés de faits parallèles, le plus absolument indépendants entre eux, le plus inconciliables, le plus incompatibles.

Si, poursuivant ses recherches, on demande l'explication de cette dualité aux diverses théories de la génération, aucune d'elles ne la donne ; si, laissant de côté toutes les théories, on la cherche dans l'action des diverses influences de la PROCRÉATION, plus on approfondit la PROCRÉATION, et mieux on reconnaît que ces deux ordres d'effets s'y produisent sans cause et sans raison d'eux-mêmes.

Il reste clair du moins que, si cette raison et cette cause existent, la PROCRÉATION, limitée à ses actes et aux circonstances dans lesquelles elle opère, ne les recèle pas.

Mais s'ils ne sont en elle, ils sont nécessairement en deçà ou au delà.

En deçà est impossible : tout l'indique et le prouve.

Au delà? il n'y a plus que l'acte ou le système de la CRÉATION.

Il fallait donc aller demander, en quelque sorte,

par un effort hardi de l'intelligence, au système primordial de la CRÉATION, l'origine, l'essence, la raison de ces faits que la PROCRÉATION ne nous révélait pas.

Élevé en idée jusqu'à cette hauteur, comment interroger la NATURE sur les formes de son activité ?

En interrogeant l'HOMME sur les formes de la sienne, et en établissant leur rapport avec celles de la FORCE PREMIÈRE.

L'HOMME, nous sommes-nous dit, non-seulement fait partie, mais est au plus haut rang de ces œuvres de vie qu'institue la NATURE d'après des lois réglées dont il garde à la fois l'énergie et l'empreinte. Symbole de sa pensée, verbe incarné de sa force, en qui elle se répète, il la répète elle-même, il la continue en se continuant; il est le MICROCOSME. En lui vit et respire et agit le principe qui crée dans l'univers. Arriver à saisir et à déterminer les formes élémentaires de l'activité humaine, c'est donc, en quelque sorte, mettre la main sur les formes élémentaires de CELLE dont elle est à la fois et l'organe et l'image. Il ne nous devra plus rester, pour contre-preuve, qu'à poursuivre les lois de ces rapports *logiques* jusqu'aux rapports *réels*, c'est-à-dire, qu'à chercher si les formes premières de l'énergie humaine, une fois déterminées et supposées les mêmes dans leur activité, que celles de l'énergie directe de la nature dans l'institution primordiale des êtres, il résulte vraiment de leur parallèle, qu'elles soient identiques ou analogues entre elles.

Or, nous avons partout retrouvé cet accord entre les formes du principe d'activité de l'HOMME, palpables et manifestes dans ses actions, et les formes du principe de l'ACTIVITÉ MÈRE déployées et visibles dans les caractères généraux de la vie imprimés dans les êtres par la CRÉATION.

Poursuivant cette idée, nous nous sommes demandé si la PROCRÉATION, n'étant en elle-même qu'une CRÉATION médiate, ou en d'autres termes, qu'une continuation de l'acte créateur par l'intermédiaire des êtres organiques, les faits analogues dont la génération nous avait révélé la correspondance n'étaient point du même ordre; s'ils ne devaient point rentrer dans le même système; s'ils ne découlaient point des mêmes causes premières; s'ils n'étaient point de simples expressions des mêmes lois.

Cette marche nous a conduit à ce que nous croyons, dans notre foi profonde, être la vérité, et à la théorie des lois générales et particulières de l'hérédité que nous exposons dans le livre qu'on va lire.

Le premier volume renferme les deux premières parties de ce travail : la première, consacrée à l'exposition des deux lois de la VIE dans la CRÉATION ou l'INSTITUTION PRIMORDIALE DES ÊTRES; la seconde, à la preuve empirique et logique de la *transition* et de l'*activité* de l'une et de l'autre loi dans la PROCRÉATION, et à l'explication de leurs rapports avec le transport séminal de tous les caractères de la nature physique et morale des êtres.

Le deuxième volume comprend l'application de ces deux mêmes lois générales de la VIE à la théorie des lois particulières de l'hérédité et à l'explication de ses rapports avec la détermination de la sexualité, les modifications acquises de la nature originelle des êtres, et les diverses formes d'affection morbide du système nerveux.

Il se termine, enfin, par l'application méthodique des mêmes lois de la PROCRÉATION au traitement général de toutes les affections dont elle est le principe.

TRAITÉ PHILOSOPHIQUE

DE

L'HÉRÉDITÉ NATURELLE

PROLÉGOMÈNES.

§ I. — Rapports de la question de l'hérédité avec les sciences physiques
et les sciences morales.

L'unité des sciences physiques et morales est une de ces lois qui se révèlent tout d'abord à la philosophie ; des hauteurs de l'esprit, elle se montre et se voit, comme elle est, d'elle-même : mais il y a des questions, il y a des moments où elle tombe jusque sous le sens de la foule et où elle vient surprendre le regard le moins profond et le moins attentif : ces questions sont les points par lesquels ces sciences, si diverses de nom et d'objet apparent, se touchent et se continuent en se transformant ; et ces moments sont ceux où cette même harmonie, active intérieurement sur elles à leur insu, les meut pour ainsi dire d'une même inspiration, et les pousse par mille voies, à de certaines époques, vers la solution d'un même et grand problème.

La question à laquelle est consacré ce livre est une de ces questions, et la circonstance à laquelle en remonte la pensée première une de ces circonstances.

Au moment où de toutes parts, au sein de la société

civile et politique, devant d'immenses besoins, devant d'indicibles souffrances, les esprits, entraînés par la puissance des choses à de formidables problèmes, de questions en questions et d'abîmes en abîmes, tombés pour ainsi dire jusqu'à la première pierre de l'édifice social, scrutent dans tous ses rapports avec les sciences morales *le fait de la famille*, voilà que par un mouvement qui semble indépendant complétement du premier, dans les sciences physiques, devant d'autres douleurs, devant d'autres abîmes, le même problème revient et, sous une autre face, la même question se pose.

Nous disons à dessein la même question : car, si diverse qu'elle semble, selon ses aspects, aux regards superficiels qui s'arrètent aux surfaces, aux regards plus profonds qui vont jusqu'aux principes, le principe est le même et son unité telle que la philosophie ne la peut méconnaître, sous une diversité qui n'est que celle des objets auxquels elle s'applique, celle des circonstances où on la considère, et celle des points de vue nécessairement distincts des sciences à la lumière desquelles elle se produit.

Parmi tant de problèmes si complexes et si graves, qui se rattachent à un fait d'un ordre si élevé, il en est un surtout qui semble de nature à plus vivement remuer les deux ordres de sciences et où cette unité éclate, pour ainsi dire, avec le plus d'évidence et le plus de clarté : cette question radicale, la première, la plus haute, celle dont les autres relèvent, et dont la solution domine leur solution, comme elle la précède, c'est le fait constitutif de la famille elle-même, *la question primordiale de l'hérédité*.

De tout temps agitée, et toujours à résoudre, jamais elle n'a peut-être, dans les diverses sphères de l'intelligence, été, sous plus d'aspects soulevée qu'à notre époque : jamais elle n'a peut-être plus simultanément ni plus généralement remué les sciences physiques et les sciences morales : elle est à l'ordre du jour des systèmes (1), des réformes (2) et des législations (3); elle est à l'ordre du jour des insurrections (4), à celui des concours (5) et des facultés, et des académies.

Mais son identité, sous l'une et sous l'autre face de tous les grands problèmes, ressort d'autres indices que de ce symptôme externe et comme accidentel de simultanéité de son soulèvement, en tant de sens divers, à un moment donné : sous une couche plus profonde, l'analyse la pénètre et la retrouve en substance dans la question elle-même.

§ II. — Rapports de la question de l'hérédité de *nature* à celle de l'hérédité d'*institution*.

L'hérédité, en soi, ne se présente à nous, d'une manière générale, que sous une double face : sous l'une, elle

(1) Le Saint-Simonisme et le Communisme qui renversent l'hérédité et qui abolissent la famille ;

(2) Le Fourriérisme, qui la transforme.

(3) Discussion sur l'hérédité des pouvoirs depuis 1830. Débats sur l'hérédité de la pairie ; débats des chambres législatives de France et d'Angleterre sur la propriété et sur l'hérédité des œuvres littéraires, scientifiques, artistiques et industrielles. — Discussion sur l'hérédité de la régence.

(4) Résurrection et tentatives modernes d'application sociale du Communisme.

(5) Cette question a été, sous différentes formes, deux fois mise au concours dans ces dernières années devant la Faculté de médecine de Paris :

Elle l'était l'an dernier, comme question de l'histoire du droit de succession des femmes, devant l'Académie des sciences morales.

Elle l'était encore à la même époque, comme question de pathologie, devant l'Académie de médecine de Paris. (*Mémoires de l'Académie royale de médecine*, Paris: 1845, t. XI, pag. 198 et suiv.)

apparaît comme fait de *nature* ; sous l'autre, elle apparaît comme fait d'*institution*.

L'hérédité de *nature* est celle des éléments et des caractères physiques et moraux de notre existence. Nous la nommons de *nature* parce que la nature est son unique principe et qu'elle ne relève que des lois de la vie.

L'hérédité d'*institution* est celle des droits et des biens. Nous la nommons d'*institution* parce que, au contraire de l'autre, elle tire son origine de la société et suit les lois de l'État.

Mais ces deux faits sont-ils indépendants l'un de l'autre, et n'existe-t-il point de subordination ni de concordance entre eux ?

Si l'on ne répondait à une pareille question qu'avec les opinions des jurisconsultes et des philosophes, on serait dans un extrême embarras de conclure ; elles sont contradictoires, et l'on se retrouverait aussitôt en présence des deux théories qui se sont produites sur l'origine première de la société : l'une qui prétend ne voir en elle que la nature, l'autre, ne voir en elle que la convention.

Mais si nous consultons la grande voix des faits, cette voix nous répond que l'hérédité d'*institution*, quel qu'en soit le principe, est, comme la société dans l'espèce humaine, un fait général : qu'il est de tous les temps, qu'il est de tous les lieux.

Nous n'avons pas besoin d'une autre réponse : le principe générateur de toute convention qui prend un caractère d'universalité et de permanence est toujours la nature : et, de l'instant où l'on retrouve, dans l'institution de l'hérédité, ce même caractère, nous ne nous bornons pas à dire : il existe dans ce grand phénomène un rapport d'origine entre la *nature* et l'*institution* : dans notre foi profonde, que toujours, dans ces cas , *c'est du fait vital que le fait social procède*, nous disons, qu'à nos yeux, ce rapport est celui de la cause à l'effet : la cause, c'est la *nature* , l'effet, l'*institution* ; la première est le principe, la seconde n'est que l'expression, que l'application, que la conséquence : l'hérédité de *nature* devient en un mot, pour nous, la raison primordiale et la source réelle de l'hérédité d'*institution*.

On en vient, de ce point de vue, à regarder d'un autre œil, le hasard apparent de la discussion, à une même époque, des deux faces du problème : on fait plus, on arrive à se l'expliquer : l'explication est dans l'unité de principe des deux formes générales de la question elle-même.

Cette unité défend, que la question puisse longtemps se débattre sous l'une d'elles, sans se débattre sous l'autre ; tout s'enchaîne et se tient dans son identité ; et sitôt que, d'autre part, dans l'institution on veut, comme de nos jours en presque toute chose, remonter à la source et scruter jusqu'au fond sa légitimité, il faut bien remonter jusqu'à la nature, en qui seule résident la vertu, la substance, et la vie de la loi.

De quelque point de vue qu'on veuille l'approfondir, sous l'une et sous l'autre face, l'hérédité se pose en un problème immense.

Dans l'ordre social, elle évoque d'abord la question de *principe* et de *succession* de la propriété;

Dans l'ordre politique, et sous une autre forme, elle suscite de même la question de *principe* et de *succession* de la souveraineté;

Dans l'ordre civil, où elle est d'une si grave et d'une si laborieuse application à tant de matières ardues, elle vient à chaque pas, sous les formes les plus insaisissables aux lois, soulever les questions de *principe* et de *succession* de la propriété d'art, de littérature, de science et d'industrie.

Et revenue à sa source, dans l'ordre naturel, elle n'est plus un effet, plus une expression, plus une application, plus une conséquence ; elle est une *loi,* une *force,* et un *fait;* et ce fait, une des plus grandes merveilles de l'existence ; et cette force, la force de l'organisation ; et cette loi, la loi qui semble tout régir, tout produire, tout répandre et tout multiplier, la loi de création, de propagation et de vie.

La question, par ce point, entre dans tous les mystères, touche à tous les miracles ; et, dès les premiers pas, elle vient se heurter, dans la physiologie, au fait prodigieux de la génération de l'être, et à ses théories ; dans la pathologie, au fait non moins profond ni peut-être moins obscur de la génération de la maladie, et aux systèmes sans nombre où la philosophie, depuis tant de siècles, s'épuise vainement à chercher la science, le remède ou l'allégement de la douleur et de la mort.

Pleine de gravité, d'intérêt, de grandeur, quelle que soit la face où on la considère, la question, on le voit, ne s'élève jamais si haut, ni en étendue, ni en curiosité, ni en obscurité, que sous l'aspect où elle prend corps et âme dans notre être et rentre dans son principe en touchant à la vie.

§ III. — Rapports de la question d'hérédité de nature à celle d'hérédité
de l'innervation.

L'hérédité de nature embrasse, dans l'esprit de notre définition, la propagation séminale des modes et des éléments d'existence des êtres : mais l'unité de la vie se manifeste en eux sous une double face.

La première de ces faces est celle du mécanisme de l'organisation : c'est la forme de vie que Burdach désigne sous le nom d'existence *plastique* (1), mot qui, dans sa pensée comme dans la nôtre, exprime la configuration et la composition matérielle de l'être, ce qu'on appelle vulgairement le *physique*, le *corps*.

La seconde de ces forces est celle du dynamisme ou de la force essentielle de l'organisation, force identique à celle de l'existence elle-même, et qui résume en soi toutes les facultés qui animent les êtres, ainsi que tous les modes de leur activité : c'est celle que dans l'esprit du système de Schelling, et par opposition à la première conçue comme le *réel* de l'être, le précédent auteur a nommée l'*idéal*, mais que plus généralement on nomme le *spirituel*, le *moral*, l'*âme*.

La vie se régénère incessamment sous l'une et sous l'autre de ces formes : elles sont donc l'une et l'autre deux formes nécessaires de l'hérédité, qui, comme reproduction de tous les principes de l'être, doit se présenter à nous sous les mêmes aspects que l'existence elle-même.

La génération transmet par la première, ou par l'hérédité *plastique* de la vie, les divers caractères et les divers états de tous les éléments de cet ordre d'existence, c'est-à-dire des fluides, des tissus, des systèmes, des organes et des conformations.

La génération transmet par la seconde, ou par l'hé-

____

(1) *Traité de physiologie considérée comme science d'observation*, traduit par A.-J.-L. Jourdan. Paris, 1838, tom. III, p. 370.

rédité *dynamique* de la vie, les divers caractères et les divers états de toutes les facultés et de toutes les énergies inhérentes à l'être.

C'est de cette dernière forme de l'hérédité que nous nous sommes spécialement proposé d'étudier et d'exposer l'histoire.

Mais la spécialité du but où nous tendons ne nous laisse point libre, même en restant le plus fidèle à notre plan, de respecter la lettre de ces divisions et de ne point franchir la ligne qui les sépare : ce serait nous condamner à isoler partout et perpétuellement le dynamisme du mécanisme de l'être.

Le philosophe le peut, par une abstraction, en se plaçant dans l'être au point de vue absolu de l'activité pure : mais cette abstraction, pour le physiologiste appelé à saisir les rapports qui les lient, est de la plus radicale impossibilité : il ne peut ni scinder l'unité de la vie, ni fractionner le corps de l'organisation : en traitant de l'histoire de l'hérédité la forme particulière qui touche au dynamisme, il se trouve à l'instant engagé dans l'étude de ses connexions avec le système nerveux, et il ne peut toucher au système nerveux sans se trouver au cœur même de la vie plastique.

Comme composition, comme tissu, comme structure, comme configuration, le système nerveux en est le principal organe.

L'embryologie nous le présente comme le premier rudiment de la nature de l'être ; la zoologie, par la bouche de Cuvier, comme son premier type et son premier modèle : de tous les éléments de l'existence physique, il est en effet le premier à apparaître et le premier à prendre forme, et il est, de plus, celui dont le type et le plan décident du plan et du type de toute l'organisation (1).

Il s'ensuit que les principaux caractères de l'existence physique sont sous sa dépendance et n'offrent, en quelque sorte, qu'une représentation seconde de lui-même.

Des physiologistes, dépassant cette idée, sont allés jusqu'à dire que l'organisation n'était que l'épanouissement du système nerveux.

C'était la doctrine soutenue hardiment par Oken en 1811 (2), par le docteur Virey en 1803 (3), et avant tous les deux par le docteur Lafon, dès 1796.

Selon le dernier auteur, dont les opinions précèdent sur ce point et résument, à l'avance, les doctrines des deux autres, le système nerveux n'est pas seulement l'organe matériel et immédiat de l'âme : il n'est pas seulement le principe matériel et immédiat des fonctions mentales et de leurs différentes modifications ; il n'est pas seulement l'organe matériel et immédiat des actions et des fonctions vitales essentielles et communes à toutes les parties de l'être, mais il est encore la *trame constitutive* de toutes les parties solides, vivantes et animées de l'organisation qui ne sont en substance que des départements ou ganglions nerveux : enfin, pour nous servir de ses expressions, « le corps humain vivant et animé n'est que le « système nerveux lui-même qui, par ses distributions, « par son exercice des fonctions mentales et vitales, par « la construction physique et organique de toutes les « parties, en constitue l'unité individuelle (4). »

(1) *Voy.* Flourens, *Analyse raisonnée des travaux de G. Cuvier*, p. 243.

(2) *Lehrbuch der Naturphilosophie.* Jena, 1831, 2º édit., p. 255 et suiv.

(3) Virey, *Dictionnaire des sciences médicales*, tom. LII, art. SPERME.

(4) Lafon, ancien médecin de l'Hôtel-Dieu de Bordeaux, — *Philoso-*

Ces considérations ne laissent point, à nos yeux, de doute sur l'arbitraire et la difficulté de l'omission absolue dans l'exposition de l'hérédité d'une des deux expressions de la nature de l'être, lorsque toutes deux se tiennent dans la propagation ainsi que dans la vie. D'autres considérations démontrent plus encore : elles prouvent l'inconvénient de ne poursuivre l'expression des rapports de la forme dynamique à la forme plastique de l'existence, ainsi que celle des rapports de leur propagation, que dans la sphère exclusive du système nerveux.

Ces considérations surgissent à la fois de la lutte des systèmes sur les éléments de l'organisation dont on fait émaner les facultés des êtres, et des débats plus graves entre les opinions divisées sur le rôle de cause ou d'effet que joue dans la production de ces facultés l'organisation même.

En présence des doctrines qui, comme celle de Gall, subordonnent non-seulement à l'organologie du système nerveux, mais encore aux moindres particularités de volume, de région, et nous dirions presque de forme de ce système, l'origine, la cause, la nature, le lieu, le degré des facultés, s'élèvent des doctrines qui ne peuvent consentir, même au simple point de vue de la physiologie, à s'arrêter à lui ni comme tissu primaire et total des solides, ni comme cause immédiate du dynamisme de l'être.

Il en est qui, au rebours des idées de Lafon, de Virey et d'Oken, selon lesquels il est, comme nous l'avons vu, le germe constitutif, et dans certaines espèces l'universa-

phie médicale ou principes fondamentaux de la science et de l'art de maintenir et de rétablir la santé de l'homme. Paris, an V, 1796. — 1 vol. in-8°. _Voy._ p. 39, 45, 64, 74 et suiv.

lité de la substance de l'être (1), lui contestent à la fois et la prééminence organique qu'on lui donne sur les autres systèmes (2), et l'activité propre dont on l'a revêtu : « On l'a jugé, dit l'illustre et profond Geoffroy Saint-Hi-« laire, à une distance inappréciable des autres : on « en fait l'être par excellence ; dans cette haute géné-« ralisation, c'est tout l'animal ; les autres systèmes ne « sont là que pour le servir et pour l'entretenir : *peut-« être faudra-t-il revenir sur les faits qui ont motivé cette « conclusion* : il se pourrait qu'elle eût été donnée d'une « manière trop générale, ou du moins qu'elle fût antici-« pée. Qui sait si l'influence des nerfs ne se borne pas à « un rôle simplement passif, s'il n'y a pas pour seul être « d'une activité réelle, pour seul agent en circulation un « fluide impondéré, soit le calorique, soit la lumière, « soit un autre fluide de même caractère et dont la na-« ture resterait à déterminer (3) ? »

Sans prétendre nier l'importance organique du système nerveux, et sans lui contester en rien le premier rôle parmi les instruments mécaniques de la vie, d'autres théories poursuivent bien au delà de l'innervation l'idée des expressions et celle des éléments de la nature morale.

Parmi ces derniers, il n'en est point seulement qui en cherchent les principes et les linéaments dans la composition, la qualité, l'état des différents fluides ; il n'en est point seulement qui, avec Galien, les rattachent spécialement aux tempéraments, il en est qui n'éprouvent aucune hésitation à les transporter aux moindres phéno-

____

(1) Voyez Magendie, *Leçons sur les fonctions et les maladies du système nerveux.* Paris, 1839, tom. I, p. 43, 44.
(2) Burdach, ouv. cit., tom. III, p. 420, et tom. VIII, p. 499.
(3) Geoffroy Saint-Hilaire, *Philosophie anatomique*, tom. II, p. 4 et 5.

mènes, aux moindres accidents de l'organisation. C'est ainsi que pour J.-B. Porta, ingénieux écho d'observations et d'hypothèses éparses dans différents auteurs de l'antiquité (1), que pour Lavater, candide et inépuisable continuateur des doctrines de Porta, et de nos jours pour Da Gama Machado, pâle interprète des deux (2), les formes, les couleurs, les moindres apparences se changent en lettres de vie, où l'œil qui sait voir lit les signes et les causes des facultés des êtres.

De même pour nos ancêtres, il n'était point de ligne ou de pli de la main qui n'eût un caractère hiéroglyphique et ne se convertit en mystérieux symbole de la destinée.

Il existe enfin une dernière doctrine qui ne se borne point à révoquer en doute la réalité de l'initiative et de l'activité propre du système nerveux dans la génération et dans le développement des facultés des êtres, ni à refuser de l'admettre comme principe et comme cause de leur dynamisme ; cette doctrine va plus loin : elle ne reconnaît à aucun élément ni à aucune partie de l'organisation, ni même à tout l'ensemble de son mécanisme, cette nature de principe et de cause immédiate des forces qui l'animent : c'est le *vitalisme*, doctrine pour laquelle la vie n'est point un effet ni une conséquence de l'organisation, mais l'organisation une conséquence et un effet de la vie.

Dans toutes ces théories, il faut nécessairement renon-

(1) *Phytognomonica*, Jo. Bap. Portæ, Neap., Francofurti, 1591. *Voy.* lib. IV, V, VI, VII, — et de *Humana physiognomonia*, id., 1591, antérieur de deux siècles à l'ouvrage de Lavater.
(2) Da Gama Machado, *Théorie des ressemblances*, ou Essai philosophique sur les moyens de déterminer les dispositions physiques et morales des animaux d'après les analogies de forme, de robe, et de couleur. Paris, 1831-1836, 2 vol. in-f.

cer à poursuivre les rapports du moral au physique des
êtres, et ceux des origines de cette double forme de leur
existence dans la sphère exclusive de l'innervation. Signe, instrument ou cause, le système nerveux n'est pour
aucune d'elles, sous aucun de ces aspects, l'unique élément à interroger ; plus particulièrement encore dans la
dernière où le dynamisme s'élève au rang de force essentielle et première de la vie. Dans cet ordre d'idées, la vie,
étant partout, introduit avec elle le dynamisme partout ; en même temps qu'il n'est plus de tissu, d'appareil,
ni de système en soi qu'on puisse considérer comme organe absolu de son activité, il n'en est aucun qu'on
puisse considérer comme manifestation exclusive de ses
lois ; tous les éléments de l'être en portent le caractère,
tous en sont les effets et les représentations, et du moment qu'on veut atteindre à leurs principes, ce n'est point,
par cette raison sous une seule forme, ni dans une seule
partie de l'organisation, c'est dans toutes ses parties et
sous toutes ses formes que l'intelligence en doit suivre
les expressions, puisqu'il n'existe point de mode de la vie
où elles ne se répandent.

Il faut donc le savoir et le dire tout d'abord : sous l'aspect où elle rentre dans les sciences physiques la question
des rapports de l'hérédité à l'innervation n'est rien moins
que celle de l'hérédité naturelle de tout l'être ; bien qu'elle
semble de loin n'être à considérer que du point de vue exclusif du système nerveux et de son dynamisme, on reconnaît bientôt que par l'étendue de ce point et de ses connexions avec l'unité de l'être, elle remue tous les autres.

Sous l'aspect où elle rentre plus particulièrement dans
les sciences morales, l'examen de la question de l'hérédité, dans le même système, n'est rien moins que celui de

la question d'origine et de propagation par la voie séminale de tous les éléments considérés comme propres au
principe moral de notre existence et de tous les modes
d'activité dont il jouit.

De toutes les formes sous lesquelles la science de nos
jours s'efforce de la suivre et de s'éclairer sur elle, dans
les inaccessibles régions de l'existence, il n'en est
point de plus entourée de nuages, de plus hérissée de
problèmes et de difficultés que celle où l'hérédité naturelle se transforme en hérédité du principe nerveux:

Dans toutes les autres parties de la physiologie et de
la pathologie, si vaste qu'elle soit, la question a des bornes ; ici elle n'en a pas : à son étendue se joint l'étendue
du domaine des fonctions et des forces de l'innervation ;
aux ténèbres déjà si profondes qui l'entourent, s'ajoutent
celles des problèmes qu'évoque à l'esprit le système nerveux lui-même, et tout devient par lui infini en aspects,
en faits et en rapports des sciences physiques et des sciences morales entre elles ; car c'est là que de nos jours con-
vergent leurs problèmes, là où elles ont porté le champ
de leurs débats, là où le plus grave de tous, celui de leur
unité ou de leur *dualité*, s'agite sous toutes les formes
entre les deux opinions qui, dans le système nerveux,
voient l'une l'agent médiat et subordonné, l'autre le
principe même et l'essence de la vie.

§ IV. — Rapport de la question de l'hérédité de l'innervation à celle de
l'origine des facultés des êtres.

L'hérédité implique partout où on la pose, et quelle
que soit la face sous laquelle on l'observe, une *question
d'origine*.

Étudiée dans la sphère de la force nerveuse, dans celle

de l'exercice régulier de ses actes, c'est donc de l'origine de ses propriétés, c'est de la génération de ses phénomènes qu'elle évoque d'abord à l'esprit le problème, et ainsi le premier qu'elle trouve devant elle est le problème si ardu et si débattu entre la théologie, la philosophie et la physiologie, de la source élémentaire des puissances physiques et morales de notre être, sous le nom d'*origine des facultés de l'âme*, et de l'âme elle-même.

On en a poursuivi le principe au delà du temps.

Cet extrême horizon n'est point de notre domaine. Ce n'est pas que, sous ce point de vue purement métaphysique, la question ne soit d'un très-haut intérêt, puisque sous cette forme elle est la question des rapports des religions et des philosophies à la théorie de l'âme; mais nous ne pouvons prétendre à nous y élever dans un livre qui n'a que la sphère des phénomènes et des lois de la vie.

En leur cherchant un point de départ dans le temps, on trouve que nos facultés ne peuvent nécessairement avoir que deux époques de génération : la première est l'époque qui précède la naissance; la seconde celle qui la suit.

Dans le premier système, les puissances nerveuses, reportées dans leurs principes à la date de l'action d'une force première, celle de la nature, sont toutes considérées comme *primitives*, *innées*, ou *d'origine interne*.

Dans le second système, ces mêmes facultés, ramenées dans leur source à la date de l'action d'une force seconde, celle de l'éducation, sont toutes envisagées comme *consécutives*, *acquises*, ou *d'origine externe*.

Les deux opinions ont eu leurs partisans et leurs adversaires.

Nous n'avons pas ici à prendre exclusivement ni tout

d'abord parti pour l'une ni pour l'autre de ces deux théories, qui, à travers les siècles, de Platon à Descartes, et
de Descartes à Locke et à Helvétius, séparent ou réunissent, jusqu'au milieu de nos jours, de si brillants génies.
Nous n'avons, pour l'instant, qu'à signaler le fait de leur
dualité, qu'à les mettre toutes deux en regard de la question que nous avons à résoudre ; et, soit que nos facultés
soient d'origine *innée*, ou d'origine *acquise*, à discuter la
part que l'hérédité peut prendre à leur développement.

§ V. — Rapport de la question de l'origine première des facultés des
  êtres à celle de la nature du principe et des lois de l'organisation.

Indépendamment de tout esprit de système, devons-
nous reconnaître la naissance comme une source de nos
facultés? Les devons-nous regarder comme renfermées
par elle dans l'essence de l'être, résultats spontanés de la
magie intérieure de notre création, dons gratuits de la vie?
Ce premier point a été surabondamment prouvé par
l'expérience : les siècles ont prononcé ; et, sous la réserve
de ne voir dans les diverses formes de la puissance nerveuse que ses *aptitudes* et non ses *actions*, sous celle de
ne point conclure de la réalité de cette première origine
et de son empire, au rejet systématique de la réalité et de
l'empire de tout autre, cette théorie mise en présence des
faits se confirme par leur contrôle ; et, philosophique-
ment, elle a depuis longtemps cessé d'être contestable.
Nous devons donc regarder comme acquise à la science
la démonstration purement *empirique* de la formule générale que nous croyons devoir proposer en ces termes :
L'activité nerveuse et ses facultés, sous une première
forme, dans leur premier principe, procèdent de la nais-

sance, elles sont en d'autres termes infuses avec la vie : elles sont *originelles*.

Ce n'est donc plus là, à proprement parler, ce qui fait question ; la question véritable et l'embarras réel ne commencent qu'au point où, de cette conclusion admise comme exacte, une et directe déduction de l'expérience, on cherche à s'élever jusqu'au mystère des lois et des sources vitales d'où ces activités originelles dérivent : ils ne commencent qu'au point où, de l'aveu que nous devons à la naissance, les puissances et les modes élémentaires de nos facultés, on passe à la question : *D'où viennent à la naissance, les formes et les puissances de ces facultés que nous recevons d'elle ?*

Problème plus complexe et surtout plus obscur, par lequel on arrive au cœur même de celui que nous nous sommes proposé d'éclaircir dans ce livre.

La naissance en elle-même n'est qu'une simple date ; elle n'exprime qu'une époque, celle du passage de l'être de la vie embryonnaire à la vie extérieure : elle ne dit rien des faits dont elle recouvre les causes : ces faits se résument tous dans un fait général, l'organisation.

L'organisation est l'œuvre et l'expression du principe de la vie dans la reproduction de l'être : elle représente donc une force, la vie, et une action, l'action que cette force exécute dans la merveilleuse et obscure période qui court de la conception à l'expulsion du germe.

Ainsi ramenée d'une date à un principe, d'une époque à une cause, la naissance restitue sans doute à cette cause l'empire qu'elle tenait d'elle ; elle rend, en d'autres termes, sa vertu apparente à l'organisation.

Mais cette restitution ne nous instruit en rien du mode de procéder de l'énergie vitale au grand œuvre de l'être et à l'institution des facultés nerveuses dont elle est l'origine; et c'est précisément sur les directions, sur les types et les lois de son activité, dans ce prodigieux effort d'où résultent pour l'être sa nature et sa vie, qu'il nous importe ici de nous éclaircir.

§ VI. — Rapport de la question du principe et des lois de l'organisation à celle du principe et des lois de la vie dans la création primordiale des êtres.

Le premier mouvement est d'interroger la période antérieure, de demander aux ténèbres de la vie embryonnaire la raison de la nature et le secret du principe de tous les attributs et de toutes les puissances ultérieures de l'être : mais l'embryogénie ne les révèle pas : elle ne nous instruit que de l'action des lois, et non de leurs principes, que de métamorphoses et non d'origines : elle ne fait, en un mot, que rapprocher nos sens de l'obscurité de la source et du miracle de l'œuvre, et de toutes parts nous ramène à l'énigme première de l'organisation.

C'est donc l'œuvre en elle-même qu'il faut approfondir, c'est dans ses caractères de toutes les époques, c'est sous tous les aspects de son évolution qu'il faut poursuivre les lois de ses commencements : c'est, en d'autres termes, à l'organisation qu'il faut demander la science de son principe et sa raison d'elle-même.

Mais sous la forme physique et sous la forme morale de son activité, aussitôt que l'on veut atteindre à son principe, et l'interroger sur la source initiale de ses expansions, l'organisation, qui, relativement à nous, se pose comme la force et la loi de notre être, nous reporte au delà d'elle-même, et se transforme à l'instant comme puissance et comme cause de ce rôle supérieur, elle descend à celui de simple dépendance et de forme particulière d'une force et d'une loi autrement générales, et nous dirions presque autrement sacrées, de la primordiale et de l'universelle énergie de la nature, dont l'organisation est l'œuvre et l'expression dans le règne de la vie.

Telle est la véritable source dont elle émane, celle qui l'institue, celle qui la continue, celle dont elle réfléchit les idées et les types. Mais, avant de chercher, dans quelles directions et selon quelles règles, cette force première procède à la *propagation* des types d'existence dont elle est l'origine et des attributs qu'elle leur a départis, tâchons de pénétrer, selon quels systèmes et d'après quels principes, elle semble agir d'abord dans leur *création*, ou dans l'évocation immédiate de la vie et de l'organisation, au sein de la matière; nous nous retrouverons peut-être avec quelque surprise sur les premiers fondements de la question qui s'agite.

Si ses bases sont abstraites, c'est qu'elles sont profondes comme celles des questions qui transportent l'esprit à de grandes hauteurs. On ne saurait y porter la lumière sans passer par les obscurités qui touchent à leurs racines : c'est par elles qu'on arrive, de degré en degré, jusqu'aux points culminants qui semblent inaccessibles.

Faut-il qu'en abordant ces régions supérieures, on ne s'élève ainsi aux sommets d'un problème que pour mieux éprouver la vérité du mot profond de Vauvenargues : « Plus on s'élève, plus l'horizon s'étend. »

Ce qui s'étend avec lui, c'est le sentiment de notre impuissance.

Eh! quelle autre impression, pourrait-on ressentir lorsqu'on se trouve ainsi suspendu de toutes parts, au milieu des ténèbres de tant de questions, entre les mystères des

rapports de notre être avec les lois premières de la création, et ceux de l'origine des activités du principe invisible de notre existence, ce magique démon qui nous
prend quelque jour au bord de l'inconnu et qui nous y
ramène.

PREMIÈRE PARTIE.

Sitôt que de l'existence et de la nature des choses, l'esprit, obéissant aux lois de son principe, se retourne vers le mystère de leur origine et veut sonder l'abîme de leurs commencements, il se trouve en présence de deux systèmes en lutte de toute antiquité, dans l'intelligence : le premier, qui admet, le second, qui repousse la réalité d'une création.

Nous écarterons ici ces deux graves questions : que les merveilles que la vie produit à la lumière aient eu ou n'aient pas eu une date dans le temps, que l'institution des êtres soit ou qu'elle ne soit pas de toute éternité, le seul problème qui importe au but où nous tendons, est celui des lois de l'activité directe de la nature dans l'acte primordial de leur génération ; et pour nous élever au spectacle de l'action directe de ces lois, nous n'avons pas besoin de nous perdre dans l'origine absolue des choses ; il suffit de nous mettre au point de vue de la nature et de la vie sur la terre, pour nous trouver en face d'une apparition initiale des êtres, et d'une force-mère qui les y produit.

De quelque nom qu'on la nomme, de ce point de vue relatif à ce globe et à nous, cette force primordiale a sur tous les points son initiative; elle meut, elle ordonne, elle règle, elle inspire tous les commencements.

Dans le règne animal qui s'éveille à son souffle, son initiative a pour caractère la prise de possession soudaine de l'existence, l'explosion spontanée de l'organisation dans le monde inorganique.

La nature, en d'autres termes, avant aucune forme et sans aucun vestige d'organisme antérieur, engendre et communique immédiatement la vie dans le sein de la matière.

Contestée comme époque, cette spontanéité ne peut être rationnellement contestable comme fait (1). Il est une heure première de la formation des êtres, heure providentielle ou fatale, selon les opinions, où cette génération, implicitement avouée de toutes les doctrines et reconnue par toutes, comme sortie initiale des mains de la nature, se confond dans son principe avec la création et n'est qu'un autre nom de l'origine des choses et des êtres sur la terre.

Le seul moyen de concevoir comment notre planète a « pu se peupler d'êtres vivants, dit Burdach, c'est d'ad- « mettre que les corps organisés se sont développés des « corps inorganiques, phénomène qui se passe encore « aujourd'hui sous nos yeux, dans l'hétérogénie (2). »

Comme nous ne voulons point nous jeter dans le déve-

(1) Et cependant c'est comme fait, qu'avec une inconséquence égale des deux parts, on l'a vue tour à tour niée par les deux écoles du matérialisme et du spiritualisme. C'est ainsi qu'après avoir été tournée en ridicule par la vive et railleuse critique de Voltaire, elle est plus sérieusement, mais nous ne croyons pas plus légitimement, rejetée de nos jours par M. Lordat, comme irréligieuse et matérialiste. — Voy. Lordat, *Ebauche du plan d'un traité complet de physiologie*. Montpellier, 1841, p. 25.

(2) *Traité de physiologie*, tom. I, p. 403.

loppement d'une question incidente , c'est à ce point de
vue nécessaire d'époque que nous nous placerons, c'est-à-
dire à celui où, à moins de nier tout commencement des
choses et des êtres sur le globe, la fécondité vierge de la
force primordiale ne peut faire doute pour personne.

La génération spontanée, dans ce sens, se réduit à cette
formule : Il y a eu une époque, ou plutôt une période, où
les êtres existants sur la surface du globe y ont été produits.

Nous ne nous demanderons point par quel mécanisme :
ce serait retomber dans le plus insoluble de tous les problèmes : nous ne réveillerons pas non plus la question en-
dormie dans les langes de la philosophie, et que Macrobe
et Plutarque (1) nous montrent si débattue dans l'antiquité : Si la production des germes a précédé la production
des êtres, ou la production des êtres, celle des germes ;
par l'une ou par l'autre voie, le miracle est le même : nous
nous retrouvons toujours devant une création ; et dans
cette merveilleuse embryogénie, au delà de l'enfantement
dont les entrailles du globe racontent jusqu'à la marche
et la succession (2), il n'y a qu'une question que la science
de nos jours nous permette de nous faire : A l'image de
quels types les êtres animés ont-ils été conçus et sculptés
en quelque sorte dans les flancs de la matière, ou, d'après
quel principe de composition, la nature les a-t-elle engendrés tout vivants des corps inorganiques ?

Nous sommes ici forcés de nous interroger sur le mode
d'agir de la nature en nous-mêmes.

Il n'y a pour nous que deux procédés de possibles, il
n'y en a que deux d'intelligibles, dans la conception et

(1) Voy. *Symposiaques*, liv. II, probl. III.

(2) G. Cuvier, *Discours sur les révolutions de la surface du globe*, 5^e
édit., p. 109-114.

dans l'exécution de nos propres œuvres ; il n'y a que deux lois, que nous appliquions sans cesse, lorsque nous agissons.

La première de ces lois est l'*invention :* c'est celle où notre esprit ne suit aucun modèle, où il improvise, où il compose de soi, où il imagine, en un mot, où il *crée.*

La seconde de ces lois est l'*imitation :* c'est celle où notre esprit se soumet à l'exemple, celle où il copie, celle où il se souvient, celle où il *répète.*

Lorsque, de l'analyse de ces lois intérieures de notre activité, on remonte, dans l'univers, à la recherche mentale de celles de la nature, dans la création, il est au-dessus de toute la divination, il est au-dessus de toute la force de la pensée d'en concevoir d'autres en elle ; nous n'imaginons que deux systèmes possibles de composition de ces types infinis qui sortent de ses mains.

Le premier est celui de la *création libre et insubordonnée,* ou de la *composition originale des types,* celui où elle procède à l'organisation, sans loi de dépendance, ni de conformité de l'être qu'elle engendre avec les autres êtres.

Le second est celui de la *création réglée* et *subordonnée* ou de la *composition analogique des types :* c'est-à-dire celui où, dans le développement de l'organisation, elle se subordonne à une loi de rapport et de conformité de l'être qu'elle engendre avec les autres êtres.

Du plus haut de la sphère où s'élève l'esprit, il nous semble, en un mot, que la vie universelle ne puisse agir en elle-même, selon d'autres lois, que les lois par lesquelles elle agit en nous-mêmes ; il nous semble que, pour mettre la matière en œuvre, et pour réaliser spontanément en elle l'organisation, elle n'ait que les deux formes de nos facultés : une *d'invention,* ou *d'imagination,* où la nature crée, où elle improvise; une d'*imitation*, et de *mémoire* en quelque sorte, où elle se souvient et où elle se répète.

Reportons maintenant les yeux, de ces conceptions purement spéculatives de notre intelligence, sur le monde positif de l'organisation, et voyons à quel point ces idées théoriques se réalisent en lui.

LIVRE PREMIER.

DE LA LOI D'INVENTION

DANS LA CRÉATION DE L'UNE ET DE L'AUTRE FORME D'EXISTENCE DES
ÊTRES.

Retrouvons-nous d'abord l'expression vivante de la première de ces lois dans la création de l'une et de l'autre forme d'existence des êtres? l'invention agit-elle et se représente-t-elle dans l'organisation de leur nature plastique?

CHAPITRE PREMIER.

De la loi d'invention dans la création du mécanisme des êtres ou dans l'institution de la forme physique de leur existence.

1° Du point de vue d'époque où les êtres animés n'existent pas encore, l'invention apparaît de toutes parts dans l'univers : elle apparaît de toutes parts dans l'organisation de la vie plastique. Sous ce premier aspect idéal, en quelque sorte, à force de remonter dans l'origine des temps, elle est d'abord du fait de la création dans le monde encore vide de toutes les évolutions et de toutes les formes futures des existences ; et de plus, dans ce monde, sous ce mode de la vie, à ce moment où tout est à imaginer, puisque tout est à naître, elle n'a pas seulement toute la vérité, elle a tout l'infini de la création elle-même.

Si rétrospectif que semble ce point de vue, il n'est pas

moins réel ; et, pour s'élever aux sources élémentaires des choses, les philosophies, les sciences naturelles, comme les religions, sont incessamment forcées de s'y placer.

Ce n'est point qu'aucune d'elles s'y retrouve sans surprise.

Telle est même l'émotion qu'elles reçoivent du spectacle de cette improvisation qui se réalise en êtres, qu'après l'éblouissement qui suit l'idée de Dieu, la première à sortir d'une merveille si grande et si voisine de lui, l'impression qui leur reste est moins celle d'un miracle que d'un effet sans cause.

Et la preuve, c'est qu'il semble qu'aucune d'elles ne puisse s'arrêter à ce fait de l'apparition spontanée sur la terre des systèmes sans nombre de cette inexplicable architecture de vie, se produisant d'elle-même, sans modèle apparent, au sein de l'univers ; toutes vont au delà d'elle, et, dans leur étonnement de ces copies à l'image d'originaux restés inaccessibles aux sens, elles poursuivent en esprit ces types invisibles, et cherchent à ressaisir par l'idéalité ces matrices des êtres : toutes demandent, comme Faust à Méphistophélès, de les conduire aux *Mères* (1).

Les unes, pour les surprendre, regardent dans la nature et les cherchent dans ses puissances intérieures. C'est ainsi que Pythagore remonte jusqu'à elles par la vertu des *nombres*, et croit les voir sortir des proportions fécondes de leurs harmonies. C'est ainsi que plus tard Aristote les fait naître de l'énergie interne des pouvoirs vivifiants des *formes* sur la matière.

D'autres, plus symboliques, regardent au-dessus de la

____

(1) Goethe, *Faust*, seconde partie.

nature et voient avec les Parses et les Kabbalistes (1), comme Platon (2) et Philon (3) se modeler en esprit ces systèmes de la vie sur l'invariable image des idées archétypes.

D'autres encore, plus modernes, tels que De Maillet, Bauman, Lamarck, regardent en quelque sorte au dehors de la nature, cherchent, comme à sa surface, ces moules imperceptibles, et les rapportent aux circonstances extérieures.

Mais qu'importent les mots! dans le sens positif, les *nombres* du premier ne sont que l'expression de la spontanéité rhythmique de la nature, ou de l'accord mutuel des lois de proportion, d'ordre et d'activité qui s'y retrouvent au fond de tout phénomène et de toute substance (4).

Les *formes* du second ne sont que la puissance de coordination, de disposition et de symétrie que la force primordiale exerce sur la matière (5); les *idées* du troisième, que les générales et particulières, mais toujours éternelles,

---

(1) Ad. Franck, *la Kabbale*, troisième partie, p. 374.

(2) *Voy.* le *Timée.*

(3) Philon, *De mundi opificio*, t. I, 4e, 3e et 6e édit. Mangey.

(4) « Le *nombre* est le *rapport* des parties matérielles, suivant les « Pythagoriciens : ce rapport étant différent dans les différents êtres « constitue leur substance : le nombre est donc la substance et la forme « des choses. » Ch. Michelet, *Examen critique de l'ouvrage d'Aristote intitulé* Métaphysique, ouvrage couronné par l'Institut en 1836.

(5) « Les *formes* d'Aristote, qui en logique sont *l'essence réelle* des cho- « ses, en physique servent plutôt, dit Ritter, à représenter la *configura-* « *tion extérieure*, la *coordination de différentes parties* d'un corps de ma- « nière à *produire une figure déterminée.*»— «Pour lui, d'après le même, « la nature, comme l'art, a besoin de proportion et de symétrie (*de ge-* « *nerat. anim.* IV, 3), et la *forme* est considérée comme une *force* qui « tient les éléments en rapport entre eux, dans un certain ordre » (*Méta-phys.* V, 17, *in fine*). Henry Ritter, *Histoire de la philosophie.* Paris, 1835, tom. III, liv. IX, ch. IV, p. 179.

déterminations de la volonté divine (1); l'excès de pouvoir, enfin, que les modernes s'efforcent de remettre aux circonstances, une simple transposition de l'ordre d'action de la force qui opère.

Quelque nature donc qu'on prête à cette force, soit qu'on reconnaisse en elle, dans le sens de Platon, la loi en action de la raison divine; soit qu'on ne voie en elle, selon le point de vue purement empirique d'Aristote, que la *force démonique, mais non divine,* de la nature (2), dont l'art inimitable est ignoré d'elle-même et agit sans conscience des merveilles qu'il enfante (3).

La conclusion finale de toutes ces théories, c'est qu'on n'a réussi, par toutes, qu'à concevoir en différents sens et qu'à dénommer de différents noms l'œuvre qui s'accomplit, ainsi qu'à revêtir d'attributs différents la puissance qui crée, mais sans parvenir à dénaturer le caractère nécessaire de l'acte qu'elle exerce : l'invention lui reste, comme nous l'avons dit, sous ce premier aspect, du fait de la *création,* et de celui de l'*absence,* à la *surface du globe, de types antérieurs.*

Tel est même l'entraînement de cette vérité logique, qu'il est des philosophes et des naturalistes qui l'ont outre-passée; elle en a égaré jusqu'à un véritable anthropomorphisme de la nature et de Dieu. Ne voyons-nous pas Philon, chez les premiers, retombé un instant dans

(1) « Les *idées,* d'après le même, ne sont pas, dans Platon, des *choses*
« particulières *existantes par elles-mêmes,* ni des *forces,* ni des *substan-*
« *ces,* mais seulement des *déterminations à distinguer dans la raison di-*
« *vine,* d'après lesquelles le vrai s'ordonne dans les phénomènes du
« monde et dans la science. » tom. II, liv. VIII, ch. IV, p. 306.

(2) *De Divin. per Somn.* 2. « Ἡ γὰρ φύσις δαιμόνια, ἀλλ' οὐ
θεῖα. »

(3) Arist. *Physiq.* II, 8.

une réminiscence du Jéhovah de la Bible, soumettre
Dieu lui-même au travail de l'esprit, et nous le représenter pensant avant de créer et concevant d'abord les formes
exemplaires ou types intelligibles à l'image desquels tout
doit se réaliser et naître dans l'univers (1). Ne voyons-
nous pas de même, chez les seconds, Robinet destituer la
Nature de l'improvisation, l'astreindre à une longue mé-
ditation de ses œuvres, et nous la montrer, dans l'élabora-
tion de son immense travail, inhabile au début, procédant
par essais, ne marchant qu'à tâtons et comme par degrés
au but où elle aspire, et tirant sur les pierres, sur les mi-
néraux, sur les végétaux, sur les animaux, d'imparfaites
ébauches et de furtives épreuves de son original (2).

2° Mais indépendamment des considérations exclusivement logiques que nous venons d'exposer, et qui, à elles
seules, pourraient sembler lointaines, il est un autre aspect, un aspect tout présent de la nature des choses, sous
lequel le miracle de cette invention immense des premiers
jours, à travers tant de siècles, reste comme toujours jeune,
et comme perpétuellement en acte sous nos yeux.

Ce point de vue permanent est celui du spectacle de
l'organisation animale elle-même, celui de pluralité et de
diversité de la nature plastique, celui de variété que représente à la fois à l'esprit et aux yeux, la distribution
naturelle des êtres en différences de *classes*, et d'*ordres*, et
de *tribus*, et de *familles*, et de *genres*, et d'*espèces*, et de
races, et d'*individus*.

Nous ne dissimulons pas que la réalité n'en soit contes-

(1) Philon, *De mundi opificio*, loc. cit.
(2) J. B. Robinet, *Considérations philosophiques sur la gradation naturelle des formes de l'être, ou les essais de la nature qui apprend à faire
l'homme*. Paris, 1768, in-8°, ch. 26. 1. p. 2 et 8, et chap. suiv.

tée; elle l'est par les anciens, elle l'est par les modernes; on n'a voulu admettre que comme artificielles et purement idéales ces classifications (1). On a prétendu que l'animalité, dans toute la variété de ses modes d'existence, ne nous représentait, au fond, qu'un être unique, une sorte de Protée aux mille métamorphoses, mais, sous l'infinité de ses transformations, invariable dans sa ressemblance à lui-même (2).

« Quand je contemple, s'écrie J. B. Robinet, la multi-
« tude innombrable d'individus épars sur la surface de
« la terre, dans ses entrailles et dans son atmosphère;
« quand je compare la pierre à la plante, la plante à l'in-
« secte, l'insecte au reptile, le reptile au quadrupède, j'a-
« perçois, au travers des différences qui caractérisent
« chacun d'eux, des rapports d'analogie qui me persuadent
« qu'ils ont tous été *conçus* et *formés d'après un dessein*
« *unique*, dont ils sont les variations graduées à l'infini :
« ils m'offrent tous des traits frappants de ce modèle, de
« cet exemplaire original, de ce prototype, qui en se réali-
« sant a revêtu successivement les formes infiniment mul-

(1) Ainsi pour J. B. Robinet, il n'y a que des individus. — *De la nature*. Amsterdam, 1761, tom. IV, 7ᵉ partie, chap. III, p. 126, édit. in-8°.

Ainsi pour le savant Lamarck, ces classifications ne sont que des *conceptions* utiles pour la science, d'*intérêt économique*, comme il les appelle. « ce sont des moyens de *notre* invention dont nous ne saurions « nous passer : la nature n'a rien fait de semblable. » *Philosophie zoologique*, Paris, 1809, tom. I, p. 19 et 20.

Nous n'avons pas besoin de faire remarquer que le savant auteur confond ici deux choses essentiellement distinctes, les méthodes *naturelles* et les *artificielles*.

(2) Dahmann, *Dissertatio inauguralis metaphysica de universali naturæ systemate*. Erlang, 1751. — J. B. Robinet, *Considérations philosophiques sur la gradation naturelle des formes de l'être*, etc. — Geoffroy Saint-Hilaire, *Philosophie anatomique*, etc., etc.

« tipliées et différenciées sous lesquelles l'Être se mani-
« feste à nos yeux (1). »

On est allé plus loin : on a voulu réduire cet être unique
à l'homme, et dans l'homme lui-même on a choisi l'homme
mâle (2), qui est ainsi devenu le grand prototype, la mesure et la forme, le principe et la fin de tous les autres
êtres transformés à leur tour en dégradations ou en gradations de ce modèle initial ou final de la vie.

C'est ainsi, par exemple, que dans la pensée de Platon,
tous les êtres mortels ont leur commencement et leur image
en lui (3), que dans celle d'Aristote (4), de Robinet (5) : de
Lamarck (6) et plus récemment de De Blainville et de

(1) J. B. Robinet, *Considérations philosophiques*, etc., ch. I, p. 2. —
Voyez plus loin, la réfutation de cet ordre d'idées, dans la conclusion
générale de notre première partie.

(2) D'après Platon, dans le *Timée*, « tous les êtres mortels ne furent
« *d'abord* que l'homme *mâle*, et ce ne fut que dans un temps posté-
« rieur, que les dieux connaissaient d'avance, que *résultèrent* de *cette*
« forme de l'être mortel l'homme *femelle*, et le reste des animaux qui
« sont sur la terre, les oiseaux qui habitent les airs, et les poissons qui
« vivent dans les eaux. » Ritter, *Histoire de la philosophie*, tom. II,
p. 304.

(3) *Loco citato*.

(4) « Aristote, comme Platon, cherche la fin et le centre de la nature
« terrestre dans l'homme, et dans l'homme mâle : *tout le reste de ce*
« *monde sublunaire n'est en quelque sorte que la tentative infructueuse,*
« *par laquelle la nature cherchait à produire l'homme mâle.* » Ritter,
Histoire de la philosophie, tom. III, liv. IX, ch. IV, p. 184 et 185.

(5) *Considérations philosophiques, etc.* On voit par le seul titre, rapproché
de l'opinion précédente d'Aristote, que cet ouvrage n'en est, sous un certain rapport, qu'un développement. « Tous les êtres ont été conçus et
formés d'après un dessein unique, dont ils sont des graduations variées
« à l'infini de ce prototype et de ses métamorphoses, considérés comme
« autant de progrès vers la forme la plus excellente de l'être, qui est la
« forme humaine » (ch. I, p. 1).

« L'homme est le prototype, plus le résultat de toutes les combinai-
« sons que le prototype a subies, en passant par tous les termes de la
« progression universelle de l'être. » (p. 5).

(6) « L'ordre naturel des animaux constituant une série doit com-

Coste (1), tous progressent vers elle et n'arrivent qu'en elle à leur intégrité, et en quelque manière à leur *divinité* de nature et de forme. Curieux retour à l'idée d'un des plus anciens livres de la philosophie religieuse des Hébreux, le Zohar, qui peint l'homme comme le résumé et le terme le plus élevé de la création, comme réunissant en soi toutes les formes, comme l'image de Dieu même, comme la présence divine sur la terre (2).

Toutes ces conceptions se réduisent, en principe, à la célèbre formule, de la loi d'*unité d'organisation,* ou d'unité de plan, de composition, de type et de structure de l'animalité, question si vivement et si profondément agitée de nos jours entre deux beaux génies.

Mais de cette discussion même sont ressorties la preuve et la démonstration du principe qu'aspirait à faire prévaloir l'analyse profonde et sévère de Cuvier; le principe que dans l'animalité la force primordiale ne se subordonne point, dans ses créations, à une règle unique, et qu'elle n'engendre point l'infinité des êtres d'après un seul modèle : il n'existe point d'unité de type, il n'existe point d'unité de plan, il n'existe point d'unité de structure, il n'existe point d'unité de composition (3).

« mencer par ceux qui sont les plus imparfaits et les plus simples en or- « ganisation, et se terminer par les plus parfaits. » Lamarck, *ouvr.* *cité,* t. I, ch. VIII, p. 269 à 359.

(1) « Dieu comme force initiale, la série animale comme moyen ma- « tériel, l'homme comme but, telle est la formule qui, émanée de la « science, devient, selon nous, la réhabilitation de l'esprit, la raison du « progrès, » etc. — Coste, *Embryogénie comparée,* tom. I, Introd., p. 34, 35.

(2) Ad. Franck, *la Kabbale,* 2ᵉ part., ch. V, p. 229, 230.

(3) Voyez sur ce point, indépendamment des ouvrages de Cuvier, et particulièrement *le règne animal distribué d'après son organisation,* le lucide résumé de M. Flourens, *Analyse raisonnée des travaux de*

Le règne animal, vu dans son ensemble, et étudié en dehors de tout esprit d'hypothèse, tel qu'il est en soi, présente évidemment une pluralité de systèmes d'existence, manifestée par une variété d'organismes.

« Les circonstances de la formation montrent, dit Bur-
« dach, qu'il y a diversité du type. Dans les différentes
« espèces d'êtres organisés, cette diversité s'exprime d'a-
« bord *dans l'ensemble de la forme.* Chez les animaux in-
« férieurs et les végétaux en général, on trouve une forme
« extérieure particulière et déterminée, *sans organes in-*
« *ternes spéciaux, sans même aucune diversité de tissu,* at-
« tendu qu'il est dans l'essence de l'organisme d'exprimer
« ce qui le caractérise par la forme générale surtout, quoi-
« que les spécialités ne demeurent pas non plus étrangè-
« res à cette expression (1). »

Si l'on considère le règne animal sous le rapport général de cette conformation élémentaire, il se diversifie en quatre plans distincts et en quatre principaux types, qui divergent entre eux, et se caractérisent par des différences très-bien déterminées, parfaitement circonscrites, et toutes également naturelles et profondes, d'organisation. Ce sont ces quatre modèles d'après lesquels la vie se figure et s'anime, à nos yeux, sur le globe, que Cuvier a désignés sous le nom d'embranchements et qui composent les quatre groupes primordiaux auxquels se rattachent aujourd'hui sur la terre l'infinité des êtres : le groupe des *vertébrés ;* le groupe des *mollusques ;* le groupe des *articulés ;* le groupe des *zoophytes.*

G. *Cuvier*, p. 240 et suiv. — Voyez aussi la conclusion de cette première partie.

(1) Burdach, *Traité de physiologie envisagée comme science d'observation,* trad. par A. J. L. Jourdan. Paris, 1837, tome VIII, § 893, I.

Mais la diversité, dans le mécanisme de l'organisation, ne s'arrête point aux limites de ces quatre sous-règnes : ils ne nous représentent que les *lignes générales* de la démarcation différentielle des êtres : la variété du type ne porte que sur la *forme*; la variété du plan, que sur la *position* relative des parties, modifications, comme nous le verrons plus bas, qui ne réfléchissent que celles du système nerveux; et ce serait se faire une idée bien fausse et bien incomplète de la diversité de la nature plastique, que de la croire restreinte dans l'organisation, à ces seuls caractères, et aux seules expressions, si profondes qu'elles soient, de ce système initial de l'animalité. Aussitôt qu'on pénètre au delà de ce système, et que l'on interroge les systèmes secondaires, la *respiration*, la *circulation*, le *tact*, le *toucher*, la *manducation*, la *reproduction* on voit, à l'instant, chacun de ces appareils généraux de la vie, se diviser à son tour, et se transfigurer, au sein de l'unité de type, en une merveilleuse série de types secondaires, tout aussi circonscrits et tout aussi réels que les types primitifs, et de là de nouveaux groupes; de là les classes, les ordres, les tribus, les familles, les genres, les espèces, expressions d'autant de métamorphoses qui frappant tour à tour et diversifiant tous les appareils, et tous les éléments de chaque appareil, de transformations en transformations et d'organes en organes, finissent par se porter sur tous les caractères et sur tous les points de la composition et de la structure des êtres, sans en excepter les plus délicates parties du mécanisme : celles qui frappent le système de la circulation se poursuivent jusque sur les membranes de l'œil, chaque espèce d'animal a, d'après Soemmerring (1), un type particulier

(1) *Denkschriften der Academie zu Muennehen*, t. VII, p. 11.

pour la distribution des vaisseaux sanguins dans la choroïde, comme dans les autres parties de l'économie ; on en
peut dire autant, à ce qu'ajoute Burdach (1), des ramifications des canaux de sécrétion et de la configuration des organes sécrétoires, etc.

La magie de la nature, en un mot, est plus riche et plus
inépuisable en réalisations que notre imagination ne l'est
en conceptions et en idées des modes possibles de la vie :
loin de ne suivre qu'une ligne droite, comme le croyait
Bonnet, dans ses créations, elle crée dans tous les sens :
loin de n'avoir qu'un modèle, elle est dans l'infini par la
variété ; et, pour ne pas l'y voir, il faut évidemment,
comme l'a très-bien senti un naturaliste, qu'on ne porte
les yeux que sur les êtres supérieurs de l'animalité, sur les
vertébrés (2) ; car, sitôt qu'on arrive aux *invertébrés*, il
n'est pas de système d'unité qui résiste à l'illumination
de la diversité sans bornes qui s'y déploie : il n'est pas
un seul groupe, une seule classe, un seul type, qui dans
les animaux les plus imperceptibles, dans des atomes d'ê-
tres, ne s'y tourne et retourne en mille évolutions, en
mille combinaisons ; il n'en est pas enfin que la nature
abandonne, avant d'en avoir fait jaillir tout ce qu'il est
possible d'accidents et de mutations, et sans l'avoir rendu,

(1) *Traité de physiologie*, tom. VIII, § 898.

(2) Voy. Ch. Bonnet, *Contemplation de la nature*, tom. II, part. 8,
chap. ix, p. 213 et suiv., et Quatrefages, *Souvenirs d'un naturaliste*, et
particulièrement les considérations développées par l'auteur sur la fécondité des principes formulés par M. Milne Edwards, dans son Introduction de l'*histoire des Crustacés*, relativement au partage des types
constitutifs des différents groupes en types *supérieurs* et types *inférieurs*,
d'après le degré de *division organique du travail fonctionnel*. « C'est
« pour avoir méconnu ces principes, dit le premier de ces deux natu-
« ralistes, que la plupart des plus illustres maîtres sont tombés dans
« de graves erreurs. »

dans son identité, si divers de lui-même, qu'il ne se ressemble plus (1) et flotte quelquefois neutre et presque indifférent entre tous les caractères (2).

La diversité éclate donc de toutes parts, et sous toutes les formes, dans toutes les proportions et à tous les degrés de l'animalité : et, quant à son époque, cette diversité n'est point exclusivement celle d'une époque première, mais celle de toute époque d'explosion spontanée de la vie sur le globe : elle est de tous les moments, elle est de tous les âges de la création : elle l'a été de celui de ces types gigantesques, premier enfantement de la jeunesse de la terre, qui n'ont eu pour témoins que la nature et Dieu et dont l'homme n'a jamais connu que les débris. Elle l'a été de celui de ces types plus harmonieux de l'animalité, contemporains de notre naissance sur le globe, et qu'un abîme de siècles et de révolutions sépare des premiers êtres : elle l'est de même de la création de nos jours, où pour être apparente et pour se laisser voir en travail de

____

(1) « Au sommet de chacune de ces séries (*Mollusques, articulés,* « *rayonnés*) nous trouvons des animaux chez qui la division du travail est « portée aussi loin, peut-être, que dans les animaux vertébrés eux-« mêmes; puis, à mesure que nous nous éloignons de ces points culmi-« nants, les fonctions se restreignent ou se confondent ; les appareils se « simplifient, l'organisme tout entier se dégrade ; et, sur les limites « extrêmes, nous voyons apparaître une multitude d'êtres ambigus, « dont rien n'est plus embarrassant que de déterminer les véritables rap-« ports, etc. » — Quatrefages, *loc. cit.*

(2) « Celui dont les études s'adressent d'ordinaire à des animaux *su-*« *périeurs*, dit le même naturaliste, ne saura jamais jusqu'où peut s'é-« tendre la dégradation organique ; et, lorsqu'il se permettra quelques « excursions dans les régions inférieures, il sera naturellement conduit « à rejeter, comme ne lui appartenant pas, *la plupart des derniers déri-*« *vés d'un type primitif :* ce fait nous explique comment Cuvier, mal-« gré tout son génie, a si complétement méconnu certains rapports, « comment il a relégué des *mollusques* et des *articulés* parmi les *zoo-*« *phytes*, sans se douter de ce qu'il y avait d'erroné dans ce rapproche-« ment. »

la vie, la nature n'en est que plus miraculeuse et n'en opère qu'avec plus de mystère sous nos yeux : car il n'est pas jusqu'à ces infiniment petits de l'existence, dernières (1) productions de la décrépitude de la force plastique sur la surface du globe, où nous ne puissions surprendre, aujourd'hui même encore, dans une génération bien évidemment spontanée des êtres, la nature sur le fait de la diversité : la diversité, dans les infusoires, rappelle celle des types antérieurs de la vie. Ils ne naissent point semblables (2) : ils forment aussi des groupes, et des divisions (3) ; la variété enfin va chez eux, aussi loin que peut le donner à croire une perfection de configuration et de structure qui fait révoquer en doute à des savants d'élite (4) le témoignage des yeux : scepticisme naturel, lorsque dans ces atomes, d'à peu près un centième de millimètre de dimension, les yeux viennent à reconnaître une organisation voisine de la nôtre, une bouche distincte, un canal digestif, différents viscères,

(1) Il n'est nullement démontré pour nous qu'il n'y ait aujourd'hui d'autres générations spontanées que celle des infusoires ; nous ne doutons pas de celle des *entozoaires*, ni des *épizoaires*, ni, dans les végétaux de celle des champignons, et des observations fort curieuses rapportées par différents auteurs rendent pour le moins probable, dans notre opinion, celle d'espèces supérieures tant du règne végétal que du règne animal.

(2) Voyez Gruithuisen, *Organozoonomie*. Munich, 1811, in-8°, p. 164; Burdach, t. I, p. 26.

(3) Ehrenberg, *Organisation, systematik und geographischer Verhæltniss der Infusionsthierchen*. Berlin, 1830.

(4) Voy. F. Dujardin, et Magendie (*Fonctions et maladies du syst. nerv.* tom. I, p. 45, 46.) L'étonnement d'Ehrenberg lui-même est tel, qu'il ne peut croire à la génération spontanée d'animaux aussi composés, et qu'il croit devoir les regarder comme préexistants en nature ou en germe, dans l'eau, ou dans la substance infusée (Ehrenberg, *ouv. cit.* pl. 111, p. 21), hypothèses que Burdach renverse par des faits et par des arguments que nous croyons décisifs. — Voy. Burdach, *ouv. cité*, tom. I, § 5.

un système nerveux (1), dans quelques genres même, des *sens spéciaux*, des *yeux* (2), chez tous une vie interne, un mouvement spontané, et le sentiment de l'être (3).

Mais si inconcevable et si grande que soit la diversité dans le règne animal, et à quelque degré qu'elle s'élève ou descende, l'invention descend ou s'élève avec elle; elle a la même source, la même réalité, la même perpétuité et le même infini; ou, pour tout dire d'un mot, la diversité, ramenée à son principe, n'est que l'invention en acte ou en expression organique dans la vie, et elle pénètre jusque dans l'uniformité; car, dans la proportion où la force première, dans l'uniformité, s'éloigne du semblable, elle transforme le modèle, et dans les mêmes limites pour le transformer, elle trouve, elle invente, et revient en inventant, dans l'imitation même, par la variété, à la création.

C'est ainsi qu'elle arrive dans l'espèce, à la race, et à l'individu, et qu'elle y arrive primordialement : car les *types spécifiques* du mécanisme des êtres ne sont pas, à

(1) Magendie (*Fonctions et maladies du syst. nerv.*, t. I , p. 156), ainsi que Dujardin, révoque en doute l'existence d'un système nerveux dans ces animalcules : « Il est évident, dit ce premier auteur, que « M. Erenberg n'a supposé l'existence d'un système nerveux chez ces « animaux, que d'après les phénomènes vitaux qu'ils présentent, et « non d'après ce que démontre leur organisation. » Burdach, au contraire, regarde avec raison comme en partie *prouvé* et en partie *probable* ce que Ehrenberg a écrit de leur configuration et de leur structure.

(2) Tout récemment encore, dans une lettre à l'Académie des sciences, datée de Capo-de-Milazzo, M. de Quatrefages assure avoir découvert des organes sensoriaux chez des *Annélides*, chez des *Némertes* et même chez des *Planaires*, en sorte que comme l'avait annoncé M. Ehrenberg, bien loin que les animaux inférieurs soient dépourvus d'organes des sens, ces organes sont souvent plus multipliés chez eux que chez les animaux supérieurs, et peuvent être placés dans des parties du corps où ces derniers n'en présentent jamais. — Voy. Compte rendu de l'Académie des sciences, août 1844.

(3) Burdach, *Traité de physiol.*, tom. I, p. 400.

nos yeux, les seuls qui émanent originellement d'elle :
dans l'unité d'espèce, il n'y a pas seulement les variétés
des races dont plusieurs sont pour nous de l'âge des espèces ; il y a plus encore, il y a les variétés des êtres qui
les composent, il y a, en un mot, les diversités du *type
individuel.*

Indépendamment de tout autre fait que de celui de
l'individualité, n'est-il pas d'expérience que tout, dans les
caractères plastiques de la vie, configuration, linéaments,
structure, proportion, tout change, tout diffère, tout se
transfigure, tout, sous quelque rapport, et à plusieurs
degrés, au sein de la ressemblance, devient dissemblable,
et le devient au sein de l'identité typique, dans toutes les
espèces et dans toutes les races de l'animalité : seconde et
magnifique forme de la même loi dont l'infini respire, dans
ces vers de Lucrèce.

> Præterea genus humanum, mutæque natantes,
> Squammigerûm pecudes, et læta arbusta, feræque,
> Et variæ volucres, lætantia quæ loca aquarum
> Concelebrant circum ripas, fontesque lacusque
> Et quæ pervolgant nemora avia pervolitantes
> Horum unum quodvis *generatim* sumere perge :
> Invenies tamen inter se distare figuris :
> Nec ratione aliâ proles cognoscere matrem,
> Nec mater posset prolem.... (1)

Sans doute, ces variétés si fondamentales du type *individuel,* qui s'étendent, à nos yeux, comme à ceux du poëte,
à toute espèce d'êtres, et jusqu'à l'infusoire, ne sont plus
aujourd'hui que des diversités purement consécutives :
sans doute, elles ne proviennent, dans leur état présent,

____

(1) *De rerum naturâ,* lib. II.

et sous leur type inné, que de la génération ; mais, comme elles sont secondes, elles ont été premières, aussi nécessairement premières, tout l'indique, que les diversités des espèces elles-mêmes : autrement, il faudrait admettre que toute espèce n'a commencé que par un seul individu, et que la nature n'édite chaque type de la vie qu'à un seul exemplaire, hypothèse rebelle à tout ce que la raison, à tout ce que l'expérience nous révèlent de ses lois.

La raison ne permet point d'admettre que la nature ait suivi cette marche dans la création des espèces *sociales* : la société, pour elles, fait partie de la vie ; nées dans l'isolement, elles n'auraient pas pu vivre. Comment croire qu'elle ait mis leur existence en lutte avec leur instinct? La raison ne permet pas d'admettre que la nature ait suivi cette marche dans la création des espèces chez lesquelles les sexes sont séparés : ces espèces n'auraient pas pu se reproduire ; ni même qu'elle l'ait suivie dans la création des espèces chez lesquelles les sexes sont réunis : dans le plus grand nombre des hermaphrodites, les individus, quoique pourvus des deux sexes, ne se fécondent pas eux-mêmes : enfin, il n'y a pas d'espèce dont la raison autorise à penser que la nature, toujours si pleine de prévoyance et d'inspiration pour la conservation des espèces qu'elle engendre, ait abandonné le type aux mille chances d'accidents et de destruction qui l'auraient menacé dans l'individu, unique et périssable dépositaire d'une forme absolue d'existence.

Mais nous avons mieux que l'induction sur ce point ; nous avons l'expérience : l'expérience nous démontre qu'un tel procédé est en contradiction formelle avec les lois que suit encore la nature, chaque fois qu'il lui plaît d'engendrer de nos jours, et de développer spontanément des êtres. Dans toutes les circonstances où la génération spontanée est probable, dans toutes les circonstances où elle est certaine, la reproduction, de quelque espèce que ce soit, ne se limite pas à la création d'un seul individu : qu'il s'agisse d'*infusoires*, ou d'*entozoaires*, ou d'*épizoaires*, ou d'êtres plus élevés de l'animalité ou de la végétation, ils s'engendrent toujours en plus ou moins grand nombre, principe en tout conforme à ce que l'observation nous montre de la nature, à ce que l'intelligence nous fait concevoir d'elle.

De l'aspect de la variété, ainsi que de celui de la création, l'invention se révèle donc partout, à nos yeux, dans le mécanisme des êtres ; elle s'y produit d'abord dans les embranchements et dans toute l'étendue de la variété du type et du plan de ces groupes élémentaires ; mais, comme la variété, elle continue d'être et de se manifester bien au delà de ces limites, dans l'effort créateur de la force primordiale : au sein de l'unité de chaque embranchement, et sous les types plastiques de l'organisation, elle est dans les limites de pluralité et de variété des classes : au sein de l'unité de classe, elle est dans les limites de pluralité et de variété des ordres : au sein de l'unité d'ordre, elle est dans les limites de pluralité et de variété de familles : elle se produit de même au sein de l'unité de genre, de l'unité d'espèce, de l'unité de race, dans les mêmes limites de pluralité et de variété des espèces, des races, et des individus : elle est, enfin, du fait de la diversité, partout où elle existe, et partout, à nos yeux, *primordialement*, c'est-à-dire avant toute action des circonstances (1), indépendamment de l'action postérieure de la

____

(1) Voyez la troisième partie de cet ouvrage.

génération, et indépendamment de toutes les théories par lesquelles nous cherchons à nous en rendre compte.

CHAPITRE DEUXIÈME.

De la loi d'invention dans la création du dynamisme des êtres, ou dans l'institution de la forme morale de leur existence.

Dans l'institution du dynamisme des êtres, la loi d'invention, ainsi reconnue présente et toute vivante encore dans leur mécanisme, pourrait se déduire de l'unité d'origine et du parallélisme de développement, de la forme physique et de la forme morale de leur existence, antique argument de l'école épicurienne (1).

Mais, abstraction faite de cette unité, qui, selon les doctrines, et selon le sens qu'on lui donne, peut être problématique (2), il est évident que l'invention, sous cette forme de l'organisation, résulte des mêmes faits et des mêmes principes, que sous la forme plastique de l'animalité.

Il suffit de se replacer aux mêmes points de vue.

1° Du premier point de vue, c'est-à-dire de celui qui précède l'instant de l'apparition des êtres sur la surface du globe, les types infinis de l'existence morale ne sont-ils pas à concevoir, et ne sont-ils pas à naître du magique enfantement de la puissance-mère, comme le sont les types de l'existence physique? oui, et par la même loi. Il y a, en d'autres termes, un premier moment de l'époque

____

(1) « .... Gigni pariter cum corpore, et una

« Crescere sentimus pariterque senescere mentem. »

Lucret. *de Nat. rerum*, lib. III, v. 441-448.

(2) Voyez Burdach, *Traité de physiol.* et plus récemment Lordat, *Ébauche d'un traité de physiologie.*

graduelle d'explosion de la vie, où les systèmes d'instincts
et de facultés de l'animalité sont à imaginer, puisqu'ils
n'existent pas ; et un second moment où ils ne le sont
plus, puisqu'ils se réalisent au sein des organismes, et
s'animent avec eux.

Sous ce premier aspect, l'invention agit donc et se produit donc, dans le dynamisme des êtres et dans ses caractères, en même temps qu'elle agit et qu'elle se produit
dans le mécanisme des êtres et dans ses caractères : et,
quelle que soit la date de leur apparition, quelle que soit la
durée de leur formation, quelle que soit la nature de leur
cause génératrice, de ce point de vue d'époque, pour les
types des forces et des activités, comme pour ceux de la
structure et de la composition des premières existences,
elle aussi, à nos yeux, a toute l'évidence, toute la réalité,
toute l'étendue de la création.

Il existe, il est vrai, un ordre d'idées dans lequel l'invention n'en serait pas une conclusion directe. Nous voulons parler de l'opinion qui rejette toute institution primordiale d'instincts, et qui refuse à chacun des systèmes
de puissance, comme des systèmes de forme de l'organisation, le principe d'une création particulière, pour ne
reconnaître en eux que l'œuvre des circonstances et l'effort graduel (1) de composition et de métamorphose, d'activités premières originellement incapables de sentir (2) :
il est facile de voir que, dans cette hypothèse, les types

____

(1) J. B. Robinet, *De la nature*, Amsterdam, 1761, tom. IV, 7e partie,
chapit. III, p. 125 et suiv., édit. in-8°.

(2) « En créant la vie (la nature), n'a point débuté subitement par
« établir une faculté aussi éminente que celle de *sentir* : elle *n'a pas eu*
« *les moyens* de faire exister cette faculté dans les animaux imparfaits
« des premières classes du règne animal, etc. » Lamarck, *Philos. zoologi-*
que, Discours prélimin., t. I, p. 7.

psychologiques, de même que les types physiologiques des êtres, échappent à l'invention réelle de la nature et à la force vive de la création que des forces accidentelles et transitoires remplacent : mais, sans entrer ici dans la réfutation de ce bizarre système, dans la logique duquel, nous le prouverons ailleurs (1), la sensibilité qu'on veut absolument soutirer du dehors et extraire de tout, excepté de la vie, n'aurait point d'origine, nous nous bornerons à dire que les faits, comme la raison, protestent contre lui : les *types* d'activité, comme les *types* de structure de l'organisation, dans leur premier principe, sont, tout nous le démontre, antérieurs à l'action successive des milieux ; ils sont primordiaux, ils sont de *création*, et leur institution rendue à la nature, l'invention lui reste.

2° L'invention se conclut de même et se révèle avec la même lumière, du second aspect où nous venons de la voir apparaître dans les formes plastiques de l'existence : c'est-à-dire du spectacle présent de la nature et de celui des formes dynamiques de la vie.

Et où la voyons-nous s'y produire tout d'abord ? Dans la variété de mécanisme du système auquel la science rapporte plus immédiatement le principe des instincts et des activités, dans la diversité du type et du plan du système nerveux. Cette diversité y tient au caractère de l'animalité même, et elle en est l'image.

L'animalité représente, dans la nature, l'existence arrivée au sentiment d'elle-même ; et, comme l'exprime très-bien la définition précise de Linné (2), la sensibilité pro-

<hr>

(1) Voir la troisième partie. — Exposition critique du système de Lamarck.

(2) « *Mineralia crescunt : vegetabilia crescunt et vivunt ; animalia crescunt, vivunt et sentiunt.* »

prement dite, à laquelle on peut joindre le mouvement
spontané, en composent l'*essence* : la raison conduit donc
à voir, dans l'organisme le plus directement lié à cette
double forme d'activité du règne, la représentation *naturelle des types* de l'animalité et l'échelle générale de ses
gradations : le système nerveux est cet organisme; soit
que dans l'idée d'Oken, accueillie par Flourens (1), rejetée par Magendie (2) et Geoffroy Saint-Hilaire (3), on
l'identifie à la totalité de la substance de l'être, soit qu'on
ne voie en lui que la première expression plastique de la
vie, il reste dans les deux cas l'instrument, ou l'agent le
plus rapproché d'elle, il est la première cause ou le premier organe de la sensibilité et de la motilité spontanée
des êtres, et, par cette raison, si la diversité revêt, dans
leur nature, un aspect général, c'est en lui qu'elle doit
commencer de le prendre, c'est lui principalement et originellement qui devra le trahir.

L'observation confirme toutes ces inductions : le système nerveux est le plus généralement varié des systèmes
de l'économie; le système nerveux est celui dont la forme
exprime ou *détermine* la forme universelle de l'organisation; et comme Virey a eu, le premier peut-être et avant
Cuvier (4), la sagacité de le découvrir, il est, par cette

(1) *Analys. rais. des trav. de G. Cuv.*, p. 88.
(2) Magendie, *Leçons sur les fonctions et les maladies du système nerveux,* tom. I, p. 44.
(3) Geof. Saint-Hilaire, *Philosophie anatom.* Paris, 1818, t. I, *loc. cit.*
(4) « Dès l'année 1803, dit le docteur Virey, nous avions fondé la
« grande division du règne animal en trois grandes classes, d'après l'ap-
« pareil nerveux. Ce n'est qu'en 1812, que G. Cuvier perfectionna cette
« distribution par ses quatre embranchements; il reconnut lui-même
« la priorité de nos vues fondamentales dans la préface de son règne
« animal » (*de la Physiologie dans ses rapports avec la philosophie*,
Paris, 1844, p. 45, note).

raison, le seul dont les caractères puissent servir de base à une distribution naturelle des êtres ; et c'est aux grands traits de ses différences, qu'amené par l'expérience (1) à la confirmation de l'idée de Virey, Cuvier a emprunté les premiers fondements d'une classification qu'il devait élever à ce degré de lumière et de vérité, où il n'était donné qu'à son génie d'atteindre. Les quatre types généraux de l'organisation , entre lesquels cette belle classification répartit tous les êtres animés de ce globe, ne sont, dans leur principe, *que les quatre types généraux du système nerveux* : Si « les animaux *vertébrés* ont un tronc de cha-
« que côté duquel se rangent symétriquement toutes leurs
« parties, c'est que leur système nerveux, dit le profes-
« seur Flourens, forme un cône médullaire central, de
« chaque côté duquel viennent se rendre, en ordre sy-
« métrique, les nerfs de toutes ces parties. Les *mollus-*
« *ques* ont un corps en masse, c'est que leur système ner-
« veux n'a qu'une disposition confuse : le corps des *arti-*
« *culés* reprend plus de symétrie; mais c'est que leur sys-
« tème nerveux en a déjà repris : ce corps est articulé à
« l'extérieur : c'est que le système nerveux l'est à l'inté-
« rieur : enfin, et jusque dans les animaux *rayonnés*, les
« derniers vestiges du système nerveux qu'on distingue
« encore dans quelques-uns, ont cette même forme étoilée
« qu'affecte le corps entier (2). »

Ainsi, en même temps et par la même raison, que le système nerveux, suivant l'expression le plus généralement exacte du même auteur, est *le modèle primitif et le*

______

(1) Cuvier avait d'abord et inutilement cherché dans l'appareil, beaucoup trop circonscrit de la circulation, le principe de la méthode de classification naturelle des êtres.

(2) Ouvrag. et pass. cités.

type du corps entier, il est encore l'image, car pour notre part, nous ne pouvons dire la cause, de la diversité première qui s'y déploie ; il l'est plus spécialement de la diversité générale des instincts et des activités dont il est le principe, l'expression ou l'organe.

Dans les mêmes limites où les caractères de l'existence morale, et les principales formes de ses facultés, se rapportent aux caractères et aux formes principales du système nerveux, la loi d'invention agit donc et se révèle, sous un premier aspect purement mécanique, dans le dynamisme des êtres : elle y est par le fait et dans toute l'étendue de la diversité de l'appareil nerveux : car à chacune des formes élémentaires de ce principe primordial de l'organisation, quel que soit d'ailleurs l'ordre de ses rapports avec les facultés, il est bien démontré que des formes élémentaires de facultés répondent (1).

Dans les limites mêmes de cette correspondance, qu'elle soit d'harmonie ou de causalité, entre le mécanisme et le dynamisme des êtres, la diversité des types élémentaires de l'appareil nerveux est loin d'exprimer, telle qu'elle est, tout entière et à tous ses degrés, la différence des forces psychologiques de l'animalité : elle ne représente que la diversité générale des instincts et des systèmes de vie des quatre embranchements ou des quatre sous-règnes ; et si les classes, les ordres, les tribus, les familles, les genres et les espèces, traduisent à nos regards, autant de variations de l'unité *plastique* de chaque type fondamental, les modifications qu'elles nous réfléchissent de l'unité *dynamique* de chacun de ces types, ne sont pas moins riches en

(1) Consulter sous ce rapport : dans Virey, *De la Physiologie dans ses rapports avec la philosophie*, le tableau progressif de l'échelle des êtres d'après le développement de l'appareil sensitif, fin de l'ouvrage.

nombre, ni moins riches en contraste. Comme à chacun de ces groupes et de ses subdivisions, un système de structure et de mécanisme se lie, à chacun de ces systèmes spéciaux de mécanisme et de structure des êtres, une forme particulière de sensibilité ou de motilité, un mode propre et distinct d'activité se joignent. Dans le type fondamental des vertébré·, les subdivisions principales, entre lesquelles il se distribue, les *mammifères*, les *oiseaux*, les *reptiles*, les *poissons*, ont entre elles une diversité radicale de vie, de sensibilité, de facultés et de mœurs ; dans le type fondamental des articulés, les articulés à *membres articulés, insectes, myriapodes, arachnides, crustacés*, groupe supérieur du type, et les *articulés annelés*, groupe inférieur, ou *annélides* et *vers*, sont séparés par toutes les distances de nature et d'étendue d'instincts que la nature a mises entre le ver et l'abeille ; dans le type zoophyte même, des *éponges, alcyons, madrépores, polypiers*, aux *rayonnés fixés* et *rayonnés mobiles*, il y a des intervalles, et les lueurs obscures de sensibilité, que nous y pouvons saisir, éclairent presque autant de variétés d'appétit ou d'automatisme sensitif que de formes.

Il en est ainsi, dans chacune des diverses ramifications du type fondamental, de la généralité des subdivisions où elles se répandent ; pour ne parler ici que des instincts qui président à l'alimentation, et en nous limitant, dans les mammifères, aux seuls herbivores, est-il une variété plus extraordinaire que celle des inspirations préordonnées du goût chez ces sortes d'animaux ? Il n'existe peut-être aucune plante sur la terre, sans en excepter un grand nombre de poisons, qui ne plaise à l'un et ne déplaise à l'autre (1) ; le cheval abandonne la ciguë aquatique (*phil-*

(1) Valm. Bomare, *Diction. d'hist. naturelle*, t. XII, p. 82, éd. in-8°.

landrium) à la chèvre ; la chèvre méprise la feuille et le fruit du fusain, laisse l'aconit au cheval et se réveille l'appétit avec le tithymale, véritable poison pour beaucoup d'animaux ; la vache cède la ciguë à la brebis ; enfin, comme le constate le docteur Bouchardat, les solanées vireuses qui frappent l'homme de délire et qui exercent sur tous les carnassiers une action toxique d'une extrême énergie, non-seulement épargnent complètement les êtres des degrés inférieurs de la série organique, les plantes et les insectes, mais des animaux d'un ordre plus élevé, les pigeons n'en ressentent aucune influence, et le lapin, comme Bunge en a le premier fait l'observation, broute impunément les feuilles de belladone (1) : ce qui existe pour les goûts, existe pour toutes les autres dispositions des êtres : en un mot, à chacun des degrés naturels de métamorphose de l'identité physiologique d'un groupe, on peut dire qu'autant de degrés de métamorphose de l'identité psychologique de ce groupe, ou autant de formes spéciales de sensibilité, de motilité, d'inclinations, de facultés se rapportent, et ce n'est pas tout dire :

3° Indépendamment de toute configuration et de toute structure, et au delà des rapports fictifs ou réels du dynamisme des êtres avec le mécanisme du système nerveux, la même loi d'invention, sous le même caractère de la diversité, existe et se révèle, dans la nature morale, sous un mode empirique et purement fonctionnel. Elle existe, en d'autres termes, et elle se manifeste, au sein de l'analogie de configuration et de structure de la vie, dans la pluralité de formes des facultés et dans la variété de nature des instincts. Il vient un degré, où il n'est au pou-

(1) Bouchardat, *Annuaire de thérapeutique*, 1842, p. 2.

voir ni des transformations les plus multipliées de l'*appareil nerveux*, ni des métamorphoses les plus délicates d'aucun autre système, non-seulement d'expliquer, mais de représenter toutes les variations du dynamisme vital : le développement de la diversité dans le caractère des formes et celui des instincts, cesse d'être parallèle, et la vie en quelque sorte arrive à l'infini de la variété, sans *expression physique*, sans *raison organique*, et sans *cause apparente de la variété même*.

Aux types physiologiques les plus analogues, ou les plus semblables, correspondent alors les types physiologiques les plus dissemblables, souvent les plus contraires; et ces contrastes, rendus plus saisissants encore par l'uniformité des caractères plastiques, s'enveloppent à la fois de formes *spécifiques* et d'*individuelles* (1).

(1) Ces formes spécifiques de la nature des instincts, point fort important pour l'éclaircissement de plusieurs des questions que soulève cet ouvrage, n'ont pas toujours été considérées sous leur véritable jour; non que les zoologistes des diverses époques aient négligé de suivre l'exemple d'Aristote dans son *Histoire des animaux* et de signaler, comme lui, les diversités les plus remarquables de leur façon de vivre, de leurs mœurs, de leurs industries, et de leurs aptitudes ; mais, comme Prichard en fait très-bien l'observation, l'étude de leurs qualités et de leurs inclinations n'avait eu jusqu'ici d'autre but que celui de la curiosité ou de la spéculation. Loin de faire ressortir le fait, cependant si remarquable en soi, de l'indépendance où le type des instincts peut être du type des formes, on avait abondé dans l'opinion contraire et on avait poussé jusqu'aux plus absurdes hypothèses, la loi d'analogie des caractères physiques et des caractères moraux de l'existence; et dans la prévention générale de l'idée de la fatalité de leur coordination, ceux auxquels il était arrivé par hasard, d'être frappés du fait de la variété des uns dans l'unité des autres, avaient mieux aimé en chercher les causes dans les plus légères modifications de la vie plastique, que de se départir en rien de l'idée de leur loi de subordination et de correspondance : Gall lui-même, dont le système trouvait un point d'appui dans les exceptions extérieures de cette loi, ne s'en écarte un instant que pour y revenir sous une autre forme, par une double hypothèse; à peine a-t-il avoué

Frédéric Cuvier est le premier peut-être qui, au rebours des autres naturalistes, ait compris l'intérêt et l'étendue du fait de ces diversités psychologiques des êtres étudiées en elles-mêmes : il est le premier du moins qui, à la suite d'une longue série d'observations, les ait regardées comme susceptibles d'offrir des *caractères typiques plus fixes que ceux tirés des organes* extérieurs et la comparaison de la nature physique et de la nature morale d'espèces d'un même genre, dans une foule de genres, a conduit, après lui, d'autres savants de nos jours, à reconnaître à ces différences des instincts la même importance, et à les élever à la valeur de signes distinctifs des espèces.

« Chaque espèce d'animaux, dit le docteur Prichard, a « un caractère psychologique bien défini, qui est *au « moins* aussi typique, et aussi propre à la race, qu'aucun « des caractères pris de l'organisation (1). Le loup et l'a- « gneau ne sont pas, dit Wiseman, plus distingués l'un « de l'autre, par la différence de leur enveloppe exté- « rieure et de leur physionomie que par le contraste de « leurs dispositions (2), » et le premier de ces auteurs voulant remonter jusques à la raison de la signification de ces derniers caractères, nous montre dans le type dynamique des êtres, du moins en tant que lié à l'organisation, le résultat final, le résultat le plus élevé des dispositions organiques de chaque être (3)

qu'une espèce d'animaux est douée de facultés et de qualités dont une autre est privée, qu'il ajoute aussitôt, que ce serait inexplicable, si chaque fonction particulière du cerveau n'était pas propre à une partie cérébrale particulière (Gall, *Sur les fonctions du cerveau*, Paris, 1825, t. II, p. 414).

(1) Prichard, *Histoire naturelle de l'homme*, Paris, 1843, t. I, p. 93.

(2) Wiseman, *Discours sur les rapports entre la science et la religion révélée*, tom. I, 3e dis., p. 151.

(3) Prichard, *Histoire naturelle de l'homme*, tom. I, p. 93.

Mais il existe un second et plus curieux degré, qui est précisément celui dont nous parlions, celui qui de toutes parts échappe au mécanisme, où l'on peut dire que, dans l'uniformité de tous les caractères de l'existence physique, dans l'insuffisance du squelette (1), de la structure, de la forme, et du pelage (2) pour distinguer l'espèce, les diversités des inclinations sont les seules expressions de la diversité spécifique qui restent (3), et ces signes suffisent. « Nous avons toute raison, dit le savant Wiseman, « de considérer comme d'espèces différentes des animaux « chez qui nous découvrons des mœurs et des caractères, « si je puis parler ainsi, d'une nature différente (4). »

Il n'existe point de type de l'animalité qui n'offre des exemples de ces deux degrés d'importance respective des caractères des formes, et de ceux des instincts.

On en trouve un grand nombre dans les mammifères ; quelles différences réelles séparent l'espèce du *loup* de l'espèce du *chien*? D'organisation? il n'en existe pas (5);

(1) « L'*identité du squelette* n'est pas une preuve absolue de l'identité « d'espèce : on n'a pu découvrir jusqu'ici aucune différence *spécifique* « entre le squelette de l'*âne* et celui du *cheval*, et cependant l'âne et le « cheval sont deux espèces bien distinctes et bien tranchées. » Flourens, *ouv. cité*, p. 201.

(2) Rien n'est plus sujet aux variations que la robe, dans les espèces les plus identiques. Indépendamment de l'albinisme et du mélanisme, si sujets à s'y produire, il suffit de la mue, ou de simples changements dans l'alimentation pour la modifier.

(3) Flourens, *Résumé analytique des observations de Fréd. Cuvier*, p. 116.

(4) Wiseman, *ouv. cité*, p. 151.

(5) « A ne considérer que l'organisation, le loup serait un chien, » dit Flourens, *dern. ouv. cité*, p. 117. — Voy. aussi Prichard, *Hist. nat. de l'homme*, p. 93. Nous devons dire toutefois que, d'après Marcel de Serres, il existerait entre les squelettes du chien, du renard et du loup des différences spécifiques appréciables : la principale serait l'ampleur de l'orbite, plus grande chez le chien que chez le renard, chez le renard que chez le loup. — Voy. *Bibliothèq. universelle de Genève*, 1835, t. XXXVIII.

d'instinct? elles sont immenses. Entre le loup et le chacal,
entre le loup et le renard, animaux carnassiers, la distinction d'espèce est beaucoup plus marquée dans le type des
instincts que dans le type des formes (1); on en peut dire
autant de la chèvre et du mouton, du lièvre et du lapin,
de l'écureuil d'Hudson et de l'écureuil de France (2), et
de ces races de lemmings, ou rats voyageurs, dont les émi-
grations et les autres habitudes offrent, selon les races et
selon les pays, les diversités les plus singulières (3).

On ne trouve pas moins d'exemples de ces diversités
spécifiques d'instincts parmi les oiseaux ; on en trouve
parmi les espèces qui nous sont le plus familières, et dont
l'analogie de structure, de forme et de couleur, est de nature à frapper tous les yeux. Sur les dix principales espèces de fauvettes que nous comptons en France, toutes
presque également d'un plumage terne et sombre, une
revient à l'automne, neuf reviennent au printemps; de
ces dernières, les unes plus sauvages se retirent au fond
des taillis et des bois (4), les autres, moins timides, se
plaisent dans nos jardins (5) ; il en est qui se tapissent au
milieu des roseaux (6), d'autres sous les buissons (7), d'autres sous l'herbe des prairies (8); et chacune a son chant

(1) Prichard et Wiseman, *ouv. cit.*
(2) « Le lièvre et le lapin, se confondent presque à la vue, et cepen-
« dant le lièvre prend son gîte à la surface du sol, et le lapin se creuse
« un terrier. Notre écureuil se construit un nid au sommet des arbres :
« et l'écureuil d'Hudson, cherche un abri dans la terre, entre les racines
« des pins dont les fruits le nourrissent. » Flourens, *ouv. cité*, p. 117.
(3) Prichard, *ouv. cité*, p. 91-92.
(4) *Curruca lusciniola, curruca atri-capilla.*
(5) *Curruca major, curruca fusca* : la grande fauvette et la roussette.
(6) La fauvette des roseaux.
(7) *Curruca garrula, curruca caspiaria* : la fauvette babillarde et la
fauvette d'hiver.
(8) *Curruca nœvia* : la fauvette tachetée.

et sa façon de nid, et sa nature de mœurs. Parmi les alouettes, une première espèce, l'*alauda vulgaris*, celle de toutes dont le chant est le plus étendu , ne perche nulle part, n'habite que les plaines et court parmi les chaumes et les champs labourés ; une seconde espèce, l'*alauda cristata*, aime la poussière des chemins, se pose sur les fumiers, sur les murs, ou les toits, gazouille plus qu'elle ne chante, et seule de son genre, elle vole contre le vent ; une troisième espèce, l'*alauda sepiaria* vit dans les broussailles et jette un cri bizarre qui ressemble l'hiver au bruit de la sauterelle ; une quatrième espèce , l'*alauda sylvestris*, préfère les terres incultes et les bruyères des bois, perche sur les branches des arbres , et, comme le rossignol, dans les plus belles nuits , elle fait entendre son chant que l'on prendrait de loin, pour le chant du merle ; une autre espèce enfin, non moins mélodieuse , mais qui ne perche point, se complaît au bord des eaux et court sur les grèves.

Et, parmi les oiseaux de plumage plus brillant, ou plus varié, que de contrastes analogues ne nous offriraient pas les espèces d'hirondelles, l'hirondelle de *cheminée*, l'hirondelle de *fenêtre*, l'hirondelle de *rivière*, l'hirondelle des *murs*, etc., charmants oiseaux nommés des noms des lieux qu'ils aiment, et dont chaque espèce a son lieu de séjour, son moment d'arrivée, son moment de départ (1), ses habitudes, ses mœurs, et sa région de l'air, depuis le fier *martinet* qui ne s'abaisse jamais, et qui laisse, dans son vol, tomber son cri strident des hau-

______

(1) L'hirondelle de cheminée (*hirundo vulgaris*), arrive la première : elle devance de 15 jours, l'*hirundo agrestis* qui arrive en même temps que l'*hirundo riparia* ; l'*hirundo muraria*, ou le martinet, arrive la dernière des hirondelles de France et part la première, dès le 15 juillet.

teurs où il plane, jusqu'à la gracieuse *hirondelle des blés*
qui effleure les épis ou glisse sur les clairières, et, comme
le sansonnet, saisit sur les troupeaux les insectes qu'ils
attirent.

Mais c'est surtout chez les animaux inférieurs, c'est
dans ces mêmes classes, et parmi ces espèces où la nature
nous montre une diversité du type mécanique qui semble
croître en raison de l'imperfection, et de l'infériorité de
l'organisme animal, c'est, dis-je, dans ces mêmes êtres, que
sous l'analogie de la configuration et de la structure intime, les types dynamiques, ou les caractères spécifiques
des instincts, arrivent à un degré de multiplicité et de métamorphose qui touche, par l'infini, à l'incompréhensible :

Dans les arachnides, parmi les araignées, ce sont des
espèces fixes, ce sont des vagabondes; c'est l'araignée *ten-
deuse* dont les toiles se composent de réseaux réguliers,
formés de fils concentriques, coupés par des rayons qui
partent tous du centre; l'araignée *tapissière*, dont les
toiles sont serrées en tube ou en nasse; l'araignée *sauteuse*
qui ne se tient qu'à un fil, d'où elle saute sur sa proie; l'a-
raignée *loup*, qui vague et ne peut que courir; la *mygale
maçonne* qui se creuse des terriers qu'elle tapisse de soie.
Dans les hexapodes, chez les lépidoptères, ce sont les mille
instincts et les mille industries des espèces de sphinx, de
celles de papillon, de celles de phalène, insectes du crépuscule, du jour et de la nuit, dont chaque espèce de larve
a son espèce de feuille, le fenouil (1), le chou (2), la
rave (3), l'ortie (4), le caille-lait, le liseron, la vigne, le

(1) Le *grand porte-queue.*
(2) Le *papillon* du *chou.*
(3) Celui de la rave.
(4) Le *paon du jour.*

tithymale, le laurier-rose, etc. (1). Chez les hyménoptères, c'est parmi les fourmis, la fourmi *ronge-bois*, qui vit dans les vieux troncs et sous l'écorce des arbres; la *fourmi-fauve*, dont l'art élève dans les bois ces étranges monticules, en cône, à large base, formés de chaume, de paille, de coquillages et de cailloux; la *fourmi sanguine*, qui ne sort jamais seule, et dont l'occupation ordinaire, dit Huber, est d'aller à la chasse de petites fourmis dont elle fait sa pâture, et de tous les insectes qu'elle peut arrêter (2); ce sont les *ichneumons*, dont chaque espèce attaque une espèce de chenille, pour déposer ses œufs : les espèces de cynips dont une première produit la galle du rosier; une autre, celle du chêne; une troisième, celle du figuier sauvage. Ce sont enfin parmi les espèces d'abeilles, « la « *xylocopa violacea* qui perce, dit Prichard, des galeries « cylindriques dans des troncs d'arbres; la *melitta fo-*« *diens* qui perfore la terre; l'*apis manicata*, qui dépose « dans des troncs ses œufs enveloppés d'une coque mem-« braneuse; l'*apis muraria*, qui bâtit pour eux des murs « en maçonnerie; l'*apis papaveris*, qui les couvre de feuil-« les de coquelicot; l'*apis centuncularis* ou *rosenbiene*, « qui tapisse de feuilles de roses les trous qu'elle a creusés « pour eux; autant d'espèces d'abeilles beaucoup plus « distinctes les unes des autres par leurs *habitudes spéci-*« *fiques*, que par aucune particularité découverte dans « leur organisation (3). »

Il en est de même des guêpes (4); on pourrait ajouter, et

(1) Les sphinx de ces différents noms, etc.

(2) Les variétés d'instincts des espèces étrangères sont bien plus surprenantes. — Voyez les *Dictionn. d'histoire naturelle*, art. Fourmis, entre autres Valm. de Bomare, tom. V, p. 526 et suiv.

(3) Voy. Prichard, *loc. cit.* — Voy. aussi Valm. Bomare, tom. I, p. 62.

(4) Voy. *Dictionn. d'hist. naturelle* Valm. Bom. tom. VI, p. 349 à 355.

de toutes les autres espèces, de tous les autres genres des
différents groupes du type articulé (1) ; car les oppositions et les diversités de mœurs et d'industrie y caractérisent chaque espèce du même genre, et y différencient
jusqu'à celles physiquement les plus analogues, pour ne
pas dire les plus identiques entre elles.

On voit donc à quel point ici le mécanisme est loin de
tout nous dire, ni de lui-même d'abord, ni de ses opérations, ni des forces qui l'animent, ni de la variété de leurs
directions ; on voit à quel point les types des instincts sont
loin d'accuser cette intime dépendance et cette expression
fatale du type des formes, sous le joug desquelles on les a
supposés, même en ces derniers temps (2). On doit comprendre, enfin, combien, en ne jugeant que par la variété
de la structure matérielle et de la conformation, de la diversité des caractères moraux et de l'activité de la loi
d'invention première de la nature dans l'institution du
dynamisme des êtres, on se méprendrait sur l'influence et
sur l'étendue de cette loi originelle des types *spécifiques*,
et il faut ajouter des types *individuels* des forces de la
vie, car le mécanisme est plus impuissant encore, s'il est
possible, à nous rendre compte de la diversité des formes
particulières dont s'enveloppent les instincts dans l'unité
d'espèce.

Voy. aussi Ch. Bonnet, *Contemplation de la nature*, tom. II, partie VI,
ch. xxiv, xxx et xxxi.

(1) « Toujours les instincts sont inhérents aux formes organiques, ou
« plutôt ils en sont l'expression. » Virey, *ouv. cité*, p. 390.

(2) Nous ne contestons pas le principe général de la correspondance des
instincts et des formes organiques des êtres ; mais cette loi n'est vraie que
dans certaines limites, et n'a point le caractère d'absolu qu'on lui donne.
Aux faits que nous venons de voir s'élever contre elle, l'hérédité
ajoute bien des témoignages : les modifications acquises, par exemple,
et spécialement celles de l'espèce canine prouvent que les formes s'altèrent souvent sans les instincts.

Ces sortes de différences règnent sur les caractères psychologiques ainsi que sur les caractères physiologiques des êtres ; par la même raison que les variétés plastiques de l'unité d'espèce, elles sont dans leur principe primordiales comme elles ; elles ne s'observent point uniquement de race à race, mais de personne à personne ; dans les seules conditions de contraste du physique, et d'antagonisme de l'organisation ; sous cette forme vulgaire, elles frappent tous les yeux ; mais dans les circonstances des plus singulières et des plus étroites analogies de structure et de conformation du type individuel ; et, à quelque élément de la nature plastique, à quelque caractère externe ou interne de la configuration ou de la composition matérielle de la vie, qu'on ait, depuis des siècles, voulu les rattacher, s'il est une vérité générale dont convienne tout homme indépendant d'esprit et de système, c'est qu'il n'existe point de signe ni d'expression du physique de l'être auxquels une loi constante de relation les lie. Il n'y a point de théorie organologique qui en donne la raison, et, qu'elles aient ou n'aient pas une cause mécanique, il faut bien avouer, qu'ainsi que les variétés spécifiques des êtres, à un certain degré, du point de vue de nos sens, elles semblent être d'elles-mêmes, car rien ne les explique.

Le dynamisme des êtres, cette force générale de l'organisation, qui comprend et compose toutes les activités essentielles de la vie, soit qu'on le considère sous le rapport primordial de son institution, soit qu'on le considère sous le rapport primordial de ses caractères, nous apparaît donc, comme le mécanisme, dès son origine même, et au sortir du sein de l'intelligence-mère, sous une double expression d'originalité ; la première, *spécifique*, source

des diversités sans nombre de la nature morale des espèces ; la seconde, *individuelle*, source des diversités sans
nombre de la nature morale des personnes ou des individus ; et les mêmes limites, où dans les facultés et dans les
phénomènes de l'énergie vitale, ces diversités originelles
se montrent, sont celles où, dans la sphère de la même
énergie, la force universelle d'invention, agit.

LIVRE SECOND.

DE LA LOI D'IMITATION

DANS LA CRÉATION DE L'UNE ET DE L'AUTRE FORME D'EXISTENCE
DES ÊTRES.

Devant cette part immense de la loi d'invention à l'acte créateur de la force première, la loi d'imitation reste-t-elle inactive, ou lui est-il aussi donné d'intervenir dans l'œuvre de la vie, et de participer à l'institution des deux formes de l'être ?

L'imitation suppose l'*existence d'un modèle et la conformité de l'œuvre reproduite à l'original.*

Où est l'original dans la création ? Il paraît avec elle, il se révèle en elle, sous chacune des formes primordiales des types de l'animalité. Ces formes, il est vrai, ne sont pas, pour tous les yeux, des formes premières, ni ces types, pour tous, les véritables types ; à côté des doctrines qui les font dériver d'une série successive de métamorphoses postérieures à la vie, dans les hautes régions de la philosophie et de la métaphysique, il est d'autres théories, qui, franchissant les bornes de ce monde et du temps, transportent, comme on l'a vu, bien au delà d'elles, l'existence des modèles : les vrais originaux, les premiers paradigmes, préexistent, pour les unes, dans l'éternité de l'intelligence divine et tout ce qu'il apparaît de formes sur la terre n'en est plus que l'emblème ; d'autres les font naître en Dieu , sur le point de créer, comme des idées distinctes (1); d'autres même, dédaignant de s'arrêter à ce mode d'existence virtuelle des premiers exemplaires, les investissent encore, par delà la nature, d'une préexistence, et nous dirions presque d'une personnalité supérieure et réelle : dans les croyances des Parses (2), et d'après les systèmes de Platon et de la Kabbale, tous les êtres de ce monde ont d'abord existé sous une forme plus parfaite dans le monde invisible (3).

Mais dès qu'on se limite, comme nous le faisons ici, au point de vue de la nature et de la vie sur la terre, on ne peut considérer les types en dehors des êtres, ni les êtres en dehors de l'organisation ; et, de ce point de vue réel, toutes ces hypothèses, sur les origines et sur les caractères des types métaphysiques, se résolvent dans la loi d'invention naturelle des formes d'existence (4); et par originaux on ne peut plus entendre que les types *spécifiques* et *individuels* de la génération spontanée sur le globe.

La condition première de la loi *d'imitation*, l'existence des modèles, est donc remplie, du fait de la création, dans le monde organique; et elle l'est, sous autant de modes d'exécution, que l'invention y anime de systèmes spéciaux et de formes distinctes de vie.

La condition seconde de cette même loi, ou la *conformité de l'œuvre reproduite à l'original*, est-elle aussi remplie, et au même degré, dans la nature des êtres ?

(1) Voy. Philon, *De mundi opificio*, passage cité.

(2) « On sait que par *Ferouers*, les Parses entendent le type divin de « chacun des êtres doués d'intelligence; son *idée* dans la pensée d'Or- « *muzd*, le *génie* supérieur qui l'inspire et veille sur lui. Ce sens est établi « tout à la fois par la tradition et par les textes » (*Commentaire sur le Jaçna*, pag. 270; voy. Franck, *ouv. cité*, p. 374).

(3) Ad. Franck, *ouv. cité*, p. 374.

(4) Voy. liv. Iᵉʳ, ch. I.

Des êtres matériels de ce monde inférieur, à leurs types invariables dans la pensée divine, la conformité n'est, pour les théories qui les y transportent, qu'imparfaite et grossière (1) ; mais, sous la grossièreté et sous l'imperfection des enveloppes qui nous masquent la pureté du modèle, elles n'en sont pas moins sa représentation, elles n'en sont pas moins, à leurs yeux, ses images.

De notre point de vue, et par la même raison, qui nous interdit de chercher au delà de ce monde les premiers exemplaires, nous n'avons pas ici à approfondir, dans le monde idéal de ces conceptions, la question de ces degrés de rapport et de ressemblance des êtres organisés à leurs *archétypes,* à leurs *paradigmes* ou à leurs *férouers,* en un mot, à ces formes éternelles et vivantes que la philosophie leur imagine au delà de la nature et du temps ; ce n'est pas ici le lieu de pénétrer le sens, plus réel qu'il ne semble, de ces antiques figures ; les premiers modèles s'identifient pour nous aux types incarnés de la vie sur la terre ; la question de rapport et de conformité de la copie vivante à l'original, n'est que la question des degrés de rapport et de conformité, entre les êtres apparus à la surface du globe, et elle redevient ainsi le problème de la multiformité ou de l'uniformité de la nature physique et morale des êtres.

Existe-t-il ou non de l'uniformité dans les types de la vie ? Y a-t-il, en d'autres termes, de l'uniformité dans l'organisation des divers animaux ? Tels sont les premiers termes où le problème se pose et dans ces termes simples, nous avons rapidement indiqué les débats orageux qu'il soulève.

(1) Voy. Franck, *ouv. cité.*

De ces débats, il nous a d'abord paru surgir une loi *de pluralité et de diversité de l'organisation.*

Mais elle n'est pas la seule; et sous un autre aspect, la loi *d'analogie ou d'uniformité de l'organisation* n'en jaillit pas, pour nous, avec moins de lumière; nous pourrions ajouter que cette seconde loi repose sur la même base que la première loi, en tant qu'elle se rattache aux principes reconnus de la méthode naturelle de classification de l'animalité.

C'est ce que les *caractères* et les *définitions* de *l'espèce*, du *genre*, de la *famille*, de *l'ordre*, de *la classe* et de *l'embranchement* révèlent, en tant qu'ils nous expriment une idée primitive et réelle de *rapport*.

L'espèce n'est, dans ce sens, qu'une collection d'individus offrant les mêmes caractères (1); le *genre*, qu'une collection d'un certain nombre d'espèces reposant sur le même principe d'affinité; la *famille* n'est de même qu'une collection des genres les plus semblables à un genre pris pour type; l'*ordre*, qu'une collection de toutes les familles analogues entre elles; la *classe* elle-même, enfin, et l'*embranchement* ne sont, l'une, qu'une réunion d'ordres, l'autre, qu'une réunion de *classes* fondées sur la même base de la similitude, c'est-à-dire groupées par l'uniformité d'organisation en un seul système.

Si sous une face première la classification de l'animalité nous représente donc un véritable système de distribution naturelle des êtres par la *diversité ou par la dissemblance*, et si sous cet aspect elle témoigne si hautement d'une forme de création libre et originale de la force uni-

---

(1) Nous ne devons point ici tenir compte, à notre point de vue dans ces définitions, de l'élément essentiel qui touche au caractère de la génération, la fécondité continue.

verselle, il est indubitable que sous une autre face, cette classification représente un système de coordination des êtres, *par ressemblance ou par analogie*, et qu'elle semble attester l'existence d'une autre loi de création uniforme et subordonnée, ou d'imitation, dans la même puissance.

Nous avons dit *qu'elle semble*, parce que le problème se complique ici d'une autre question grave.

L'imitation ne peut se déduire, au point de vue de toutes les théories, comme loi immédiate et mode d'activité première de la nature, de *l'uniformité actuelle de ses œuvres*. Cette uniformité, quels que soient ses limites et ses caractères, dans la série des êtres qui existent de nos jours, n'est rigoureusement que le point de vue d'une époque, époque toujours seconde et qui représente en soi trois puissances distinctes, toutes les trois actives sur l'organisation et pouvant toutes les trois, selon les opinions, en être les principes.

La première est celle de la *création* ; la seconde, celle des *milieux et des circonstances* ; et la troisième celle de la *génération*.

Ce n'est donc point seulement la simple question *d'uniformité* qu'il importe d'éclaircir, c'est encore et surtout celle de son *origine*. Car pour que la nature ait primitivement agi dans l'univers, *à son propre exemple*, pour qu'elle se soit elle-même imitée dans ses œuvres, il ne suffit point que l'uniformité soit, il faut de plus qu'elle soit contemporaine de l'acte de la création, et la question devient à l'instant ce problème :

La similitude de l'une et de l'autre forme de nature des êtres est-elle *primordiale*, c'est-à-dire du fait de la création ?

Ou *consécutive*, c'est-à-dire du fait de l'empire des circonstances et de la génération ?

Cette question, en d'autres termes, est celle de savoir si les espèces, qui sont le type élémentaire sur lequel se fondent tous les autres groupes, sont d'origine première ou d'origine seconde, question simple ou complexe, selon ses aspects et selon ses limites.

Rien de plus ténébreux, si l'on adoptait l'idée de la mutation et de la métamorphose progressive des êtres, car on aurait alors à faire, sur toute l'échelle de l'animalité, la part respective d'influence des trois forces que nous avons indiquées ; car on aurait encore, dans un pareil système, les difficultés vraiment inextricables, dans cette théorie, de la détermination précise des *espèces* et de leur distinction d'avec toutes les *races* et les *variétés* (1) ; celles de la relation des espèces *actuelles* aux espèces *premières* (2) ; celles des dates générales de leur transformation ; celles enfin de la nature des différentes causes qui ont agi sur elles, et celles de l'analyse de leur degré mutuel et comparé d'empire sur les affinités et les analogies que l'animalité nous présente aujourd'hui.

Rien de plus simple, au contraire, si l'on admet le principe, pour nous incontestable, de Buffon et de Cuvier,

(1) Cette difficulté est de celles dont s'autorise M. de Lamarck, pour rejeter le principe de *fixité des espèces* : les naturalistes seraient, d'après lui, dans un extrême embarras de déterminer les objets qu'ils doivent regarder comme des espèces, et dans cet embarras, les uns nous présenteraient comme espèces, les autres comme variétés, des individus observés en différents pays et en différentes situations. — *Philosophie zoologique*, t. I, ch. III, p. 55, 56.

(2) C'est la seconde question si vivement disputée, si les espèces actuelles ont eu leur création propre et particulière, ce que Lamarck n'admet pas, ou si elles ne sont qu'une métamorphose des espèces fossiles, contrairement à l'opinion de Buffon et de Cuvier.

que les espèces sont fixes et que toutes sont du fait *direct* de la nature.

Tout dépend en effet de cette question d'origine et de nature des espèces.

Si les espèces sont fixes et sont primordiales, l'analogie qui règne entre les individus et qui compose l'uniformité des espèces est primordiale, et il en est ainsi de l'analogie qui groupe les espèces en genres, de celle qui réunit les genres en familles, les familles en ordres, les ordres en classes, les classes en embranchements.

Et sur ce double point que l'occasion s'offrira de discuter plus loin (1), notre opinion n'est pas un moment incertaine : c'est l'opinion de Cuvier. Nous croyons à la fois et à la création spéciale de chaque espèce et à sa fixité pendant toute la durée de l'espèce elle-même, double fait qui, d'après ce que l'on vient de lire, amène et légitime la double conclusion : *l'uniformité* est, elle est *primordiale.*

CHAPITRE PREMIER.

De la loi d'imitation dans la création du mécanisme des êtres ou dans l'institution de la forme physique de leur existence.

Une fois le fait admis d'un principe de rapport et d'uniformité dans l'organisation initiale des êtres, la question à résoudre relativement à la sphère, aux modes et à la part de la loi d'imitation, comme loi primordiale de l'institution de la nature plastique, n'est plus que la question *de l'étendue et du rôle de l'uniformité dans cette même nature d'existence des êtres.*

(1) Voyez quatrième partie de cet ouvrage, Exposition critique de la théorie de Lamarck.

Or, l'uniformité *plastique* se rencontre, à un premier degré, dans l'organisation de chacune des quatre grandes classes de l'animalité; chacune d'elles nous représente une unité première dans laquelle se résolvent toutes les diversités, toutes les oppositions et tous les contra .tes de variétés des ordres, des familles, des genres, des espèces qu'elle renferme.

Il y a, sous diverses nuances et à divers degrés, une analogie d'existence plastique entre les *vertébrés*.

Il y a, sous diverses nuances et à divers degrés, une analogie d'existence plastique entre les *mollusques* ;

Une analogie d'existence plastique entre les *articulés* ;

Une analogie d'existence plastique entre les *zoophytes* :

Et cette analogie est, dans chaque embranchement du règne animal, *l'identité constitutive de chaque classe*.

Au delà de la *classe*, cette uniformité primordiale existe et se particularise à un second degré dans la similitude ou dans l'identité constitutive de l'*ordre*; au delà de l'*ordre*, à un troisième degré, dans la similitude ou dans l'identité constitutive de la *famille*; au delà de la *famille*, dans l'identité constitutive du *genre*; au delà du *genre* enfin, dans la similitude ou dans l'identité constitutive de l'*espèce*.

L'imitation est donc, elle est et elle agit primordialement et sous ces mêmes rapports et dans ces mêmes limites, comme principe formateur et loi ordonnatrice des caractères plastiques de l'animalité : aussi indépendante dans son origine, de l'empire des circonstances, que la loi d'invention naturelle des êtres, aussi antérieure qu'elle à toute influence, relativement seconde, de la génération, elle est au sein de chaque classe, elle est au sein de chaque ordre, au sein de chaque famille, au sein de chaque genre, au sein de chaque espèce, dans toute l'étendue où l'uniformité physique du type, du plan, de la composition ou de la structure, vient à se réfléchir dans chacun de ces groupes, et elle est au delà.

Car nous ne consentons pas, pour notre part, à ne voir, que le fait exclusif de la génération et des circonstances qui agissent après elle, dans la similitude qui forme le caractère d'identité des races, ni dans ces ressemblances, qui, dans l'identité de la race elle-même, se représentent encore entre les individus.

L'uniformité qui provient de la race ne fait pas question : la cause de la ressemblance, cause qui se lie à l'origine de la race, reste le seul problème. Or, tout en reconnaissant que la plupart des races sont d'origine seconde, ou, en d'autres termes, nées d'influences diverses, de la génération, et propagées par elle, beaucoup d'autres, à nos yeux, n'en sont pas moins des races ou des variétés primogènes des espèces (1); et, restituant ainsi l'origine immédiate d'une partie d'entre elles à l'institution directe de la nature, c'est à la nature que, par la même raison, nous devons rapporter le type d'uniformité gravé dans chacune d'elles.

Nous en dirons autant de l'uniformité des individus. Les ressemblances qu'ils offrent ne proviennent point toutes ni exclusivement du principe séminal. Il a de tout temps existé des races où l'on a remarqué de ces analogies extraordinaires du type individuel. Hippocrate avait observé que les Scythes, quant à la forme du corps, étaient personnellement tous semblables entre eux, quoique très-différents

______

(1) Voir la quatrième partie de cet ouvrage.

de tous les autres peuples (1). On observe de nos jours le même phénomène chez leurs descendants, parmi les Tartares. L'abbé Chappe l'a de même rencontré chez les Russes. Frappé du même fait, Barthez, qui le rappelle et qui croit, lui aussi, à des races premières (2), y voit, comme Hippocrate, l'harmonie naturelle des formes extérieures du corps et de celles du sol, et en élevant comme nous l'origine au delà de la génération, la rattache au principe primordial de la vie. « Le *principe vital*, dit-il, doit avoir « dans les hommes qui habitent un même pays des for- « mes qui leur sont *communes*, puisqu'on observe des res- « semblances *singulières* entre eux dans leur complexion « physique et dans leurs mœurs (3). »

Ce fait est si réel qu'il n'existe pas de races où, dans certaines limites, il ne se représente ; il n'en existe pas où il ne survienne, encore à notre époque, de ces ressemblances étranges de configuration et de physionomie entre personnes de familles sans relation entre elles, des ressemblances enfin indépendantes de toute consanguinité. Cette observation n'a pas eu peu de part (4)

(1) OEuvres d'Hippocrate, trad. par E. Littré, Paris, 1840, II, *Traité des airs, des eaux et des lieux.*

(2) Barthez, *Nouveaux éléments de la science de l'homme*, 2e édit., tom. II, Paris, 1806, p. 261.

(3) « On a expliqué l'uniformité de physionomie chez ces peuples, dit « Barthez, parce qu'ils n'ont point reçu de colonies, ou ne se sont point « mêlés autrement avec d'autres peuples étrangers. Mais il reste tou- « jours à savoir d'où vient que de deux pays également préservés du « mélange des étrangers, on trouve dans l'un que les hommes se res- « semblent singulièrement, tandis que dans l'autre les physionomies « sont très-variées. » *Ouv. cité*, tom. II, notes, p. 140 et 141. — Coray avait, dit-il, élevé avant lui dans ses notes sur le traité des airs et des eaux d'Hippocrate, la même objection.

(4) Nous n'entendons pas dire que cette opinion n'ait pas eu d'autres bases : nous indiquerons même ces autres bases en traitant de la valeur de la ressemblance comme preuve de l'hérédité.

à l'ancienne opinion des jurisconsultes qui dénient, la plupart, toute espèce de valeur, comme preuve de filiation, à la ressemblance; tant la ressemblance leur a paru se produire indépendamment d'elle. Or ce fait, qui, de tout temps, a frappé l'attention, qui a été l'objet de celle des médecins (1) et des littérateurs (2) comme des hommes de loi; ce fait si remarquable, comme phénomène offert par la *procréation*, et qu'on a opposé, comme on le verra plus loin, à l'hérédité même, nous ne pouvons pas croire, en remontant au principe, qui en est à nos yeux la véritable cause, que la *création* n'en ait, dès l'origine, donné le spectacle. Tout nous dit, qu'à l'instar des jumeaux qui, conçus dans le même instant, dans le même état de la vie, et simultanément nourris du même sang, sortent plus semblables entre eux que les autres enfants du sein de la même mère, tous les premiers créés de chaque variété primogène des espèces, conçus par la nature dans les mêmes circonstances, par un seul et même acte de sa fécondité, jumeaux du même climat, du même sol, du même lieu et de la même heure de la création, sont individuellement sortis plus uniformes du même enfantement, et, en quelque manière, de la même portée de la matrice des êtres. Aujourd'hui même encore, il n'y a pas une seule de ces influences qui ne retienne sa force d'assimilation. Le climat et le sol gardent leur type en puissance, et ce type antérieur à la génération, transpirant à travers l'action devenue médiate et seconde de la vie, se grave jusque sur elle et mêle son caractère d'uniformité à tous les caractères étrangers à son type que la vie com-

(1) Nancel, *Analogia microcosmi ad macrocosm.* lib. X, prob. 5. — Zacchias, *Quæstion. medico-legal.* lib. I, titul. v, quæst. 1.
(2) Graziani, Disceptat. For., tom. III, cap. 567.

munique (1). Par l'énergie que les faits les plus incontestables nous montrent que la nature met à ramener ainsi les races étrangères aux mêmes conditions que les races natives, on peut juger de celle qu'elle a, dès l'origine, mise à frapper du sceau du climat et du sol, tous les individus des races spontanément nées sous leur influence.

Au sein de l'identité plastique de l'espèce, la loi d'imitation se représente donc encore dans la similitude primordiale de race ; au sein de l'identité plastiqne de la race, dans la similitude des individus.

Mais chose plus remarquable et de nature à prouver jusqu'à quelle profondeur elle descend dans la vie et jusqu'à quelle hauteur elle remonte dans le principe de la création, c'est qu'elle se reproduit jusque dans le mécanisme constitutif de l'être, jusque dans les parties de la composition de l'individu.

« C'est un fait entrevu par les anatomistes les plus an-
« ciens, indiqué par les auteurs de presque toutes les épo-
« ques, énoncé de la manière la plus précise, et, à nos
« yeux, complétement démontré dans ces derniers temps,
« dit le docteur Isidore-Geoffroy Saint-Hilaire, que la na-
« ture tend à se répéter dans le même être, comme elle se
« répète dans la série des êtres ; ou, en d'autres termes,
« qu'un même type sert *quelquefois* à l'établissement de
« plusieurs des parties d'un même animal, comme un
« même type a servi à l'établissement d'un grand nom-
« bre d'animaux (2). »

(1) Blumenbach, *De generis humani varietate nativâ*, 3e édit. p. 77, in-8°.— Valmont de Bomare, *Dict. d'hist. natur.*, t. XII, p. 60-61, etc.
(2) Isid. Geoffroy Saint-Hilaire, *Histoire générale et particulière des anomalies de l'organisation chez l'homme et les animaux*. Paris, 1832, tom. I, part. 1, chap. III, p. 58.

Le mot *quelquefois* ne rend ni l'importance ni l'étendue de ce fait, ou plutôt de cette loi. Cette loi de répétition a une bien autre part à la formation organique de l'être qu'il ne le fait entendre : elle a toute la part des lois de *correspondance* et de *symétrie* à la composition de l'individu.

Cette double expression de l'imitation naturelle, dans la vie, que Newton signalait dans la parité des deux côtés du corps (1), que Winslow démontrait dans le système des os pairs, comme dans celui des os impairs du squelette (2), que Vicq d'Azyr (3) retrouvait dans la correspondance des extrémités (4), que, trompé par une vue trop exclusive de l'homme, Bichat nous présentait comme le caractère propre et différentiel de la forme qu'il nommait *animale* de la vie (5), De Candolle, de nos jours, l'a proclamée une

(1) Newton, *Traité d'optique*, trad. de Coste, p. 277.

(2) Winslow, *Exposition anatomique de la structure du corps humain*, art. du *squelette*, nᵒˢ 37-38.

(3) OEuvres de Vicq d'Azyr, Paris, 1805, t. IV, p. 221, *Mémoire sur le parallèle des extrémités dans l'homme et les quadrupèdes.*

(4) Tous les anatomistes sont d'accord sur le fait de la représentation de l'*épaule* dans la *hanche*, du *bras* dans la *cuisse*, de l'*avant-bras* dans la *jambe*, de la *main* dans le *pied*, du *carpe* dans le *tarse*, du *métacarpe* dans le *métatarse*, des *doigts* dans les *orteils* ; mais il n'en est pas de même sur l'ordre analogique de répartition individuelle de ces différentes parties. Vicq d'Azyr et Cuvier, d'après lui (*Leçons d'anatomie comparée*, 2ᵉ édit., 1836, t. I, p. 342), croyaient à un croisement dans la correspondance des extrémités. Ainsi, l'extrémité *antérieure*, à leurs yeux, ressemblait principalement à la *postérieure* du côté opposé, ou, en d'autres termes, c'est la *droite* d'une paire qu'il faut comparer à la *gauche* de l'autre. — Le professeur Flourens, dans un mémoire spécial sur cette question, s'élève fortement contre cette analogie renversée, et soutient l'opinion directement contraire : ce sont, d'après lui, les deux extrémités du même côté qui se reproduisent l'une l'autre, et qu'il faut comparer l'une à l'autre. — Voyez Flourens, *Mémoires d'anatomie et de physiologie comparées.* Parallèle des extrémités dans l'homme, les quadrupèdes et les oiseaux, 1844, p. 94, in-4°.

(5) Xav. Bichat, *Recherches physiologiques sur la vie et la mort*, article second, § 4, et § 11.

loi et une loi première, non-seulement de tout végétal, mais de tout être organisé ; et voilà que récemment, le professeur Flourens, s'éclairant aux lueurs de cette grande idée et la poursuivant dans tous les appareils, dans tous les systèmes et sous toutes les formes de la structure des êtres, vient de prouver, sans réplique, dans un savant mémoire (1), ce qu'avait entrevu le docteur Bardenat (2), que tout ce que Bichat a dit de la symétrie des formes extérieures, des sens, du cerveau, des organes du mouvement et de ceux de la voix, il faut le répéter du poumon, du cœur, du foie, du pancréas, de la rate, des instruments de sécrétion, des larmes, de la salive, de l'urine, du sperme, et de chacun des organes de l'une et de l'autre vie, il faut le répéter de tout l'organisme, il faut le répéter de tout l'individu : enfin pour nous servir de ses expressions : « au fond, l'individu complétement normal, c'est-à-dire « double dans toutes ses parties, résulte de la jonction de « deux organismes semblables, comme c'est encore par le « concours de deux organismes semblables qu'il se per- « pétue (3). »

Le pressentiment, plutôt que la notion de cette grande vérité, avait amené Brouzet, dans le dernier siècle, presque dans les mêmes termes, à la même conclusion, et il était allé jusqu'à se demander si le fœtus qui se forme dans la matrice n'était pas le résultat de deux corps entiers

(1) Flourens, *Etudes sur les lois de la symétrie dans le règne animal, et sur la théorie du dédoublement organique,* dans les *Mémoires d'anat. et de physiologie comparées,* Paris, 1844, in-4°.

(2) J.-P. Bardenat, les *Recherches physiologiques* de Xavier Bichat, *sur la vie et la mort, réfutées dans leurs doctrines,* 1824, in-8°, p. 17 à 20, voyez les notes de ces pages, où il oppose à Bichat, les principaux faits de symétrie de la vie *dite* organique.

(3) *Ouv. cité,* p. 16.

dont l'un appartiendrait au père, l'autre à la mère (1).

La loi d'imitation naturelle de la vie ne s'arrête même pas à ce point, dans la formation de l'être : comme le cristal se laisse, dit Burdach, diviser en cristaux plus petits, ayant la même forme que la sienne, de même nous retrouvons dans la texture d'un organe la forme générale de cet organe, seulement avec une différence d'éléments, tandis que, dans le cristal, la structure intime et la forme extérieure se ressemblent toujours parfaitement : les muscles sont des organes *allongés*, et leur tissu se compose de *fibres* : les glandes salivaires représentent des masses *arrondies*, et elles sont produites par des *granulations accumulées* : les reins ont pendant quelque temps la forme de *grappe*; elle se *répète* dans leurs vaisseaux capillaires; tandis que ces derniers forment des faisceaux *allongés en manière de flamme* dans le foie, qui est *bombé, terminé en pointe, et tranchant sur ses bords*. Enfin, d'après le même, le mode de formation de l'embryon entier se répète encore dans certaines parties, les unes transitoires, comme la plume et la dent, et d'autres permanentes, comme l'œil et le cerveau, où il retrouve l'œuf (2).

Ainsi donc, la nature prélude en quelque sorte à la répétition des types de l'existence dans l'animalité, par la répétition du type de chaque organe dans l'individu, et par l'analogie de chaque élément organique à l'organe,

______

(1) « Cette idée, dit-il, ferait présumer que notre corps est double, et « que nous sommes composés de deux corps finis artistement adossés « l'un à l'autre. La symétrie intérieure de nos organes, l'arrangement « des parties extérieures, et les phénomènes de plusieurs maladies semblent « confirmer cette opinion. » Brouzet, *Essais sur l'éducation médicinale des enfants et sur leurs maladies*, Paris, 1754. T. I, p. 6 et 7.

(2) *Traité de physiolog.* tom. IV, p. 146.

dans ses appareils. Ainsi l'imitation, principe originel de cette répétition (1), est une loi si profonde et si primordiale de l'organisation et de la vie sur la terre, que l'organisation et la vie s'y présentent inséparables d'elle ; et que, sous la première forme, au premier élément et, pour ainsi dire, au premier instant où nous voyons à peine poindre l'existence, à ce même instant, dans ce même élément et sous cette même forme, l'imitation luit et s'incarne avec elle dans le mécanisme de l'être.

CHAPITRE II.

De la loi d'imitation dans la création du dynamisme des êtres, ou dans l'institution de la forme morale de leur existence.

Mais ce n'est point uniquement dans le mécanisme que cette loi primordiale intervient dans la vie : ce n'est point exclusivement la sphère physique des êtres qu'elle régit : elle est, au même degré, dans l'institution du caractère des forces et des activités, et elle s'y représente d'après les mêmes principes, dans les mêmes proportions et sous les mêmes rapports que l'uniformité dans le dynamisme.

1° Comme la diversité du système nerveux est, en général, l'expression première de la loi d'invention sous cette forme de la vie, la similitude de ce même système est

______

(1) « La symétrie de tout organe, dit le professeur Flourens, tient ou « à ce qu'il se compose de deux moitiés semblables, s'il est *simple*, ou « à ce qu'il se compose de deux *organes* semblables, s'il est double. Tout « organe n'est donc symétrique que parce qu'il est double, c'est-à-dire « parce qu'il se répète ou de chaque côté de lui-même, ou de chaque « côté du corps ; et le corps lui-même tout entier n'est symétrique que « parce qu'il est double et que ses deux côtés se répètent et se reproduisent. » (Flourens, *Mémoires d'anat. et de physiologie comparées*, Paris, 1844.)

l'expression première sous laquelle la loi d'imitation s'y montre.

En opposition à la variété de configuration que l'anatomie comparée nous révèle dans cet appareil, siége, instrument, ou cause des forces que l'existence déploie dans l'organisme, nous voyons surgir dans ce même appareil, sous des rapports inverses de la structure des êtres, la plus incontestable uniformité. D'après le principe précédemment posé, que le système nerveux est l'expression première et déterminante de formes générales et relativement secondes de l'existence, cette uniformité est tout à la fois l'origine et la règle de celle que nous venons de voir se manifester dans la nature plastique de l'organisation. Il en est, en un mot, de la ressemblance, sous ce point essentiel, comme de la dissemblance : comme la diversité du type et du plan de l'animalité n'est, jusqu'à certain point, que *la diversité du type et du plan du système nerveux* (1), l'uniformité, qui, sous une autre face, se produit à nos regards dans le type et dans le plan de la nature des êtres, *n'est aussi que l'expression de l'uniformité de ce même système* : elle commence aussi par l'innervation : il n'est pas enfin jusqu'à la symétrie que nous venons de voir présider à la composition des parties organiques de l'individu, qui ne débute par elle. « La symétrie de toutes les parties animales tire « sa source de celle du système nerveux ; tout est composé « de deux moitiés semblables dans le système nerveux ; « les nerfs se détachent tous de la moelle épinière par paires « latérales et symétriques ; la moelle épinière est compo- « sée de deux moitiés semblables ; le cervelet a deux côtés

______

(1) Voyez plus haut, 1re part., livre I, chapitre II, 2°.

« semblables ; il y a deux tubercules quadrijumeaux, une
« couche optique, un corps strié pour chaque partie de
« l'encéphale ; il y a deux hémisphères cérébraux ; ou
« plutôt, et à rigoureusement parler, il y a deux cerveaux,
« comme il y a deux yeux, deux mains, etc. Chaque hé-
« misphère cérébral est, en effet, la répétition exacte et
« complète de l'autre, et non-seulement pour la structure,
« mais pour la fonction : un lobe cérébral enlevé, l'autre
« lobe suffit à l'intelligence (1). » La physiologie et la pathologie (2) nous prouvent, qu'en effet, chacune des deux
moitiés de l'organisme nerveux, dont chacune est ainsi à
l'image de l'autre, fonctionne intégralement, et de la
même manière, quoique l'on ne puisse dire à un même
degré ; un médecin a même, un instant, eu l'idée d'expliquer, par cette sorte de dualisme fonctionnel de l'appareil cérébral, le dualisme moral de la nature humaine (3).

La corrélation des formes du mécanisme à celles du dynamisme se prolonge au delà du système nerveux. C'est
ainsi, par exemple, que la destination à vivre d'aliments

____

(1) Flourens, *Etudes sur les lois de la symétrie dans le règne animal*,
§ 4, p. 4, et Bichat, *Recherches physiolog. sur la vie et la mort*, article 2,
§ 1er.

(2) Flourens, *Recherches expérimentales sur les propriétés et sur les
fonctions du système nerveux*, 2e édit., Paris, 1844.

(3) Fr. Leuret, *Fragments psychologiques sur la folie*, in-8°, 1837,
p. 140. « Pour expliquer ces deux individus dans une seule personne,
« j'avais imaginé de les placer chacun dans un lobe du cerveau : ces
« deux lobes ont en effet même conformation, même structure, et né-
« cessairement mêmes usages ; il est probable que dans l'état de santé
« ils agissent de concert et il n'est pas déraisonnable d'admettre qu'il
« puisse arriver telle circonstance, où leur harmonie étant interrompue,
« ils agissent isolément l'un de l'autre, et comme deux cerveaux diffé-
« rents. » Mais l'auteur a lui-même reconnu aussitôt le vide de cette hypothèse. Voyez aussi Spurzheim, *Observations sur la phrénologie*, Paris, 1818, p. 39.

provenant du règne animal ou du règne végétal, s'exprime, chez les diverses espèces d'animaux, par une analogie frappante dans la conformation, non-seulement des organes digestifs, mais encore des mâchoires et de tout le système osseux et musculaire (1).

De ce premier point de vue, sous la réserve et dans les limites des rapports, de quelque nature qu'ils soient, des formes des facultés aux formes primordiales du système nerveux, la loi d'imitation se révèle donc à nous dans l'institution du dynamisme des êtres. Elle y apparaît organiquement, dans la même étendue et dans les mêmes degrés que l'uniformité dans le type initial du mécanisme auquel le dynamisme semble plus immédiatement et plus essentiellement attaché dans la vie.

Nous disons *sous la réserve et dans les limites des rapports, quels qu'ils soient, des formes des facultés aux formes primordiales de cet appareil,* parce qu'il existe mille modes d'activité, d'instinct et d'aptitude des êtres, dont on a vu plus haut non-seulement qu'aucune forme de l'organisme nerveux, mais qu'aucun caractère de ce qui constitue le mécanisme vital, ne pouvait nous instruire (2).

2° Mais, abstraction faite de toute induction tirée du mécanisme et de toute hypothèse sur ces rapports obscurs de la nature des forces à celle des organes, la même loi reparaît et se manifeste encore, comme nous avons vu se manifester et reparaître l'invention, sous une face empirique et purement fonctionnelle, dans les caractères propres du dynamisme des êtres. Elle y intervient et elle s'y produit, au sein de chaque classe, au sein de chaque ordre, au sein de chaque famille, au sein de chaque genre,

(1) Burdach, *ouv. cité,* tom. VIII, p. 555.
(2) Voyez plus haut, livre Iᵉʳ, chapitre II, 3°, p. 50.

au sein de chaque espèce, dans la mesure, dans les formes
et dans les proportions de l'analogie qui règne entre les
instincts. Ce que nous avons dit de la prépondérance de
leurs caractères sur les autres caractères de l'organisation, et de la valeur de leurs diversités comme signes
des différences originelles des êtres (1), nous dispense
d'entrer dans la même nature de considérations sur la
prépondérance et l'importance de leur uniformité, comme
signes de ressemblance. Il nous suffit de dire que l'uniformité, comme la diversité, se révèle à la fois, dans le dynamisme, sous le type *spécifique* et sous l'*individuel*, et
que, sous ces deux types, par les mêmes raisons qui démontrent, à nos yeux, la nature primordiale de l'uniformité des caractères plastiques qui constituent l'espèce (2),
l'uniformité des attributs moraux, expression seconde et
non moins essentielle de ses caractères, est nécessairement
primordiale comme elle : comme elle, en d'autres termes,
elle est, dans son principe, de l'institution directe de la
nature, et, comme elle, elle est l'acte et la forme vivante
de cette loi de répétition ou d'imitation que la force créatrice révèle de toutes parts dans la génération des systèmes d'existence.

CONCLUSION GÉNÉRALE DE LA PREMIÈRE PARTIE.

Si, sans remonter d'abord à la raison des choses, et
sans rien présumer de leur premier principe, nous examinons, du point de vue de la nature et de la vie sur la
terre, les caractères empreints dans l'organisation par la

(1) Voyez plus haut, livre Ier, chapitre II, 3°, même page.
(2) Voyez plus haut, livre II, chapitre I, et quatrième partie de cet ouvrage, critique de la théorie de Lamarck.

force première, soit que nous considérions les monuments fossiles, systèmes d'une époque finie de l'existence, soit que nous considérions les monuments actuels de l'animalité, types présents et vivants d'une époque postérieure de la création, et que la création n'a plus sur notre globe l'énergie de produire, soit que nous considérions les ébauches dernières qui émanent encore immédiatement d'elle, partout, dans le monde des êtres, partout sous l'une et sous l'autre forme de la vie, partout dans le mécanisme et dans le dynamisme de l'organisation, nous retrouvons deux ordres inversés de caractères : les premiers qui procèdent du principe du *divers*, les seconds qui procèdent du principe du *semblable*.

Maintenant, ces deux principes sont-ils essentiellement un seul et même principe ?

C'est l'occasion de revenir, et dans le seul but de faire ressortir ici les points qu'il nous importe de mettre en lumière, sur le grave débat engagé de nos jours entre Geoffroy Saint-Hilaire et Georges Cuvier.

Vaste et profond penseur, Geoffroy Saint-Hilaire est amené par l'instinct de son génie synthétique, sur les traces d'un grand nombre d'esprits supérieurs, Aristote, Speusippe (1), Buffon, Daubenton, Camper, Vicq d'Azyr, à reporter en quelque sorte de lui à la nature l'impression d'unité qu'il a reçue d'elle : recevant cette impression dans l'étude des êtres, et de leur type, et de leur plan, et

_____

(1) Speusippe, neveu de Platon, avait composé un ouvrage en dix livres sous le titre Διαλόγοι τῶν περὶ τὴν πραγματείαν ὁμοίων, où il s'attachait à faire ressortir le semblable, dans tout ce qu'il pouvait connaître de la nature et où il s'efforçait de déterminer la ressemblance des espèces d'animaux et des espèces de plantes. — Diogen. Laert. IV. V. et Ritter, *Histoire de la philosophie*, tom. II, p. 393.

de leur structure, et de leur composition, il l'érige en système, et la promulgue en science sous le nom de loi d'*unité d'organisation*.

Génie analytique, doué au plus haut degré du sens pratique des choses, et de la divination de la réalité, Georges Cuvier, au contraire, plus près dans la nature du phénoménal que de l'idéal de l'œuvre, est plus spontanément porté à s'ouvrir, par son esprit multiple, à la pluralité de ses manifestations; et trouvant à la fois cette pluralité, dans le type, dans le plan, dans la composition, dans la structure, partout où Geoffroy Saint-Hilaire a vu ou cru voir l'unité, il s'élève, de toute sa puissance d'analyse, contre l'absolu d'une semblable synthèse, et lui oppose le fait de la diversité dans l'organisation.

Nous ne nous arrêterons ici qu'au point de vue purement philosophique de la discussion.

Nous le dirons tout d'abord : dans ce débat où les mots *unité*, *variété* se représentent sans cesse, et dont les idées qu'ils soulèvent sont le fond, ce long dissentiment qui retentit encore dans la zoologie, doit moins son origine à une question de principes qu'à une confusion radicale d'idées, entée sur un oubli du sens propre des mots.

On a confondu sous le nom d'*unité* deux idées très-distinctes : les idées d'*unité* et d'*uniformité*.

L'animalité les représente toutes deux : toutes deux reçoivent d'elle une expression de vie, toutes deux y prennent corps : mais la grande question est de déterminer ce qu'elles y sont par elles-mêmes et où elles y existent.

L'unité est partout, et nous ne croyons pas que sous aucun des aspects où se révèle le monde, que dans aucun de ses règnes, et en particulier dans l'admirable règne de l'organisation, l'œil du philosophe, l'œil de l'observateur la puissent méconnaître.

Si innombrables et si variés que nous apparaissent les systèmes d'existence, si grands et si réels qu'en soient les contrastes, si naturelles que soient les classifications et les divisions où ils se distribuent, au milieu des caprices et des métamorphoses de tous les caractères, au milieu de toutes ces oppositions de formes, de couleur, de mécanisme et de dynamisme des êtres, l'unité se retrouve, et type, plan, structure, composition des êtres, tout garde son empreinte.

En tant qu'on *se limite au sens propre des termes*, la célèbre formule de Geoffroy Saint-Hilaire reste donc à nos yeux l'expression exacte du plus fondamental et du plus général de tous les caractères de l'animalité : l'unité vue en soi et dans tout l'absolu de l'idée qu'elle embrasse, en est la loi réelle et universelle.

Mais où s'y produit-elle sous un tel attribut d'universalité ?

C'est ici que le débat s'est si fort obscurci.

L'unité vue en soi, dans cet absolu, ou comme universelle dans l'animalité, n'y saurait exister *dans les rapports des êtres avec les autres êtres* : aussitôt que l'on entre dans cet ordre de rapports, que l'on vient à comparer les animaux entre eux, la comparaison soit de leur mécanisme, soit de leur dynamisme, tombe simultanément sur les oppositions et les analogies que nous voyons s'y produire : on n'est plus qu'en présence d'une dualité, le *divers* et le *semblable*, et devant eux, l'unité disparaît ou abdique l'universalité de son caractère.

Elle n'est point en effet et elle ne saurait être identique au *semblable* : le *semblable*, ou la loi de l'uniformité dans l'organisation, est bien une de ses faces ; mais, si étendue et si infinie même que soit cette première forme de manifestation de l'unité réelle dans l'animalité, elle n'en est cependant ni la forme absolue, ni l'expression unique. Elle s'y rencontre en face d'une représentation seconde de l'unité, le *dissemblable*, ou la loi de diversité de l'organisation, qui de toutes parts s'y produit, tout aussi infinie, tout aussi lumineuse et tout aussi féconde, dans la série des êtres.

Dans toute l'étendue de sa réalité, l'unité véritable est donc extérieure, comme elle est supérieure, à tous les caractères d'uniformité et de diversité de l'organisation : elle ne se laisse, en soi, ni réduire au divers, ni réduire au semblable ; elle les comprend tous deux et les unit tous deux, dans son absolu, comme des membres d'elle-même ; et, quel que soit celui des deux qu'on isole d'elle, et qu'on en veuille disjoindre, on l'a décomposée, on l'a mutilée, en la destituant d'un des deux attributs de son identité.

Et c'est nécessairement à cette destitution qu'il faut arriver, dès que l'on s'obstine à poursuivre l'unité *dans les rapports des êtres avec les autres êtres*, c'est-à-dire, dans un ordre de correspondance où ni le dynamisme, ni le mécanisme de l'animalité ne permettent de l'atteindre : comme la dualité du *même* et du *non-même* s'y montre seule, au lieu d'elle, toute tentative de mettre l'unité à leur place, fait une loi d'opter entre le *semblable* et le *différent*, et d'identifier celui que l'on adopte à l'unité entière.

Telle est précisément, la faute que l'on a faite.

Sous le nom d'unité, on a promulgué et l'on a combattu l'*uniformité*, comme loi absolue de l'organisation ; on a, en d'autres termes, affirmé et nié le *semblable* comme essence de l'unité elle-même.

La question, une fois engagée dans ces termes, et la célèbre formule de Geoffroy Saint-Hilaire, interprétée ainsi
qu'elle l'était par lui-même, appelaient nécessairement
toutes les discussions et toutes les divisions qu'elles ont
déterminées, entre les deux plus illustres représentants
des sciences zoologiques du temps.

Il ne s'agissait point seulement de comparer les manifestations apparentes et sensibles du *même* et du *non-même*
dans la nature des êtres : pour de pareils esprits, devant
une pareille thèse, la question n'était pas et ne pouvait
pas être là : ce double caractère est, dans certaines limites,
d'une évidence qui frappe toutes les intelligences, comme
elle frappe tous les yeux. « Ce ne sont, comme le dit avec
« raison Flourens, ni les analogies, ni les dissemblances
« évidentes, qui ont jamais pu être le sujet de discussions
« sérieuses, mais bien les dissemblances réelles cachées
« sous des analogies apparentes, ou réciproquement les
« analogies cachées sous des dissemblances (1). » Il fallait
en quelque sorte pénétrer jusqu'au fond de la substance
du divers et de celle du semblable. Il fallait les poursuivre
et les analyser comparativement dans les replis les plus
secrets de l'existence et jusques aux confins de ces transformations où de si puissants esprits, et de si consommés
zoologistes pouvaient seuls les atteindre ; et là même, du
sein de ces profondeurs de l'organisation, qui, des bords du
réel, pénètrent en quelque sorte jusques à l'idéal, deux
immenses problèmes se dressaient devant eux :

Le premier était celui de la limite respective ou plutôt
du *point de terminaison* de l'uniformité et de la diversité
dans la nature des êtres ; insaisissable ligne de démarcation,

____

(1) Flourens, *Analyse raisonnée des travaux de Georges Cuvier. Os-
téologie comparée*, p. 206.

devant le protéisme et le dualisme infinis du *même* et du *non-même*, dans le thème de la vie.

Le second, en vue duquel se posait le premier, était celui de la *forme* et du *point de réduction du principe du divers au principe du semblable :* car, dans l'ordre d'idées où l'on était entré, la détermination de cette réduction devenait la condition et la preuve auxquelles la démonstration de la loi d'unité d'organisation était attachée.

Et il n'en était pas de ce second problème, ainsi que du premier.

Dans le cercle où s'enfermait Geoffroy Saint-Hilaire, cette réduction n'est pas seulement insaisissable, elle n'est pas réelle, elle n'existe pas.

Le *divers*, devant le *semblable*, ne peut pas apparaître comme un fait en présence de la loi qui le contient et dont il dérive ; le *divers* et le *semblable* ne dérivent point l'un de l'autre ; ils ne se contiennent point ; le semblable ne comprend en soi que le *semblable* ; le *divers* ne comprend en soi que le *divers* : ils composent, en un mot, un antagonisme de deux ordres de faits, ou de deux ordres de lois égales, parallèles, indépendantes entre elles et, chacune dans sa sphère, irréductible à l'autre.

Pour trouver le terme réel de leur réduction, il eût fallu sortir de leur antagonisme et s'élever, de la nature propre de chacune d'elles, jusqu'à la source commune de leur premier principe, jusqu'à l'unité : c'est à l'unité *seule* qu'elles sont réductibles.

Or, dans l'ordre d'idées où il était entré, Geoffroy Saint-Hilaire ne pouvait y prétendre qu'en identifiant l'uniformité à l'unité elle-même.

Mais ces deux expressions ne sont point synonymes ; elles n'ont, comme on l'a vu par tout ce qui précède, ni la même étendue, ni la même nature, et ne comportent point la même définition.

L'unité est en soi l'*harmonie du semblable et du dissemblable.*

L'uniformité n'est que la *correspondance du semblable au semblable.*

En enveloppant ainsi l'unité dans un seul de ses attributs, en substituant le semblable à l'unité entière, le grand naturaliste soulevait donc à la fois les faits et les principes contre l'absolu dont il investissait cette fraction d'elle-même; et c'est, contre le système de cette substitution, que portent, à nos yeux, dans toute leur puissance et dans toute leur raison, l'empirisme sévère et large de Cuvier, et le rationalisme élevé de Meckel.

L'incomparable sûreté d'aperçus du premier, a, de tous les points et de tous les replis de l'organisation, évoqué et remis le *divers* en substance devant le *semblable.*

De leur parallélisme et de leur dualisme infinis dans les êtres, l'intuition du second, s'inspirant de données qui, ramenées à leur source, en philosophie, remonteraient à Schelling, de Schelling à Spinosa, de l'un et de l'autre à Bruno, et de tous à la Kabbale, a logiquement conclu à leur égalité de nature et de loi.

Nous le dirons sans détour, et comme il nous le semble, cette partie de la critique des deux zoologistes est pour nous l'expression des faits et des principes. C'est la nature ici qui parle par leur voix : Si, dans le sens intégral de son idée première, la loi d'*unité d'organisation* est réelle à nos yeux et universelle, si elle est, en un mot, la loi absolue de l'animalité, dans le sens incomplet auquel on la limite, métamorphosée en une fraction d'elle-même, l'absolu primitif dont elle est investie perd sa

réalité, l'universel la quitte, et l'organisation cesse de
lui correspondre.

C'était bien, cependant, à l'unité en soi que Geoffroy
Saint-Hilaire s'élevait en esprit : tout le démontre à nos
yeux, mais surtout ses répliques.

Lorsque l'on attaque l'idée systématique, sous laquelle
il n'a point cessé de la défendre, repoussé par les faits,
c'est toujours dans l'idée et dans les attributs de l'unité
en soi qu'il se réfugie : c'est d'elle qu'il s'inspire, et c'est
à son esprit que sans cesse il en appelle de toutes les ré-
futations et de toutes les critiques dirigées contre la forme
où il l'a présentée (1), c'est-à-dire à une loi ou à un principe très-divers de celui qu'il produit sous son nom.

L'erreur fondamentale de Geoffroy Saint-Hilaire n'est
donc point, à nos yeux, celle qu'on lui impute trop généralement, de s'être abusé sur la réalité et sur l'absolu

(1) Geoffroy Saint-Hilaire a reproché à Meckel d'avoir, en combattant
la nouveauté et l'importance de ses vues sur l'uniformité de type des
animaux, fait servir ces mêmes vues à fonder son propre système de philosophie, sur l'organisation, en adoptant seulement un langage et des
termes mieux appropriés aux formes de la métaphysique allemande.
Meckel a défini les deux lois qu'il admet, la première, *Mannich-Faltig-
keit*, loi de la *variété*, la seconde *Einheit*, loi de l'*unité*, ou de réduction... Le savant Geoffroy répond à ce sujet, que l'idée de Meckel
est celle qu'il a lui-même entendu exprimer sous le nom moins ambi-
tieux de *Théorie des analogues*, et que la circonstance de la *variété* se
trouve *implicitement* dans sa proposition fondamentale, puisque ce n'est
qu'en considérant tout ce qu'il y a d'animaux divers qu'il peut songer,
dit-il, à réduire ou à ramener tant d'organisations variées, à une seule
générale et philosophique, à un type uniforme. — Geof. Saint-Hilaire,
Philosophie anatomique, tom. II, p. 445, 446. — Nous ne défendons pas la
propriété des définitions adoptées par Meckel ; mais en reconnaissant
que la *variété* se trouve *implicitement* dans l'*unité*, nous ne pouvons admettre qu'elle soit *implicitement* dans l'*uniformité* : et par les mêmes raisons, ce n'est pas à l'uniformité, c'est à l'unité que la variété est pour
nous réductible.

de l'unité, comme loi de l'organisation de l'animalité, mais, dans le sentiment profond et idéal qu'il avait conçu d'elle, c'est de s'être mépris sur le type véritable de son incarnation et de la voir tout entière dans une image qui n'en réfléchit qu'une face; c'est de prendre, en un mot, un de ses attributs, l'*uniformité* pour l'unité elle-même, et de le reconnaître, comme son signe unique et son verbe, dans la vie; infidèle symbole, dont la lettre a tué l'esprit de sa formule, car, à peine adopté, il forçait la pensée de prêter au semblable les mêmes proportions qu'à l'unité elle-même. Ainsi s'est fatiguée, cette belle intelligence, dans l'impossible effort de réduire le *non-même* au *même* dans les êtres, de substituer partout l'uniformité à leur unité, et sous ce type incomplet, de trouver l'unité où elle n'existe pas, *dans les rapports des êtres avec les autres êtres.*

Dans cet ordre de rapports, il n'y a pas plus d'unité qu'il n'y a d'uniformité de plan, de type, de structure ni de composition, dans l'animalité.

Où donc est-elle alors, dans l'animalité, si elle n'est pas là?

L'unité n'est pour nous dans l'animalité que là où est, à nos yeux, dans l'organisation individuelle de l'être, l'unité de la vie : on n'entend par ces mots, d'*unité de la vie,* ni que tous les organes, qui constituent chaque être, soient tous semblables de forme, de structure, de composition, de force et d'opération, ni que les dissemblables s'y réduisent aux semblables; on entend seulement que semblables ou divers, tous par toutes leurs parties, par tous leurs éléments, par toutes leurs puissances, sont en harmonie et en communion d'*origine* et de *but,* car ils ont également pour origine l'être, et pour but, la vie.

Dans l'organisation de l'individu, l'unité de la vie n'est donc que le rapport de toutes les parties entre elles, et de toutes à l'ensemble; c'est-à-dire le rapport absolu de *principe* et de *finalité* de tous les éléments, de tous les instruments, de toutes les fonctions, de toutes les activités semblables ou dissemblables de la nature de l'être.

Dans l'organisation de l'animalité, saisie dans son ensemble, l'unité n'existe que sous le même aspect; elle n'y est véritable, elle n'y est éternelle et universelle que dans le rapport de *principe* et de *finalité* de tous les innombrables systèmes de l'existence; mais, sous ce vaste rapport, elle y est aussi réelle, aussi essentielle, aussi absolue que dans l'individu : car, quels que soient les types, les plans, les structures et les compositions des êtres en eux-mêmes, analogues ou divers, tous, en regard de leur but, comme en regard de leur cause, et sous toutes les formes possibles de dynamisme et de mécanisme, sont en communion et en harmonie d'*origine* et de *fin.*

L'unité de cette *fin*, c'est celle de la vie. L'unité de cette cause ou de cette *origine*, c'est l'unité de Dieu.

Voilà bien, en effet, sous quels caractères l'unité se révèle dans l'organisation de l'animalité; partout on y reconnaît, que tout y est conçu et créé pour la vie, car la vie y arrive, sous mille formes, par mille voies, au sentiment d'elle-même; partout on y reconnaît que tous les modes possibles *d*'organisme qu'elle anime et l'existence elle-même y viennent d'un même principe; car partout s'y rencontre, dans une même pensée, au sein de la variété et de la multiplicité, un ordre qui relie chaque partie à l'ensemble, et l'ensemble au même but; et, toujours le spectacle de cette harmonie ramène à l'esprit ce mot qu'un des plus vieux et des plus curieux monuments de la Kabbale, le *Sepher Jetzirah* met, devant ce grand fait de la création, dans la bouche d'Abraham : Un tel accord ne peut venir que d'un seul ordonnateur (1).

L'unité qui respire dans la création, comme dans un livre immense, n'est donc que celle de l'auteur et de l'idée finale de l'œuvre tout entière : elle n'est pas ailleurs, et la poursuivre au delà de la *cause* et du *but* de la création, dans les caractères des *voies* et des *moyens* du déploiement de la vie, c'est la déplacer, et, en la déplaçant, poursuivre une chimère ; loin de n'avoir qu'un système invariable en soi et au fond identique d'organisation, comme le but où elle tend, l'éternelle magie, qui féconde la nature, est inépuisable dans les solutions de ce merveilleux problème ; elle compose et recompose, multiplie et varie, en mille sens, sous mille formes et en mille expressions, le thème de l'existence, et ne rappelle, au milieu de ces métamorphoses l'unité, d'où elles viennent et vers laquelle elles tendent, que par l'harmonie des deux lois parallèles qui les accomplissent, en se manifestant, l'une, sous l'attribut infini du *divers*, l'autre, sous l'attribut infini du *semblable*.

Mais en nous arrêtant à ces expressions, le *semblable*, le *divers*, nous faisons abstraction, non-seulement du principe de la création, mais du système d'action du principe créateur. Le *divers* et le *semblable*, au point de vue de la nature et de la vie sur la terre, s'arrêtent aux phénomènes ; ils ne vont pas au delà des objets ou des êtres ; ils ne sortent pas de l'œuvre, et ce n'est pas seulement le caractère de l'œuvre, mais le caractère de l'action qui la crée, qu'il nous faut définir.

______

(1) Ad. Franck. — *La Kabbale, ou la philosophie religieuse des Hébreux.* 2ᵉ partie, p. 143, 144.

Voulons-nous nous élever à cette définition? de l'expression des deux lois, voulons-nous remonter jusqu'à leurs principes? l'attribut du *divers* et celui du *semblable* deviennent, le premier, la loi d'invention, que nous avons reconnue identique au *principe* de la diversité; le deuxième, la loi d'imitation, que nous avons reconnue identique au *principe* de l'uniformité, toutes deux subordonnées à la loi supérieure d'unité d'origine et de fin qui les régit.

Nous ne trouvons, en un mot, pour rattacher ces lois de l'institution des êtres, au principe actif de la création, que les termes par lesquels nous les rattachons, dans la sphère d'exercice de nos facultés, au principe actif de notre existence.

Et ce n'est pas une simple corrélation de noms; *au point de vue de la nature et de la vie sur la terre*, c'est une corrélation positive de lois.

Allons au fond des mots : qu'appelons-nous, en effet, des noms d'*invention* et d'*imitation*, dans le développement de notre activité?

Nous nommons en nous, du nom d'invention, *la diversité en action dans notre être, ou l'acte par lequel la force qui nous anime, mue par notre volonté ou mue par elle-même, dans la sphère d'exercice de nos facultés, engendre le divers.*

Nous nommons en nous, du nom d'imitation, *l'uniformité en action dans notre être, ou l'acte par lequel la force qui nous anime, mue par notre volonté ou mue par elle-même, dans la sphère d'exercice de nos facultés, engendre le semblable.*

Ce double caractère se retrouve-t-il, maintenant, dans l'activité de la force naturelle qui anime l'univers et institue les êtres, comme il se trouve en nous, dans toutes les espèces de manifestation de la force naturelle, identique à notre être, que nous nommons la vie?

Nous voyons que partout il frappe nos regards; il y a dans la nature une diversité, une uniformité en acte perpétuelles.

La science est donc d'accord avec l'induction, l'observation l'est donc avec la théorie, pour nous démontrer la présence et l'action de cette double loi, dans la génération spontanée des êtres.

Il est réellement une première loi, où la miraculeuse puissance dont tout procède, est libre, originale, indépendante de tout et presque d'elle-même, dans son œuvre admirable; où elle n'a point de modèle, et où elle improvise les caractères de vie et les types d'existence de ses créations.

Sous ce premier aspect, soit que nos regards se tournent sur la forme physique, soit qu'ils se reportent sur la forme morale des organisations qui s'éveillent à son souffle, tout est pluralité, contraste, diversité dans la nature des êtres; et devant la magie de cette évocation d'existences sans nombre, sans précédents d'elles-mêmes, et sans rapports entre elles, il nous est impossible de concevoir une autre idée que celle de l'invention de la nature qui s'anime, ou de l'imagination de la vie universelle qui se réalise en êtres.

Mais il est également une seconde loi, où la même force procède à cette œuvre divine par réminiscence et comme à l'exemple de ses types improvisés.

Sous ce second aspect, que nous considérions dans l'animalité le mécanisme ou le dynamisme des êtres, tout est analogie, tout est correspondance, coordination dans leur développement; et devant cette uniforme éruption de la vie, en une multitude d'organisations évidemment créées d'après un même modèle, tant elles offrent de rapports et d'harmonies visibles, dans le système général de leur composition, nous ne pouvons nous défendre de reconnaître en elles, une répétition créatrice des êtres à l'image des êtres et, dans notre impuissance de dire et d'expliquer, il semble à notre esprit, que c'est comme la mémoire de la nature qui s'incarne, et que l'imitation se féconde et se fait chair.

DEUXIÈME PARTIE.

DE LA TRANSITION DES DEUX LOIS PRIMORDIALES DE LA CRÉATION DANS LA PROCRÉATION.

La force de CRÉATION directe de la nature ne régénère pas incessamment les êtres ; cette force incalculable, mystérieuse, origine de toutes les existences, a des conditions secrètes de fécondité ; elle veut des circonstances d'état, de temps, de lieux, qui nous semblent des bornes et qui ne sont que des lois ; notre époque ni aucune des époques où remontent les traditions humaines n'ont eu le spectacle d'une génération immédiate d'hommes ni d'aucun animal des espèces supérieures ; on dirait que la nature se voile pour créer, et n'engendre qu'à l'insu des êtres qu'elle anime.

Mais, par une merveille aussi grande que la vie, la vie ne souffre point de ces interruptions de la génération sous sa forme première ; la nature lui a comme transmis sa magie, et sous une forme seconde de génération, elle continue de créer et d'animer d'elle-même.

Dans cette propagation médiate de l'existence, où la vie naît de la contagion de la vie, la force qui engendre anime-t-elle et crée-t-elle d'après les mêmes lois ?

Telle est la question qui se pose devant nous, et cette question est celle de ce livre tout entier.

Mais avant de rechercher si la PROCRÉATION, ou la génération des êtres par les êtres, obéit aux mêmes règles que la CRÉATION, si les lois d'INVENTION et d'IMITATION restent les deux principes de son activité, nous devons nous demander, sous quelle forme l'une et l'autre doivent se représenter à nous, sous son empire, et si elles ne changent pas de nature ou de nom.

Elles ne changent point de nature, elles cesseraient d'être.

Mais ramenées l'une et l'autre au fait de la naissance, et à l'acte organique de la génération, elles doivent nécessairement, en passant par cette source, participer d'elle ; et changeant de rapports, elles changent de nom.

Dans cette transition de la CRÉATION à la PROCRÉATION, la loi d'INVENTION devient l'INNÉITÉ, qui représente ce qu'il y a d'originalité, d'imagination, et de liberté de la vie dans la génération médiate de l'être.

La loi d'IMITATION devient l'HÉRÉDITÉ qui représente ce qu'il y a de répétition et de mémoire de la vie, dans la même nature de génération.

Maintenant, jusqu'à quel point la loi d'invention, sous le nom d'innéité, la loi d'imitation, sous le nom d'hérédité, gardent-elles leur empire, et interviennent-elles dans la composition de l'organisation, et quelle part chacune d'elles est-elle appelée à prendre au développement du caractère normal des deux formes d'existence ?

LIVRE PREMIER.

DE LA LOI D'INNÉITÉ

DANS LA PROCRÉATION DE L'UNE ET DE L'AUTRE FORME D'ORGANISATION.

Demander jusqu'à quel point, et sous quels rapports, la loi d'INVENTION, sous le nom d'INNÉITÉ, passe de la CRÉATION à la PROCRÉATION des deux formes d'existence, c'est poser la question : *Jusqu'à quel degré les êtres engendrés naissent-ils différents des types spécifique et individuel des êtres qui les engendrent?*

Nous n'avons que deux moyens de résoudre ce problème ; l'un est l'induction, l'autre est l'expérience.

Elles le résolvent toutes deux, dans un seul et même sens.

CHAPITRE PREMIER.

De l'innéité dans la procréation du mécanisme vital.

En se reportant aux principes reconnus dans notre premier livre, nous voulons dire à ceux de la création particulière et de la fixité des espèces naturelles, la simple réflexion doit faire pressentir, dans le rôle de l'INVENTION, une réduction immense : *Il ne peut y avoir d'innéité d'espèces ; l'INVENTION,* en d'autres termes, *doit abandonner, dans la* PROCRÉATION, *le type spécifique des êtres.*

Cette révolution se présage d'elle-même. Dans la CRÉATION, prise à son point de départ, à la surface du globe, tout est à inventer, comme nous l'avons dit, puisque rien n'existe ; le type *spécifique* est à imaginer et à réaliser, comme l'*individuel*. Dans la PROCRÉATION, sous le premier des deux types, tout n'est qu'à maintenir, puisque tout existe, et *il ne reste plus, à proprement parler, que l'individu à naître*.

Le principe du divers, l'INVENTION, transformée en innéité, doit donc être restreinte dans les mêmes limites ; les types *spécifiques* doivent lui échapper, et la puissance vitale ne doit avoir qu'à maintenir et qu'à revivifier, dans la PROCRÉATION, ces formules synthétiques de la nature des êtres.

Il faut nécessairement qu'il en soit ainsi, de tous les caractères de l'existence physique.

Si l'INNÉITÉ pouvait s'y constituer *spécifiquement* par la génération, elle s'y manifesterait par des métamorphoses ; si régulières qu'elles fussent, et si lentes qu'on se plût à les imaginer, les révolutions dont elles seraient la cause, en transformant le plan, le type, la structure, ou la composition des systèmes de la vie, n'auraient point uniquement, pour dernier résultat, la génération de nouvelles espèces, mais la *disparition finale des espèces mères*, et la PROCRÉATION irait ainsi en sens inverse de la loi de la CRÉATION dont elle n'est appelée qu'à reproduire les œuvres. Or, comme la CRÉATION et la PROCRÉATION émanent évidemment d'un seul et même principe, qu'elles ne sont que deux formes, la première *immédiate*, la seconde *médiate* de l'énergie essentielle de la force primordiale, l'une doit toujours agir à l'instar de l'autre, dont elle est l'image, et tout antagonisme est rationnellement impossible entre elles.

L'expérience nous confirme qu'il n'en existe pas.

Appliquer, en effet, d'après ce qu'on vient de voir, la question soulevée, au type des espèces, c'est poser celle : *Naît-il des espèces existantes des espèces nouvelles ?*

Des esprits remarquables, à différents égards, De Maillet, Bauman, Robinet, De Lamarck, Geoffroy Saint-Hilaire (1), et plus récemment, quoique avec plus de réserve, le profond Burdach (2), répondent, comme on l'a vu, affirmativement à cette grave question ; mais, sans entrer ici dans l'examen critique de leur argumentation, nous croyons assez faire de lui opposer le vice radical de sa conséquence, le *renversement absolu de la loi de fixité des espèces*, renversement d'une loi, à nos yeux démontrée, de la création, et dont tout, selon nous, expérience et raison, consacre le principe ; tandis que, dans l'ensemble des faits qu'on lui oppose, nous n'en reconnaissons pas un seul de nature à l'invalider, ni à servir de base à la doctrine contraire.

Non, on ne voit les *espèces*, ni paraître, ni changer, ni disparaître ainsi par la génération ; ainsi que chacune d'elles a eu sa création, chacune d'elles demeure fidèle à sa nature et fidèle à sa loi physique d'existence, et, si longtemps qu'elles vivent, elles sont telles qu'elles étaient, ou elles ne sont plus.

On a cependant voulu en appeler de cette loi d'immutabilité à la puissance du temps (3), ce grand élément des

(1) Voy. le mémoire de Geoffroy Saint-Hilaire *sur les rapports de structure organique et de parenté qui peuvent exister entre les animaux des âges historiques et actuellement vivants, et les espèces anté-diluviennes et perdues.* — Lu à l'Académie des sciences, le lundi 23 mars 1829.

(2) *Traité de physiologie*, tom. I, p. 403, 404.

(3) Voy. IVᵉ partie de cet ouvrage. *Examen critique du système de Lamarck.*

révolutions des êtres et des choses; on lui a demandé un principe à l'appui de ces métamorphoses purement idéales, et dont l'observation, dans l'horizon de la vie, ne peut saisir les traces.

Mais le temps même a fait défaut à ce système. « L'Égypte, dit Wiseman, qui, comme l'a très-bien fait observer la savante commission des naturalistes français, nous a conservé un muséum d'histoire naturelle, non-seulement dans les peintures, mais dans les momies de ses animaux, nous présente chaque espèce, après 3,000 ans, parfaitement identique avec celles d'aujourd'hui (1). »

Et, d'après G. Cuvier, les chats, les chiens, les singes, les têtes de bœufs, les ibis, les oiseaux de proie, et les crocodiles de ses catacombes ne sont pas plus différents de ceux que nous voyons, que les momies humaines ne le sont des squelettes des hommes de nos jours (2).

Ce n'est donc point seulement l'induction logique, c'est l'observation, c'est le temps, c'est l'histoire, ce sont les monuments de la mort et de la vie qui érigent en principe ce fait fondamental, *l'immuabilité de la nature des espèces*; et ce principe est la preuve, comme il est la raison, de la formule générale que nous voulons établir, que, *dans la procréation, sous le type spécifique, l'invention n'agit plus que sous ce type*, en un mot, *il n'existe point d'innéité normale* et *générale* dans l'être.

Nous reviendrons plus loin et plus longuement sur ce point capital de l'histoire naturelle (3).

(1) Wiseman, *Discours sur les rapports entre la science et la religion révélée*, tom. I, p. 188.

(2) G. Cuvier, *Discours sur les révolutions de la surface du globe*, 5e édit., 1828, p. 126, 127.

(3) Voy. tom. II, IVe partie.

2° La loi d'INNÉITÉ intervient-elle, du moins, dans le mécanisme des êtres, sous le type *individuel?*

Sous le type *individuel,* le problème est le même : il ne change point de termes ; et poser la question si la loi d'invention à qui l'espèce échappe, même avec le concours et l'infini du temps, intervient et persiste dans la procréation de l'individualité, c'est poser celle : *Naît-il, du sein des mêmes espèces, des individus dont la nature plastique diffère de la nature de ceux qui les engendrent?*

Les mêmes termes n'amènent point la même solution ; la nature ressaisit, dans la procréation de l'individualité, l'originalité qu'elle perd dans l'espèce : son génie d'invention ne peut sans doute y franchir les bornes de la dernière ; mais, dans les limites mêmes où elle est circonscrite, elle combine en tant de nuances et de proportions, les caractères fixes dont elle peut disposer, qu'elle fait, sous nos yeux, sortir une multitude d'êtres divers d'un même être, et à la retrouver si inépuisable, si incompréhensible, et si inspirée, dans ces créations de seconde main, il semble en vérité que toute sa liberté d'imagination et de composition lui reste, ou lui revienne.

Il ne faut point chercher d'autre cause à l'erreur des esprits éminents qui voient, dans la série de ces variations et dans ce protéisme de l'individualité, un élément fatal de transmutation et de rénovation graduelles des espèces, tant la nature semble revenir à l'infini par les barrières même élevées pour l'en bannir.

Expression vivante de ces efforts d'invention médiate de la nature dans la génération, l'innéité n'a pas d'élément fixe dans l'être ; elle les peut régir tous ; mais quel que soit celui de l'existence plastique dans lequel elle s'incarne, elle en fait l'élément caractéristique de l'originalité de l'individu; il est, en un mot, celui par lequel l'existence physique de chaque être est distincte et différente en soi de l'existence physique de tous les autres êtres, des plus rapprochés de lui, des plus semblables à lui, de celle de ses père et mère, de celle de ses frères et sœurs. Chaque individu a son type de vie.

La personnalité est l'expression la plus absolue de ce type, *et cette expression se formule toujours.*

Même considérée, comme elle l'est ici, sous son aspect physique, ne résiste-t-elle pas à toutes les conditions d'identité d'espèce, de race, et de famille? N'est-elle pas un fait fatal, en quelque sorte, et aussi absolu, aussi divin en soi, que celui de l'espèce elle-même?

C'est la grande idée que rend avec profondeur un symbole du Zohar, qui fait préexister le type individuel à la génération où il vient s'incarner : « Au moment où s'ac-« complit l'union terrestre, lit-on dans cet antique monu-« ment de la Kabbale, le Saint, dont le nom soit béni!... « envoie ici-bas une forme à la ressemblance de l'homme « et portant l'empreinte du sceau divin : cette forme as-« siste à l'acte dont nous venons de parler, et si l'œil pou-« vait voir ce qui se passe alors, on apercevrait au-dessus « de sa tête une image tout à fait semblable à un visage « humain, et cette image est le modèle d'après lequel « nous sommes procréés : tant qu'elle n'est pas descendue « ici-bas, envoyée par le Seigneur, et qu'elle ne s'est pas « arrêtée au-dessus de notre tête, la procréation n'a pas « lieu, car il est écrit : *et Dieu créa l'homme à son image :* « c'est elle qui nous reçoit la première à notre arrivée « dans ce monde; c'est elle qui se développe avec nous, « quand nous grandissons; c'est avec elle encore que « nous quittons la terre.

« Son origine est dans le ciel : au moment où des âmes
« sont sur le point de quitter leur céleste séjour, chaque
« âme parait devant le roi suprême, revêtue d'une forme
« sublime où sont gravés les traits sous lesquels elle doit
« se montrer ici-bas : eh bien l'image dont nous par-
« lons émane de cette forme sublime (1). »

Chez les kabbalistes modernes, dit Ad. Franck, cette
image est appelée, le *principe individuel* (2). La *diversité*
en est inséparable (3), et c'est le caractère sous lequel il se
produit inégalement sans doute, mais perpétuellement,
dans la procréation.

Cette diversité, qui, comme plusieurs auteurs anciens
et modernes, Aristote (4), Pline (5), Sinibaldi (6), Fien (7)
et Burdach (8) en font l'observation, ne semble nulle
part plus grande que dans l'espèce humaine, n'apparaît
pas seulement chez les individus, dans les différences de
famille à famille, elle surgit dans le sein des familles elles-
mêmes : nous voyons la nature sortir spontanément du
type de chacune d'elles.

Tous les enfants ne tiennent pas nécessairement, ni
à un même degré, de l'organisation physique de leurs auteurs (9) : les dissemblances les plus manifestes éclatent,

(1) Zohar, III° part., fol. 107, recto et verso. — Dans Ad. Franck, *la
Kabbale*, II° part., p. 234, 235.
(2) Ad. Franck, *loc. cit.*
(3) Daignan, *Tableau des variétés de la vie humaine*, tom. I, p. 261.
(4) Aristote, sect. 10, probl. 12.
(5) Plinii secundi, *Historia mundi*, lib. VII, cap. XII, p. 148, édit. in-
fol. Lugd. 1587.
(6) Sinibaldi *Geneanthropeia*, lib. VIII, tractatus secundus, p. 854.
(7) Th. Fienus, *de Viribus imaginationis*, p. 332, quæst. XX, § 205.
(8) Burdach, *Traité de physiologie*, tom. II, p. 245.
(9) *OEuvres de Maupertuis*, tom. II, *Vénus physique*, 1re partie, p. 12,
60, édit. de Berlin, 1758, in-12.

sous ce premier rapport, entre les enfants et leurs pères et mères, entre les frères et sœurs issus des mêmes parents, entre les jumeaux.

Elles peuvent se prononcer dans la structure *externe*, dans la structure *interne*, dans la *constitution*, dans le *tempérament*.

I. La structure externe en offre sur tous les points de la conformation apparente des êtres. La partie la plus prompte à frapper les regards, celle à laquelle s'attache plus particulièrement l'idée de ressemblance des enfants aux parents, la figure, est souvent pleine de ces contrastes. Nous avons déjà eu l'occasion de le dire, l'observation de ce fait avait acquis, aux yeux des anciens légistes, une telle autorité, par son importance et par sa fréquence, qu'ils en avaient conclu l'invalidité de la similitude, comme preuve de filiation : la plupart étaient même allés jusqu'à ne voir, dans la ressemblance, qu'un fait accidentel, ou du moins étranger au principe séminal (1).

Si cette seconde partie de leur opinion était erronée, on ne peut dire qu'il en fût ainsi de la première.

Il faudrait commencer par révoquer en doute la diversité de traits et de visage si fréquente parmi les enfants du même lit : les frères et les sœurs, les plus semblables entre eux, ne laissent pas cependant, malgré l'air de famille, de se distinguer tous très-bien les uns des autres, et souvent ils présentent autant de variétés de face que des étrangers. Nous savons, pour notre part, plus d'une famille, où la paternité n'est pas incertaine, et où les enfants ont si peu de rapports entre eux, que, si l'on n'était pas instruit de

(1) Zacchias, *Questions médico-légal*, lib. I, titul. iv, p. 116.

la communauté du sang qui les unit, on ne soupçonnerait pas leur fraternité. Ainsi qu'Aristote (1), que Sinibaldi (2), que Daignan (3), et d'autres auteurs, le disent, quoique beaucoup moins communes, ces dissemblances se trouvent jusque chez les jumeaux : « Ils sont différents, écrit Pierre « Bailly, en visage, linéaments, voix, écriture, gestes, « port de corps, et beaucoup d'autres choses (4). » Ces différences se remarquent, à un degré frappant, entre deux sœurs jumelles, filles d'un forgeron de Lagny. Les frères Siamois eux-mêmes, ces êtres plus que jumeaux, unis par l'ombilic, n'étaient point de même taille, et l'uniformité de leur physionomie vraiment saisissante, au premier coup d'œil, étudiée de plus près, laissait apercevoir des différences marquées (5).

On rencontre la même variété, chez les petits, dans les animaux : la diversité de force, de grandeur, de forme, de couleur, est presque aussi commune que la diversité de sexe entre les oiseaux, non-seulement du même père, et de la même mère, mais de la même couvée : la différence des chiens d'une même portée, même quand on a le soin de ne faire couvrir la chienne que par un seul chien, est souvent prodigieuse ; il n'y a pas d'amateur d'animaux qui ne le sache, et cette diversité ne tient pas uniquement à celle des rapports que les petits peuvent avoir, les uns avec le père, les autres avec la mère ; indépendamment de cet ordre de différences, on distingue

(1) Aristote, *Histoire des animaux*, VII, ch. VI.
(2) Sinibaldi, *Geneanthropeia*, lib. VIII, p. 756-857.
(3) *Tableau des variétés de la vie humaine*. Paris, 1786, tom. I, p. 261.
(4) Pierre Bailly, *Songes de Phestion, paradoxes physiologiques*, p. 3. Paris, 1634, in-18.
(5) *Académie des sciences*, séance du lundi 19 octobre 1829, *Globe*, tom. VII, p. 669.

encore, et assez souvent, même entre les plus semblables,
une variété libre de tout caractère et de tout lien de relation avec leurs auteurs (3), et d'autres auteurs.

La ressemblance de figure des enfants aux parents n'a
ni plus d'absolu, ni plus de fixité (1). Il est impossible,
dans un grand nombre de cas, de reconnaître, dans les
traits du fils ou de la fille, ni la figure du père, ni celle de
la mère, ni celle de leurs aïeux. Maupertuis a vivement insisté sur le fait de ces naissances singulières, où les enfants nés d'un père et d'une mère de la même espèce ont
cependant des traits qu'ils ne tiennent point d'eux (2). De
couples d'une beauté de visage éclatante, de la physionomie la plus distinguée, il naît des enfants d'un visage
vulgaire, il en naît quelquefois d'une étrange laideur.
D'autres couples destitués de toute régularité des
lignes de la face, de toute grâce de la figure, et pouvant
même offrir le plus incorrect ou le plus bizarre assemblage
de traits, engendrent des enfants de la plus étonnante
harmonie de figure et de la pureté de traits la plus irréprochable.

Ce fait, dont Sinibaldi avait eu l'occasion de constater
la fréquence, dans la ville de Rome, lui avait inspiré une
profonde surprise : Je me suis souvent demandé, dit-il,
d'où vient qu'à Rome, des rustres, sans figure, et des
femmes de la lie du peuple, aux traits hideux, donnent
le jour à des fils ou à des filles d'une ravissante beauté.
C'est la source d'où sortent les plus belles courtisanes. On
ne voit une semblable perfection de formes, ni dans les

(1) Muller, *Manuel de physiologie*, trad. par A. J. L. Jourdan, Paris,
1845, tom. II, p. 763.

(2) *OEuvres de Maupertuis*, tom. II, loc. cit.

palais des seigneurs, ni dans les cours des princes (1). Et, dans son embarras d'en trouver la cause, il adopte celle d'une sorte d'influence *endémique* de l'imagination (2). Mais le fait a donné lieu à bien d'autres théories; et, si l'on en croyait un ancien adage, que Burdach invoque (3), et qu'une foule de faits semblent légitimer, le caractère de beauté ou de laideur des enfants dépendrait même moins, jusqu'à un certain point, de la correction ou de l'incorrection des formes des parents, que de l'aversion ou de l'amour qu'ils s'inspirent.

En respectant les lignes et les traits du visage, on conçoit qu'il arrive que ces variétés physiques du type individuel, dans la même famille, puissent se répartir entre les autres éléments de la nature plastique, et se reporter sur la teinte de la peau, sur la couleur des cheveux, des sourcils et des cils, ou sur celle des yeux, ou sur les proportions et les formes des membres, ou sur les proportions et les formes du corps.

De pères et mères droits, et qui n'ont jamais eu de bos-

(1) Sinibaldi, *ouv. cité*, lib. VIII, tract. I, p. 888.

(2) Voici textuellement ses explications : « Scio aliquem mordicus res- « ponsurum id accidere, quia hæ cum nobilibus, venustisque, si placeat, « congrediantur. Absit injuria; non enim tanta libidinis licentia est « in urbe, ut ubique vulnerata invenietur pudicitia, ubique thalamus, « fidesque temerata. Hoc evenit quoniam in urbe, frequentissime fes- « tivitates celebrantur, aut equitatus, aut publica spectacula fiunt, aut « cœlitum invisuntur templa, aut auræ captandæ gratia per compita, « plateasque, deambulatur. His omnibus accurrunt mixtim viri mulie- « risque, et venusti simul juvenes, ut formosarum conspectibus fruan- « tur. Quare mulierculæ quæcumque etiam aspiciuntur, salibus ac dic- « teriis arphrodisiasticis incessuntur; unde et illæ animo menteque « illola illa pulcherrimæ juventutis concipiunt, ad quorum deinde « exemplum virtus formatrix, dum e suis viris concipiunt, decoras ef- « fingit facies, venustaque pingit membra. » Id. loc. cit.

(3) *Traité de physiologie*, tom. II, p. 258.

sus dans leur famille, il sort des bossus ou des enfants difformes. Des pères et mères bossus ont des enfants fort droits (1).

Il n'est pas rare de voir ces diversités des enfants aux parents, ou des enfants entre eux, se porter sur la stature (2). Il arrive à des pères et mères, d'une taille moyenne, d'engendrer des enfants d'une taille élevée; d'autres parents, d'une haute taille, d'une bonne santé, d'une bonne constitution, et eux-mêmes *issus de familles bien constituées*, engendrent des enfants d'une taille fort inégale ou très-écourtée. Burdach en cite un fait bien digne d'attention (3). Dans les mêmes conditions, on voit d'autres pères et mères donner le jour à des nains; un homme eut ainsi huit enfants de sa femme, dont quatre étaient des nains. Ce qui était remarquable, c'est qu'il naissait tantôt un nain, et tantôt un enfant d'une grandeur ordinaire (4). Bébé, ce fameux nain du roi Stanislas, mort à vingt-trois ans, et dont la hauteur était de trente-trois pouces, était né dans les Vosges, de parents bien faits, vigoureux, bien portants (5). Il en était de même du célèbre gentilhomme polonais, Borwslaski, dont à vingt-deux ans la hauteur n'était que de vingt-huit pouces ; le père et la mère de ce nain spirituel étaient de taille ordinaire; ils avaient six enfants; l'aîné de trente-quatre pouces ; la cadette, à six ans, de vingt et un pouces ; les trois autres frères, de *cinq pieds et demi*; la mère était

(1) Louis, Dissertation sur la question : *Comment se fait la transmission des maladies héréditaires.* Paris, 1749, in-18, p. 48.
(2) Lyonnet, *Brevis dissertatio de morbis hæreditariis.*
(3) *Traité de Physiologie*, tome II, p. 847.
(4) Venette, *Génération de l'homme*, tom. II, p. 351, édit. 1796, in-12.
(5) Valmont-Bomare, *Dictionnaire d'hist. nat.*, tom. IX, p. 457.

toujours accouchée à terme (1). Le nain cosaque, Pierre Danilou Béreschny, qui n'avait, à trente ans, que vingt-neuf pouces de taille, et qui manquait de bras, avait un père, une mère, des frères et des sœurs d'une stature moyenne (2).

Après de semblables contrastes, on ne peut s'étonner de ceux que présentent la peau, les cheveux et les yeux. Très-souvent il arrive que les yeux des enfants ne rappellent, ni dans leurs formes, ni dans leurs dimensions, ni dans leur couleur, ni surtout dans leurs nuances, les yeux de leurs parents, dont il est convenu qu'ils sont toujours l'image : le père et la mère peuvent avoir les yeux bleus, l'enfant les avoir gris, ou les avoir verts, ou les avoir roux ou les avoir noirs, et *vice versâ* : comme l'a remarqué Buffon, on voit même des enfants dont les deux yeux ne sont pas de la même couleur, et cette variété est particulière à l'espèce de l'homme et à celle du cheval. Nous ne parlons pas des cas, beaucoup plus ordinaires, où la couleur des yeux diffère, chez les parents, et où les différences qu'ils offrent, chez les enfants, sont tout à la fois beaucoup plus communes, et bien moins remarquées : il n'en est pas ainsi de celles des cheveux ; on les remarque toujours, et souvent il arrive que, sans être moins innocentes, comme elles sont plus visibles, elles semblent plus suspectes. Il n'en est pas moins vrai, que dans les mêmes familles, que des *mêmes parents*, il naît des enfants, à la chevelure brune, il naît d'autres enfants, à la chevelure blonde (3), variétés *spontanées*,

(1) Valmont-Bomare, *ouv. cité*, p. 158.
(2) Valmont-Bomare, *loc. cit.*
(3) Virey, *Art de perfectionner l'homme*. Paris, 1808, tom. II,

dont une prévention enracinée, jusque parmi des médecins, et qui jette souvent le trouble dans les familles, s'obstine à n'admettre inconsidérément d'autre explication que celle de l'adultère. On incrimine moins, nous ne savons pourquoi, à moins qu'elles ne franchissent les limites qui séparent les races entre elles, le disparate si commun dans la coloration naturelle de la peau. Soit qu'on la compare entre les frères et sœurs, soit qu'on la compare entre les enfants et les pères et mères, il n'est guère de familles où elle n'offre point de variétés de teintes : il en existe, où toutes les variétés de nuances de la race s'observent.

II. Quoique moins appréciables, dans la plupart des cas, les différences *internes* ne sont ni moins réelles ni moins ordinaires, entre les parents, que les différences *externes* de la conformation. Des auteurs prétendent qu'elles le sont davantage, même dans les parties, qui, à l'extérieur, paraissent le plus semblables (1) ; cela peut être, en raison du *nombre* des organes et du *nombre* des points sur lesquels elles peuvent intérieurement se porter, mais nullement en raison de la situation interne de ces parties. Car, il n'y a pas deux lois, l'une de l'intérieur, l'autre de l'extérieur de la conformation ; et les caractères de l'existence physique, où la dissemblance peut se prononcer, *externes* ou *internes*, sont, par l'identité de leur commun principe, ou par la relation du contenu au contenant des principaux viscères, soumis, au même degré, à la loi qui l'engendre.

ch. IV, p. 97. — Muller, *Manuel de Physiologie*, traduit par A. J. L. Jourdan. Paris, 1845, tom. II, pag. 768.

(1) Daignan, *Tableau des variétés de la vie humaine*, loc. cit.

Il existe, en effet, de ces dissemblances organiques des enfants avec leurs pères et mères, qui se dessinent au dehors et qui se trahissent aux yeux, par la connexité de configuration des parties intérieures avec leur enveloppe, ou avec les parties de la structure externe auxquelles elles correspondent : telles sont, en général, les diversités de forme et de volume des principaux viscères, comme celles du poumon, ou celles du cerveau, les unes révélées par les différences de forme et de volume du crâne, les autres par celles de forme et de volume du thorax. Ni le thorax, ni le crâne, sous ce double rapport, ne sont constamment, ni chez tous les enfants, ce qu'ils sont chez les parents ; sous ce double rapport, dans un grand nombre de cas, ils ne diffèrent pas moins, entre les frères et sœurs.

Mais il est un grand nombre d'autres dissemblances organiques des enfants avec leurs parents, ou des enfants entre eux, si réelles et souvent si profondes qu'elles soient, dont la structure externe ne nous apprend rien. Ainsi la nécropsie peut seule nous instruire des anomalies du système artériel, du système veineux, et des parties les plus internes des viscères anomalies fréquentes, et qui, la plupart, débutent, dans les familles, par se produire d'abord chez un *individu.*

La structure externe ne nous instruit non plus, que d'une manière incomplète, de diversités presque aussi obscures, mais d'un caractère beaucoup plus général, entre les enfants et leurs pères et mères : nous voulons parler de la diversité de *tempérament.*

Il importe, d'abord, de bien déterminer ce que l'on entend d'une manière générale, et ce que nous entendons nous-même par ce mot.

Le mot *tempérament* a deux acceptions : la première désigne la proportion relative des principes organiques de l'économie, proportion qui varie individuellement dans l'humanité, et dont la variation peut être rapportée à tous les éléments constitutifs de l'être; mais que l'on ne rattache, le plus ordinairement, qu'aux principaux systèmes : le système sanguin, le système nerveux, le système bilieux, le système lymphatique;

La seconde désigne le caractère propre et spécial de la vie.

Nous ne prenons, pour notre part, que dans le premier sens le mot *tempérament*.

Nous réservons pour l'autre le mot *constitution*.

Quelle que soit, du reste, l'idée que l'on attache à ces expressions, il y a de la variété, dans le sein des familles, dans la proportion des principes organiques de l'économie; il y a de la variété, dans le sein des familles, dans la proportion du caractère propre de vie qui s'y rapporte.

Des auteurs ont même fait une règle générale de ces différences, pour le *tempérament*, compris tel qu'on a vu que nous le comprenions.

Or, pour savoir combien il y a de sortes de tempé-
« raments, écrit Pierre Bailly, dans ses *Paradoxes*
« *physiologiques*, je vois que l'on s'est grandement af-
« fligé l'esprit à les nombrer et discerner, où je ne m'ar-
« rêterai pas; Je dis donc qu'il y a une infinité de sortes
« de tempéraments, et qu'autant qu'il y a d'individus
« au monde, autant y en a-t-il de façons; nous n'avons
« que faire de les réduire à si petit nombre, de huit ou
« neuf, quatre simples et autant de composés, avec ce-
« lui qu'ils appellent égal, les pensant ainsi exactement

« discerner : — *C'est beaucoup fait à la nature, quand*
« *elle garde l'espèce seulement, ès générations qu'elle*
« *fait,* diversifiant ainsi ses opérations en chaque indi-
« vidu. Je ne m'esbahy pas ainsi de la diversité qui se
« reconnaît aux tempéraments, je ne dis pas seulement
« *en l'espèce,* mais en *chacune chose particulière :* car
« l'on verra des enfants sortir d'un mesme père et mère
« *qui seront tous dissemblables en tempérament* (duquel
« ressort la diversité des actions) *voire mesme entre ju-*
« *meaux* (1). »

Louis renchérit encore sur le fait à l'appui de la proposition avancée par Bailly :

« Le tempérament des enfants qui naissent d'un même
« père et d'une même mère, est *presque toujours* différent,
« dit-il : les uns sont bilieux, les autres sanguins,
« etc. (2). » Le *presque toujours* manque d'exactitude ;
mais, en faisant un reproche mérité à Louis de ce qu'il
y a d'exclusif dans son affirmation, il ne faut pas tomber, comme plusieurs auteurs, dans l'extrême contraire ;
et si éloigné que nous soyons de marcher sur les errements de Louis, nous avons moins de peine que Pujol (3),
à concevoir, que cet habile homme ait pu se déterminer
à soutenir cette thèse.

Nous ne trouvons, pour notre part, d'autre vice à cette
thèse que son absolu. Il est très-ordinaire, et fort *heu-*
reusement, de rencontrer des enfants dont le tempéra-

(1) Pierre Bailly, *les Songes de Phestion, Paradoxes physiologiques.*
Paris, 1634, in-18.

(2) Louis, *dissertation citée,* p. 36, 37.

(3) Pujol de Castres, *OEuvres de médecine pratique, Essai sur les ma-*
ladies héréditaires, tom. II, p. 247.

ment n'est ni celui du père, ni celui de la mère (1); cela se voit tous les jours. Zacchias, qui cependant est si affirmatif dans son opinion de l'hérédité, non-seulement n'hésite pas à le reconnaître, mais dit, en termes exprès, que ces différences s'observent parmi *un grand nombre d'enfants, même chez ceux dont le visage est l'image de celui du père ou de la mère,* et qu'il n'y a pas moins, entre leurs tempéraments, toute la distance du ciel : « Et con- « trà, multos ex facie alterutri ex parentibus assimilari, « tamen toto cœlo à temperamento parentum distare (2). »

Ces contrastes ne sont pas moins sujets à se produire entre les frères et sœurs ; Louis Bailly, Muller (3) l'affirment avec raison. Blumenbach en raconte l'exemple le plus curieux que l'on puisse citer (4) : c'est celui de deux sœurs jumelles, de Hongrie, réunies l'une à l'autre par le bas du dos et qui vécurent jusqu'à l'âge de vingt-deux ans. Elles étaient, dit Barthèz, d'un tempérament extrêmement différent, et cependant leur sang était le même, car on trouva dans leurs cadavres que les systèmes de leurs vaisseaux sanguins étaient unis par une communication extrêmement grande (5).

Le rapport d'harmonie, ou de causalité, car il règne sur ce point deux opinions contraires, qui lie le tempérament à la constitution, doit faire pressentir qu'il en est ainsi d'elle, et qu'elle participe, dans les mêmes limites, à la même loi de diversité. Il semble évident, dit Lafon,

(1) Muller, *Manuel de Physiologie*, t. II, liv. VIII, sect. 8, ch. iii, p. 765.
(2) Zacchias, *Quæstionum medico legalium* lib. I, titul. v, quæst. iii, p. 122 à 128.
(3) *Manuel de Physiologie*, tom. II, loc. cit.
(4) *Physiolog.*, 2ᵉ édit., p. 608.
(5) Barthez, *Nouveaux éléments de la science de l'homme*, 2ᵉ édit., t. II, notes, p. 127.

que la constitution nerveuse, native, originelle, de chaque homme, peut et doit avoir ses variétés particulières idiosyncrasiques, et que le système nerveux, ainsi constitué dans chaque individu, y aura et y pourra manifester des effets particuliers (1).

Cette diversité de la constitution ou du caractère spécial de la vie, a une double expression, dans le sein des familles ; elle porte, en d'autres termes, sur le double type de l'idiosyncrasie ; car l'idiosyncrasie, ou le caractère vital de l'organisation, est tout à la fois générale et locale ; elle a une forme *totale* et une forme *partielle*, dans l'individu.

C'est un point sur lequel il importe ici de se fixer tout d'abord.

L'idiosyncrasie générale ou totale est celle qui régit l'universalité de l'être : l'idiosyncrasie partielle ou locale est celle qui régit un système, un organe, une fonction dans l'être.

Un grand nombre d'auteurs, et notamment Zacchias (2), Zimmermann (3), Barthez (4), Hallé, Virey (5), ont fait cette distinction essentiellement pratique.

Quel que soit, en effet, le caractère général de l'orga-

(1) Lafon, *Philosophie médicale*, XXIᵉ aperçu, § 405, p. 228-229.
(2) Voy. Zacchias, *Quæstion. medicolegal.* lib. I, titul. v, quæst. iii, prim. 123. « Temperamentum considerandum est respectu *totius*, et « respectu *partium*, etc. »
(3) Zimmermann, *Traité de l'expérience*, tom. III, p. 345 et seq.
(4) Barthez, *oud. cite*, tom. II, 266 ; p. 238. — « La méthode directe « de connaître le tempérament a pour premier objet de déterminer « quelle est, dans chaque homme, l'intensité constitutionnelle, ou l'é- « nergie permanente de ses forces radicales, et quelles sont les propor- « tions des forces agissantes dans les divers organes. » — Voy. aussi p. 237, 269.
(5) Virey, *Art de perfectionner l'homme*, t. I, ch. iii, p. 83.

nisation, et si parfaite que soit la forme de la vie, il en
est de l'absolu de la santé pour la science, comme de
l'absolu de la beauté pour l'art : il est surnaturel, c'est
un type idéal ; les individus le plus heureusement nés,
le mieux constitués, n'ont pas une force égale de tous les
organes, ni un équilibre également parfait de toutes les
fonctions : il existe constamment et originellement, chez
le plus grand nombre, pour ne pas dire chez tous, une
partie de la vie, un organe, une fonction qui laissent à
désirer, lacune naturelle, par laquelle ils tendent à la
désharmonie, au mal et à la mort. Cette vérité devient
d'autant plus évidente qu'on descend plus avant dans
l'organisation. « Rarò quisquam non aliquam partem cor-
« poris imbecillam habet, » a dit Celse (1), et Van-
Helmont (2), Thierry, Zimmermann, Barthèz, etc., le
répètent après lui. Les deux derniers ont même tenté de
ramener à des signes sensibles cette imperfection latente
des parties, et de déterminer sur quel organe elle porte ;
on sait que, d'après eux, cet organe est toujours :

1° Celui où retentit avec le plus de force le trouble des
émotions un peu vives de l'âme, et que ce trouble affecte
principalement ;

2° Celui sur qui agissent principalement les causes occasionnelles des diverses maladies ;

3° Enfin, celui sur qui se jettent, pour nous servir des
termes de Zimmermann, tous les maux que les autres
parties du corps se sont attirés (3). Barthèz donne, comme
preuve du dernier de ces cas, que l'organe le plus faible
est le siége ordinaire des dépôts qui se forment dans la

(1) A. Celsi, *de Medicina*, lib. I, cap. III, p. 24, nova editio, 1826.
(2) J. B. Van-Helmontii *Opera*, p. 693.
(3) *Traité de l'expérience*, tom. III, p. 345 à 347.

terminaison des maladies aiguës (1) : Zimmermann affirme, à l'appui du premier, que l'effet de l'émotion est de déterminer de la rougeur aux yeux, si la partie la plus délicate est la vue ; une douleur de dents, si c'est la dentition ; de l'oppression et de la toux, si c'est la poitrine ; des nausées ou des crampes, si c'est l'estomac ; des coliques ou des selles, si c'est l'intestin ; une rétention subite ou une évacuation abondante d'urine, si c'est la vessie ; une perte séminale, si c'est le système viril de la génération (2) ; des douleurs dans les lombes, si c'est la matrice ; des douleurs arthritiques, si se sont les articulations ; un tremblement violent avec cris et sanglots, si c'est le système nerveux, et qu'une disposition convulsive existe (3).

(1) Barthez, *ouvr. cité*, tom. II, 269, p. 287. — « Ainsi, dit-il, Hippocrate a observé, dans une toux épidémique, que, si quelqu'un de ceux qui en étaient affectés, avait souffert auparavant quelque infirmité aux *pieds*, aux *mains*, ou dans les organes de la voix, la maladie portait ses principales impressions sur ces endroits affaiblis. »

(2) Zimmermann, d'après Boerhaave, *même vol.*, p. 202.

(3) Ces principes sont vrais, mais la vérité n'en est pas absolue : ils sont sujets à bien des restrictions que ni Thierry, ni Barthez, ni Zimmermann n'ont faites : nous n'indiquerons ici que les principales :

1° Il n'est pas constant que toutes les émotions vives, indifféremment, troublent, chez la même personne, la même fonction : la fonction troublée varie très-fréquemment, *selon la nature de l'émotion ;* comme chaque émotion ou passion a son type, chacune d'elles a aussi son lieu d'élection ou de retentissement, dont on a fait son siége ; le désordre local peut donc n'indiquer que l'énergie de la passion, au lieu d'indiquer la faiblesse de l'organe.

2° Il n'est pas non plus constant que la même nature d'émotion détermine, chez la même personne, la même nature de trouble ; les dispositions momentanées de la vie ont souvent tout autant d'influence sur le point où le trouble se porte, que les états relatifs de faiblesse des organes.

3° Enfin, il y a des cas, où le trouble morbide des émotions vives, surtout lorsqu'elles arrivent à une grande violence, produit comme un effet de dérivation, et porte le désordre dans la fonction la mieux habituellement réglée, en épargnant les autres.

Que ces indices soient infaillibles ou douteux, il reste démontré que la constitution locale de la vie, dans l'individu, a, pour première forme, l'inégalité de l'énergie respective d'un ou de plusieurs organes.

Elle en a une seconde : l'idiosyncrasie toute particulière, ou le type singulier et souvent anormal de sensibilité, qui, dans quelques personnes, est exceptionnellement propre à un organe.

L'auteur dont nous parlions est un de ceux qui ont le plus insisté sur cet ordre de signes de la constitution naturelle du corps, ou, comme il les nomme, sur ces *exceptions dans le tempérament* (1), et il en a recueilli un grand nombre d'exemples : c'est un homme qui éprouve des douleurs inouïes à se faire couper les ongles; un autre, de vives angoisses à se laver le visage avec une éponge ; ce sont d'autres personnes qui ressentent un effet des médicaments, contraire à la nature de ces médicaments : le café est un vomitif pour ceux-ci ; le jalap constipe et le diascordium purge, au contraire, ceux-là, etc. : on en voit d'autres qui ressentent une action délétère de certains aliments, ou de substances inertes. Des individus sont subitement atteints d'une enflure générale, pour avoir mangé des cerises ou des groseilles ; Hachn ne pouvait manger plus de sept à huit fraises sans être pris de convulsions ; ni Tissot, avaler du sucre sans vomir. Gaubius a vu un homme chez qui l'innocente poudre de pierre d'écrevisse déterminait autant d'effet que l'arsenic ; Haller, un autre, chez qui le sirop rosat causa une purgation suivie de convulsions, etc.; Rousseau, un autre, à qui le son de la cornemuse causait une subite incontinence d'urine.

____

(1) Zimmermann, *ouv. cité*, tom. III, p. 333.

Partielles ou totales, si ces formes personnelles de l'idiosyncrasie sont, pour la plupart, intimement inhérentes à l'organisation de l'individu chez qui on les observe, elles sont loin de l'être aussi nécessairement à celles de sa famille ; sous ce dernier rapport, l'expérience démontre de la *constitution*, ce qu'elle a démontré du *tempérament* : que, dans un grand nombre de cas, elle est très-différente entre les parents.

Louis ne sépare pas les différences de l'une des différences de l'autre (1) : Zimmermann, cet esprit plein de sagacité, et dont l'observation reste le plus souvent dans les limites des faits, se prononce avec mesure sur ce même point ; il se borne à constater, sous le nom de *tempérament*, la diversité de la constitution du cerveau et des nerfs, cause matérielle, prochaine, de la constitution du corps et de l'esprit particulière à chaque individu, et dont la différence est naturelle chez tous, dans l'état de santé (2) : Barthèz, toujours profond, mais plus dogmatique, est plus explicite ; il dit très-nettement, des formes totales de la constitution, ce que Pierre Bailly disait de celles du tempérament : il établit, en fait, la diversité de l'énergie primitive des forces radicales, entre tous les hommes : elle est, d'après lui, différente dans chaque homme depuis la naissance (3). Cette masse de différences, dit un auteur récent, ne nous distingue point par de simples variétés, ni par des nuances fugitives : elles imprègnent, pour ainsi dire, l'ensemble et les parties de l'économie animale ; les organes, les fonctions et les forces : poussez jusqu'au bout cette analyse, et vous arriverez à constater que

(1) Louis, *Dissertation sur la question*, etc., p. 37 et suiv.
(2) *Ouvrage cité*, p. 318 à 332.
(3) Barthèz, *ouv. cité*, tom. II, ch. XIII, 234, p. 465.

chaque sujet diffère fondamentalement d'un autre (1).

Il faut ici prendre garde aux expressions : si, par le *semblable*, on entend l'*identique*, ou cet absolu de la similitude qui ne s'arrête pas à la *qualité*, mais qui, comme le disait très-bien Aristote (2), va jusqu'à la *substance*, comme cette identité est négative en soi de la dualité même, on a raison de dire qu'il n'existe pas d'homme dont la constitution totale ou partielle soit celle d'un autre homme. C'est, sans doute, en ce sens absolu qu'il faut prendre ce qu'ont dit et écrit de la variété des tempéraments et des constitutions, un si grand nombre d'auteurs ; mais dès que l'on restreint l'idée du semblable, à ce qu'elle est réellement, à la conformité de choses distinctes entre elles, on ne peut se jeter dans un tel extrême ; et, en laissant sa place à la ressemblance, il n'en reste pas moins une grande étendue à la diversité et du tempérament, et de la constitution : nous croyons, pour notre part, rester dans les limites de l'observation et de la vérité en nous arrêtant à ces propositions :

1° Il existe des formes d'idiosyncrasie générale de l'être, ou des formes totales de constitution qui sont individuelles ;

2° Les constitutions de famille commencent très-souvent par des individus ;

3° Et les constitutions les plus enracinées et les plus générales dans le sein des familles, n'y sont pas cependant celles de tous leurs membres.

Quant aux formes locales de l'idiosyncrasie, la première de ces formes, celle dont le caractère tient aux dispro-

(1) Fuster, *Des maladies de la France.* Paris, 1840 ; p. 51, 52.
(2) Aristote, *Metaphysica* 5, ch. 9, 11.

portions des forces partielles de l'être, l'infirmité relative qui la constitue, non-seulement n'existe pas toujours entre les parents, à un même degré, mais ne porte pas toujours sur le même appareil, ni sur la même fonction, ni sur le même organe ; et elle n'y provient pas toujours du même principe.

S'il n'en était ainsi, comme le tempérament particulier est bien réellement ce que dit Zimmermann, la cause la plus prochaine, le type habituel, et l'occasion la plus fréquente de maladie (1) ; et comme l'infirmité respective d'un organe entraîne d'autre part, ainsi que le fait très-bien remarquer Barthèz, des *affections constantes et caractéristiques de chaque tempérament* (2), il en résulterait que tous ceux des enfants d'une même famille, dont la mort ne serait pas accidentelle, mourraient nécessairement de la même maladie, par le même système, et par le même organe que leurs père et mère, et que leurs frères et sœurs.

Est-il besoin de dire, qu'une telle proposition est une énormité aussi contraire aux faits, dans son absolu, que l'est dans son absolu, l'affirmation de Louis ?

La seconde forme partielle de l'idiosyncrasie, celle dont le caractère tient au type erratique de la sensibilité de quelques organes, est encore, s'il se peut, plus particulière à l'individu ; et, sans présenter la même gravité, elle n'est pas sujette à moins de variations, ni à moins de lacunes dans la procréation.

Il n'est pas, en un mot, de type de constitution ou de tempérament, où l'innéité ne puisse intervenir, où la diversité ne montre qu'elle intervient dans le sein des fa-

(1) *Ouv. cité*, t. III, p. 318. — Id., 326.
(2) *Ouv. cité*, t. II, 269, p. 237.

milles. Cette diversité du type individuel des idiosyncrasies est même ce qui ajoute et contribue le plus à la difficulté, déjà si grande en soi, de les bien connaître. Cette difficulté n'a d'égale, à nos yeux, que l'importance de la vaincre : deux points si bien sentis de Galien, qu'il disait que la connaissance parfaite des idiosyncrasies l'égalerait à Esculape ; et de Valesius, qu'elle suppose des lumières d'une nature angélique. Barthèz, en rappelant ces deux opinions, dit, plus simplement, qu'elle est au-dessus des forces de l'esprit humain (1). La même conviction dictait à Zimmermann le précepte de ne point fonder de système sur elle (2). Si le principal obstacle à cette connaissance, la diversité de la constitution et du tempérament, disparaissait toujours devant la famille, l'étude serait moins obscure et la tâche plus simple. Mais malheureusement pour le diagnostic et pour le traitement de l'individu, heureusement pour la vie de l'espèce, souvent pour celle de la famille, la famille elle-même, comme nous venons de le voir, n'échappe pas à la loi de l'innéité dans ces deux modes de l'être.

II. La diversité s'étend bien au delà dans la procréation, sous le type individuel de la vie plastique : la nature ne sort pas seulement de la *famille*, elle sort de la *race*, elle en sort par deux voies :

1° Par la production d'une race nouvelle ;

2° Par la transition d'une race à une autre race.

(1) *Ouv. cité*, p. 230.

(2) *Ouv. cité*, tom. III, p. 332. « Je dis que ce serait donner à gauche « que de vouloir se faire un système sur les tempéraments, parce que « les exemples qui font des exceptions à la règle générale sont, pour la « plupart, plus nombreux que ceux sur lesquels on voudrait établir un « système. »

La première des deux voies est commune chez les plantes, et assez fréquente chez les animaux. Nous ne faisons pas ici d'allusion aux races qui proviennent du croisement de deux races distinctes ; nous n'entendons parler que de ces races nouvelles qui naissent spontanément d'un individu né lui-même d'un père et d'une mère issus d'une race identique.

« Il paraît certain, dit Wiseman, que des diversités « affectant également la forme du crâne, la couleur et la « texture des poils, et la forme générale du corps, sur-« viennent parmi les animaux d'une seule souche (1). »

Ces diversités sont celles qui, sous les noms de *variétés apparentes*, de *singularités*, que leur donne Buffon (2), de *particularités d'organisation*, sous lesquels les désigne Frédéric Cuvier, ou, sous celui plus juste, de *variétés congéniales*, de *variétés naturelles*, qu'elles portent dans Prichard (3), ont, de tout temps, éveillé la curiosité des naturalistes ; mais, le plus souvent, incomprises dans leur cause et attribuées tantôt, comme par Buffon, à un *hasard assez ordinaire à la nature* (4) ; tantôt, comme par Maupertuis, à *une disette des traits de famille* (5) ; tantôt, comme par la foule des auteurs antérieurs, à de purs effets d'imagination (6), on les a détournées de leur véritable loi.

(1) Wiseman, *Discours sur les rapports*, etc., etc., tom. I, p. 146.
(2) Buffon, *Histoire naturelle, générale et particulière*, 6d. in-4°, de l'Impr. roy., tom. V, p. 194.
(3) Prichard, *Histoire naturelle de l'homme*, tom. I, p. 61, 62.
(4) Buffon, *loc. cit.*
(5) Œuvres de Maupertuis, tom. II, *Vénus physique*, édit. de Berlin, in-12, 2e p., ch. v, p. 108.
(6) C'est même à un effet de ce genre, effet dont nous sommes loin de rejeter en principe la réalité, qu'on a d'abord voulu rapporter l'origine de

Des variétés de ce genre surgissent dans la plupart des espèces domestiques : on sait quelles différences de proportion et de structure, la tête, le corps, les membres, y montrent, selon les races : Frédéric Cuvier a signalé celles qu'ils présentent, chez le chien (1), où l'on voit varier jusqu'au nombre des os, tel que celui des dents (2), ou celui des vertèbres de l'extrémité caudale, qui change, selon les races, de seize à vingt et une, et même à vingt-deux ; Meckel (3), Sturm (4), Carus (5), ont fait ressortir plus particulièrement les diversités que ces mêmes parties affectent, selon les races, dans l'espèce du bœuf ; Blumenbach, celles qu'elles offrent dans l'espèce du cochon, et dans celle du cheval, dont les races ont peut-être plus de variétés de conformation du crâne, que les races humaines : nous en dirions autant des races de moutons (6), etc., etc. ; or, dans toutes ces espèces, ce n'est pas exclusivement à des *croisements*, mais à des *mutations*, de la nature de celles que nous avons signalées, que les plus remarquables de ces races nouvelles doivent leur origine : la plupart d'entre elles n'ont été obtenues qu'en propageant, avec un soin particulier, de nouveaux caractères, de nouvelles qualités, qui s'y sont produites.

Il existe, sans doute, de ces diversités qui sont *pro-*

la race *ancon*, ou race *loutre* des moutons, dont il va être question plus loin.

(1) Frédéric Cuvier, *Recherches sur les caractères ostéologiques qui distinguent les principales races de chien domestique. Annales du muséum.* Paris, 1812, tom. XVIII, p. 333.

(2) G. Cuvier, *Discours sur les révolutions du globe.*

(3) J. F. Meckel, *Traité d'anatomie comparée.*

(4) *Racenzeichen der veschiedenen Haustiere.*

(5) C. G. Carus, *Traité élémentaire d'anatomie comparée,* Paris, 1835, t. I, pl. 249.

(6) Voy. Prichard, *ouv. cité,* tom. I, p. 56 et suiv.

gressives, et qui peuvent s'expliquer par des changements de régime, de lieu, ou de climat. Telles sont les différences que, chez beaucoup d'animaux, amène le seul retour à l'état sauvage, et dont plusieurs exemples nous sont rapportés par Peunant et Pallas : ils ont constaté que ce retour détermine, dans l'espèce chevaline, des modifications de capacité du crâne : la tête devient plus forte, le front plus arqué et plus arrondi. Blumenbach a remarqué la même différence entre le cochon marron, et le cochon domestique ; et le Dr Roulin (1) a eu l'occasion de la vérifier chez les cochons devenus sauvages, au nouveau monde. En y reprenant la vie libre des sangliers, ils en ont aussi repris les caractères physiques ; leur tête s'est élargie et relevée à la partie supérieure.

Mais, les diversités dont nous voulons parler, ne sont point du même ordre ; au lieu d'être successives, elles sont soudaines ; au lieu d'être un retour à un état ancien, elles sont une tendance à un état nouveau ; et, quand elles apparaissent, elles naissent sans croisement, sans déplacement de la race, sans changement de régime, et semblent se produire pour la première fois.

Plusieurs races, parmi les gallinacés, la poule sans croupion, commune dans plusieurs cantons de l'Angleterre ; la poule de Padoue, décrite par Pallas, et dont la forme et la capacité du crâne sont si singulières ; la poule à cinq doigts, les poules naines et pattues, etc., etc., ont vraisemblablement une pareille origine (2). On peut

____

(1) Voyez le curieux et savant mémoire du Dr Roulin, dans la collection des *Mémoires présentés par divers savants à l'Académie des Sciences de l'Institut de France.* Paris, 1835, tom. VI, in-4°, p. 321.

(2) On doit dire, cependant, que Buffon a rapporté l'origine de la race de la poule *sans croupion* à l'action du climat de la Virginie, où, d'après

joindre à ces faits, ceux de raccourcissement ou d'allongement des membres dont on voit tant d'exemples chez les animaux. Isid. Geoffroy Saint-Hilaire en rapporte un cas très-curieux dans l'espèce canine : il a vu, chez un chien, les membres antérieurs beaucoup plus courts que dans l'état normal, et réalisant ainsi, mais seulement par devant, les caractères du basset (1). L'espèce ovine présente des types aussi bizarres. Un des plus étonnants est celui qui s'offrit dans la ferme de Seth-Wright, en 1791 : dans le troupeau de cette ferme, il naquit un agneau, qui, sans cause connue, avait le corps plus long que le reste de l'espèce, mais les jambes plus courtes et celles de devant crochues. Cet agneau est la souche de la race loutre, ou *ancon* des Anglais, contraste curieux avec l'*ovis longipes*, ou le mouton morvan (2). En 1828, on a vu se produire, dans la même espèce, une métamorphose d'un autre caractère : dans le troupeau de M. Graux, il naquit, cette année, un agneau dépourvu, dit-on, de toute laine et de tout duvet : cet agneau, élevé par le propriétaire, et accouplé plus tard aux brebis de la race dont il était sorti, est devenu la souche d'une race nouvelle à qui l'on doit l'espèce supérieure de laine, connue maintenant sous le nom de *laine de Mauchamps* (3).

_____

... la poule de Padoue, décrite par l'all... ... ; ... si ; ... la ... du ... sont ... la ...

... les ... les poules naines et pattues, etc., etc.

les *Transactions philosophiques*, les poules qu'on y porte y perdent bientôt leur croupion (*Transact. philosoph.*, n° 206, an. 1693, p. 992.)

(1) Isidore Geoffroy Saint-Hilaire, *Histoire des anomalies de l'organisation*. Paris, 1832, tom. I, part. 2, ch. xi, p. 293.

(2) Voy. sur cette race Wiseman et Prichard, ouv. cité, etc. Le mémoire du colonel Humphries. — *Transactions philosophiques*, an. 1813, page 88.

(3) On dit que cette race compte aujourd'hui 450 têtes : on en a présenté quelques individus à l'exposition de l'industrie française de 1844.

L'espèce du chameau n'est pas étrangère à ces raccourcissements de la longueur des membres. Un voyageur moderne, J. S. Buckingham, dans son pèlerinage à travers l'Assyrie, la Médie et la Perse, dit avoir rencontré des chameaux d'une race qui, sous le rapport des formes et des proportions, est aussi différente du chameau d'Arabie que le mâtin de la levrette ; ils avaient la tête grosse, le cou large et fourni d'un poil brun foncé, long, rude, et pendant, les jambes courtes, d'épaisses articulations, les hanches et le corps arrondis et charnus ; et cependant ils étaient, à partir du sol, d'un pied plus élevés que les chameaux ordinaires du désert d'Arabie (1).

Ce sont des modifications opposées, qui, dans d'autres espèces, et particulièrement dans celles du chien, du cheval et du dromadaire, ont donné naissance à des *races de course*, races dont l'espèce du chien réunit en elle, comme celle du mouton, les deux extrêmes contraires, le lévrier d'une part, et, de l'autre, le basset (2).

Toutes ces variations de races ont leurs correspondances dans l'espèce humaine.

Les changements de proportion des membres n'y sont pas rares : l'espèce a ses bassets. Portal connaissait, à Paris, des familles dont les jambes étaient torses, et les os du bras, de l'avant-bras, ou des jambes, proportionnellement plus hauts ou plus courts qu'il ne l'eût fallu pour l'harmonie de la taille (3). Buffon (4), et après lui

(1) J. S. Buckingham, *Travels in Assyria, Media and Persia*, 2ᵉ édit. London, 1830, vol. I, p. 241.
(2) Is. Geoffroy Saint-Hilaire, *ouv. cité*, t. I, part. 2, chap. II, p. 233.
(3) Portal, *ouv. cité*, p. 17.
(4) Buffon, *Histoire naturelle, générale et particulière*.

Robinet (1), et Bomare (2), rapportent qu'à Calicut,
parmi les *naires* ou nobles, qui sont en général d'une
belle conformation et d'une taille élevée, on voit de certains hommes et de certaines femmes avoir les jambes
grosses comme le corps d'un autre homme ; et, comme on
serait tenté de soupçonner ici la *lèpre éléphantine*, Buffon
n'omet point de dire que *cette difformité n'est point une
maladie* ; qu'elle leur vient de naissance ; qu'il en est,
parmi eux, dont elle n'atteint qu'une jambe ; d'autres,
qui les ont toutes deux de cette grosseur monstrueuse,
mais qu'ils ne laissent pas d'être fort dispos (3). Ce serait
le lieu de citer les disproportions si remarquables, observées entre le corps et les membres, dans la race *quichua*
ou *inca* du Pérou, par M. d'Orbigny, si l'élongation
démesurée du tronc et la brièveté comparative des membres n'étaient des caractères communs à toute la race,
au lieu de s'y produire en faits accidentels.

Mais notre espèce renferme des cas de variations congéniales de race plus singuliers encore.

Un des plus surprenants est cette pseudomorphose des
lames épidermiques, qui représente chez l'homme la conformation de la peau du porc-épic. On compte plusieurs
exemples de cette anomalie que les dermatologistes (4)
rattachent à l'ichthyose, mais dont ils la séparent, comme
une variété sans caractère morbide (5). On l'a vue congé-

(1) Robinet, *Considérations philosophiques sur la gradation naturelle
des formes de l'être*, etc., p. 185, 186.
(2) V. Bomare, *Dict. d'hist. naturelle*, t. VII, art. *Homme*.
(3) Buffon, *ouv. cité*.
(4) Alibert, *Maladies de la peau*, Dictionn. des scienc. médic., art.
ICHTHYOSE. — Rayer, *Traité théorique et pratique des maladies de la peau*,
2ᵉ édit. Paris, 1835, t. III, p. 630 et suiv.
(5) Gibert, *Traité pratique des maladies spéciales de la peau*, 1839,
p. 293.

niale chez deux jeunes filles, l'une de l'âge de sept, l'autre de l'âge de trois ans. La première avait le visage et le corps couverts de grands poils de diverses couleurs, de diverse longueur, de diverse consistance ; elle était robuste, et d'une taille gigantesque : la figure de la seconde était lisse et jolie, mais elle avait le corps presque entièrement couvert de poils longs et bruns ; et malgré plusieurs excroissances charnues, éparses sur plusieurs points, qui formaient comme autant de petites poches vides, et ajoutaient encore à sa difformité, elle était vive, gaie, douce, et paraissait jouir d'une bonne santé (1). Mais le cas le plus étrange, que la science possède, de production congéniale de cette anomalie du système cutané, est le fait si célèbre de la famille Lambert, d'Euston-Hall, dans le Suffolk. Le premier de ses membres qui la présenta, se nommait Edward Lambert. *Ses parents étaient sains et bien conformés.* Dès la neuvième semaine après la naissance, tout son corps, moins le visage, la paume des mains, l'extrémité des doigts et la plante des pieds, se couvrit d'une foule d'excroissances cornées, d'un rouge brun, élastiques, de six lignes de longueur, de deux ou trois de grosseur, qui bruissaient l'une contre l'autre au frottement de la main : ces excroissances étaient sujettes à une mue : elles tombaient tous les ans et leur chute était toujours accompagnée de quelque degré de malaise. Une petite vérole confluente dont il fut attaqué, à vingt ans, en détermina une chute accidentelle, mais momentanée : elles cédaient aussi à l'action du mercure qu'on essaya contre elles, mais elles se reproduisaient très-peu de temps après (2).

____

(1) Val. Bomare, *Dictionn. raisonné univers. d'hist. nat.*, t. VII, p. 154.
(2) *Philosop. transact.*, tom. XVII, pour 1731, p. 299.

Nous reviendrons plus loin, sur les circonstances de la propagation de cette anomalie, où, dès sa transmission aux enfants d'Edward, Backer voyait déjà un exemple frappant de production spontanée d'une race particulière, dans l'espèce humaine (1).

On en trouve dans Prichard, un exemple d'un autre ordre : du moins ce fait a pour nous le même caractère.

Il s'agit d'une tribu fort extraordinaire, de la famille des Sioux, Indiens du Missoûri, la tribu des *Mandans.* Ce que cette tribu présente de singulier, c'est d'abord une diversité de couleurs, qui ne se trouve chez aucune autre nation américaine, et qui est de nature à faire douter qu'elle soit d'origine indienne : mais il y a chez ce peuple, d'après M. Catlin, « une particularité bien plus « étrange encore, qui n'existe probablement nulle part « ailleurs, et que rien, dit-il, ne saurait expliquer. Ils « ne savent eux-mêmes à quoi l'attribuer et la consi- « dèrent comme un *caprice de la nature.* On voit quan- « tité d'individus des deux sexes (et parmi les en- « fants et les adultes, comme parmi les vieillards) qui « ont les cheveux d'un *gris brillant et argenté,* et quel- « quefois complétement *blancs.* Cette bizarre anomalie « se remarque beaucoup plus fréquemment chez les « femmes que chez les hommes : ceux-ci, en effet, pa- « raissent en être honteux et cherchent à cacher cette « imperfection, en apprêtant leurs cheveux avec une es- « pèce de colle et de la terre rouge ou noire. Les femmes, « au contraire, en paraissent fières, et laissent tomber sur « leurs épaules cette singulière chevelure, qui est parfois

____

(1) *Philosoph. transact.*, tom. XXIX, p. 21.

« si longue qu'elle leur descend jusqu'aux genoux (1). »

L'auteur de cette curieuse observation s'est assuré que, sur une douzaine de Mandans, on rencontre au moins *une* de ces têtes grises : il a de plus constaté que cet étrange phénomène n'est, ni *le résultat d'une maladie*, ni celui d'une *disposition particulière de la constitution* : qu'il n'indique aucune *infériorité de capacité*, ni *d'intelligence*, et que le caractère en est héréditaire (2). Mais l'auteur a le tort de s'être arrêté à cette explication : elle ne va pas au delà de la transmission et n'apprend rien de la cause du phénomène transmis. Mais toutes les circonstances que nous venons d'énumérer, et les faits analogues dont nous le rapprochons, ne permettent guère de douter qu'il n'ait le même principe : une variation subite d'un caractère de race, que la procréation a quelque jour formé et qu'elle aura transmis.

Ce dernier fait nous conduit à la seconde forme de manifestation de la loi d'innéité, dans l'unité de race, ou à la transition spontanée d'une race à une autre race de la même espèce.

« Les différences de race ne sont point absolues, ni d'une nature telle, dit le professeur Muller, que la *prédisposition de l'espèce à varier*, ou l'influence du climat, ne puisse quelquefois faire naître, parmi d'autres races, des individus qui s'en rapprochent plus ou moins (3).

Des faits bien constatés dont J. M. Weber (4), Wise—

---

(1) Prichard, *Histoire naturelle de l'homme.* Paris, 1843, tom. II, p. 185 à 187.

(2) Id., *loc. cit.*, p. 187.

(3) Muller, *Manuel de physiologie*, tom. II, liv. VIII, sect. 9, chap. III, pag. 763.

(4) J. M. Weber, *Die Lehre von den Ur und Racenformen der Schædel und Becken des Menschen.* Dusseldorf, 1830.

man (1) et Prichard (2) rapportent une foule d'exemples ne laissant point de doute sur la réalité de ces métamorphoses. On en a observé dans tous les caractères de la conformation et de la coloration particulière des races; dans toutes les variétés de l'espèce humaine ; dans les variétés du type caucasique ; dans celles du type mongol, du type américain, du type éthiopien. Ce fait même a fini par usurper, aux yeux des auteurs précédents, une signification et une importance, que, dans notre opinion, il ne comporte pas : ils ont prétendu, que les représentants d'une race déterminée, possédant virtuellement les qualités essentielles de l'espèce, dont les races ne sont que des variétés, avaient toujours en eux la possibilité éloignée de produire toutes les autres variétés de la même espèce (3). La conséquence logique d'un semblable principe, tendrait à présenter les races les plus extrêmes de l'humanité, la variété blanche et la variété noire, comme pouvant, sans mélange, naître les unes des autres, et comme en étant nées.

Nous entrerons ailleurs, en traitant des rapports des lois de l'hérédité à la théorie de l'origine des races, dans l'examen des faits sur lesquels ces doctrines insoutenables se fondent. Nous ne devions insister ici que sur le fait si remarquable en soi, et si fondamental, qu'elles ont dénaturé, celui de l'activité du principe du divers, dans l'identité de race, où il est évident qu'il garde son énergie.

La loi d'innéité régit donc, comme on le voit, *dans certaines limites*, jusqu'aux types des races dont sortent les

____

(1) Wiseman, *Discours sur les rapports entre la science et la religion révélée*, t. I, p. 150.

(2) *Histoire naturelle de l'homme*, passim.

(3) Müller, *ouv. cité*, loc. cit.

familles et l'on ne peut, sur ce point, mieux conclure que Wiseman, dont le mérite est ici de sentir profondément, même sans s'en rendre compte, l'étendue du principe de ces variations : « Il y a, dit le savant et religieux docteur, « il y a une tendance perpétuelle, je pourrais dire un effort, « dans la nature, pour faire naître dans notre espèce des « variétés, souvent d'un caractère très-extraordinaire, « quelquefois approchant d'une manière marquée des « caractères distinctifs, particuliers et spécifiques d'une « race différente de celle dans laquelle naissent ces va-« riétés (1). » Mais, pour rester toujours dans les bornes du vrai, il faut ajouter, ce que Wiseman oublie, que les expressions réelles de cette tendance, nous voulons dire celles qui naissent spontanément de la *procréation*, sont toujours sporadiques, et, quoique transmissibles, restent temporaires, parce qu'il est de la nature des races primordiales ou des variétés qui tirent leur origine de la *création*, de ne se modifier qu'accidentellement et de tendre toujours, du moment qu'elles sont libres et abandonnées à leur propre essor, à revenir sur elles-mêmes.

Et cependant, on y voit surgir des mutations qui sont d'un caractère presque incompréhensible, si l'on perd un instant de vue, l'unique fil, qui puisse nous guider, dans le labyrinthe de ces métamorphoses, le seul qui, de toutes parts, nous ramène au principe réel dont elles procèdent, la continuation de l'INVENTION naturelle, ou de l'activité de la loi du divers, dans la PROCRÉATION.

Les transformations dont il s'agit ici, sont celles qui, franchissant les limites de la race et de l'individu, atteignent jusqu'au type spécifique des êtres.

(1) *Ouv. cité*, t. I, p. 150.

III. L'innéité qui ne peut jamais envahir, d'une manière générale et continue, le type spécifique des êtres,
peut y pénétrer assez profondément, sous une forme sporadique et momentanée, pour y déterminer des aberrations
et des déviations *individuelles* sans nombre...

Beaucoup d'anomalies rentrent dans ce dernier cas. Nous
y rangeons toutes celles, qui ne proviennent point d'un
principe morbide, ni d'un trouble externe ou interne postérieur à la fécondation ; toutes celles qui ne trouvent
leur explication, ni dans le physique, ni dans le moral,
ni dans le genre de vie des pères ou des mères ; toutes
celles, en un mot, qui nous semblent sans cause, ou qui
n'ont d'autre cause, que ce que Burdach nomme l'*ordre
de l'univers* (1).

Les exemples en abondent chez les animaux. Aucante
rapporte celui fort curieux d'une chienne, qui ne présentait rien d'extraordinaire dans sa conformation, et dont
chaque portée comprit, quatre ans de suite, des individus
parfaitement conformés et d'autres affectés de bec-de-
lièvre et sans membres antérieurs : la première portée en
offrit deux normaux, et deux autres monstrueux ; la seconde et la troisième quatre monstrueux, un normal ; la
dernière un normal et trois monstrueux (2).

Il faut à cet exemple joindre un fait analogue plus récemment recueilli par Isidore Geoffroy Saint-Hilaire. Une
chienne très-vieille et qui avait déjà mis bas plusieurs fois,
fit successivement deux portées ; la première, en 1830,
composée de cinq petits, dont quatre normaux et un
ectromèle : la seconde, l'année suivante, de trois indivi-

(1) *Traité de physiologie*, tom. II, p. 246.
(2) *Journal de médecine*, tom. XXXII, p. 13.

dus, présentant tous les trois la même anomalie (1).

Il nous semble difficile de pouvoir rattacher à un autre *principe* le développement spontané de phénomènes peut-être encore plus bizarres : nous ne ferons que rappeler ici, les faits d'apparition donnée comme positive, par F. de Azara, de chevaux cornus dans l'Abyssinie ; ceux, mieux constatés, d'individus sans cornes, ou de taureaux *mocho*, dans l'espèce bovine (2) ; de cerfs à dague unique, dans l'espèce du cerf (3), etc., de poulets à double pouce, dans l'espèce de la poule, et de chiens à six doigts aux pattes de derrière, dans l'espèce du chien (4).

Il existe, dans la nôtre, des faits analogues : tels sont les exemples de polydactylie, d'ectrodactylie, de nombre en plus ou en moins des côtes ou des vertèbres (5); ceux d'arrêt ou d'excès de développement, etc., phénomènes dont la science renferme une foule de cas, et dont rien, le plus souvent, n'explique l'origine.

En remontant au principe de ces hémitéries, on reconnaît en effet, avec étonnement, qu'elles proviennent de parents *placés dans les meilleures conditions de santé, et de la conformation la plus irréprochable.*

Les enfants affectés de bec-de-lièvre naissent presque toujours, dit Is. Geoffroy Saint-Hilaire, de parents bien conformés (6). Sigaud de Lafond raconte qu'un curé de

(1) *Histoire générale et particulière des anomalies*, p. 225.

(2) Don Felix de Azara, *Voyages dans l'Amérique méridionale.* P. ,, 1809, t. I, p. 372.

(3) Burdach, *ouv. cité*, t. II, p. 251.

(4) Isid. Geoffroy Saint-Hilaire, *ouv. cité*, tom. I, p. 399.

(5) Schenckii *Observationum medicarum rararum*, etc., liber secundus, p. 518, observ. CCLXVI.

(6) Isid. Geoffroy Saint-Hilaire, *ouv. cité*, t. I, part. 2, liv. IV, ch. v, p. 583, 584.

Sainte-Croix, à Bourges, nommé *Lajoie*, seul de sa famille, avait un double pouce, d'un côté seulement (1); Flachsland, d'après Burdach, rapporte que deux époux bien constitués mirent au monde trois enfants sans avant-bras, ni jambes (2) : d'autres, dont parle Schmulker, n'eurent que des enfants munis de douze doigts et de douze orteils; d'un troisième mariage sortirent trois enfants atteints tous les trois d'atrésie de l'anus. Pour comble d'étrangeté, il arrive de voir, dans ces unions bizarres, des produits normaux alterner avec les produits anormaux, et le précédent auteur en cite des exemples.

Il n'y a pas, enfin, jusqu'aux deux caractères les plus éloignés de la conformation normale de notre espèce, et, à quelques égards, les plus distinctifs de l'animalité, les *cornes* et la *queue*, que l'homme ne puisse ainsi tenir de sa naissance, et de parents chez lesquels ils n'existaient pas.

Le développement congénial de véritables cornes, dans de pareilles circonstances, est un fait hors de doute : elles peuvent être recourbées, atteindre à la longueur de plusieurs pouces, et offrir à la fois la forme, la consistance, et la composition (3) de celles des ruminants; on en doit à Schenck d'anciennes observations (4); mais elles sont confirmées par d'autres plus modernes (5) et de nature à prouver que le tissu corné peut accidentellement se déve-

(1) Sigaud de Lafond, *Dictionnaire des merveilles de la nature*, t. I, pag. 275.

(2) Burdach, même vol., p. 246, 247.

(3) *Bulletin des Sciences médicales*, tom. XXIII, p. 8.

(4) Schenckii de Graffenberg *Observationes medicæ de capite humano*, p. 21, obs. XXI, *capitibus cornutis nati.*

(5) Cruveilhier, *Anatomie pathologique du corps humain*, VIIe et XXIVe liv. — Rayer, *ouv. cité*, tom. III, p. 640. — Burdach, tom. VIII, pag. 374.

lopper, chez l'homme, sur les régions les plus opposées du corps.

Le second phénomène, le développement congénial d'un prolongement caudal, longtemps traité de fable par les naturalistes (1), et qui a inspiré à l'aventureux esprit de Maillet et de Robinet lui-même de si singulières pages (2), cette mise hors l'espèce d'*individus* humains, ne peut plus faire question, et la science en propose même une théorie (3). Il est vrai que les victimes de cette difformité ne forment pas primitivement de races naturelles (4); qu'elles ne pullulent pas, comme le disait de Maillet, aux Indes, en Éthiopie, en Égypte, en Écosse, ni en Angleterre; il est même fort douteux que ces *homines caudati* soient en nombre, aux îles Philippines, dans le royaume de Lambri ou à l'île Formose, comme, d'après le récit de quelques voyageurs, Bomare ne semble pas très-éloigné de le croire (5) : mais leur existence reste bien démontrée. Val-

<hr>

(1) A. Bertrand, *Lettres sur les révolutions du globe*, éd. in-18, p. 18.

(2) Telliamed (anagramme de de Maillet), *ou Entretiens d'un philosophe indien avec un missionnaire français sur la diminution de la mer*, par M. de Maillet, nouv. édit., 1755, 2 vol. in-12. — Robinet, *Considérations philosophiques de la gradation naturelle des formes de l'être*, ch. VI, p. 160, in-8°, Paris, 1768.

(3) M. Isid. G. St-Hilaire considère ces anomalies comme se liant au rapport très-constant démontré par M. Serres (*Anatomie comparée du cerveau*, t. I, p. 99, et t. II, p. 116) entre le développement de la moelle épinière et celle du prolongement caudal (*ouv. cité*, t. I, p. 736).

(4) Cette race, d'après *de Maillet*, ne reste en partie ignorée que parce que « *la turpitude attachée à cette difformité, le caractère farouche et le* « *peu d'esprit de tous ceux qui y sont sujets, leur pilosité naturelle, etc.,* « *les obligent à se cacher des autres hommes avec lesquels ils vivent.* — « *Du reste, il est constant que cette race d'hommes à queue est beaucoup* « *plus nombreuse qu'on ne se l'imagine, et que ce proverbe, si commun* « *parmi nous,* homines caudati, *pour désigner des gens sans esprit, n'est* « *nullement métaphorique, il est fondé sur la vérité!* » — Telliamed, tom. II, p. 204, 205 et suiv.

(5) Valm. Bomare, *Dictionn. raisonn. univ. d'hist. natur.*, t. VII, art. *Homme*, p. 86.

mont-Bomare en rapporte un exemple chez un sellier de Paris ; la queue était chez lui longue de trois à quatre pouces, et le gênait pour s'asseoir et pour s'habiller (1). Indépendamment de plusieurs autres cas cités par de Maillet (2) et qui n'ont plus maintenant rien d'invraisemblable, les annales de la science en renferment un grand nombre d'autres observations : l'une des plus anciennes et des plus curieuses est racontée par Schenck : dans le cas dont il s'agit, la queue, très-distincte et assez longue, était tout à fait comparable à une queue de cochon (3).

De semblables exemples et de pareilles preuves d'activité de la loi de variété spontanée, dans la génération, ne nous expliquent-ils pas la hardiesse des esprits, qui dans, la confusion du type *spécifique* et de l'*individuel*, ont osé professer, avec Robinet, que toutes les formes changent, qu'elles se perdent graduellement et successivement, par la variation nécessaire des produits, dans la génération, et que la nature ne se répète point :

« Puisqu'elle ne se répète point, dit le dernier auteur,
« chaque génération doit amener quelques différences et
« ces différences sans cesse multipliées et accumulées
« doivent produire des altérations considérables dans le
« modèle prototype : elles doivent supprimer d'anciennes

---

(1) V. Bomare, *Dict. rais. d'hist. nat.*, t. VII, art. *Homme*, p. 86.

(2) Telliamed, etc. — Tom. II, *loc. cit.* Les principaux exemples qu'il énumère sont ceux du célèbre corsaire Cruvillier de la Cioutat, d'un noir nommé Mohammed, d'un officier français, de M. de Barsabar, et de sa sœur, et enfin, d'un procureur d'Aix, nommé Berard, chez qui la queue avait, comme dans le cas de Schenck, la forme d'une queue de porc. Ces hommes, conclut de Maillet, sont probablement d'une espèce aussi différente de la nôtre que l'espèce « des singes à queue est différente de celle des singes qui n'en ont pas. »

(3) Schenckii *Monstror. hist. memorab.*, II, 84.

« parties, ou les multiplier, en engendrer de nouvelles,
« transformer les combinaisons, varier les résultats, et
« rendre à la fin ce modèle original très-différent de lui-
« même : elles peuvent déguiser certaines parties, les en-
« velopper, les cacher, pour les remontrer sous une autre
« face, dans de nouveaux produits (1). »

Pour nous qui séparons, comme il est d'expérience et
de raison de le faire, dans ces mutations, le type fixe de
l'espèce, du type variable de l'individu, les plus grands
excès de métamorphose et d'innovation où la génération
s'égare dans les êtres, n'ont point cette portée, et ne consacrent point cette conclusion : la seule qu'ils légitiment.
se concilie à nos yeux, d'une part avec les faits, de l'autre
avec les lois que nous avons rappelées, et cette conclusion
se formule en ces termes :

Les *individus* ne participent point tous nécessairement
ni à un même degré, à l'organisation physique de la famille, à l'organisation physique de la race, à l'organisation physique de l'espèce elle-même : la loi d'INVENTION
ou de diversité de la force primordiale, transpire active-
ment dans leur PROCRÉATION, et, sous toutes les formes
plastiques de l'existence, régit profondément les caractères
des types auxquels ils appartiennent.

CHAPITRE DEUXIÈME.

De l'innéité dans la procréation du dynamisme vital.

La question de la part et de l'influence de l'innéité, dans
la procréation du dynanisme des êtres, ramène les mêmes
débats autour d'une seconde forme d'un même problème :

(1) Robinet, *Considérations philosophiques*, etc., ch. VI, p. 167.

inactive en partie, et en partie active dans la reproduction de l'existence physique, l'INVENTION naturelle, reprend-elle son empire dans la reproduction de l'existence morale?

I. Sous le type *spécifique*, le problème tout entier roule sur un seul point, et se résume en ces termes :

Les formes d'activité vitale des espèces, les types de leurs instincts et de leurs facultés, sont-ils, ou non, sujets à des révolutions ?

Si l'on s'en rapportait à des théories, dont nous avons déjà parlé dans cet ouvrage (1) et sur lesquelles nous serons forcé de revenir plus loin (2), ces révolutions ne s'interrompraient point et les types des instincts et des facultés des espèces de nos jours seraient bien éloignés des types primordiaux de ces mêmes espèces : ils seraient l'effort et le résultat transmis d'un progrès continu des générations et d'une succession également continue de métamorphoses.

Mais ces théories ne sont qu'une seconde face, ou plutôt elles ne sont qu'une simple application au dynamisme des êtres, du système qui rejette les faits fondamentaux de l'institution spéciale des espèces et de leur fixité.

L'évidence de ces deux vérités premières, en histoire naturelle, en est une décisive réfutation.

L'arrêt d'activité de l'invention naturelle ou de la loi du divers, dans la procréation, devant les facultés des espèces, en découle.

C'est une conséquence logique des principes. Sous quelque forme de vie que les espèces se déploient, la loi

____

(1) Première partie, liv. II, p. 66.
(2) Voir la quatrième partie, *Critique du système de Lamarck*.

d'innéité ne peut s'élever au-dessus de l'inviolabilité et de la perpétuité de leurs caractères. Or, comme nous l'avons vu, dans un autre passage (1), le type de l'espèce, n'est point purement physique, il est encore moral ; il porte tout à la fois sur la forme dynamique, et sur la forme plastique de l'organisation : la fixité de l'une tient donc à celle de l'autre, et l'immuabilité de nature des espèces fait nécessairement corps avec toutes les deux : « La « conservation des espèces, dit le professeur Flourens, « ne repose pas moins, au fond, sur les qualités intel- « lectuelles des animaux que sur leurs qualités organi- « ques (2). »

L'expérience le prouve :

En même temps que les peintures et que les momies d'animaux, recueillies dans les catacombes, démontrent, que, dans un laps de plusieurs milliers d'années, la succession des êtres n'a amené ni changement ni métamorphose, dans les caractères physiques des espèces, et qu'elles n'ont éprouvé ni modification ni révolution de formes, l'observation reportée, de ces formes transmises ainsi inaltérables, jusqu'au milieu de nos jours, aux êtres qui les animent maintenant, sous nos yeux, nous atteste également qu'il ne s'est opéré ni modification, ni métamorphose, ni révolution spécifique des instincts.

Dans les mêmes espèces, la même nature d'instincts, le même ordre de facultés, le même système de vie répondent aux mêmes formes : elles n'ont rien gagné, elles n'ont rien perdu, de leurs types psychologiques, à la marche du temps.

(1) Première partie, liv. I⁰ʳ, chap. ii, p. 51-52.
(2) Flourens, *Résumé analytique des observations de Frédéric Cuvier*, p. 118.

II. Sous le type *individuel*, la question de l'invention médiate de la nature, ou de l'innéité dans l'organisation du dynamisme des êtres, se formule en ces termes :

Dans les mêmes espèces, les formes *individuelles* des facultés des êtres *naissent-elles* différentes de celles de leurs auteurs?

Le problème, ainsi posé, renouvelle de graves débats, qui de l'antiquité se prolongent à nos jours.

L'affirmative exige trois conditions : l'une est l'existence *native* des facultés, ou de leurs principes, dans l'organisation ; l'autre, l'inégalité de leur répartition et de leur développement naturels chez les êtres ; la dernière, enfin, est l'indépendance des types *individuels* des facultés des êtres, des types *individuels* de celles de leurs parents, ou, en d'autres termes, de l'hérédité ; or, à chacun de ces points, une théorie répond par la négative.

La première négation, c'est-à-dire celle qui porte sur le premier point, vient de la théorie qui n'admet aucune innéité de facultés dans l'être : c'est la doctrine de la *table rase de l'âme*, doctrine dont nous trouvons le principe dans l'aphorisme célèbre, et peut-être mal compris d'Aristote : *Nihil est in intellectu quod non prius fuerit in sensu*. De l'intelligence on l'a étendu jusqu'au sentiment, jusqu'à l'instinct lui-même.

La seconde négation, c'est-à-dire celle qui porte sur le second point, vient de la théorie qui ne rejette pas le principe de l'*innéité* des facultés des êtres, mais qui repousse celui de leur *inégalité* de distribution entre les individus et qui a pour dogme l'*égalité primitive des âmes et des intelligences*.

La troisième négation, c'est-à-dire celle qui porte sur le dernier des points, appartient au système qui ne rejette

ni la préexistence des facultés en germe dans l'organisation, ni la diversité de leur répartition entre les individus;
mais qui fait procéder de l'hérédité seule, cette inégalité
et cette préexistence des facultés des êtres.

De ces trois théories, la première ne doit pas nous arrêter ici : et parce que nous nous sommes déjà expliqué
incidemment sur elle (1), et parce que nous aurons l'occasion de nous étendre ailleurs sur ses principes (2).

Nous serons bref sur la seconde, bien qu'elle ait de tout
temps eu des interprètes dont les uns ont cherché dans les
différences de l'éducation et de l'instruction, les autres
dans l'influence de l'organisation abstractivement disjointe
des facultés mentales, l'explication du fait des inégalités
toutes nécessairement secondes, à leurs yeux, des experts.
Mais cette hypothèse est tellement en dehors de l'instinct
général, et elle est si rebelle à l'évidence des faits, qu'elle
ne demanderait point d'autre réfutation que celle d'être
simplement remise en leur présence.

Sa proposition fondamentale, celle de l'égalité des intelligences, et de la similitude originelle de toutes les facultés, ne résiste pas un moment à cette décisive épreuve.
On a évidemment conclu, dans cette doctrine, du type
spécifique au type *individuel*.

C'est le vice radical de cette théorie, vraie, s'il s'agit de
l'espèce, absurde, s'il s'agit de l'*individu*.

Il importe, en effet, de ne pas jouer sur les mots.

Toutes les facultés, chez les hommes, sont semblables, et
identiques chez tous, en tant que *spécifiques* ou en tant
qu'*humaines*.

(1) Voyez Prolégomènes, § 4, et liv. I, ch. II.
(2) Quatrième partie, *Critique de la théorie de Lamarck*.

Il y a, sous ce rapport, égalité réelle de toutes les naissances; il y a identité commune à toute l'espèce, des organisations.

Cette identité et cette égalité ramenées à leur principe ne sont autres que la loi d'immuabilité de l'espèce elle-même : elles sont formellement reconnues par Platon; c'est, de ce point de vue, qu'il nie, avec raison, la diversité des hommes entre eux, et qu'il leur donne une *première* naissance toute semblable (1).

Mais *l'espèce* n'est jamais et ne peut jamais être, tout entière en quelque sorte et simultanément, ni à tous ses degrés, ni sous toutes ses formes, ni sous tous ses types possibles d'existence et de manifestation, dans *l'individu*; elle ne se réalise, dans sa plénitude et dans son absolu, que par l'infinité et par la succession des époques et des êtres; toutes les facultés peuvent donc, dans le sein de l'unité d'espèce, être très-diverses, être très-inégales, être très-dissemblables, en degré et en forme, et en qualité, et en nature même, en tant qu'individuelles, entre les personnes.

C'est une conclusion que l'expérience a rendue commune à toutes les sciences appelées à étudier la nature des êtres.

Elle l'a mise hors de doute, pour l'histoire naturelle, dans l'animalité.

« Les facultés et les qualités qui se trouvent chez tous « les individus de la même espèce existent, disait Gall, chez « ces divers individus, à des degrés très-différents (2). » Cette variété d'aptitudes, de penchants et de caractères lui semble, avec raison, un fait général qu'il croit devoir

(1) Ritter, *Histoire de la philosophie*, tom. II, liv. VIII, ch. IV, p. 307.
(2) Gall, *Sur les fonctions du cerveau*, Paris, 1825, tom. II, p. 414.

étendre à toutes les classes d'êtres. Platon, Chabert, Weith, etc., ont, comme lui, reconnu le même fait de variété personnelle des mœurs et des facultés des espèces, chez les brutes : Pierquin (1), et toute l'école phrénologique, en ont accumulé d'autres preuves, après lui. Le fait, d'ailleurs, est tellement incontestable en soi, que, dans le camp opposé, il a dû paraître tel à Helvétius lui-même (2).

Cette inégalité de répartition des attributs de l'espèce, dans le naturel des individus, se reproduit, chez eux, dans le naturel des races que l'espèce renferme : dans l'espèce du cheval, les qualités des races les plus estimées ne sont point communes à tous les individus qui leur appartiennent : les chevaux d'une seule et même race de course diffèrent de vitesse ; ceux d'une même race de trait, diffèrent de vigueur.

L'espèce du chien, plus riche en facultés premières, offre, dans toutes ses races, la confirmation vivante du même fait : tous les chiens de berger sont loin de présenter un égal développement de l'admirable instinct qui les caractérise ; tous les chiens épagneuls, ou tous les chiens braques, la même finesse de nez, la même ardeur de quête, le même art de poursuite, la même sûreté d'arrêt, la même prédilection pour tel ou tel gibier. On peut avec Gall étendre le même fait aux espèces sauvages. Il n'en est pas d'exemple plus facile à saisir, ni plus à la portée de tout observateur que celui des oiseaux. Pour ne parler ici que des oiseaux chanteurs, on dit, et il est vrai, que tous, laissés à eux-mêmes, ont naturellement le chant de leur espèce. Mais il faut ne les avoir ni connus, ni jamais comparés dans

(1) Pierquin, *Traité de la folie des animaux*, 1839, in-8.
(2) Helvétius, *de l'Esprit*, tom. II, p. 139.

les bois, pour s'imaginer qu'il suffise à aucun, dans aucune espèce, de lui appartenir, pour jouir nécessairement de toute l'étendue de son talent musical : la supériorité du chant du rossignol est si grande qu'elle peut faire illusion sans doute, et, pour une oreille inexpérimentée, effacer les degrés *individuels* et les différences *personnelles* de génie, de composition et d'exécution de ces prodigieux improvisateurs; et cependant l'art, le goût, la chaleur, l'harmonie, le timbre, la portée, le charme de la voix, entre eux tout varie. Cette variété se remarque et plus sensiblement et plus rapidement dans l'espèce du rouge-gorge, dans celle de la fauvette, dans celle du linot, etc. Dans toutes ces espèces il y a des génies, dans toutes il y a des médiocrités, dans toutes il y a même des impuissances, comme, d'après Pierquin, dans l'espèce du cheval, et dans celle du chien, il y a des imbéciles, il y a des maniaques, il y a des fous (1).

L'expérience a conduit la physiologie, la philosophie et la théologie à la même conclusion, dans l'humanité : toutes les trois se sont accordées sur le fait de la diversité native des caractères et des intelligences.

C'est en ce sens que s'étaient prononcés la Sorbonne (2) et la majorité des théologiens (3), lorsque le problème s'agitait sous la forme de la question si longtemps disputée parmi eux, de l'égalité ou de l'inégalité originelle des âmes; ils ont nié leur égalité naturelle, ils ont même nié que leur inégalité provînt des différences de l'organisation.

(1) *Ouvrage cité.*

(2) Henrici Gandavensis quod libeta, in IV lib. sentent., Paris, 1518, in-fol., lib. III, q. 5.

(3) Voy. Petri Lombardi, lib. IV *Sententiarum.*

Contrairement aux doctrines dont, après Helvétius, Jacolot a été le plus conséquent et le plus remarquable organe, l'immense majorité des physiologistes et des philosophes ont reconnu l'évidence de ce fait d'observation.

L'expérience va plus loin; elle ne prouve pas seulement que cette diversité existe des hommes aux hommes dans l'humanité, et des individus aux individus entre les diverses races, les diverses variétés, les diverses familles où se distribue l'espèce; elle prouve qu'elle se produit, par la génération, *au sein de l'unité de race, au sein de l'unité et de l'identité de la famille elle-même*; elle démontre, en un mot, que cette diversité native, et, comme telle, antérieure à l'action de l'éducation et indépendante d'elle, peut être indépendante, en tout ou en partie, chose au premier abord plus incompréhensible, de la nature des parents.

C'est ce que révoque en doute la troisième théorie que nous avons indiquée, théorie dont nous devrons exposer plus au long (1) les principes et les bases, et dont nous admettons, en partie, les doctrines, sur l'immense part de l'hérédité à la nature de l'être, mais en nous écartant de sa prétention à l'ériger en loi unique et absolue de la génération du type individuel.

Il n'est point d'hypothèse qui puisse prévaloir contre la souveraine autorité des faits; or, en tant qu'exclusive, les faits décident contre celle dont nous parlons ici. Ils prouvent que tous les instincts, que toutes les aptitudes, que toutes les dispositions, que toutes les facultés individuelles peuvent être *innées* dans l'organisation,

____

(1) Voy. Conclusion générale de la seconde partie.

c'est-à-dire y dépendre d'une loi qui n'est pas celle de l'hérédité.

Et il n'est pas une seule des considérations qui démontrent à nos yeux, jusqu'à l'évidence, le rôle de *l'innéité* dans la génération de l'existence plastique de l'individu, qui ne soit applicable à la génération de la forme dynamique de cette existence : il n'en est pas une, qui ne démontre, pour nous, avec la même lumière, le rôle de *l'innéité* dans son développement.

L'invention, en d'autres termes, dans la procréation comme dans la création, ne revendique pas moins nécessairement sa part de la nature morale que de la nature physique : et cette part variable dans les deux natures, a pour caractère, pour limite et pour preuve, la sphère et l'expression de la personnalité, ou à proprement dire, de *l'originalité dans l'individu.*

Or, dans l'une comme dans l'autre forme de l'existence, l'originalité n'est qu'une question de rapport de la nature des enfants à celle de leurs auteurs, et dans la vie morale ou dynamique des êtres, le rapport se juge au fait et se mesure au degré de la ressemblance ou de la différence des facultés diverses des êtres engendrés avec les facultés des êtres qui les engendrent.

Le fait de la différence qu'elles peuvent présenter, entre les uns et les autres est, pour nous, en ce moment, le seul point à débattre et ce point est éclairci par l'observation.

La diversité qui se produit, sous le type individuel, par la génération, dans la nature morale ou le dynamisme des êtres, au sein de la famille, comme au sein de la race, comme au sein de l'espèce, dans l'animalité, comme dans l'humanité, est un des phénomènes, qui contribuèrent le plus à fixer l'attention du Dr Gall sur la réalité et sur l'étendue des prédispositions organiques des êtres.

Chez les animaux, elle s'observe, tous les jours, entre les petits issus des mêmes parents, entre ceux d'une même portée : Gall en a rencontré un exemple curieux dans une portée de louveteaux enlevés à leur mère; tous furent élevés de la même manière : un s'apprivoisa et devint doux comme un chien ; les autres gardèrent leur naturel farouche (1). On voit à tous moments des faits analogues, chez les chiens, chez les chats, chez les chevaux, chez tous les animaux domestiques ou sauvages.

Müller est si frappé de ce phénomène, qu'il lui semble probable que la progéniture d'un seul chien sauvage, ou les générations dont elle deviendrait la tige, fourniraient, en raison de cette tendance aux variations, inhérente à l'espèce, des individus qui, apprivoisés, montreraient des talents divers, celui-ci pour chasser, celui-là pour surveiller les troupeaux et les propriétés (2), etc.

Selon l'opinion de Gall, et cette opinion est, sur le même point, celle d'un grand nombre d'auteurs, cette diversité du naturel des membres d'une seule et même famille est encore plus commune dans l'humanité (3). Rien n'est plus ordinaire, que de voir naître d'un même lit, des enfants qui présentent la plus grande dissemblance dans tous les éléments, et tous les caractères de la nature morale, quoique élevés au milieu des mêmes influences, quoique soumis à l'empire de la plus identique éducation (4) : les uns diffe-

(1) Gall, *Sur les fonctions du cerveau*, tom. II, p. 420.
(2) Muller, *Manuel de physiologie*. Paris, 1845, t. II, liv. VIII, p. 764.
(3) *Loc. cit.*
(4) Edonis Neushil, *Theatrum ingenii humani*, lib. I, p. 312. — Burdach, *ouv. cité*, tom. II, p. 246. — Lordat, *les Lois de l'hérédité physiologique sont-elles les mêmes chez les bêtes et chez l'homme?* Montpellier, 1842, p. 21.

rent par tous les attributs des sens : ils n'ont, au même degré, ni la faculté de voir, ni celle d'entendre, ni celle d'odorer, ni celle de goûter, ni celle de toucher ; d'autres ne diffèrent pas moins par tous les attributs de la vie affective, par les sentiments, par les goûts, les passions, et les caractères : c'est un point sur lequel Nebusius, Wollaston [1], Louis [2], Virey [3], Burdach [4], Muller [5] et Lordat [6], n'ont qu'une voix. L'intelligence peut offrir les mêmes contrastes : autant de frères et, souvent, autant de formes ou de degrés natifs d'aptitude. Les historiens n'ont pas manqué de faire ressortir ces oppositions du naturel des frères : les légendes bibliques nous les montrent jusque chez les deux premiers nés des deux premiers parents ; les traditions romaines, par la bouche de Tite-Live, de Suétone, de Plutarque, chez un très-grand nombre de personnages célèbres : entre Aruns et Lucius, dans la famille Tarquin ; entre les deux Gracchus, dans la famille des Gracques ; entre les empereurs, Titus et Domitien, dans celle de Vespasien ; entre Caracalla et Géta, dans celle de l'empereur Sévère ; entre Carinus et Numerianus, dans celle de Carus, etc. Elles sont aussi saillantes dans l'histoire de plusieurs de nos derniers rois : les frères de Charles IX dans la branche des Valois, dans la branche des Bourbons ceux de Louis XIII, de Louis XIV, de Louis XVI, n'avaient ni égalité, ni conformité de goûts, de capacité, ni de caractère. N'en était-il pas de même, à un très-haut degré,

(1) *Ebauche de la religion naturelle*, p. 119.
(2) *Ouv. cité*, p. 37.
(3) *Art de perfectionner l'homme*, tom. II, ch. IV, p. 97.
(4) *Ouv. cité*, tom. II, p. 218.
(5) *Manuel de physiologie*, tom. II, p. 761.
(6) *Mémoire cité*, loc. cit.

entre les frères Joseph, Lucien, Louis, Jérôme, et Napoléon, chez les Bonaparte? N'en est-il pas de même, dans l'histoire privée de la plupart des familles? les mêmes dissemblances n'y frappent-elles pas les yeux?

Un fait bien digne de remarque, et qui porte, sur ce point, la démonstration jusqu'à l'évidence, c'est que ces sortes de contrastes sont quelquefois extrêmes, dans les inclinations, et dans les facultés naturelles des jumeaux (1). « Cherchez, s'écrie Daignan, qui pousse même ici son « affirmation jusqu'à un absolu que nous n'admettons pas, « cherchez deux hommes, qui se ressemblent le plus en « tous points, deux frères, deux *jumeaux* qui aient tou- « jours vécu ensemble, qui aient été élevés de même, qui « aient le même état, enfin qui paraissent avoir la même « constitution ; si par hasard il se rencontre des individus « qui, au premier coup d'œil, paraissent exactement sem- « blables, suivez-les avec attention, quelles différences ne « trouverez-vous pas dans leurs traits, dans leur ton, « dans leur allure, dans leur son de voix, dans leurs « gestes, dans leurs goûts, dans leurs appétits, dans leurs « penchants, dans leurs inclinations, dans leurs talents, « dans leurs idées, dans leurs jugements, dans leurs rai- « sonnements, etc. (2) ? »

Si ces différences ne sont ni si générales ni si absolues que l'a pensé l'auteur, on ne peut disconvenir qu'elles ne soient du moins et tout aussi communes et tout aussi profondes dans le moral que dans le physique des jumeaux.

La remarque n'en avait pas échappé aux anciens.

(1) Sinibaldi, *Geneanthropeia*, lib. VIII, Tract. II, de prolis humani numerosa ao multi formi generatione, p. 854. — Bailly, *Songes de Phes-ton*, p. 111.

(2) Daignan, *Tableau des variétés de la vie humaine*, tom. I, p. 261.

« *Castor gaudet equis, ovo prognatus eodem pugnis,* »
a dit le poëte (1) organe d'une expérience devenue presque mythique, à force d'antiquité, et consacrée dans les
traditions de plusieurs peuples : à côté du Castor et du
Pollux des Grecs, de l'Eurysthenès et du Proclès des Spar-
tiates (2), n'avons-nous pas le Jacob et l'Esaü des Juifs, le
Romulus et le Remus des premiers Romains ? etc.

La science compte, sur ce point, des phénomènes encore
plus curieux que l'histoire : l'on sait, dit Muller, que les
monstres doubles, qui parviennent à vivre quelque temps,
peuvent avoir des dispositions morales différentes (3). Ritta
et Christina ont fourni l'occasion d'en faire la remarque (4) : mais elle a été faite bien plus anciennement, dans
des cas analogues, entre autres chez les célèbres jumelles de Presbourg : ces jumelles étaient nées unies, par le
côté, vers l'extrémité postérieure du thorax, de sorte
qu'elles ne pouvaient jamais se regarder ; elles avaient l'une
et l'autre les deux bras, les deux jambes, et les parties
sexuelles parfaitement distinctes, mais un conduit unique
pour les excréments. Malgré cette singulière communauté
de vie, malgré cette unité de naissance et d'origine, les
deux jumelles étaient aussi différentes d'humeur que de
visage : l'envie de manger, d'évacuer, d'uriner, ne les
prenait pas toutes deux en même temps : il fallait tour
à tour pourvoir à leurs besoins : l'une d'elles, plus forte
que l'autre, se pliant sur le côté, enlevait sa sœur aussi
facilement qu'elle eût levé le bras ; l'autre n'exécutait le

(1) Horace, sat. I.
(2) Hérodote, liv. VI.
(3) Muller, *ouv. cité,* tom. II, p. 637.
(4) Serres, *Recherches d'anatomie transcendante et pathologique.* Paris, 1832.

même mouvement qu'avec beaucoup d'effort. La première pouvait être malade, la seconde se porter bien : celle-ci était belle, douce, posée, peu sensuelle; celle-là laide, méchante, colère, querelleuse, ardente, pleine de tempérament. Les violences de la dernière contre sa sœur, et leurs disputes, étaient devenues si fréquentes et si inquiétantes que, dans le couvent des religieuses Salésiennes où le cardinal de Saxe-Zeits les avait placées, on se vit obligé de leur affecter une surveillante qui ne les quittait point, afin de prévenir ou d'apaiser leurs querelles. Elles vécurent, en dépit de ces désunions, jusqu'au mois d'avril de l'année 1724 où elles moururent toutes deux, à peu de jours de distance, à l'âge de 22 ans (1).

Ce contraste du naturel, aussi grand quelquefois que celui des destinées, entre deux enfants issus tous deux du même père et de la même mère, conçus au même instant, nés presque au même moment, quelquefois même unis par une partie du corps et des fonctions vitales, a très-longtemps servi d'argument empirique contre l'astrologie : on le trouve invoqué, comme tel, par les auteurs les plus divers : il l'est par Cicéron (2) par Saint Augustin (3) par le père Jean François (4) et par un grand nombre d'autres adversaires de la foi superstitieuse dans l'influence des astres.

De nos jours, il n'est pas moins embarrassant pour les partisans exclusifs de la loi de l'hérédité dans la gé-

(1) Sigaud de Lafond, *Dictionnaire des merveilles de la nature*, tom. I, p. 258, 259.

(2) Ciceronis, *De divinatione*, lib. II, XLV, XLVI, XLVII, etc.

(3) Saint Augustin, *De civitate Dei*, lib. V, cap. ii et vii, — et *De genere*, lib. II, cap. xlvii.

(4) Jean François, de la comp. de Jésus, *Traité des influences célestes*, chap. viii, § 2, p. 216, 217.

nération, qu'il ne l'était autrefois pour les astrologues.

Mais il est un second fait, plus inexplicable encore, pour les premiers : ce n'est pas uniquement entre les frères et sœurs, issus d'un même mariage, que l'on voit apparaître ces dissemblances de goûts, de penchants, de talents et de caractère : cette diversité, qui devient trop souvent un élément de trouble et brise l'harmonie intérieure des familles, n'est ni moins ordinaire, ni moins prononcée entre les modes d'être, de sentir, de comprendre, de juger et d'agir d'un grand nombre d'enfants et ceux des pères et mères.

Il n'y a rien de plus commun, dit Wollaston, que de voir des enfants qui ne ressemblent point du tout à leurs parents dans leur esprit, dans leurs inclinations, dans la figure de leur corps, dans leur teint, et qui, ajoute-t-il, diffèrent beaucoup, entre enfants mêmes (1).

1° Ces différences peuvent être en faveur des enfants et de leurs dispositions mentales et morales.

« Souvent, dit Burdach, les parents ont des facultés intellectuelles très-bornées et tous leurs enfants annoncent les plus heureuses dispositions (2); Virey a fait la même observation (3); Lyonnet l'a presque outrée, en regardant comme un fait ordinaire, de voir aides pères insensés des enfants raisonnables (4). Ce n'était pas l'opinion de l'illustre prédicateur anglais Tillotson qui rendait publiquement et au moment même de son installation dans le siége archiépiscopal de Cantorbéry, une action de grâces à Dieu de ce qu'il « lui avait donné quelque talent, et de ce

(1) *Ebauche de la religion naturelle*, p. 119.
(2) *Ouv. cité*, tom. II, § 302, p. 245.
(3) *Art de perfect. l'homme*, tom. II, ch. v, p. 94.
(4) *Brevis dissertatio de morbis hæreditariis*, etc.

« qu'il lui avait conservé la raison, quoique sa chère mère
« en eût été privée pendant plusieurs années et qu'ainsi
« elle eût pu lui transmettre cette infirmité (1).

Ces divergences morales affectent d'autres fois une forme singulière, celle d'une innovation : comme de graines
recueillies sur une même fleur, comme de pepins d'un
fruit du même arbre fruitier naissent les variétés les plus
imprévues et quelquefois les plus précieuses de fruit ou de
fleurs, on voit, des mêmes parents, naître des fils ou des
filles, d'une tournure d'esprit et de caractère nouvelle
dans la famille, ou d'aptitudes diverses étrangères aux
auteurs (2). Boileau nous apprend que, malgré le naturel
doux et nullement critique de ses père et mère, tous leurs
enfants furent doués d'un esprit satirique. Dans la famille
Corneille s'éveilla de même tout à coup le génie de la poésie dramatique. Les frères Bernouilli mathématiciens, les
Cassini astronomes, les Jussieu botanistes, etc., montrent,
dit à ce sujet le docteur Virey, qu'il éclot dans certaines
familles des dispositions d'esprit dont il est difficile d'assigner les causes et qui peuvent s'éteindre (3). Voltaire,
J. J. Rousseau, d'Alembert, Diderot, une foule de poëtes
et d'hommes de nos jours célèbres par leurs talents, lord
Byron, Goethe, Béranger, Lamartine, Victor Hugo, sont
autant de témoignages vivants de ce phénomène.

Nélaton et Burdach ont généralisé, avec raison, le fait :
c'est fréquemment de parents simples, dit le dernier, que
sortent ces hommes supérieurs, ces esprits dont l'influence

(1) *Oraison funèbre de Tillotson*, par Burnet, évêq. de Salisbury. —
Lordat, *mém. cité.*

(2) Spurzheim, *Essai sur les principes de l'éducation*, loc. cit.—Burdach,
ouv. cit.

(3) *Ouv. cité*, tom. II, ch. IV, p. 97-98.

se fait sentir, pendant des milliers d'années et dont la présence était un besoin pour l'humanité, au moment où ils sont entrés dans la vie; les plus grands hommes appartenaient à des familles vulgaires, pauvres ou inconnues (1). L'autre auteur le démontre par une rapide esquisse de la généalogie des personnages célèbres de l'antiquité (2); mais aucune histoire ne le confirme mieux que l'histoire de la France, ni aucune époque mieux que la grande époque de notre révolution.

2° Les différences morales, entre les enfants et les pères et mères, peuvent être en sens inverse et tout au détriment de la nature des enfants et de leur intelligence (3) :

Des personnes distinguées par les dons de l'esprit ou les qualités de l'âme, comme par les grâces du corps, engendrent des enfants privés de ces avantages, et qui naissent avec de mauvaises inclinations (4) : souvent même, des parents doués des plus éminentes facultés mentales, n'ont que des enfants stupides ou de la plus inepte médiocrité. Ces contrastes ressortent, dans la postérité la plus immédiate des plus brillants génies, cette observation avait, chez les anciens, donné lieu au proverbe rappelé par Lyonnet (5) et invoqué par Louis, contre l'hérédité : *Heroum filii noxæ, et amentes Hippocratis filii.* Comment arrive-t-il, demande Alexandre de Tralles, que tant d'imbéciles engendrent des hommes capables, et que de tant d'hommes capables naissent des imbéciles (6)? Par quel singulier jeu de la nature, s'écrie un autre auteur,

(1) *Ouv. cité,* tom. II, p. 245.
(2) *Theat. ingen. hum.,* lib. II, p. 226 à 227, et p. 233.
(3) De Pré, *de Morbis archealibus, sive hæreditariis,* p. 12.
(4) Lyonnet, Louis, Virey, etc., *ouv. cit.*
(5) *Ouv. cit.*
(6) Lib. prim. Problemate vigesimo octavo, II.

du sage Périclès, peut-il sortir deux sots, comme Parale et Xanthippe, un furieux comme Clinias? de l'intègre Aristide un infâme Lysimaque? du grave Thucydide un inepte Milésias, un stupide Stéphane? du tempérant Phocion, un dissolu Phocus? de Sophocle, d'Aristarque, d'Aristippe, de Thémistocle et de Socrate, des fils plus vils que la pituite (1)? Et, poursuivant le cours de ces oppositions de la nature morale des pères et des enfants, depuis l'histoire sacrée jusqu'à l'histoire romaine, il nous montre le fils de Fabius l'Allobrogique, si perdu de débauche qu'un jugement du préteur le frappe de l'interdiction des biens paternels (2); celui du grand Scipion, tombé à ce degré de honte et de dégradation, que ses parents indignés lui arrachent du doigt l'anneau à l'effigie de son illustre père (3); les fils de Curion, le plus frugal des hommes, croupissant dans la plus abjecte dépravation : il nous représente, enfin, avec le grave Plutarque (4), le fils de Caton d'Utique aussi infâme de mœurs qu'infâme de lâcheté; et rappelle l'étonnement et la douleur de Rome de voir, dans un ivrogne et sot débauché, le fils de Cicéron ; dans un Caligula, le fils de Germanicus ; dans un Domitien, le fils de Vespasien ; dans le gladiateur Commode, le fils de Marc-Aurèle.

Il serait facile d'étendre à l'histoire moderne et d'y multiplier ces sortes d'antagonismes ; on sait qu'ils y abondent; ils sont de toutes les époques et de toutes les carrières ; mais, les fils de Henri IV, ceux de Louis XIV, ceux d'Olivier Cromwell, ceux de Pierre-le-Grand,

(1) Edonis Neuhusii *Theatrum*, etc., lib. I, p. 331.
(2) Valer. Maxim., lib. III, cap. V.
(3) *Ibid.* id., id.
(4) Plutarque, dans *Caton*.

comme ceux de La Fontaine, de Crébillon, et de Goëthe,
et de Napoléon, dispensent de tant d'autres noms que
l'on pourrait citer. L'expérience, en ce point, est trop
générale, elle est trop positive, elle est trop permanente,
pour aller demander, à la lettre morte des livres, la confirmation de faits présents et vivants devant tous les yeux :
il semble qu'il existe une fatalité qui ne permette pas
que la plupart des enfants des personnes éminentes
par leur intelligence et par leur vertu, soient dignes
de leurs pères ; et plus d'un philosophe a dû s'armer
contre elle.

On connaît la réponse de Stilpon aux amis qui lui disaient que sa fille le couvrait de honte : « Elle ne me fait
pas plus de honte que je ne lui fais d'honneur. » Diogène
Laërce (1) a mis une parole plus cynique dans la bouche
d'Aristippe : on lui reprochait son excès de rigueur envers
d'indignes fils, et la répudiation qu'il faisait de son sang :
« et la vermine, dit-il, et la pituite aussi, s'engendrent
de notre sang ; cependant qui ne les rejette (2) ? » L'histoire a conservé du roi Philippe II, d'Espagne, et du czar
Pierre Iᵉʳ, sur leurs propres enfants, le czarwitch Alexis,
et l'infant don Carlos, des mots analogues, mais dont
l'expression s'est profondément empreinte du caractère
de l'empereur et du roi : « *quand on a de mauvais sang,
« on se le fait tirer.* »

Les considérations de fait qui servent de base à ces
mots historiques, avaient assez vivement influencé Platon, pour vaincre, sur ce point, l'impulsion de son esprit
aristocratique. L'importance qu'il ne peut se défendre

____

(1) Diogène Laërce, *Vies des philosophes de l'antiquité,* liv. II, ch. xII.
(2) Idem.

d'attacher à l'extraction de familles puissantes et habiles,
lorsqu'il ne considère dans la génération que l'hérédité,
ne lui ferme pas les yeux sur les inconvénients de l'a-
dopter comme loi de transmission des pouvoirs : il pense,
à la vérité, dit Ritter, que le plus souvent les bons naissent des bons, les méchants des méchants ; mais que,
d'autres fois aussi, les bons donnent le jour à des méchants et réciproquement (1). Aussi, loin d'appliquer le
principe de l'hérédité au gouvernement, le rejette-t-il
complétement de sa république ; il n'y veut pas plus d'a-
ristocratie de naissance que de fortune ; et, comme il n'y
tolère d'autre domination que celle de la vertu et celle
des lumières, la souveraineté n'y est transmissible qu'entre les philosophes (2).

Les mêmes réflexions fondées sur les mêmes faits ont
porté d'autres auteurs, avant et après lui, bien au delà
des limites où il s'est arrêté : il en est chez lesquels le développement spontané de la diversité dans la génération, les dissemblances mentales et morales si fréquentes,
si extrêmes quelquefois des enfants aux parents, ont
éteint toute fois dans l'hérédité de la nature morale. Dès
avant Platon, un poëte qu'il a cité (3), Théognis, avait
dit dans une élégie, que si l'âme était de nature à être
procréée, et pour ainsi dire inoculée dans l'être, par la
génération, jamais un mauvais fils ne naîtrait d'un bon
père ; argument qui a pris et qui devait prendre faveur,
près d'esprits plus sérieux : il n'a échappé à aucun adversaire de la doctrine de l'hérédité morale : Lyonnet,

(1) Ritter. *Histoire de la philosophie*, tom. II, p. 360.
(2) *De republic.* III, p. 415, A. S. IV, p. 423, C. S. V, p. 459, A. S. —
et VII, p. 540. — Voyez aussi le *Timée*, p. 18.
(3) Dans le dialogue *Ménon ou de la vertu.*

Helvétius, Weikard, Louis, Wollaston surtout, s'en sont emparés. Le dernier dit nettement qu'une semblable différence a autant de force pour prouver qu'il n'y a point de génération d'âmes, que la ressemblance en a pour prouver que les âmes passent des pères aux enfants (1).

Tout récemment encore le professeur Lordat a soutenu la même thèse (2).

Cette argumentation aurait pu s'appuyer sur des contrastes encore plus extraordinaires :

La variété peut prendre un tel développement dans la nature morale, elle peut lui imprimer de telles divergences, qu'elle la fasse sortir, comme la nature physique (3), non pas seulement du type moral de la famille, mais du type moral de la race à laquelle la famille appartient (4).

La diversité psychologique des races est, comme nous l'avons vu, aussi bien démontrée que leur diversité physiologique ; et cette diversité porte sur toutes les formes du dynamisme humain. Toutes les races, en un mot, quoique participant toutes des attributs d'une seule et même espèce, les présentent sous une forme et à un degré propres à chacune d'elles ; chacune d'elles a son type de sensoriété, son type de caractère, son type d'intelligence, son type d'activité : or, il n'en est pas une où la génération ne développe d'anomalies soudaines du naturel, et où l'on ne soit à même d'observer, ainsi que dans la forme physique de son existence, des transitions di-

(1) Wollaston, *Ebauche de la religion naturelle*, p. 149.
(2) *Mémoire cité.*
(3) Voyez plus haut, IIe part., liv. I, ch. III, p. 122 et suiv.
(4) Demangeon, *De l'imagination*, p. 460.

verses et spontanées du type moral de la race, au type moral d'une autre.

La race nègre, par exemple, de l'aveu unanime de tous les naturalistes qui l'ont étudiée, a par-dessus les autres une délicatesse, une perfection, une puissance vraiment miraculeuses des sens. La vue, l'ouïe, l'odorat, le goût et le toucher, sont chez elle, ainsi que dans plusieurs nations américaines (1), d'une subtilité incompréhensible : les nègres distinguent un homme, un vaisseau en mer, dans un éloignement où les Européens pourraient à peine les apercevoir, avec des lunettes à longue vue (2). Ils entendent, comme ils voient, à d'immenses distances, les sons les plus légers, les plus imperceptibles : leur sûreté d'odorat est aussi exquise : ils flairent de très-loin les animaux qu'ils chassent, ils les suivent à la piste (3), discernent celle d'un serpent, celle d'un nègre, celle d'un blanc (4). Leur sensibilité de goût et de toucher est de la même finesse ; en un mot, ils présentent, à un si haut degré, les instincts animaux, que Virey, s'emparant de ces analogies, est tenté de voir en eux, selon *l'ordre de la nature*, *les anciens frères des singes*. Eh bien, il n'y a pas un seul de ces traits partiels du naturel nègre, qui ne manque à plusieurs, et il n'est peut-être pas de race où, spontanément, ils ne puissent apparaître. La race blanche en compte un grand nombre d'exemples : chez quelques individus, la puissance de la vue y atteint au prodige ; on

(1) Voyez Morton, *Crania Americana*, Boston, 1840. Voyez encore les détails que donne, sur les Gauchos des Pampas, le capitaine Bazile Hall.
(2) Virey, *Histoire naturelle du genre humain*.
(3) *Observations physiques*, tom. II, p. 188.
(4) *Observations physiques*, loc. cit. Virey, ouv. cité. — Zimmermann, *De l'expérience*, tom. III, p. 820.

sait que, s'il est des yeux qui peuvent à peine compter quelques étoiles au ciel, où les meilleures vues en nombrent à peine trois mille, il en est qui luttent presque avec les instruments. J'ai connu une personne, qui, seule de sa famille, ne trouvait point d'avantage à se servir de lorgnette; la vision, chez elle, était d'une puissance et d'une portée que rien dans le physique de l'œil ne pouvait expliquer; mais cette faculté cessait avec le jour. Digby parle d'un homme dont la subtilité d'odorat était telle qu'il flairait, comme les nègres, l'approche de l'ennemi, et distinguait, à de simples émanations, sa femme d'une autre femme. Chez le religieux dont il est question dans le *Journal des savants* de 1684, la pénétration de l'odorat tenait à la divination; non-seulement ce religieux reconnaissait à l'odeur, les diverses personnes; mais, ce qui serait plus étrange, et ce qu'il est très-permis de révoquer en doute, il aurait distingué les filles ou les femmes chastes de celles qui ne l'étaient pas. Il avait commencé un traité des odeurs, quand la mort vint le surprendre (1). Zimmermann raconte que l'illustre Haller lui-même avait une perfection si grande de l'odorat, que dans le temps où l'habitude de la dissection le rendait insensible à l'odeur des cadavres, il sentait de sa maison des pommes renfermées dans la maison voisine, et percevait de dix pas la transpiration de vieilles gens, insensible à tout autre qu'à lui (2). Daignan, enfin, rapporte, comme témoin oculaire de la délicatesse de l'o-

(1) Lecat. *Traité des sensations et des passions*, tom. II, p. 256, 258. Je ne sais, ajoute-t-il plaisamment, si un homme si savant en ce genre n'aurait pas été dangereux dans la société.

(2) Zimmermann, *Traité de l'expérience*, trad. par Lefebvre de Villebrune, tom. III, p. 320.

dorat et du tact un exemple singulier, s'il ne s'est pas mépris sur sa réalité : il dit avoir vu en 1760, à Tournay, dans une famille de huit à dix enfants, une petite fille de neuf mois, ou environ, qui depuis l'âge de trois mois, pleurait toutes les fois qu'on avait mis sur elle, ou dans son berceau, quelque linge qui avait servi à d'autres, jusqu'à ce qu'on l'eût changé pour lui en donner qui n'eussent servi qu'à elle, ce qu'elle distinguait en les flairant, quoique blancs de lessive (1).

Ce que nous venons de dire des sens, nous pouvons le répéter des inclinations, des goûts, des caractères, des facultés mentales : la vie morale n'a point de forme propre, ni de type spécial à une race, qui ne puisse spontanément surgir dans une autre. On retrouve, chez des blancs, une foule de traits épars et plus ou moins profonds, du naturel nègre, du naturel mongol, ou de celui d'autres races, comme on en retrouve, chez eux, de leur complexion physique et de leur conformation. Ne rencontre-t-on pas dans toutes les races blanches, des individus à l'humeur mobile, violente, inconsistante, et presque exclusivement sensuelle du nègre, d'autres à l'inertie stupide du Hottentot, qui préfère l'inaction du corps et de l'esprit, à la volupté même (2). Est-il même très-rare de voir s'y manifester des caractères qui offrent cette réunion bizarre des défauts des deux âges extrêmes de la vie, l'ignorance et la légèreté de l'enfant, l'incapacité et l'opiniâtreté incurables du vieillard, qui font du naturel de la race rouge, le type peut-être le plus incivilisable et le plus bestial de l'humanité (3). Oui, dans la race blanche, il naît spontanément

(1) Daignan, *Ouv. cité*, tom. I, p. 7.
(2) Virey, *Histoire naturelle du genre humain*, tom. II.
(3) *Journal of the Royal geographical Society*, tom. II. Traduction anglaise de l'ouvrage du docteur Martius.

de ces types exotiques, et réciproquement, il surgit dans ces types, chez quelques individus, des traits disséminés du naturel des blancs, tandis que par exemple, dans la belle et grande famille caucasique, la race prééminente par l'intelligence, apparaissent des hommes d'un esprit inférieur et qui sous ce rapport s'écartent de son type, des races, sous le même rapport, moins privilégiées, engendrent tout à coup des hommes supérieurs à la race et au temps. Ce fait s'est réalisé jusque dans les races les plus dédaignées. Malgré ce qu'on a dit et dit avec raison de l'incapacité de la race nègre, Blumenbach, Maltebrun, Bory de Saint-Vincent, Perceval, l'abbé Grégoire, etc., ont fait connaître les noms de nègres doués de facultés remarquables : il en est qui surpassent en talent musical, en science mathématique ou philosophique, la majorité des Européens (1).

Toussaint Louverture n'était certainement pas, comme tête politique, un homme ordinaire (2) : de la race des Cafres (3), de la race Hottentote, que Bory de Saint-Vincent nous peint comme réduite à une sorte de gloussement, pour unique langage, et que les Cafres eux-mêmes chassent et exterminent comme une sorte de gibier, sortent des hommes courageux, et quelquefois des hommes d'une rare intelligence (4). Il n'est pas jusqu'au stupide Esquimau, jusqu'au Groenlandais, qui ne puissent présenter le même phénomène (5). Dans toutes les races, enfin,

(1) Spurzheim, *Essai sur les principes élémentaires de l'éducation*, p. 18.

(2) Broc, *Essai sur les races humaines considérées sous les rapports anatomique et philosophique*, p. 77.

(3) Id., p. 81.

(4) Kolbe, *Voyage au cap de Bonne-Espérance*, Nuremberg, 1715, 3 vol. in-folio.

(5) Prichard, *Histoire naturelle de l'homme*, tom. II, p. 280, 289.

comme dans toutes les familles, naissent spontanément des individus destitués des traits du caractère moral, ainsi que d'autres des traits du caractère physique de leur race originelle.

La diversité qui se produit ainsi, dans la génération, ne s'arrête pas même à ces degrés d'écarts : comme dans les variétés infinies qu'elle engendre, elle abandonne souvent le type de la race, elle peut dénaturer, dans ses bizarreries, jusqu'au type moral des espèces elles-mêmes.

Parmi les animaux, des individus naissent, à divers degrés, étrangers aux mœurs, et privés des instincts communs de leur espèce : le même fait se répète dans l'humanité. C'est ainsi, dit Burdach, qu'on voit des enfants, chez qui le caractère de l'humanité est plus ou moins altéré, sous le rapport des facultés intellectuelles, des qualités morales, ou de la constitution, sans que l'on en *puisse découvrir la cause*, ni *dans le physique*, ni *dans le moral*, ni *dans le genre de vie de ceux qui leur ont donné le jour* (1).

Cette altération spécifique peut n'atteindre que les sens externes; chez un grand nombre, c'est l'œil : plusieurs enfants arrivent à la vie, inhabiles à la perception d'une ou de plusieurs couleurs (2); il en est pour lesquels le bleu n'existe pas; il en est pour lesquels le rouge est insensible; d'autres qui ignorent le jaune; d'autres aux yeux de qui le ciel, les astres, la terre, la mer, les oiseaux et les fleurs, toutes les nuances du prisme magique de l'univers, se fondent uniformément dans une teinte sombre et terne, ou n'offrent que des degrés de blanc et de

____

(1) Burdach, *Traité de physiologie*, tom. II, p. 245.
(2) Müller, *Physiologie du système nerveux*, tom. II, p. 447.

noir (1). Il en est d'autres, enfin, plus malheureux encore, pour lesquels la lumière elle-même n'existe pas : ils naissent aveugles de parents voyant clair, comme les précédents, frappés d'anomalies, de parents dont les yeux n'offrent rien d'anormal (2).

D'autres fois, au lieu de la vue, c'est l'ouïe, qui est atteinte, dans les mêmes conditions : la surdi-mutité, dans un grand nombre de cas, n'a rien qui l'explique de la part des auteurs de la génération. Fernel rapporte qu'un père et une mère, tous deux d'une parfaite santé, d'une organisation des sens irréprochable, n'engendraient que des sourds-muets (3); Baillou a raconté un autre fait analogue; Poilroux, plus récemment, a fait la même remarque dans une autre famille, où le père et la mère jouissaient l'un et l'autre du sens de l'ouïe et de la faculté de parler (4) : dans la famille Luco, dont Bouvyer Desmortiers a retracé l'histoire, le phénomène s'entourait d'une bizarrerie de plus : les parents, doués tous deux de l'intégrité de la voix et de celle de l'ouïe, engendraient, par une sorte de périodicité constante et régulière, des enfants sourds-muets, puis d'autres qui ne l'étaient pas (5). On trouve ailleurs un fait presque aussi singulier : c'est celui d'une famille qui habitait alternativement Paris et Bordeaux; les enfants engendrés à Bordeaux, naissaient tous sourds-muets : les enfants engendrés à

----

(1) *Philosophical transactions of the Royal Society of London*, 1777, p. 260. — *Transactions of the Royal Society of Edinburgh*, vol. X, p. 253.

(2) Portal, *Considérations sur les maladies héréditaires.*

(3) Fernel, *Patholog.*, lib. V, cap. VI.

(4) Poilroux, *Recherches sur les maladies chroniques*, p. 252.

(5) Bouvyer Desmortiers. *Considérations sur les sourds-muets de naissance*, p. 125.

Paris, naissaient tous doués, comme leurs parents, de la plus parfaite intégrité de l'ouïe (1).

La vue et l'ouïe peuvent même être ainsi frappées toutes deux à la fois. Tel était le cas de l'infortuné Michel, dont il est question dans l'ouvrage de Spurzheim : il était né le 11 novembre 1795, sourd-muet et aveugle de parents voyant clair, entendant et parlant (2).

Chez d'autres, l'œil et l'oreille exercent leurs fonctions : l'individu perçoit la lumière, les couleurs, les vibrations sonores, mais le goût et l'odorat naissent complétement inertes. Schenck, en a rapporté de curieux exemples : un des plus étranges, est celui d'un nommé Lazare, autrement dit, le mangeur de verre. Cet homme dévorait indifféremment tout, verre, pierre, bois, charbon, animaux vivants, poissons, linges, ordures, etc. ; il avait le palais également insensible à toutes les saveurs. L'anatomiste Colomb, qui, après sa mort, en fit l'autopsie, reconnut chez lui une déviation des nerfs de la quatrième paire (3). Les célèbres polyphages, Bijou et Tarare, ont offert, de nos temps, des faits analogues; et, circonstance curieuse, chez ces omnivores, l'autopsie révéla un rapport singulier de conformation entre leur tube digestif et celui des animaux carnassiers.

Au lieu des sensations, il arrive quelquefois que ce sont les sentiments, que c'est le type spécifique du caractère moral, que ces dégradations spontanées dénaturent : ces dégradations peuvent se rapporter ou à la *quantité*, ou à la *qualité* de la puissance de sentir.

L'une et l'autre faculté, comprennent dans chaque es-

(1) *Anecdotes de médecine*, tom. II, p. 241.
(2) Vimont, *Traité de la phrénologie*, tom. II, p. 67.
(3) Schenckii *Observationes medicæ de capite humano*, p. 416.

pèce, particulièrement dans l'espèce humaine, des degrés innombrables.

Nous en distinguerons trois dans la première :

Il existe d'abord de ces natures exquises, qui sentent aussi loin et aussi fortement qu'il ait été donné à l'espèce de sentir.

Il en existe d'autres, natures intermédiaires, en qui la faculté spécifique de sentir présente un type moyen et se produit toujours dans une certaine mesure.

Il en existe enfin, qui semblent destituées, au sein de la même famille, on ne sait pas pourquoi, on ne sait pas comment, du pouvoir de sentir, aveugles et sourds de l'âme, que n'échauffe aucun rayon de sa plus vive lumière; natures végétatives, ces êtres vivent et digèrent, mais le plus grand excès de leur sensibilité s'épuise à leur donner le sentiment d'eux-mêmes.

Toute une série d'êtres, atteints de cette sorte d'anesthésie profonde, restent ainsi comme en dehors de l'humanité.

Les nuances et les degrés de la seconde forme de la sensibilité affective de l'âme, ou de la *qualité* spécifique de sentir, sont trop infinies, pour qu'il soit possible de les énumérer; il faudrait posséder un prisme qui réfléchisse, en quelque manière, toutes les couleurs de l'âme, et sur lequel on puisse comparer et noter, chez les différents êtres, celles qu'ils perçoivent ou ne perçoivent pas. Tout ce que nous pouvons dire, c'est qu'à côté des êtres privilégiés qui jouissent de tous les modes de sensibilité que l'homme a reçus du ciel, il en existe d'autres, qui, sans être insensibles, sont comme destitués du pouvoir de réfléchir telle ou telle série des sentiments de l'humanité. Ces anomalies rétrogrades peuvent même faire redescendre l'homme, jusqu'à une sorte de bestialité native, tristes et incurables métamorphoses, dont l'innéité, dans la génération, est l'unique Circé. N'y a-t-il pas des êtres qui n'apportent à la vie, que la figure de l'homme, des hommes qui ont du tigre ou de la brute dans le sang, innocemment capables, et quelquefois coupables de tous les genres de crime? Nous regardons, pour notre part, comme rentrant dans cette classe de monstruosités, beaucoup de naturels, que l'on a tort de ranger dans les monomanies.

Les anciens avaient été tellement frappés de ces apparitions d'instincts rétrogrades, dans l'humanité, qu'ils en cherchaient les signes jusque sur les visages, et qu'ils posaient en loi, heureusement arbitraire, que l'homme devait avoir les mœurs de l'animal dont il avait les traits (1).

Ce qu'il y a de très-remarquable, c'est que dans beaucoup de cas, rien de la part de la race, ni de la famille, n'explique ces dégradations.

Plus fréquemment encore, c'est dans l'intelligence que naissent congénialement ces anomalies et que le type spécifique du moral des êtres se montre altéré : l'idiotie native survient dans bien des cas où rien du côté ni du père, de la mère, ni des autres membres de la famille ne l'explique. Il est même des familles et des individus, où ces dégradations spontanées de l'espèce atteignent à la fois et la forme physique, et la forme morale de l'existence humaine. Kuhn, raconte Burdach (2), a connu deux époux, grands, robustes, intelligents et rangés, issus de familles bien constituées, et eux-mêmes pourvus d'organes génitaux bien développés, qui étaient arrivés en temps convenable à la puberté et qui avaient contracté les liens du mariage à l'époque de leur pleine vigueur ; ja—

(1) J. B. Porta, *De humanâ physionomiâ*, lib. I, cap. III et IV.
(2) *Ouv. cité*, tom. II, p. 246.

mais ils ne s'étaient écartés des lois de la nature dans
leurs relations intimes : jamais non plus ils n'avaient fait
usage d'aliments extraordinaires, ou de mauvaise qualité : toutes les grossesses et les parturitions de la femme,
avaient été normales, et elle avait allaité ses enfants jusqu'à l'âge de deux ans ; le fils aîné âgé de 24 ans, intelligent, mais haut seulement de trois pieds deux pouces,
avait le menton dépourvu de barbe, et les organes génitaux très-peu développés ; il n'éprouvait aucun désir et
il était sujet à des accès de catalepsie. Un autre fils de
21 ans, ressemblait à son frère sous le rapport de l'apparence génitale, mais il était grand, fort, robuste et doué
d'une voix mâle, du reste peu spirituel, arrogant, opi-
niâtre, méchant. Une fille de 16 ans, avait trois pieds de
haut, sans aucune apparence de puberté ; elle était idiote
et hors d'état de parler convenablement. Une autre fille
de 10 ans et un garçon de 7 étaient complétement imbéciles et incapables de parler, ayant une langue si épaisse
qu'ils ne pouvaient la tirer (1).

Des considérations que nous venons d'exposer, et des
observations sur lesquelles elles se fondent, ressort donc,
à nos yeux complétement démontrée, la vérité d'un fait
que nous avons tout d'abord établi en principe : qu'au
contraire de ce qui se passe sous le type *spécifique*, la génération, sous le type *individuel*, développe spontanément
sous la forme morale, ainsi que sous la forme physique
de l'existence, des variétés natives où la procréation diverge de la famille, diverge de la race et de l'espèce elle-
même, et personnifie, en quelque manière, tous les attributs des produits qu'elle anime.

(1) *Schriften der Berlin Geselschaft naturforschender Freunde*, t. I,
pag. 367.

CONCLUSION DE CE LIVRE.

Deux faits fondamentaux ressortent de ce livre : le premier, en harmonie avec ce que la science proclame depuis longtemps, c'est qu'il n'existe point d'INNÉITÉ dans le type *spécifique* des êtres, ou, en d'autres termes, que la génération n'institue point d'*espèces* : une expérience qui remonte, comme nous l'avons vu, presque aussi avant, dans la nuit des temps, que les traditions humaines, montre partout et toujours la PROCRÉATION respectant les types de la nature physique et morale des espèces, types primordiaux de la CRÉATION dont elle est l'image, et dont elle est appelée à répéter les œuvres.

De ce principe découle la conséquence de l'uniformité *spécifique* des êtres, dans chacune des espèces qui se reproduisent.

Le second fait est celui de la perpétuelle action de l'INNÉITÉ sous le type *individuel* des êtres : c'est le phénomène inverse de la PROCRÉATION, qui, fixe et immobile devant les caractères des espèces, demeurées invariables au milieu de leurs mille renouvellements, se montre presque aussi féconde en métamorphoses, qu'en multiplications du type individuel. La génération n'y apparaît-elle pas, développant de toutes parts, au sein de l'identité de l'espèce, de la race, et de la famille elle-même, dans la forme physique et dans la forme morale de l'organisation, des variétés sans nombre?

De ce second principe découle la conséquence de la diversité *individuelle* des êtres dans l'unité d'espèce.

Il a été donné à chacun de ces deux grands phénomènes de la vie, la *fixité de l'espèce*, la *variabilité de l'individu*, de remuer, dans tous les temps, les intelligences, et dans tous les temps, de profondément diviser les esprits.

La nature des questions et l'ordre des matières nous appelleront plus loin à remettre sous les yeux et les principes qui viennent à l'appui du premier, l'*immutabilité du type spécifique*, et l'ensemble des doctrines qu'on lui a opposées (1).

Mais les débats que soulève le second phénomène, celui de l'innéité du type individuel, ou de la diversité à l'infini des êtres, se produisant sous toutes les formes de l'existence, et à tous les degrés possibles d'analogie, dans la PROCRÉATION, réclament, dès ce moment toute notre attention, et c'est ici le lieu de mettre en parallèle avec l'explication que nous avons présentée de ce fait fondamental, la revue des impressions qu'il a éveillées et celle des théories diverses qu'il a fait naître.

De tous les types de vie et d'uniformité d'organisation où il se développe, il n'en est aucun où son développement excite plus de surprise que le sein de la famille.

En l'y voyant jaillir, en quelque manière, de l'identité même, toutes les opinions n'ont qu'une voix pour se dire : quelle est donc la nature, l'origine, la cause de cette diversité? d'où viennent ces dissemblances des enfants aux parents et des enfants entre eux? Questions inévitables, que les intelligences, amenées de près ou de loin à heurter ce problème, sont partout et toujours forcées de se poser. Parménide, Empédocle, Hippocrate, Aristote, etc., se les sont adressées dans l'antiquité, et, à leur suite, une foule d'auteurs les plus divers d'époque et de pays, depuis Alexandre de Tralles et Averrhoës, jus-

______

(1) Voyez tom. II, IVe part.

qu'aux écrivains, philosophes ou médecins, des trois derniers siècles, entre autres Vanini (1), Zacchias (2), Louis Mercado (3), André du Laurens (4), Benoît Sinibaldi (5), de Pré (6), Wollaston (7), Maupertuis (8), Louis, Venette (9), etc. « *Cur in iisdem mœnibus et parietibus*, dit Neüs, « *eumdem cœli aerem haurientes, ejusdem stirpis* « *ac sanguinis cognatione devincti, tam variis affectibus* « *atque ingeniis aguntur? ut vultuum ità mentium di-* « *versos natura habitus et quasi lineamenta effinxit qui-* « *bus singuli, tot jàm per sæcula homines, sub eodem* « *cœlo, in eâdem domo ac familiâ a se dissenserunt : quot* « *capita tot hominum diversa ingenia. Ut suum quisque* « *spiritum ità indolem a naturâ traxit peculiarem, cer-* « *tum virtutis vitiorumque, crescentibus annis, rudimen-* « *tum* (10). »

D'où peut donc venir cette bigarrure? se demande Pierre Bailly, encore tout étonné de la rencontrer jusques entre les jumeaux, différents, écrit-il, en *visage, linéamens, mœurs, voix, écritures, gestes, port de corps*, et en *beaucoup d'autres choses* (11)? Existe-t-elle dans les germes ou dans les développements? se demande Helvétius. D'où provient, se dit de même le docteur Gall, cette différence

(1) Jul. Cæs. Vanin.
(2) *Quæstiones medico-legal.* lib. I, tit. v, quæst. iii, p. 122.
(3) *De morb. mulier.*, lib. III, cap. vii.
(4) OEuvres d'André du Laurens, liv. VIII, *De la génération*, quæst. xx, p. 111, 112.
(5) *Ouv. cité.*
(6) De Pré, *De morbis archealibus sive hœreditariis.* Erfurth, 1702, p. 12.
(7) *Ouv. cité.*
(8) *Vénus physique*, 1re partie, ch. xiii, p. 60, 2me part., ch. iii, p. 97.
(9) *Traité de la génération.*
(10) Ed. Neihusi *Theat. ingenii humani*, lib I, cap. xviii, p. 306.
(11) Pierre Bailly, *Songes d'Ephestion*, p. 111.

d'individu à individu, dans les facultés et les qualités essentielles communes à l'espèce, différence plus frappante dans l'humanité, que dans toute autre nature d'êtres, et que l'on observe dans le caractère moral et intellectuel d'une seule et même famille (1)?

Nous n'avons pas besoin de dire que la réponse change avec les systèmes. Le fait même qui la provoque, le développement spontané de la diversité dans la génération, est loin d'avoir pour tous le même caractère. Ce fait laisse sans surprise ceux qui rejettent la doctrine de l'hérédité de la nature physique et de la nature morale, sous le type individuel : il rentre dans leurs principes. Ils disent avec Ch. Bonnet : « *Le germe porte l'empreinte origi-* « *nelle de l'espèce, et non celle de l'individualité :* c'est « *très en petit un homme, un cheval, un taureau,* etc. « Mais ce n'est pas un *certain homme,* un *certain cheval,* « un *certain taureau* (2). »

Mais on comprend combien cette diversité doit étonner tous ceux, qui professent la doctrine diamétralement contraire, lorsque l'absence égale de l'hérédité des côtés maternel et paternel de l'être, leur enlève la ressource d'une explication conforme à leur système.

La première question que ces deux théories inverses aient à résoudre, est celle de la nature du fait qui les sépare, c'est-à-dire de *l'essence de la diversité dans la procréation.* Sur ce point capital nous nous trouvons en face de deux doctrines contraires : une première rattache le fait de la variété à l'hérédité, et le considère comme une anomalie de la génération ; sous le type *individuel*

____

(1) Gall, *Sur les fonctions du cerveau,* tom. II, p. 414, 416.

(2) Bonnet, *Considérations sur les corps organisés,* tom. II, chap. VII, § 388, p. 219.

comme sous le *spécifique*, la ressemblance, à ses yeux, en est la seule loi : une seconde disjoint le fait de la variété de l'hérédité, et le déclare un fait ordinaire et normal de la génération ; sous le type *individuel*, la différence, pour elle, en est la règle unique.

De là des divisions sans nombre sur l'époque, ainsi que sur la cause de la diversité, dans la procréation.

Toutes rentrent cependant dans deux ordres d'idées : 1° nous renfermons, dans l'un, toutes les théories qui limitent le *principe* de la diversité, dans la procréation, aux simples circonstances de la procréation et du développement de l'être; 2° nous comprenons dans l'autre, toutes les théories qui élèvent le *principe* de la diversité, dans la procréation, au-dessus des circonstances de la procréation et du développement de l'être.

Nous allons rapidement parcourir cette double série d'opinions.

I. Dans la première série, trois opinions se partagent sur l'époque et la cause de la diversité dans le type de la famille :

1° Elle est pour une première, postérieure à la vie intra-utérine, et reconnaît pour cause, l'ensemble des circonstances qui peuvent agir sur l'être, après la naissance; toutes les influences physiques et morales de l'alimentation, de l'éducation, des lieux et des climats. C'est la thèse soutenue avec complaisance par Wollaston, Helvétius, Bonnet, Louis, Weikard, etc.

2° Elle est, pour une seconde, d'une date antérieure à celle de la naissance, mais postérieure à celle de la conception : elle a pour origine et pour cause, tous les troubles soit physiques, soit moraux de la vie utérine, toutes les influences de nature à réagir de la mère sur le fœtus, tels que les effets d'imagination, les vices de nutrition, etc. Un très-grand nombre d'auteurs insistent sur les premiers : Th. Fien, Zacchias, Louis, de Mercado, André du Laurens, Venette, Lazare Rivière (1), Ulysse Aldovrand (2); d'autres, avec Demangeon, n'admettent que les seconds.

« Pour les dissemblances, il n'est pas, dit-il, déraisonnable de croire, lorsqu'elles ne viennent pas d'infidélité, que c'est au trouble des fonctions des organes de la nutrition, d'abord dans la mère, et successivement dans le fruit, qu'il faut principalement les rapporter, » et il en donne pour preuve, les modifications et les variétés des plantes sorties des graines de même espèce, selon les terrains (3);

3° Elle est, pour une troisième, antérieure à l'ensemble de toutes les circonstances de la vie extra et intra-utérine : son origine est celle de la conception même, et c'est dans la nature des conditions physiques et morales (4) des deux êtres qui concourent à cet acte, qu'il faut chercher sa cause : Aristote la rattache en principe à l'insuffisance du père (5), Pline, Galien, Alexandre de Tralles, Sinibaldi, Zacchias (6), Virey (7), Portal, Girou (8), Spurzheim, et une foule d'autres, anciens ou modernes, en accusent, les uns, les préoccupations mentales dans le coït, les autres, les

(1) Lazar. Rivière, *Institut. medical.*, lib. I, sect. VII, cap. VI, p. 29, in-fol. Lugdun. 1672.

(2) Ulyssis Aldovrandi *Monstror. Histor.*, in-fol. p. 685, E.

(3) Demangeon, *De l'imagination*, p. 467.

(4) Portal, *Considérations sur la nature et le traitement des maladies de famille*, 8ᵉ édition, p. 5.

(5) *De generat. animal.* IV, 8.

(6) *Quæstion medico-legal.*, titul. V, quæst. III, p. 122.

(7) Virey, *Art de perfectionner l'homme*, tom. II, ch. IV, p. 94 et 97.

(8) Girou, *de la Génération*.

différences ou les variétés des dispositions des parents dans l'instant de la conception : telles sont, en effet, pour ces divers auteurs, les causes qui font provenir les insensés des sages, ou les méchants des bons, etc.

N'oublions pas de noter deux autres opinions : l'une, très-exclusivement admise par Vanini, ne conçoit aucune autre cause de la dissemblance des enfants aux parents que celle de l'adultère (1); la seconde, hasardée plutôt qu'acceptée par Maupertuis (2), mais vivement accueillie de nos jours par l'habile expérimentateur Girou de Busareingues fait remonter le type individuel jusqu'à l'infini des généalogies, et ne voit dans les différences que des représentations d'ancêtres inconnus, ou des expressions d'une double paternité (3).

II. En tête de la seconde série d'opinions, ou des théories qui élèvent le principe de la diversité dans la procréation au-dessus des circonstances de la génération et du développement de l'être, se présente le système qui, au rebours de tous ceux qui précèdent, rejette l'hérédité sous le type *individuel*.

Dans cette doctrine, il n'y a point à chercher de raison de la dissemblance des enfants aux parents, puisque cette dissemblance est la loi elle-même.

(1) Jul. Cæs. Vanini, *op. cit.*

(2) « Ces variétés, si on les pouvait suivre, auraient peut-être leur « origine dans quelque ancêtre inconnu. » Maupertuis, *Vénus physique*, seconde partie, ch. III, p. 97.

(3) Ch. Girou, *de la Génération*, ch. IX. Après avoir avoué que la double paternité, si même elle existe, doit être fort rare, il ajoute : « Mais si « elle existe quelquefois, ne serait-ce pas des combinaisons qui en ré- « sultent dans un même individu que dérivent les traits de ses descen- « dants que n'offre pas la souche paternelle à laquelle on les rapporte ? » *Ouv. cité*, p. 221. — S'il était un moment possible d'admettre cette explication de la dissemblance dans la génération, la paternité double serait un fait quotidien.

Beaucoup moins absolue, une seconde doctrine, dans laquelle se groupent diverses opinions, sans méconnaître, comme l'autre, dans l'action du semblable, ou dans l'hérédité de l'individu, une loi positive de la génération, se refuse d'abord à regarder le divers, qui s'y montre de toutes parts, comme une anomalie; et elle repousse ensuite les raisons par lesquelles l'expliquent les systèmes qui lui attribuent un semblable caractère : aucun d'eux ne lui semble atteindre à son principe : ce principe, à ses yeux, échappe également et à ceux qui le rattachent aux circonstances actives après la naissance, et à ceux qui le rapportent aux circonstances actives après la conception, et à ceux qui le font remonter jusqu'à celles de la conception elle-même.

Elle convient cependant, avec les derniers, que ce principe agit dans l'acte et dans l'instant de la fécondation; mais toutes les opinions dont elle se compose sont d'accord pour penser, qu'on ne peut s'élever jusqu'à la cause première de la diversité dans la génération, sans s'élever au-dessus de toutes les circonstances qui accompagnent ou suivent les phases physiologiques de la reproduction et du développement de l'être. Cette diversité découle à leurs yeux d'une source plus haute. Mais sitôt qu'il s'agit de s'expliquer sur cette source et de la déterminer, les avis se partagent, selon les hommes ou les temps. On l'a longtemps placée, par delà les limites de ce monde sublunaire, dans les constellations, ou dans l'action des astres; c'est l'antique théorie défendue par P. Bailly (1). Les Kabbalistes, pour qui la génération n'est que la descente du ciel,

____

(1) D'où peut donc venir cette bigarrure, dit-il, sinon que le ciel sous lequel ils ont été faits, roulant toujours avec diverses constellations et lumières, communique aussi ses influences diverses, etc. (*loc. cit.*).

ou que l'incarnation des types préexistants dans la nature divine, la transportent de cette vie à la vie antérieure, ou de la procréation à l'institution originelle des âmes (1). Edo Neuhs, un instant devenu manichéen, en divise le principe entre les deux puissances : la variété, en bien, a sa source dans Dieu : la variété, en mal, tire la sienne du diable (2). Le profond Burdach, enfin, amené de nos jours à s'expliquer sur elle, l'attribue premièrement à l'*espèce* qui, dit-il, cherche à réaliser complétement son type et produit de cette manière une infinie diversité d'individus, surtout dans l'humanité (3) ; puis lorsque la raison d'*espèce* disparaît, comme lorsqu'il arrive à la diversité de s'élancer au delà de l'espèce elle-même, il invoque simplement l'*ordre de l'univers* (4).

Laquelle adopter de ces doctrines opposées sur la nature, sur l'époque, sur la cause de la diversité dans la procréation?

Nous nous rangerons d'abord contre toutes celles qui tendent à considérer la variété en soi, comme une *anomalie* de la *génération*, comme un simple *accident*, comme une *aberration* de l'*hérédité*, tendance commune à toutes les doctrines renfermées dans le premier des deux groupes, qui ne se départent point de l'idée que la dissemblance est toujours, par le fait, à un degré quelconque, un effet tératique. Personne n'est entré plus avant qu'Aristote

(1) A. Franck, *la Kabbale*, loc. cit.

(2) « Altiùs illa mihi repetenda videntur, et à largitore bonorum Deo, « si malorum fonte diabolo, etc. — Est verò etiam, est profectò major « quædam vis quæ virtutum et vitiórum semina in hominum animos ef- « fundit, non à solo tantùm patrio adgenerata, sed à Deo quoque et dia- « bolo excepta, etc. » *Theatr. ingenii humani*, lib. I, cap. xvii, p. 306, 313.

(3) Burdach, *Traité de physiologie*, tom. II, p. 245.

(4) Id., p. 246.

dans cette opinion ; les autres n'ont fait que le suivre ou que le répéter : la ressemblance des enfants non-seulement aux *parents*, mais aux *pères*, est pour lui une loi si absolue et si essentielle de la génération, qu'il relègue parmi les monstruosités, toutes les différences qui s'écartent de ce type (1). Il y range même, à ce titre, la naissance des filles. Ce point de vue systématique était lié chez lui à ses propres idées sur la génération et la monstruosité, et aux idées de son temps, ou plutôt de son pays, sur la prépondérance exclusive de l'homme (2).

Nous n'avons pas besoin de faire ressortir ce qu'il y a d'erroné dans ces opinions.

Il n'est point vrai, d'abord, que la diversité constitue en *principe* une anomalie de la génération : sa généralité et sa nature défendent de lui attribuer un semblable caractère : loin de se présenter sous un tel aspect, tant que la diversité reste dans les limites de la variété pure, elle est dans la famille ce qu'elle est hors de la famille. On ne peut que répéter avec Pierre Bailly que cette bigarrure est une beauté du monde (3); on ne peut que reconnaître avec Burlamaqui, que cette variété, envisagée dans sa généralité, bien loin d'être inutile, a un but important et providentiel (4), vérité capitale que la pathologie achève d'éclairer.

(1) « Celui qui ne ressemble pas à ses parents, dit-il, est une sorte de monstre, car la nature s'écarte en lui de son espèce, c'est un premier degré de dégénération. » Arist., *de Gener. animal.*, IV, 3.

(2) Non-seulement, dit Ritter, il regarde ce qu'il y a de femelle dans toute la nature comme mutilé en comparaison du sexe mâle, mais il considère encore toutes les espèces d'animaux comme des êtres mutilés, tel que la taupe. (*Hist. anim.* IV, 8.) Ritter, *Histoire de la philosophie*, tom. II, liv. IX, ch. IV, p. 182.

(3) Pierre Bailly, *ouv. cité.*

(4) Burlamaqui, *Principes du droit naturel et politique*, 1764, tom. I, § XV.

Il n'est pas plus exact que les dissemblances des enfants aux parents constituent par elles-mêmes, et soient *toutes* en principe des *monstruosités*.

Elles ne peuvent pas l'être relativement à l'*espèce*, dès qu'elles respectent son type; presque toutes sont dans ce cas : elles peuvent encore moins l'être relativement à l'*individu*, en tant qu'elles le composent et le personnifient : ce ne serait que par rapport à l'hérédité que ces dissemblances pourraient avoir ce caractère, si elles n'en étaient que des *aberrations*, et si l'*hérédité* en était le principe. Or, l'hérédité n'en est point le principe, et il n'est point vrai qu'elles puissent, ni dépendre d'elle, ni s'expliquer par elle. L'hérédité, sans doute, a ses bizarreries, et elle a ses écarts; mais ils ne sont point de cet ordre, mais ils ne réagissent point contre sa propre loi, la loi du semblable dans la génération. Toutes les différences apparentes qui naissent de l'hérédité ne sont, comme nous le verrons, que des *alternatives* ou des *interversions dans les similitudes ;* les différences *réelles* ne lui appartiennent point. De ce point de vue, elles ne sont que des effets sans cause (1).

Sans contester ici, ni la réalité, ni l'influence de celles que, dans l'ordre d'idées que nous combattons, on leur a supposées, on ne peut donc voir en elles que des causes secondaires, des causes auxiliaires cu accidentelles. Mais il n'en est aucune que l'on puisse reconnaître comme la cause effective, comme le premier principe de la diversité, dans la procréation.

1° Cette diversité ne peut être, *en principe*, postérieure

---

(1) Voyez à la conclusion générale de la seconde partie les autres raisons qui achèvent de renverser complétement ce système.

à la vie extra-utérine, ni dépendre, dans sa généralité, des circonstances externes du développement de l'être, après sa naissance : cette première hypothèse tombe devant l'expérience et la logique des faits. Ainsi que l'ont très-bien démontré Neuhs (1) et Gall (2), on n'en peut voir la source, ni dans la différence de l'alimentation, ni dans la différence de l'éducation, ni dans la différence des climats et des lieux ; car le divers s'engendre dans toutes les conditions d'analogie de ces influences, dans toutes les circonstances d'identité de la vie extra-utérine, chez des individus issus des mêmes parents.

2° Cette diversité ne peut être, *en principe*, postérieure au fait de *la conception*, et ne dépend que des troubles physiques ou moraux de la mère dans la grossesse. Cette seconde hypothèse ne résiste pas mieux à l'expérience ; le divers s'engendre dans toutes les conditions les plus analogues de l'état physique et de l'état moral de la mère, dans le cours de la gestation ; il s'engendre sous l'empire des mêmes circonstances d'impression, d'émotion, d'alimentation ; il s'engendre, enfin, sans trouble de la vie intra-utérine, sans *causes tératiques*. D'une autre part, il n'est ni généralement, ni essentiellement, ce qu'il devrait toujours être si la perturbation en était l'origine, une *monstruosité*, une *anomalie*, au moins un *accident*; il est un fait normal, et, dans certaines limites, un fait

______

(1) « Cur ejusdem patriæ aurâ pasti, ejusdem hospitii domesticâ familiaritate conjuncti, ex eodem utero geniti, ab eâdem stirpe ac sanguine propagati, in tàm diversas animorum species efformantur, si, à natali tantùm solo et cœlo, virtutum, vitiorumque indoles homini adgeneratur. » *Ouv. cit.* loc. cit.

(2) Gall, *Sur les fonctions du cerveau*, tom. II, *loc. cit.*

général , car, dans certaines limites , il existe toujours et se produit constamment.

3° Si tout tend à prouver que le moment initial de l'action du divers, dans la génération, remonte jusqu'à celui de la conception elle-même, et que la fécondation soit l'instant d'élection où ce principe déploie sa puissante énergie dans la procréation, il n'en résulte pas qu'il ne date que d'elle, ni qu'il n'existe qu'en elle : et, ce qui le démontre bien , c'est qu'il n'est au pouvoir d'aucune des circonstances qui précèdent cet acte de nous l'expliquer, et que toutes les théories qu'on en a proposées ne sauraient rendre compte de son développement.

L'hypothèse qui prétend déduire la dissemblance des enfants aux parents et des enfants entre eux de l'insuffisance du père dans la copulation , système inacceptable soutenu par Aristote , tombe d'abord devant la loi positive de la participation de la mère au produit ; elle tombe ensuite devant la preuve empirique de la génération de cette diversité , dans les conditions de la plus ardente vigueur et de la plus évidente prépondérance du père.

L'hypothèse plus ancienne , mais souvent renouvelée, qui en cherche les causes dans l'inégalité de concours des deux sexes à l'acte reproducteur, ne saurait expliquer que la disproportion de la ressemblance de l'enfant au père ou à la mère , mais non ses dissemblances avec tous les deux.

Une troisième hypothèse qui prétend faire naître cette diversité de la variété des dispositions physiques ou morales, au moment du coït, est atteinte du même vice : celles de ces variétés de dispositions qui sont purement physiques , ne s'étendent point jusqu'aux formes ; or, la diversité est, comme nous l'avons vu, et tout aussi profonde et tout aussi fréquente dans les caractères de la conformation que dans les caractères du dynamisme des êtres; celles de ces variétés de dispositions qui sont purement morales, telles que l'inattention, la préoccupation, la divagation, ne peuvent, d'après l'expérience et d'après la logique des principes dont on part, que laisser prévaloir l'influence et partant la ressemblance de celui des auteurs absorbé tout entier dans l'acte qu'il accomplit; ou, en leur accordant le degré d'activité qu'on leur attribue, elles ne peuvent engendrer que des dispositions morales identiques, et non des facultés ou des dispositions différentes à la fois de ce qu'elles sont elles-mêmes, et différentes du type normal des facultés et des dispositions de l'un ou de l'autre auteur.

Rapporter, enfin, comme on l'a fait encore, toutes ces dissemblances aux diversités des tempéraments, des constitutions, des organisations, etc., ce n'est que faire changer à la question de forme, ou plutôt, reculer l'objection d'un degré; d'où vient, répondrons-nous, que les tempéraments, que les constitutions, que les organisations, s'engendrent et se développent différents des mêmes êtres? « Personne n'ignore, dit Muller, « que les individus mêmes qui se ressemblent le plus, « eu égard à la complexion, procréent néanmoins des « enfants qui diffèrent les uns des autres sous le rapport « des formes et des aptitudes (1). »

Tout vient donc démontrer que le développement de la diversité, dans la procréation, est, relativement à la génération, un acte spontané, c'est-à-dire dont le principe

____

(1) Muller, *Manuel de physiologie.* Paris, 1845, tom. II, liv. VIII, sect. III, p. 763.

échappe aux circonstances durables ou passagères, physiques ou morales de la reproduction , et qui n'a point sa cause originaire en elle.

Ainsi , en même temps que la logique des faits établit sans réplique que la production de la diversité n'est ni un accident, ni une anomalie, mais un phénomène constant et régulier de tous les degrés de la procréation , la même logique prouve que cette diversité a une cause *supérieure* et *antérieure* à toutes les conditions de l'acte où elle se développe.

Sur ces deux premiers points, on ne peut que se rallier aux principes de la seconde des deux classes d'opinions que nous venons d'exposer : mais il n'en saurait être ainsi d'un autre point, ou de la nature qu'elle prête à cette cause essentielle.

1° Cette cause essentielle de la diversité, dans la procréation, n'est pas *l'action des astres ;* dans la plus haute vigueur de cette hypothèse, aujourd'hui et sans doute à jamais délaissée, on lui opposait, comme nous l'avons dit, l'argument sans réplique de la diversité naturelle des jumeaux, et de celle de tous les hommes nés, dans le même instant, sur les mille points du globe.

2° La raison démoniaque est une hypothèse tombée depuis longtemps dans le même discrédit que la puissance qu'elle évoque.

3° L'intervention divine n'est pas une théorie plus scientifique ; c'est un lieu commun de causes. Remonter à Dieu, c'est remonter à l'auteur et non pas à la loi, et c'est la loi que la science aspire à pénétrer. Or, le recours pur et simple à l'auteur éternel la sous-entend, sans doute, mais ne la révèle pas.

L'énergie de l'espèce et *l'ordre de l'univers*, invoqués

par Burdach, sont, sous une autre forme, deux explications entachées du même vice :

La première, c'est-à-dire l'hypothèse que l'*espèce* trouve la variété des individus dans l'effort incessant de réalisation absolue de son type, n'est que le fait donné pour raison de lui-même. Cette explication, en l'acceptant pour telle, est insuffisante, d'abord en ce qu'elle renferme le fait dans des limites qui ne le contiennent pas : la diversité, sous le type individuel, franchit, comme on l'a vu, et de l'aveu de Burdach, celles de l'espèce elle-même. L'explication, ensuite, est inexacte, en ce qu'elle transforme le type *spécifique* en cause immanente du type *individuel*, tandis que, du moment où on leur reconnaît une existence distincte, aucun de ces deux types ne peut être considéré comme la source de l'autre ; quoiqu'ils soient l'un et l'autre harmonieusement fondus dans l'unité de l'ê- tre, chacun d'eux a sa loi : l'explication, enfin, est radicale- ment fausse sous ce dernier point de vue ; car en faisant provenir du type *spécifique* la diversité du type *individuel*, elle transpose au fond la loi propre à chaque type, et, contre la nature et l'expérience des choses, elle fait éma- ner la diversité de celui dont l'attribut caractéristique est l'uniformité et la fixité même. Ajoutons, pour conclure, que cette explication ne détermine rien.

C'est le reproche que mérite, à un plus haut degré, s'il se peut, la seconde interprétation de la diversité adoptée par Burdach, ou le recours pur et simple à l'or- *dre de l'univers*. Telle est, comme on l'a vu, la vague théorie qui remplit, à ses yeux, le vide de la première, quand, en présence des faits où la procréation, devenue tératique, s'écarte de l'espèce dans l'individu, la raison de l'espèce vient à défaillir.

On ne peut disconvenir que la cause essentielle de la diversité ne soit cependant renfermée dans cette vaste synthèse: la diversité spontanée qui se produit dans la procréation, doit nécessairement tenir à l'*ordre de l'univers*. Mais, cet ordre est en soi un abime de lois, un abime de causes ; et son évocation ne nous explique pas, à quelle *loi* de cet ordre, ou à quel *principe* de l'immense système, cette diversité tient.

Quel est donc ce *principe*, demanderons-nous nous-même? Évidemment celui que nous venons de voir en action dans le livre qui précède. Peu de mots suffiront pour achever de le mettre complétement en lumière.

Trois faits fondamentaux ressortent de la discussion :

Le premier, est celui de la nature normale et providentielle de la diversité que la génération développe à l'infini, sous le type individuel de l'existence physique et morale des êtres, et dont l'expression la plus saisissante est la dissemblance des enfants aux parents et des enfants entre eux.

Le second fait est celui de l'intervention directe de la cause première de cette diversité, dans l'acte et dès l'instant de la fécondation.

Le troisième est enfin celui de l'indépendance de cette cause première de toutes les causes secondes et accidentelles qui la favorisent, ou, pour tout dire d'un mot, la *spontanéité* de son activité dans la PROCRÉATION.

Mais, de ces deux derniers faits, de la spontanéité et de l'intervention de cette cause première dans l'acte et dès l'instant de la fécondation, résulte nécessairement que cette cause préexistante et indépendante de toutes les circonstances, qui accompagnent ou suivent la PROCRÉA-

TION, doit être, dans son essence, sinon identique, du moins liée au principe de la PROCRÉATION même.

Maintenant, ce phénomène de la diversité native et spontanée de la PROCRÉATION, est-il sans analogue dans la CRÉATION?

Non ; c'est à un point de vue frappant d'identité que la CRÉATION nous place.

La CRÉATION nous montre un divers primordial et lié à son principe, car il commence avec la CRÉATION elle-même : ce divers est normal et providentiel, car il s'étend à toute l'infinité des êtres, et il est un des types d'institution de la vie (1).

Nous trouvons donc, d'abord, un rapport parfaitement établi de nature ou de caractère entre le divers normal et congénial de la PROCRÉATION, et le divers normal et primordial de la CRÉATION.

Mais ce rapport n'est pas le seul, et quand on réfléchit, que si la diversité spontanée, qui s'engendre dans la PROCRÉATION, s'y élève au-dessus de toutes les circonstances d'identité d'espèce, de race, de famille, d'auteurs, et de climat, et de lieu, et de nutrition, et d'éducation, la diversité primordiale, qui s'engendre dans la CRÉATION, échappe également, dans son premier principe, à toutes ces circonstances, et, plus puissante encore, y varie les espèces comme les individus, qu'elle y naît, en un mot, et s'y reproduit d'elle-même, tout porte à soupçonner, qu'il n'y a point seulement rapport de caractère entre l'une et l'autre de ces diversités, mais rapport d'origine, mais unité de cause, c'est-à-dire action commune sur l'une et l'autre d'une force supérieure et antérieure aux actes où

____

(1) Voyez première partie, liv. Ier, ch. I et II.

elle se manifeste, et identique à celle de la CRÉATION.

Que manque-t-il, maintenant, pour que cette présomption soit une démonstration?... Qu'il y ait identité entre la force qui crée et celle qui procrée, car il y a, dès lors, nécessairement, entre elles, identité de loi. Or, avons-nous besoin de le répéter, l'identité existe et elle est démontrée: le principe actif de la CRÉATION est le principe actif de la PROCRÉATION. Ce ne sont point les êtres, à proprement parler, qui se reproduisent : c'est la nature qui crée, en eux et par eux, dans la génération : organes impersonnels de son activité, ils ne sont, devant elle, que de simples instruments encore tout pleins du Dieu de vie qui la possède, et par l'intermédiaire desquels elle renouvelle, selon les lois primordiales de l'institution des êtres, l'œuvre qui les a créés.

Demandera-t-on, maintenant, à laquelle des lois de cette institution, la loi des dissemblances spontanées qui s'engendrent, dans la PROCRÉATION, doit être rapportée ? Évidemment, cette loi n'est pas L'IMITATION, que L'HÉRÉDITÉ représente dans la génération : c'est donc de l'autre loi, de celle dont L'INNÉITÉ représente le principe, c'est de L'INVENTION qu'elles doivent dériver; c'est-à-dire, de cette loi de la variété dans l'unité, d'où naissent les diversités d'*ordres* dans l'unité de *classe*, les diversités de *genres* dans l'unité d'*ordre*, les diversités de *races* dans l'unité d'*espèce*, les diversités de *familles* dans l'unité de *race*, dans l'unité de *famille* les diversités des *individus*.

Il est donc naturel, que lorsque l'on ne demande la raison de ces derniers degrés des différences congéniales des êtres qu'à la génération, ou qu'aux circonstances actives qui l'entourent, elles ne la donnent pas ; elle n'est pas en elles ; et l'on comprend aussi en quoi il est vrai que cette raison remonte à l'ordre de l'univers. Cet ordre de l'univers doit s'entendre la NATURE, dont L'INVENTION persiste et continue d'agir dans la génération, c'est-à-dire, qui retient et qui exerce encore, dans la PROCRÉATION, sous le type individuel, et par l'intermédiaire des êtres qu'elle anime, la puissance qu'elle exerce immédiatement dans la CRÉATION, celle de la liberté, de la variété et de l'imagination, dans le développement de la vie.

Nous devions d'autant plus insister sur cette loi de L'INNÉITÉ dans l'organisation, que nous devons plus nous étendre sur la loi contraire, la loi de L'HÉRÉDITÉ. La question exige qu'on les mette en présence, parce qu'elles sont en concours, et qu'elles se mêlent tellement et se fondent en tant de nuances et sous tant de formes dans l'être, qu'il nous semble impossible d'omettre la part de l'une, sans s'exposer aux plus inévitables méprises sur la nature, le rôle et les limites de l'autre. C'est surtout dans la sphère de la puissance nerveuse, sphère où l'hérédité vient, comme nous l'avons dit, se heurter de toutes parts à des questions morales, et où, en théorie comme en fait, sa loi doit se concilier dans l'être avec les autres faits et les autres lois de la personnalité, de la liberté et de la conscience humaine, c'est, dis-je, dans cette sphère que cette omission entraîne le plus d'erreurs et engendre, à nos yeux, le plus de confusion, de doutes, et de ténèbres. Nous n'hésiterons même pas, et nous le prouverons plus loin, à regarder l'absence et l'inintelligence de ce double point de vue, comme une des causes premières des doctrines exclusives ou des incertitudes qui règnent sur cette question, dans les meilleurs esprits.

LIVRE SECOND.

DE LA LOI D'HÉRÉDITÉ

DANS L'UNE ET L'AUTRE FORME D'ORGANISATION.

La loi D'IMITATION ramenée à la naissance et devenue, en passant de la CRÉATION à la PROCRÉATION, la loi D'HÉRÉDITÉ, s'accroît de tout l'empire que, dans la génération, L'INVENTION abandonne.

Poser le fait précédent de la restriction de cette dernière loi, c'est, dans les mêmes limites, établir le fait de la domination et du développement de l'autre.

1° Sous le type *spécifique* où L'INNÉITÉ, comme nous l'avons vu, ne se constitue pas, la loi D'HÉRÉDITÉ devient donc exclusive : elle y règne partout, elle y règne seule ; elle y occupe la classe, elle y occupe l'ordre, elle y occupe le genre, elle y occupe l'espèce, elle y a l'évidence, l'unité, l'absolu, la fixité de leurs lois (1).

Ni la forme plastique, ni la forme dynamique de l'existence des êtres ne renferment, sous ce type, d'éléments organiques qui ne lui appartiennent. Nous avons démontré qu'elles restent inaltérables à l'influence du temps ; que ni la succession des générations, ni celle des années ne

______

(1) La fixité de la classe est aussi positive que celle de l'espèce même, et résiste comme elle à l'influence des circonstances (Voyez Cuvier, *Histoire des sciences naturelles depuis leur origine jusqu'à nos jours*, dernière leçon, p. 18).

déterminaient en elles de métamorphoses physiques ou morales ; du fait qu'elles se maintiennent résulte qu'elles se transmettent : du fait qu'elles sont fixes, qu'elles sont héréditaires.

L'HÉRÉDITÉ, sous ce type, ne peut être mise en doute, et il serait superflu de nous y arrêter.

2° Sous le type *individuel*, si L'HÉRÉDITÉ reste une question plus obscure, c'est, comme nous l'avons dit, qu'elle n'est pas l'unique loi de la génération, et que L'IN-NÉITÉ y concourt avec elle au développement de l'être.

Nous avons établi le rôle de la dernière, rôle trop inaperçu ou trop étendu, selon les points de vue des systèmes exclusifs.

Le rôle de la seconde n'a pas moins d'importance ni de réalité dans l'organisation, sous le type individuel des deux formes d'existence ; et son omission ne rend pas moins impossibles que l'omission de l'autre la recherche des origines et l'analyse complète des caractères de l'être.

CHAPITRE PREMIER.

De l'hérédité dans la procréation de la nature physique.

La participation de l'hérédité à cette forme de la vie est la moins contestée parce qu'elle est matérielle, qu'elle est la première à tomber sous les sens, et frappe, pour ainsi dire, les yeux, dès le berceau.

« Ce qui se transmet d'abord, dit Burdach (ou plutôt
« ce qui apparaît d'abord comme transmis) par la voie de
« l'hérédité, c'est le caractère physique (1). »

(1) *Traité de physiologie*, tom. II, p. 248.

Les considé ations que nous avons exposées sur le rôle primordial de l'*imitation* dans la création de ce mode de l'existence, sont de tout point applicables au rôle consécutif de l'*hérédité*, dans la procréation de cette nature de l'être : il ne nous reste donc qu'à énumérer les divers éléments où elle se manifeste.

Ces principes sont les mêmes que ceux où l'*innéité* peut intervenir ; ce sont, en d'autres termes, tous les caractères des éléments solides, des éléments liquides, des états de la vie, et des anomalies de l'organisation.

ARTICLE I.

De l'hérédité des caractères propres aux éléments solides de l'organisation.

Le premier caractère des éléments solides où la transmission séminale apparaisse est la conformation : la ressemblance de forme du produit aux auteurs de la génération est une observation qui date de tous les temps. Posée pour ainsi dire en loi par les anciens, reconnue d'Hippocrate, faussée par Aristote (1), elle est parfaitement saisie par Galien, qui précise nettement qu'elle ne doit pas s'entendre de la simple hérédité de la ressemblance à l'espèce, mais de celle de la ressemblance à l'individu (2). Bonnet lui-même, à la fin du siècle dernier, vaincu par l'évidence, après avoir voulu n'admettre que le premier, finit par reconnaître à l'hérédité de la configuration le dernier caractère (3).

Cette hérédité est commune à toutes les espèces d'animaux. C'est un fait universellement reconnu, dit Frédéric

(1) Arist., *De generat. animal.*, IV, 8.
(2) Gal., lib. II, *De semine*, cap. 1.
(3) *Considérations sur les corps organisés*, tom. II, ch. VIII, § 338, p. 219 et suiv.

Cuvier, que les animaux ont une très-grande ressemblance avec les *individus* qui leur ont donné la vie. Ce fait est aussi manifeste pour l'espèce humaine que pour toute autre espèce (1). Cette ressemblance existe et quant à l'extérieur, et quant à l'intérieur de la conformation.

§ I. — Hérédité de la structure externe.

1° L'hérédité de la conformation externe peut être générale, et régir également toutes les parties : toutes peuvent en accuser au dehors l'expression, la tête, le tronc, les membres, les ongles même et les poils (2) : mais il n'en est aucune qui en porte une plus vive ni une plus habituelle empreinte que le visage : elle s'y étend aux formes particulières des traits, et les grave à l'image des types originels. Là régularité, l'irrégularité, les signes distinctifs, la laideur, la beauté, l'agrément des figures (3) sont héréditaires ; aux preuves poétiques qu'en donne Sinibaldi (4) qui invoque, à la fois, des vers de Virgile (5), et ceux d'une gracieuse palinodie d'Horace (6) se joignent les témoignages plus sérieux de Haller (7), de Portal (8), de

(1) Frédéric Cuvier, *Supplément à l'Histoire naturelle* de Buffon ; — et *Mémoires du Muséum d'Histoire natur.*, tom. XIII, p. 446.

(2) Aristot., *De generat. animal.* cap. xviii. — Burdach, *Traité de physiologie*, tom. II, p. 249. — Ch. Girou, *De la génération*, ch. vii, p. 120, 122.

(3) Vandermonde, *Essai sur la manière de perfectionner l'espèce humaine*, tom. I, p. 6.

(4) Sinibaldi, *Geneanthropæia*, etc., ch. xii, p. 622.

(5) Enéide, liv. i, Discours de Junon à Éole :

    « Sunt mihi bis septem præstanti corpore nymphæ,
    « Quarum quæ formâ pulcherrima Deiopæa,
    « Connubio jungam stabili, propriamque dicabo
    « ...... Et pulchrâ faciat te prole parentem. »

(6) O matre pulchrâ filia pulchrior. Lib. I, od. 16.

(7) Haller, *Elementa physiologiæ*, t. VIII.

(8) Portal, *ouv. cité*.

Girou (1), de Burdach (2), et l'autorité de l'expérience journalière. Il existait même anciennement, en Crète, une loi qui ordonnait de faire un choix des jeunes gens de chaque génération les plus remarquables par la beauté des formes et de les obliger, même de force, au mariage, pour propager leur type (3).

La ressemblance peut aller jusqu'à faire illusion sur l'identité ou jusqu'à déceler, au premier coup d'œil, l'origine des personnes. Dix ans avant sa mort, un célèbre chanteur de l'Opéra, Nourrit, parut sur la scène avec un de ses fils qui avait hérité de sa complexion physique, comme de sa belle voix, et dans *les Deux Salem*, dont l'intrigue est du genre de celle des *Ménechmes*, la ressemblance vraiment extraordinaire du père et du fils entupla l'intérêt des méprises sans nombre dont la pièce est remplie, en leur prêtant aux yeux des spectateurs surpris l'apparence et le charme de la réalité (4). Dans d'autres circonstances, il peut arriver que ce phénomène serve d'indice de filiation et de reconnaissance de parents inconnus. Il y a peu d'années, qu'un journal judiciaire citait un exemple presque romanesque de ces sortes de découvertes. Une dame d'une grande fortune voyageait en France, saisie de retrouver, dans la physionomie d'une servante d'auberge, le portrait d'une fille dont elle pleurait la perte, elle fait des recherches qui ont pour résultat de prouver que cette jeune fille était de sa famille, et elle lui lègue ses biens (5).

(1) Girou, *de la Génération*, passim.
(2) Burdach, *loco citato*.
(3) Alexandri ab Alexandro *Genialium dierum libri sex*. Paris, 1570, lib. IV, cap. VIII; p. 195.
(4) Da Gama Machado, *Théorie des ressemblances*, partie 2, p. 119.
(5) *Gazette des tribunaux*.

Il est assez fréquent que cette répétition héréditaire des traits n'apparaisse point toujours dès les premières périodes de l'existence, mais plus tard, et lorsque les enfants touchent à l'âge où les traits des parents offraient le même caractère (1). Les ressemblances
peuvent aussi n'exister qu'un instant et ne faire pour
ainsi dire que glisser sur les visages. Nous ne parlons
point ici des ressemblances d'expression, naturellement
mobiles sur la physionomie comme les sentiments ou les
idées auxquelles elles répondent dans l'âme : nous parlons
de celles des formes et des linéaments arrêtés des figures. Il est même donné d'observer quelquefois, dans ces
ressemblances, des métamorphoses de l'image d'un
auteur dans l'image de l'autre : les ressemblances de
conformation du fils avec la mère, de la fille avec le père,
peuvent s'effacer, après l'adolescence, et être remplacées
par celle du fils avec le père, de la fille avec la mère (2).

Girou de Buzareingues a cité des exemples de ces sortes
d'alternative de l'hérédité, où les deux auteurs viennent,
comme tour à tour, se réfléchir sur les traits. « V*** et
« X***, dit-il, ressemblaient dès leur bas âge à leur mère,
« et mademoiselle A*** à son père : ces ressemblances
« frappaient tous ceux qui en étaient témoins; aujourd'hui
« et depuis l'adolescence, les deux garçons ressemblent
« à leur père, et la fille a cessé de ressembler au sien (3). »
Plusieurs observations ont même porté l'auteur à croire
que ces changements sont plus fréquents et plus complets,
chez les garçons, qu'ils ne le sont chez les filles.

Si habituelles que soient dans le sein des familles de

(1) Piorry, ouv. cité, ch. vii, p. 85.
(2) Girou, *de la Génération*, p. 132.
(3) Id., p. 290.

telles analogies, rien n'est plus contraire à la vérité que de les supposer constantes et totales; comme le dit Burdach, les êtres procréateurs ne se répètent pas en entier dans leur fruit (1).

La loi de L'INNÉITÉ ne le permet pas et nous nous sommes longuement expliqué plus haut sur les nombreux contrastes que la génération, influencée par elle, développe sur tous les points de l'organisation dans les individus de la même famille; la conformation est loin d'en être exempte: tantôt la ressemblance n'y a pas d'expression, et tantôt elle n'y a qu'une expression partielle: mais, chose digne de remarque, cette expression partielle n'en est que plus prononcée, et porte en général, sur l'élément le plus caractéristique de la configuration propre de la famille, le front, les yeux, le nez, les lèvres, le menton, les oreilles, le cou, etc. Il n'est pas, ainsi, une partie du corps, une partie des membres, qui ne puisse témoigner des défauts paternels (2); et, c'est surtout par là que le type transmis devient reconnaissable.

Les anciens avaient fait cette observation. Plutarque raconte qu'il existait à Thèbes une famille qui portait en naissant, sur le corps, la forme d'un fer de lance (3), particularité qui s'est représentée plus tard, en Italie, chez les *Lansada*. Les Bentivoglio portaient également, dit-on, de père en fils, une tumeur légèrement proéminente, qui les avertissait des changements de temps, et se gonflait toutes les fois qu'un vent humide venait à souffler (4). Il était assez ordinaire aux

(1) Ouv. cit., tom. II, § 303.

(2) Vandermonde, t. I, 1re partie, ch. I, p. 65.

(3) Plutarque, *De ceux dont Dieu diffère la punition*, ch. XIX de la traduction d'Amyot.

(4) Haller, *Elem. phys.*, t. VIII.

Romains de déduire du signe héréditaire local le nom de
la famille : de là leurs *Capitones*, leurs *Labeones*, leurs
Nasones, leurs *Buccones*, et une infinité d'appellations
de ce genre. Les Bourbons, parmi les familles modernes,
ont eu de tout temps, dit-on, le nez aquilin. Portal parle
d'une famille dont les muscles du nez et les lèvres affec-
taient une telle disposition, les cartilages du nez une
telle mobilité, que leur mouvement suivait celui du discours, et que la pointe du nez s'élevait ou s'abaissait, à
toutes leurs paroles (1). Les barons de Vesins naissaient
avec un *seing* entre les deux épaules, et ce fut à ce signe,
qu'un de la Tour-Landry reconnut, dans l'apprenti d'un
cordonnier de Londres, le fils posthume et le légitime
héritier du baron de Vesins (2).

Ces transmissions locales d'un trait *originel* peuvent se
prolonger pendant un très-long temps. Le gros nez aquilin de la famille Borromée se retrouvait dans ses derniers
descendants. On doit au docteur Grégory, fils et successeur du célèbre professeur de la chaire de médecine théorique et pratique d'Édimbourg, un exemple remarquable de
cette persistance du type de la famille dans les traits du
visage. Appelé dans une campagne, en Écosse, pour voir
une riche héritière, il reconnut d'abord, à la forme du
nez, qu'elle ressemblait au grand chancelier d'Écosse,
sous le règne de Charles Ier. Le portrait du chancelier se
trouvait dans le château. Le docteur, l'après-dîner, se
promenant dans le village, est surpris de reconnaître la
même forme de nez chez quelques paysans. Cela n'a rien
d'étonnant, lui répond aussitôt l'intendant de la mai-

(1) Portal, *ouv. cité*.
(2) Sigaud de Lafond, *Dictionnaire des merveilles de la nature*, t. III,
p. 353.

son qui l'accompagnait, ils descendent des bâtards de l'illustre seigneur (1).

Ainsi, la transmission datait de deux siècles. Nous n'en croyons pas moins, avec Portal, qu'il faut, en général, se défier de ces transmissions de si ancienne date; et ne les accueillir qu'avec grande réserve, comme preuves d'hérédité du type *individuel*. Le caractère transmis peut, dans ces cas, au lieu d'être celui d'une famille, être celui d'une race, et tenir à l'influence du lieu ou du climat.

2° Ce que nous disons de la forme, nous le dirons de toutes les proportions possibles en hauteur, en largeur, en épaisseur du corps et de ses moindres parties, les plumes, la laine, le poil. Toutes ces dimensions sont soumises à la loi de l'hérédité.

On sait que du croisement du chat angora et du chat ordinaire sortent des métis d'un poil plus long et plus soyeux que celui du dernier. Daubenton, en croisant ainsi des races françaises de l'espèce ovine, a créé des races dignes de rivaliser, pour la beauté de la laine, avec les races d'Espagne : de six pouces de longueur que la laine présentait dans les béliers-souches, en poursuivant le premier résultat obtenu, de génération en génération, il l'a progressivement portée à vingt-deux pouces ou de 0,165^m à 0,60^c (2).

Il en est de la hauteur totale de l'animal, comme de la longueur de la laine ou des poils :

L'hérédité de la taille est un fait reconnu de toute antiquité; Sinibaldi, sans doute, a tort d'affirmer, en ou-

(1) Portal, *ouv. cité*, p. 16, note.
(2) Daubenton, *Instruction pour les bergers et les propriétaires de troupeaux.* Paris, an X, p. 109.

trant sur ce point l'opinion d'Hippocrate (1), qu'on ne voit point sortir de géants des pygmées, ni de pygmées des géants (2) ; les faits d'innéité de la taille prouvent le contraire : la stature échappe, dans plusieurs circonstances, à l'hérédité ; mais l'hérédité n'en est pas moins fréquente, ni moins bien constatée.

Beaucoup d'individus de petite ou de haute taille engendrent leurs semblables (3) :

C'est même sur l'expérience immémoriale acquise de cette hérédité que l'on s'est appuyé pour créer, dans une foule d'espèces animales, des races de taille courte ou de taille élevée : de l'union de brebis de vingt pouces de hauteur à des béliers de vingt-huit, Daubenton a vu naître, et dès la première génération, des agneaux de vingt-sept pouces de taille (4) : les Anglais, depuis longtemps, appliquent le même système à l'amélioration de leurs races de bétail, et selon qu'ils veulent obtenir une petite ou une haute taille, ils ont soin de choisir, pour les apparier, les mâles et les femelles les plus grands ou les plus petits de l'espèce, qu'ils peuvent se procurer.

Le même système a été appliqué à l'égard de l'humanité : il a existé, nous dit Sinibaldi (5), des peuples chez lesquels il était passé, comme en loi, par l'usage, de ne marier les hommes d'une stature élevée qu'à des femmes de haute taille, dans l'espoir d'en voir naître une génération plus grande, plus vigoureuse, et plus propre à la guerre. Le père du roi de Prusse Frédéric

---

(1) Dans le livre *de Genitura pueri.*
(2) Sinibaldi, *loc. cit.*
(3) Burdach, tom. II, p. 240.
(4) Daubenton, *loc. cit.*
(5) Sinibaldi, *Geneanthropœia*, lib. VIII, tract. II, p. 867.

le Grand, dont on sait la passion pour les hommes colosses, opérait, à l'égard du régiment de géants qu'il
avait formé, d'après le même principe. Il ne tolérait le
mariage de ses gardes qu'avec des femmes d'une taille
égale à la leur. Tout démontre, dans ce but, l'efficacité de
la précaution ; un journal anglais, *le Times*, en donnait,
il y a peu de temps, un exemple : une réclamation contre un engagement frauduleux au service amenait en justice un homme de six pieds six pouces, pesant quatre cent
soixante-deux livres anglaises ; son père, qui est fermier,
est de six pieds trois pouces, sa mère de six pieds ; ses
frères et ses sœurs sont autant de colosses (1). Le savant
Haller se vantait d'appartenir à l'une de ces races dont
les individus, par leur stature imposante, semblent nés
pour commander aux autres hommes (2) ; on peut dire
de lui, dit à ce sujet Pujol, que la grandeur de son
corps répondait à celle de son génie (3). Le géant qui existait en 1834 aux États-Unis, est un autre exemple curieux de l'hérédité de la plus haute taille. Il se nommait
Modeste Malouet, natif du Canada, et exerçait la profession de charpentier. Sa taille était de six pieds six
pouces ; il était alors âgé de 68 ans et encore vif et agile. Sa
démarche était majestueuse, son air patriarcal, sa cor-
pulence proportionnée à sa taille, son appétit excessif :
il pouvait faire une lieue tout d'une traite, sans éprouver la moindre fatigue.

Ce colosse descendait des premiers colons français établis au Canada. Son père, fermier à Saint-Jean, près de

(1) *Courrier français*, 13 janvier 1845.
(2) *Element. physiolog.*, lib. XXX, sect. 2, § 2.
(3) Pujol. *OEuvres de médecine pratique*, tom. II, p. 244, 245.

Québec, avait cinq pieds onze pouces; Malouet avait lui-même une femme très-grande (1).

La taille, comme on le voit, avait reçu, dans ce cas, une marche progressive de l'hérédité.

Ainsi que la stature, et souvent avec elle, la génération propage les proportions de largeur et d'épaisseur de toutes les parties. C'est ainsi que l'on voit se transmettre dans les familles, le volume comme la forme de la tête, du buste, et des extrémités. Il y a des familles qui portent une tête énorme et presque sans cou sur un petit corps; d'autres, sur un grand corps, portent une petite tête. Il en est de même des bras, des mains, des pieds, des joues, de toutes les régions (2). D'après Sturm et Prichard, les proportions de la tête, la longueur relative et l'épaisseur du cou, constituent également, chez les animaux, des types distinctifs, particulièrement dans les races chevalines (3). Meckel remarque aussi que les dimensions en longueur, en largeur et en épaisseur des parties postérieures du tronc fournissent des signes de même ordre, et qu'il en est de même de la longueur de la queue et de sa grosseur (4). Le plus ou moins de largeur du bassin est encore un des caractères transmissibles par la voie de la génération, et il peut devenir constant dans les produits. Il existe également des variétés constantes dans la longueur relative des membres antérieurs et postérieurs, et dans les proportions qu'ils présentent avec le reste du corps (5).

(1) Charles Legoncourt, *Galerie des centenaires anciens et modernes,* in-8°, 1842, 2ᵉ part., p. 58.

(2) Portal, *ouv. cité.*

(3) Prichard, *Histoire naturelle de l'homme,* tom. I, p. 83 à 86.

(4) J. Meckel, *Traité général d'anatomie comparée,* Paris, 1833, t. VIII, p. 8.

(5) Prichard, *op. et loc. cit.*

Les éleveurs célèbres que compte l'Angleterre, Back-
well, Fowler, Paget, Princeps, et plusieurs autres,
ont tiré un parti merveilleux de ces faits : ils sont arrivés à transporter d'une race à une autre race, ou d'un
individu à ses divers produits, telle ou telle proportion de membre ou de partie. Il leur a suffi, pour arriver à ce but, de préciser d'abord le caractère physique
qu'ils désirent transmettre ; de faire élection, ensuite ,
de mâles et de femelles le présentant l'un et l'autre, au
plus haut degré possible de développement ; et, à défaut
d'individus étrangers, d'allier les rares produits où ils se
propagent, avec les pères ou mères, avec les frères et
sœurs, procédé que les Anglais nomment *breeding in and
in*. C'est la propagation suivie dans le même sang (1).
Le docteur Dannecy, qui avait connaissance de ces résultats, a tenté de les reproduire dans d'autres espèces : il
a fait, dix années , procréer une centaine de couples de
lapins, en ayant l'attention de disposer toujours les accouplements , d'après des circonstances individuelles
fixés et toujours les mêmes, dans certaines lignées ; et il
est parvenu à obtenir ainsi une foule de conformations
différentes, de monstruosités, en quelque sorte, de tout le
corps, ou de chacune de ses parties. Le résultat a été le
même sur des pigeons , le même sur des souris , le même
sur des végétaux (2). John Sebright en avait recueilli d'a-
nalogues , par les mêmes procédés, sur des chiens , sur
des poules, enfin sur des pigeons (3).

De cette hérédité du volume des parties peuvent même

(1) *L'Illustration*, vol. II, p. 380, 381.
(2) Georget, *Physiologie du système nerveux*, Paris, 1821, t. I, p. 268.
(3) Sainclair, *Agriculture pratique et raisonnée*, traduite de l'anglais,
par Matthieu de Dombasle, 2 vol. in-8°, tom. I, p. 198.

dériver de graves conséquences, quand, dans l'accouplement, la loi des proportions a été violée. Venette a rapporté la mort d'une boulangère qui, après deux parturitions laborieuses, périt à la troisième, par l'impossibilité de la délivrer d'un enfant aux épaules déme-
surément larges, comme celles de son père. C'est
d'après ce principe, que la mère du médecin Pierre Fo-
restus refusa sa fille à un homme fort riche mais très-
large d'épaules, dans la crainte fondée sur son expérience, que sa fille ne pérît pendant le travail (1). Des
accidents semblables sont assez fréquents dans l'espèce
canine, où des chiens de haute taille parviennent à s'ac-
coupler avec de petites chiennes. D'après le chevalier Da
Gama Machado, cette sorte d'influence de l'hérédité serait
bien autrement puissante sur les oiseaux : elle ne s'ex-
primerait point seulement dans le produit, elle agirait
jusque sur le volume de l'œuf. Il a souvent, dit-il, remarqué, chez les oiseaux, des avortements causés par la grosseur relative de l'œuf, quand il est fécondé par des mâles
d'une taille double de celle de la femelle. Cette observation lui fait même attribuer au défaut d'harmonie de la
taille des époux les avortements dans l'espèce humaine (2).
Nous resterons plus près de la vérité, en reconnaissant à
ces disproportions de volume des parties, et particulièrement de la tête et des épaules, une part dans les causes
des avortements, et dans celles des accouchements laborieux. De là l'importance, dans l'appréciation des vices du
bassin, de ne pas simplement tenir compte des proportions du bassin de la femme que l'on examine, mais des

(1) Venette, *de la Génération de l'homme*, 4ᵉ partie, ch. VII.
(2) Da Gama Machado, *Théorie des ressemblances*, part. 2.

dimensions de la tête et des épaules de l'homme qu'elle peut ou qu'elle doit épouser, précaution qu'on ne prend pour ainsi dire jamais, bien que la plus essentielle à prendre, par le médecin comme par la famille.

Le volume relatif de chacune des parties n'est pas seul transmissible; le volume intégral du corps se propage dans toutes les dimensions, dans toutes les proportions naturelles de l'être : ainsi la maigreur et la gracilité générales des parents se répètent dans les produits; la grosseur, l'embonpoint, l'obésité complète, se reproduisent de même. Ce fait, chez les animaux, est attesté par des expériences sans nombre. Un cultivateur anglais, Guillaume Storq avait, en 1758 et 1759, un bélier de trois ans, qui pesait 398 livres d'Angleterre : il fut vendu à M. Bancks de Harsworth 1 i guinées; les agneaux qui naquirent des brebis couvertes par ce bélier ressemblaient si fort à leur père, qu'on payait au possesseur de cet animal une demi-guinée, pour chaque brebis qu'il lui faisait couvrir. Plus tard, on en vint à payer une guinée pour chaque accouplement. Mais on retirait de la tonte seule de l'agneau, jusqu'à 22 livres anglaises de fine laine (1).

De tels résultats ne pouvaient qu'encourager l'industrie anglaise, à persévérer dans l'application du principe de l'hérédité du volume à toutes les espèces propres à l'alimentation, et ils ont, sur ce point, opéré des prodiges. Ils ont réussi d'une manière admirable à créer, non-seulement dans l'espèce ovine, mais dans l'espèce bovine, mais dans celle du cochon, des races qui n'ont pas d'os, en quelque manière, et dont l'augmentation de la graisse et de la chair est vraiment inconcevable : telle est, dans les

(1) Chambon, *Traité de l'éducation des moutons*, tom. 1er, ch. III, § 7, p. 65.

moutons, la race décrite par Bewick (1) sous le nom de
The leicester-spire improved bread; telle, dans l'espèce
du porc, celle qu'ils ont obtenue par le croisement du
cochon de Siam et du cochon commun; telles dans l'espèce bovine, plusieurs autres races, créations singulières
dont les célèbres peintres d'animaux d'Angleterre, Kirth
et T. Bretland ont fidèlement rendu les types en quelque
sorte tout artificiels; car il ne faudrait point chercher
dans ces figures les caractères, toujours si harmoniques,
des types primordiaux des espèces. La génération, dirigée
par la plus gloutonne industrie, a retranché de ces types
presque tout ce qui échappe à notre voracité : contours,
grâce, légèreté, tout a disparu sous des masses informes
de laine, de chair ou de graisse, et, de leur nature première, il ne reste plus que des êtres tout ventre et presque
sans pattes (2).

Par un rapprochement qui nous a frappé, nous rap
pellerons ici que Buffon avait déjà fait l'observation que
les cas d'obésité les plus remarquables, dans l'espèce humaine, se rencontrent chez des Anglais. Isidore-Geoffroy
Saint-Hilaire n'y voit pas un simple résultat de leur régime diététique et de leur genre de vie, mais une suite probable des conditions spéciales de leur tempérament (3). Ce
que les voyageurs nous ont appris des races chinoises et

(1) *A general history of quadrupeds*, p. 68.

(2) L'industrie agricole en France n'a rien de pareil, comme l'a très-
bien dit un journal français qui a reproduit les figures de ces animaux
d'après Kirth et Bretland (*Illustration*, vol. II, p. 379, 380), non que
l'art d'engraisser ne soit pour le moins chez nous au niveau de ce
qu'il est maintenant en Angleterre : on élève chez nous des bestiaux
énormes, mais ces animaux n'y représentent point des *races*, comme en
Angleterre; ils ne représentent que des *individus*.

(3) Isid. Geoffroy Saint-Hilaire, *Histoire générale et particulière des
anomalies*, Paris, 1832, tom. I, p. 264.

indochinoise, dont l'alimentation est si différente, confirme cette opinion : malgré cette différence, il existe chez elles une tendance naturelle à l'obésité (1). D'autre part , sans nier l'influence positive que, dans toutes les races humaines, une vie oisive, l'usage et l'abondance d'aliments nutritifs peuvent exercer sur l'obésité, des faits bien constatés démontrent qu'elle peut surgir, au sein des privations, et sous le poids de la fatigue et de la misère ; qu'elle peut être congéniale (2) ; fortes et nouvelles raisons de l'attribuer, comme le pense le savant dont nous parlions, à une prédisposition née d'une modification quelconque de l'organisme. Burdach dit aussi qu'elle repose sur l'état des forces digestives, de la complexion et du tempérament (3).

Dans un ancien et excellent travail de topographie médicale de la Haute-Auvergne , de Brieude rattachait cette modification, chez les Auvergnats, à une action spéciale que le virus scrophuleux exerce sur les humeurs du tissu cellulaire. C'est, dit-il, un embonpoint particulier que personne n'a observé. Ces scrophuleux sont joufflus ; leurs membres sont gras et potelés ; leurs couleurs sont très-vives, mais d'un rouge foncé ou violet; leur graisse est néanmoins dure et presque squirrheuse, et la forme de leurs membres est matérielle et mal arrondie. Il propose même de donner à cette sorte d'épaississement du tissu cellulaire, le nom de *polysarchia scrophulosa* (4).

Mais, quel que soit le principe organique qui la cause, et

----

(1) Finlayson's *Embassy to Siam and Hue*, p. 230.

(2) R. William Clauder, *stupenda pueri recens nati obesitas.*— *Ephem. nat. curios.*, an. VI, ob. cxc ; — et Isid. Geoffroy Saint-Hilaire, *loc. cit.*

(3) *Ouv. cité*, p. 249.

(4) *Mémoires de la Société royale de Médecine*, an. 1782, 1783, p. 307.

soit qu'elle se lie, comme dans le cas précédent, à une diathèse morbide ; soit qu'au lieu d'en provenir, comme en d'autres circonstances, elle la développe ; soit enfin qu'elle se borne, comme on l'observe encore, à n'être qu'un fardeau et qu'une exubérance incommode, par la gêne qu'elle occasionne dans le jeu des mouvements et des fonctions vitales, sous toutes ces formes, dis-je, il n'est que trop positif que l'obésité est dans notre espèce, ainsi que dans les autres, transmissible par la voie de la génération (1). Nous savons, pour notre part, plus d'une famille où l'obésité du dernier des trois genres se propage, du côté du père comme de la mère, à plusieurs des enfants. Le professeur Piorry dit avoir plus d'une fois, dans sa pratique civile, rencontré des exemples de l'hérédité du second : nous rangeons dans ce nombre les cas où de gros ventres chez les ascendants et les descendants coïncident avec des affections du cœur (2), et les coïncidences héréditaires semblables et plus fréquentes encore avec les congestions sanguines du cerveau, et avec toutes les formes possibles d'apoplexie. De Brieude, dit également que la troisième sorte d'obésité, qui se lie au vice scrophuleux, est héréditaire : plus commune chez les filles que chez les garçons, elle affligeait de son temps des familles entières (3).

3° De même que la structure, la taille et le volume, la couleur qui se répand sur tous les éléments et les proportions de la configuration extérieure des êtres, est, au plus haut degré, soumise à la même loi de transmission séminale.

<hr>

(1) Portal, *ouv. cité.* — Burdach, *ouv. cité,* tom. II, p. 249.
(2) Piorry, *ouv. cité,* p. 98.
(3) *Mémoires de la Société royale de Médecine,* loc. cit.

Les couleurs des espèces se reproduisent avec la même fidélité que se répètent leurs formes, conséquence naturelle de la fixité de leur type : dans l'unité d'espèce, les couleurs de chaque race se transmettent chez chacune d'elles, avec la même constance de représentation. Cette représentation est même si générale, que, tant qu'elle se renferme dans le sein d'espèces ou de races unicolores, elle s'efface en quelque sorte dans l'uniformité de la couleur transmise ; mais que la génération vienne à mélanger des espèces ou des races de nature différente et de couleurs variées, la propagation séminale des couleurs propres à chacune d'elles se revêt aussitôt de vives expressions, et l'hérédité ressort par le contraste ou l'harmonie des teintes que la génération communique au produit. On sait à quelle richesse et à quelle variété de colorations ce métissage des espèces et des races a conduit dans la végétation, dans l'animalité, dans l'humanité. Les horticulteurs, les ornithologistes et les agronomes se servent en quelque sorte de la contagion de l'amour et de la vie, comme d'un conducteur ou d'un peintre invisible, pour imprimer aux êtres les livrées de leur caprice, de leur intérêt ou de leur passion. C'est ainsi, par exemple, que, dans la Guyane, les Indiens avaient l'art de peindre à leur gré le plumage des perroquets, de leur faire pousser des plumes jaunes ou rouges, et de créer par là d'admirables variétés de ces animaux (1).

L'attraction sexuelle, le pur instinct des sens produit, dans notre espèce, les mêmes phénomènes. Le mélange spontané ou violent des races, et particulièrement des races blanches et noires, y a donné naissance à une com-

____

(1) Vandermonde, *ouv. cité*, tom. I, p. 98.

plication de variétés devenue vraiment inextricable.

Ce n'est pas qu'on n'ait tenté de les énumérer. L'expérience a prouvé que la plus grande partie des animaux issus de parents dont l'un est blanc, et dont l'autre est noir, naissent de couleur grise, c'est-à-dire d'une couleur intermédiaire entre celles de leurs deux auteurs, et qui semble un mélange égal des deux teintes (1). C'est un fait constaté surtout chez les chevaux (2); il est presque aussi ordinaire, dans les mêmes circonstances, chez l'homme (3). D'après cette expérience l'on a établi un prétendu système de classification des variétés produites par le mélange de sang des races blanche et noire, système qui rapporte chaque génération à une sorte d'échelle de proportion régulière et de dégradation numérique des couleurs (4).

Le tableau suivant mesure les principaux degrés de cette échelle (5).

PARENTS.	PRODUITS OU CASTES.	DEGRÉS DE MÉLANGE.	
Blanc et noir.	Mulâtre.	1/2 blanc.	1/2 noir.
Blanc et mulâtre.	Terceron saltatras.	3/4 blanc.	1/4 noir.
Noir et mulâtre.	Griffe ou zambo.	3/4 noir.	1/4 blanc.
Blanc et terceron.	Quarteron.	7/8 blanc.	1/8 noir.
Noir et terceron.	Quinteron et saltatras.	7/8 noir.	1/8 blanc.
Blanc et quarteron.	Quinteron.	15/16 blanc.	1/16 noir.
Noir et quarteron.	Quinteron saltatras.	15/16 noir.	1/16 blanc.

Mais, comme le reconnaît le docteur Virey lui-même (6),

(1) Maupertuis, *Vénus physique*, 1re part., p. 60. — Isid. Geoffroy Saint-Hilaire, *Dictionnaire classique d'histoire naturelle*, tom. X, p. 121.
(2) Girou, *de la Génération*, p. 124.
(3) Isid. Geoffroy Saint-Hilaire, *Histoire générale et particulière des anomalies*, tom. I, p. 306.
(4) *Voy.* Valmont Bomare, *Dictionnaire d'histoire naturelle*, tom. IX, p. 197, 198.
(5) Virey, *Histoire naturelle du genre humain*, tom. II, p. 185 et suiv.
(6) Virey, *op. et loc. cit.*

en suivant le principe de cette progression géométrique des teintes originelles des races, par la génération, on arrive promptement à des variétés sans nom et sans nombre.

Il y a plus, le principe de cette gradation ou de cette dégradation régulière des couleurs, par le croisement des races, bien que réel, eu soi, dans certaines limites, n'est ni constant comme fait, ni général comme loi, même dans le métissage des races blanche et noire.

La coloration des métis qui en naissent est loin de se répartir ainsi, dans tous les cas, comme par moitié, entre les deux races, et de représenter une sorte de fusion égale de leurs couleurs. Elles peuvent se propager fort inégalement : la couleur d'une des deux races peut prédominer ; elle peut se transmettre seule. L'expérience l'a mis hors de doute dans une foule de races et d'espèces que l'on a mélangées.)

Les exemples en abondent dans le métissage des variétés blanches et des variétés noires des espèces animales ; nous en trouvons de nombreux parmi les oiseaux. De cinq petits, produits par un corbeau et une corneille mantelée, deux étaient noirs comme le père, deux gris comme la mère, un de couleur mixte (1). De paons blancs appariés à des paons ordinaires naissent des paons panachés (2). L'accouplement du serin et du chardonneret présente quelquefois des résultats plus rares : non-seulement le métis peut exclusivement représenter la robe d'une de ces deux espèces, c'est-à-dire être blanc ou jaune, sans aucune tache, comme l'est la serine, ou de plumage

____

(1) Burdach, *Traité de physiologie*, tom. II.
(2) Valmont Bomare, *ouv. cité*, tom. X, p. 71, art. Paon.

varié, comme le chardonneret, mais il peut arriver qu'il ne passe au produit qu'une seule des couleurs de l'aile brillante du père. On voit de ces oiseaux naître des mulets noirs. Parmi les mammifères, le croisement dans les grandes et les petites espèces reproduit les mêmes faits : d'un daim noir accouplé avec une daine blanche naquit d'abord un mâle varié de blanc et de noir ; le même croisement donna, la portée suivante, un mâle noir comme le père ; il n'en différait que par une très-petite tache au-dessus du sabot ; il était ainsi presque entièrement semblable au produit ordinaire de l'accouplement de deux individus de la race noire (1).

Chambon (2) et Girou (3) rapportent des espèces ovine et chevaline des cas identiques, Masch, de celle du cochon (4), Maupertuis, des chiens (5), Colladon, des souris : les produits des souris blanches et des souris grises sont assez fréquemment ou tout blancs ou tout gris (6). Il en est de même des produits du mélange de la variété blanche et de la variété brune de l'espèce du cerf (7).

Que l'on ne croie pas que cette transmission élective des couleurs d'une des races croisées ne se représente pas dans l'humanité, comme la précédente classification des métis des deux races le ferait supposer ; la couleur de l'une d'elles peut exclusivement se communiquer au produit, de plein saut. Un nègre de Berlin eut d'une femme blanche sept filles mu-

(1) Isidore Geoffroy Saint-Hilaire, *Dictionnaire classique d'histoire naturelle*, tom. X, p. 121.

(2) Chambon, *Traité de l'éducation des moutons*, tom. II, p. 275, 267.

(3) Girou, *de la Génération*, p. 120, 126, et 307, 308, n° 6.

(4) Burdach, *Traité de physiologie*, tom. II, p. 267.

(5) *OEuvres de Maupertuis*, tom. II, lettre XVII, p. 388 ; édit. in-12, 1753.

(6) *Annales des sciences naturelles*, Mémoires de MM. Prévost et Dumas.

(7) Burdach, *ouv. cité*, p. 261.

làtresses et quatre fils blancs (1). Nous pouvons rapprocher de ce fait de Siebold plusieurs faits analogues, dont deux communiqués par témoins dignes de foi, et le dernier observé par nous-même. La fille Fl..., giletière, maîtresse, pendant cinq ans, d'un nègre pur sang, et d'une fidélité sans reproches dans sa liaison, eut trois enfants de ce nègre : le premier, négrillon *pur*, à ne consulter que la couleur de la peau, négrillon noir au point que la pauvre fille, malgré son affection profonde pour son enfant, ne pouvait se décider à sortir avec lui ; elle le perdit à l'âge de quinze mois. Le second enfant était un vrai mulâtre. Le troisième, également du sexe masculin, était parfaitement blanc, et non-seulement blanc, mais encore d'une figure assez agréable ; ses cheveux étaient d'un blond rouge, très-frisés, et, cependant, en regardant l'enfant avec soin, on reconnaissait vite en lui un fond de nègre. Le second fait, donné avec moins de détails, est celui d'un cent-suisse, amant d'une négresse, dont il eut également des enfants tout noirs, des enfants mulâtres, et des enfants blancs. Le troisième, que j'ai eu une année sous les yeux, se rapporte à des personnes d'un nom très-connu et d'une position de fortune élevée. Le mari était blanc, la femme mulâtresse ou négresse, peut-être, tant la couleur noire et les caractères généraux du type nègre étaient prononcés dans son extérieur. Ils avaient trois enfants à l'époque où j'avais l'occasion de les voir. Le premier, âgé déjà de plusieurs années, était un mulâtre tirant sur le nègre ; le second, plus jeune, était d'une couleur moins foncée et tirant sur le brun plutôt que sur le noir ; le troisième était une jolie petite fille

(1) Siebold, *Journal fuer Geburtshuelfe*, tom. VII, p. 2.

parfaitement blanche, d'une figure agréable et petillante d'esprit.

Le peu de cas positifs de superfétation que la science possède, nous reproduisent les mêmes faits de transmission des couleurs, et remet quelquefois, non plus successivement, mais simultanément, dans le double produit, le type de coloration des deux races en présence : une femme de Charlestown, dans la Caroline méridionale, accoucha de deux jumeaux, l'un nègre et l'autre blanc ; pressée de questions, elle avoua avoir cédé à la violence effrénée d'un nègre, un jour que son mari venait de la quitter et de la laisser au lit (1). Il existe une observation analogue du docteur Stearns : une négresse mit au monde un premier fœtus noir d'environ huit mois ; puis, au bout de quelques heures, un second fœtus blanc d'à peu près quatre mois (2). Une autre négresse accoucha de trois enfants : un noir, un blanc, un cabre. Une domestique blanche, dans le comté de Montgomery, donna, dans la même couche, le jour à une fille blanche et à un garçon parfaitement noir ; un nègre et un domestique blanc disparurent ensemble lorsqu'on eut reconnu que cette fille était enceinte. D'après Gardien, Valerius a rapporté un fait semblable au précédent ; mais il en existe encore plusieurs autres (3) sur lesquels nous croyons inutile d'insister.

Si de l'hérédité de la couleur des espèces et de celle des races, nous descendons à celle de l'hérédité des teintes tégumentaires propres aux individus, l'expérience nous

<hr>

(1) Orfila, *Leçons de médecine légale*, tom. I, p. 262.

(2) Velpeau, *Traité élémentaire de l'art des accouchements*, Paris, 1835, tom. I, p. 382.

(3) Home, *Lectures on comparative anatomy*, tom. III, p. 302 ; — et Mende *Handbuch der gerichtlichen Medecin*, tom. IV, p. 526.

représente les mêmes phénomènes. Ainsi que les couleurs des races et des espèces , les êtres réfléchissent héréditairement les couleurs des familles. Chaque famille a son type de coloration (1), et les nuances de la peau , celles des cheveux, celles des yeux , des sourcils et des cils, se propagent du père ou de la mère aux enfants, et tiennent plus ou moins de leurs caractères (2).

Des expériences suivies avec le plus grand soin chez les animaux démontrent quelle est, chez eux, l'étendue de cette loi. Une des plus anciennes de ces expériences est celle que l'on doit à l'oncle de Columelle. Ayant accouplé un bélier d'Afrique, avec ses brebis de Tarente, la couleur de la laine du père passa à ses descendants et se continua dans les générations suivantes. Sur deux cent seize couples de chevaux du même poil , deux cent cinq donnèrent , d'après Hofacker, des poulains de même couleur, et onze seulement des poulains d'une teinte différente de la leur (3). Le même auteur dit aussi que la couleur blanche est celle qui se transmet le plus facilement chez les animaux devenus domestiques. Mais jusqu'à quel point a-t-il tenu compte de la fréquence relative de la couleur blanche chez ces animaux, où elle est si commune qu'elle est, en quelque sorte, le signe extérieur de la domination de l'homme, la livrée naturelle de la domesticité (4). Ce qu'il y a de certain, c'est que l'hérédité régit toutes les couleurs , et ce n'est pas seulement le fond de la couleur , ce sont encore les taches et la distribution des taches qu'elle trans-

(1) Pujol de Castres, *OEuvres complètes*, tom. II, art. 1, p. 245, 246.
(2) Portal, *loc. cit.*, p. 1.
(3) Hofacker, *Ueber die Eigenschaften, welche sich bei Menschen und Thieren von den Eltern auf die Nachommen vererben*, p. 10. — Burdach, t. II, p. 249.
(4) Isid. Geoff. Saint-Hilaire, *ouv. cité.*

porte (1). On peut à volonté tacheter les produits, en choisissant des mâles ou des femelles tachetés (2). Une vache de race suisse, au poil blanc semé de taches rousses, donna à Giroude Buzareingues cinq veaux dont quatre répétaient le fond de la couleur, et la distribution des taches de leur mère ; le cinquième, femelle, ressemblait au taureau (3).

On voit aussi les taches affecter chez les petits les mêmes points que sur les pères : dans un nombreux troupeau d'agneaux issus de béliers blancs et légèrement tachés de noir sur le nez, et de brebis dont la plupart étaient blanches et plusieurs noires, toutes les femelles étaient blanches et presque toutes tachées de noir sur le nez (4).

Des exemples analogues ont été recueillis chez des cerfs, chez des chiens, chez des chats, des souris, et chez des oiseaux (5).

Le savant agronome que nous venons de citer, et qui a fait une si minutieuse étude de ces transmissions, en pousse l'analyse jusqu'à la répartition la plus systématique des couleurs de la mère et du père aux produits. La couleur, d'après lui, n'obéirait pas aux mêmes lois que les formes ; celle des poils passerait moins sûrement ou moins parfaitement que la forme de l'ascendant masculin au descendant : elle y prédominerait cependant sur celle de la mère, surtout celle des poils à insertion profonde ou de ceux qui croissent vers les extrémités. Ce serait le contraire de la couleur du duvet qui, ainsi que celle de

(1) Vandermonde, *ouv. cité*, tom. I, p. 70.
(2) Chambon, *Traité de l'éducation des moutons*, t. I, ch. VII, § 10, p. 116.
(3) Girou, *de la Génération*, ch. VII, p. 126.
(4) Id., p. 120.
(5) Burdach, tom. II, p. 260.

la peau, tiendrait à peu près le milieu dans le produit, entre celle du père et celle de la mère, ou même appartiendrait un peu plus également à la mère qu'au père (1) ; mais nous ne saurions reconnaître à ces résultats la valeur de principes.

On ne voit point seulement prédominer ainsi, alterner, ou se mêler, selon les produits et selon les parties, la couleur des parents, dans les êtres qu'ils engendrent. Bien que Girou prétende qu'elle n'obéisse pas aux mêmes lois que la forme, il est cependant une loi de transport de la forme, celle de métamorphose, qu'on retrouve dans le transport séminal des couleurs. On voit la couleur du père et de la mère se succéder, ainsi que l'expression du visage, dans les mêmes parties et sur un même produit. « Parmi les veaux issus de taureaux noirs et de vaches rousses, raconte Girou lui-même, il y a souvent des mâles qui, roux en naissant, deviennent noirs par la suite ; et, parmi ceux qui proviennent de vaches noires et de taureaux roux, on rencontre quelquefois des génisses qui, rousses en naissant, deviennent ensuite noires : mais je n'ai jamais vu, ajoute-t-il, que le veau teint en naissant de la couleur de son père prît ensuite celle de sa mère ; ni que la génisse, teinte d'abord comme sa mère, prît plus tard la couleur de son père (2). » C'est précisément ce que nous avons eu l'occasion d'observer chez deux petites filles issues d'un père châtain et d'une mère dont les cheveux étaient d'un noir de jais : toutes les deux étaient nées avec des cheveux rares, mais noirs comme ceux de la mère, et, au bout de peu de mois, ils se transformè-

____

(1) Girou, *ouv. cité*, p. 130.
(2) Id., *ouv. cité*, p. 124. — Voy. aussi p. 128.

rent en cheveux de plus en plus semblables à ceux du père.

Ces transformations suffiraient, à elles seules, pour rendre peu probable l'idée de Chambon, que la couleur constitue un principe qui, une fois transmis aux produits, n'est plus susceptible de mutation, et qu'il est, sous ce rapport, une exception à faire aux effets ordinaires des accouplements des diverses races de la même famille (1).

Mais Chambon n'avait pas d'autre preuve, à l'appui de son opinion, que le fait précédemment cité de Columelle; et ce fait la limiterait à l'espèce ovine. Spurzheim, pour notre espèce, soutient la thèse contraire : le *teint* et l'expression de la figure s'altèrent, d'après lui, plus vite que les formes. Les familles européennes brunissent dans les climats chauds, tandis qu'elles conservent leur configuration primitive. Les Juifs deviennent blonds au nord, et ils sont basanés en Portugal ; mais les traits de leur visage sont encore les mêmes, dans tous les pays (2).

Nous regardons, pour notre part, les deux thèses contraires comme entachées toutes deux du même absolu : l'exemple de Columelle est très-insuffisant à prouver la première, même pour l'espèce ovine ; l'exemple de la race juive n'est pas moins impuissant à démontrer la seconde, pour toutes les autres races de l'espèce humaine. On ne peut évidemment conclure, en pareil cas, ni de faits isolés, ni de race à race, ni d'espèce à espèce (3); il

(1) Chambon, *Traité de l'éducation des moutons*, loc. cit.

(2) Spurzheim, *Essai sur les principes élémentaires de l'éducation*, Introduction, p. 14.

(3) Huzard fils, *De quelques questions relatives au métissage*, 1831, p. 4 et passim.

n'y a de démontré et de commun à toutes que le transport séminal des colorations.

§ II. — Hérédité de la structure interne.

A l'hérédité de tous les caractères de la conformation et de la structure externes, répond l'hérédité de tous les caractères de la conformation et de la structure internes. La raison en est simple : la structure externe et la structure interne émanent du même principe d'organisation, se touchent, se continuent, ou se rapportent entre elles ; profondes connexions qui ont la double base de l'identité de l'être et de l'unité de la vie.

Mais, si intimes que soient ces connexions, il ne faut pas moins éviter de se méprendre sur leur nature réelle, et, par suite, sur celle de la correspondance qui peut exister entre la transmission des éléments externes et celle des éléments internes de la structure. Il est arrivé que l'on s'est gravement abusé sur elles. On a exagéré jusqu'à la fausser, la loi de relation des deux conformations, et consécutivement, le principe du rapport de l'hérédité de la structure externe, à l'hérédité de la structure interne et des différentes affections morbides. On a prétendu mesurer, en général et indistinctement, chez tout individu, la propagation des ressemblances internes, sur celle des ressemblances externes, dans tous les êtres ; et, d'après la première, ainsi préjugée indifféremment de toutes les parties, décider de l'existence et de l'étendue des prédispositions à l'hérédité des maladies de famille. Cullen, Portal, Petit, Adams, Burdach et d'autres auteurs abondent trop dans ce sens.

Que l'hérédité de la structure externe soit l'expression

directe de l'hérédité de la structure interne, c'est un
fait qui s'observe, mais qui n'est absolu que dans certaines limites. Ces limites sont celles où le volume et la
forme des parties intérieures sont dans une dépendance de
juxtaposition et de contiguïté physique immédiate de la
forme et du volume des parties extérieures, qui leur servent d'enveloppe : telle est la dépendance qui peut exister entre les dimensions du crâne et du cerveau ; entre la
configuration du thorax et celle des poumons ; entre la
conformation extérieure des membres et le développement du système musculaire , etc.

Au delà de ces limites, le fait de correspondance de
l'une et de l'autre structure peut encore se produire,
mais, ni nécessairement, ni généralement ; et rien n'autorise plus à le préjuger, avant l'apparition des phénomènes internes ou des signes extérieurs qui en prouvent
l'existence. Le poser, comme une règle, hors de ces conditions, et le présenter même comme le phénomène le
plus ordinaire , ce n'est pas seulement se lancer dans une
voie purement conjecturale, c'est tout à la fois fausser les
rapports de la structure externe et de la structure interne,
et se méprendre sur les lois de l'hérédité elle-même.

Ni les lois empiriques de l'hérédité, ni celles de l'u-
nité des deux conformations ne consacrent, en principe,
une telle conséquence.

Deux seules conséquences nous semblent s'en déduire
légitimement :

La première, c'est que du fait de la relation vitale de
la structure externe à la structure interne de l'organisation , l'hérédité ne peut exercer sur l'une d'action qu'elle
ne soit libre d'exercer sur l'autre ; de l'unité qui les lie,
résulte nécessairement leur communauté de lois.

La seconde conséquence, c'est qu'en vertu de cette même connexion vitale, l'hérédité ne pouvant être modifiée par celui des deux sens, externe ou interne, de l'organisation où son action s'exerce, peut non-seulement se porter au dedans comme au dehors, sur les mêmes caractères, mais, au dedans comme au dehors, dans les mêmes circonstances et les mêmes conditions, peut suivre les mêmes lois.

Ces deux propositions sont précisément celles que les faits établissent.

1° La première n'admet pas le plus léger doute. L'hérédité agit sur les mêmes caractères des éléments internes que des éléments externes de la conformation ; au dedans comme au dehors, elle régit la forme et le volume des parties.

Cette transmission affecte jusqu'aux vices de leur configuration et de leur développement, fait bien connu de Baillou qui, dans la prévision de la relation de ces vices avec l'hérédité de diverses maladies, insiste avec raison sur l'investigation des organes internes (1). Cette investigation le démontre nettement de tous les appareils et de tous les systèmes de l'intérieur de l'être :

Rien de plus positif que l'hérédité de la forme, du volume, et des anomalies du système osseux : celle des proportions, en tout sens, du crâne, du thorax, du bassin, de la colonne vertébrale (2), des moindres os du squelette, est d'une observation quotidienne et vulgaire ; on a constaté jusqu'à celle du nombre en plus ou en moins des vertèbres et des dents. D'après Hofacker, cette transmission s'étend à tous les caractères spéciaux de la char-

____

(1) Baillou, *Oper. omn.*, tom. III, p. 267.
(2) Piorry, *ouv. cité.* — Duchamp, *Maladies de la croissance*, p. 85.

pente osseuse des animaux vivant en domesticité (1) ; et
nous avons, plus haut, signalé le parti qu'en tirent les
Anglais, en appliquant ce principe à la formation des
races à petits os.

L'hérédité régit de même les proportions du système
nerveux ; elle est manifeste dans les dimensions générales du cerveau, son principal organe (2) ; elle est même
très-souvent sensible dans le volume, et jusque dans la
forme des circonvolutions, et l'observation que Gall en
avait faite avait donné l'idée au célèbre fondateur de l'é-
cole phrénologique, d'interpréter par elle la propagation
des facultés mentales (3).

Le système circulatoire, le système digestif, le système
musculaire, suivent, sous tous ces rapports, les lois de
transmission des autres systèmes internes de l'organisme :
le développement, l'étendue, la configuration, la capacité, les disproportions les plus particulières des appareils
spéciaux qui leur appartiennent, se transportent des
pères et des mères aux produits : il existe des familles où
le cœur et le calibre des principaux vaisseaux, sont naturellement très-considérables ; d'autres chez lesquelles ils
sont relativement petits ; d'autres, où, comme l'avait
constaté Corvisart, ils présentent les mêmes vices de conformation. Des disproportions analogues, transmises par
la génération, se rencontrent également dans les diverses
parties du tube digestif, de l'appareil rénal, de l'appareil
urinaire, dans le diamètre congénial des conduits sécré-
teurs et des excréteurs de différents organes (4), dans la

(1) Hofacker, *ouv. cité*, p. 10.
(2) Gall, *Sur les fonctions du cerveau*. Paris, 1825, tom. II, p. 411.
(3) *Loc. cit.*
(4) Piorry, *ouv. cité*, p. 108.

largeur des ouvertures naturelles, telles que celles des anneaux inguinal et crural (1). Valésius de Tarente dit avoir constaté l'hérédité de hernies congéniales, jusqu'à la troisième génération. Le *Journal* d'Allemagne fait mention d'un enfant qui avait une hernie, et dont l'aïeul et le bisaïeul avaient une descente ombilicale. Valentin *Polychrest* parle d'une famille dans laquelle tous les mâles avaient une hernie (2). Marc a pu également suivre l'hérédité de hernies ombilicales jusqu'à la troisième génération (3). Nous savons nous-même une autre famille, où le père, à soixante ans, a été affecté subitement d'une double hernie inguinale : un de ses fils, à trente ans, a été attaqué de la même infirmité du côté droit, et menacé en même temps de l'être du côté gauche. Enfin, il n'y a point, à proprement parler, de viscère dont la structure ne soit soumise à la loi du transport séminal. C'est même à cette action de l'hérédité sur la conformation interne des organes que les auteurs rapportent, trop généralement dans notre opinion, les maladies de famille. Nous prouverons plus loin qu'il n'est rationnel d'y rattacher que celles des affections des solides qui tiennent à la texture ou aux dimensions des différents viscères.

On ne peut excepter de la transmission des éléments internes de la conformation la coloration interne des parties. Les relations profondes d'organisation, de fonction et d'affection, que l'anatomie, la physiologie, et la pathologie, s'unissent pour établir entre les membranes muqueuse et cutanée (4), s'expriment aussi vivement dans

(1) Biorry, ouv. cité, p. 41.
(2) Vénette, *de la Génération*, tom. II, p. 46, notes.
(3) *Dictionnaire des sciences médicales*, tom. VI, p. 527.
(4) Flourens, *Recherches anatomiques sur les structures comparées de*

l'action qu'elles subissent de la génération. L'hérédité régit la peau interne comme la peau externe, et propage aussi bien les caractères propres de texture et de couleur de l'une que ceux de l'autre. Les teintes physiologiques des membranes muqueuses ne sont pas uniformes chez toutes les personnes; indépendamment de l'âge et de la santé, elles varient de nuance et vont du pâle au rose, du rose au rouge-cerise, selon les individus. On en voit chez lesquels la nuance la plus vive est aussi prononcée qu'elle l'est chez les nègres; et ces colorations, qui sont souvent de race, sont aussi de famille, comme les nuances de la peau extérieure et du teint. Il en est ainsi de colorations internes plus profondes, de celles d'autres membranes de l'économie, du tissu des muscles, du cerveau et des os. Chez les poissons, des couleurs analogues à celles des écailles, la plupart du temps mêlées de petits points noirs se voient à l'arachnoïde, au péritoine, dans le tissu cellulaire de certaines veines, et au périoste de la colonne vertébrale; on remarque aussi des taches noires chez les membranes séreuses des batraciens; chez les oiseaux, certains points du périoste et des membranes séreuses ont la même teinte que les pattes et le bec, et sont, par exemple, noirs chez les poules noires, rouges chez les cigognes (1). Le mélanisme des poules de Bogota, s'étend, comme on l'a vu, d'après le docteur Roulin, au périoste, à toutes les membranes séreuses, à la couche cellulaire qui entoure

la membrane cutanée et de la membrane muqueuse, Annales des Sciences naturelles, 2ᵉ série, Zoologie, t. IX, p. 239 et suiv. — Voy. encore Hébréard, *Mémoire sur l'analogie qui existe entre les systèmes muqueux et dermoïde.* — Dans les *Mémoires de la Société Médicale d'émulation*, tom. VIII; — et Rayer, *Traité des maladies de la peau*, tom. III, p. 781.

(1) Burdach, *Traité de physiologie*, tom. VII, § 813, p. 336.

les muscles (1). Les mammifères à pelage noir, par exemple les bêtes bovines et ovines, présentent également un pigment noir à la membrane muqueuse de la bouche, du nez et des yeux (2). Enfin d'après Meckel, comme d'après Virey (3), le melanisme pénètre, chez la race nègre, jusque dans la substance corticale du cerveau, et le docteur Rayer a vu, dans quelques cas de nigritie générale, le dépôt accidentel de pigment s'étendre, sous la forme de taches brunes, jusqu'à la surface de la langue (4). Or tous ces caractères de la couleur interne se propagent, comme on le sait, des parents aux produits, aussi positivement, aussi intégralement, que les caractères de la couleur externe de la peau, des cheveux, des ongles, des poils, de la robe et du plumage.

La connexion intime (5) de texture et de fonction entre les deux membranes, toiles vivantes où s'imprègnent le plus généralement les nuances riches ou sombres du coloris des êtres, reçoit même quelquefois de l'hérédité de plus fortes expressions.

Ainsi que nous voyons, dans l'état morbide, l'étroite sympathie organique de la membrane muqueuse et de la peau, opérer de l'une à l'autre des révolutions ou des métastases; nous voyons d'autres fois la génération, procédant à son tour, par des métastases d'un autre caractère, transporter de l'une à l'autre les

(1) *Mémoires présentés par divers savants à l'Académie des Sciences.* Paris, 1835, tom. VI, p. 321.
(2) Burdach, *Traité de physiologie.*
(3) *Nouveau Dictionnaire des sciences naturelles,* art. Nègre, p. 443.
(4) Rayer, *Traité des maladies de la peau,* Paris, 1835, tom. III, p. 793.
(5) Cette connexion est telle que d'après les observations d'Hébréard, dans le mémoire cité, la peau, en certains cas, peut se transformer en membrane muqueuse, et la membrane muqueuse se transformer en peau.

colorations propres à chacune d'elles. Des faits indubitables prouvent que leurs couleurs peuvent se substituer comme se correspondre. L'expérience a depuis longtemps enseigné aux agriculteurs qui cherchent à maintenir ou à propager la blancheur de la laine, qu'ils doivent écarter avec soin du troupeau non-seulement les béliers et les brebis tachetés sur la laine ou la peau, mais encore les brebis et les béliers tachetés soit sur la langue, soit même sur la voûte palatine (1). Il suffit d'un bélier taché de noir sur la langue pour produire des agneaux tachés de noir sur le dos ou partout ailleurs (2).

Les faits confirment donc pleinement la première des deux propositions que nous avons déduites de la connexion vitale de la structure externe et de la structure interne des solides organiques : *l'hérédité agit sur les mêmes caractères au dedans qu'au dehors de la conformation.*

Ils consacrent aussi formellement la seconde : *l'hérédité se comporte au dehors comme au dedans de la conformation, d'après les mêmes lois.*

Extérieurement, elle peut être intégrale ; elle peut être partielle ; elle peut ne pas être, c'est-à-dire laisser, à différents degrés, la loi contraire agir. L'hérédité se présente, sous ce triple et même aspect, à l'intérieur des êtres. Elle y peut certainement porter son expression sur tous les solides ; mais il est aussi rare de voir la ressemblance interne des enfants aux parents s'imprimer à la fois, chez le même individu, dans tous les organes, que de voir la ressemblance externe apparaître dans la totalité du type extérieur. Dans le grand nombre des cas,

(1) Chambon, *ouv. cité*, tom. I, ch. VII, p. 116.
(2) Girou, *ouv. cité*, ch. VII, p. 126.

elle n'est que partielle ; encore n'affecte-t-elle point toujours tout un système, ni tout un appareil, ni même tout un organe ; fréquemment elle n'en frappe qu'un élément, qu'un point ; mais là, comme sur les traits, si limitée qu'elle soit, elle n'en est pas moins caractéristiques. Dans beaucoup de cas, enfin, elle n'existe pas. La loi de l'INNÉITÉ s'y est substituée dans l'intérieur de l'être.

De toutes ces circonstances et de leur combinaison, il peut résulter, et les faits établissent qu'il résulte réellement les éventualités principales qui suivent :

1° La ressemblance *externe* de conformation du produit aux auteurs peut être presque totale; la ressemblance *interne*, nulle.

2° La ressemblance *externe* être radicalement nulle, et la ressemblance *interne* être intégrale.

3° Les ressemblances *interne* et *externe* de structure être partielles toutes deux.

4° La ressemblance partielle n'exister que pour l'une ou pour l'autre structure et ne pas se porter, dans celle qu'elle affecte, sur les mêmes organes, ou dans les mêmes organes, sur les mêmes éléments ou sur les mêmes points.

5° Les ressemblances *externe* et *interne* de structure peuvent être non pas complètes, mais presque générales.

6° Les ressemblances *externe* et *interne* de structure peuvent n'exister pour ainsi dire nulle part, dans aucun des systèmes, dans aucun des organes, des parents aux produits.

Toutes ces combinaisons, que nous ne faisons encore qu'énumérer, mais que fera ressortir la suite de ce travail, sont autant de conséquences à la fois empiriques et rationnelles de la double intervention des lois de l'innéité et de l'hérédité sur tous les éléments de l'organisation et des lois positives de l'hérédité elle-même.

ARTICLE II.

De l'hérédité des caractères propres aux éléments fluides de l'organisation.

Si l'unité qui lie les caractères externes aux caractères internes de la conformation, est d'une nature profonde, la connexion vitale des éléments solides et fluides de l'être est d'une intimité plus pénétrante encore ; elle touche à l'essentiel de l'identité même.

La formation centrale et la formation périphérique de la structure animale ne sont point successives ; l'une n'est point le produit de l'autre. La science, impartiale entre les deux systèmes du professeur Serres, pour qui toute formation organique procède du *dehors* au *dedans* (1), et de Mayer, aux yeux de qui elle procède, au contraire, du *dedans* au *dehors* (2), conciliant les deux opinions adverses, reconnaît aujourd'hui que la vie s'organise partiellement dans les deux directions, et que leur développement simultané remonte à la même époque de la vie embryonnaire.

Le rapport de l'extérieur à l'intérieur de la conformation, n'est donc, dans son principe, qu'un rapport d'harmonie.

Le rapport organique des fluides aux solides se présente à nos yeux, sous un tout autre aspect, au dedans comme au dehors de la vie utérine.

(1) E. Serres, *Recherches d'anatomie transcendante et pathologique*, 1839, in-4°.

(2) Meckel, *Archiv. für Anatomie.* 1826, p. 212.

Dans le cours de la vie extra-utérine, leur continuité se révèle d'abord par la difficulté d'une ligne *positive* de démarcation entre les trois états, où ils y coexistent : indépendamment de *l'état vaporeux* qui ne s'y manifeste que dans ses actions, ces trois états sensibles de cohésion vitale, sont : l'un, l'état *liquide*; l'autre, l'état *mou*; le dernier, l'état *solide*; et loin que la différence entre ces trois degrés de consistance des principes de l'organisation, soit aussi bien tranchée, que certains éléments anatomiques plus *fixes*, et d'autres plus *fluides*, le donneraient à croire, entre leurs termes extrêmes, on pourrait établir une échelle d'états dont les échelons se toucheraient presque (1). Il est même des organes, le poumon, le cerveau, le foie, nous pourrions dire la plupart des viscères, dont le degré de cohésion est intermédiaire, et comme incertain, entre les deux états les plus opposés; et l'évaporation montre que l'apparence est, à cet égard, au-dessous de la réalité. Sur 10,000 parties de pulpe cérébrale, l'évaporation en dissipe, chez l'adulte, 8,096 ; elle en dissipe 8694 chez l'embryon. Le foie, sur le même nombre, en perd 7,600 chez le premier ; il en perd 8,064 chez l'autre (2).

La vérité est que ces trois degrés divers de cohésion vitale, ne sont que des états *relatifs* ; ils sont irréductibles à des termes *absolus*.

Si l'on entre dans cette voie, on tend nécessairement à des énormités : ainsi, d'après Grimaud, Capiluli s'était laissé aller à croire que le liquide principal de l'économie, le sang, n'était point liquide dans l'organisme vivant, et qu'il y constituait un tissu fibreux concourant à former

(1) Piorry, *ouv. cité*, p. 46.
(2) Haller, *Elementa physiolog.*, tom. VIII, p. 266.

une partie des vaisseaux (1). Ainsi, Dœllingen ne voit, à l'inspection microscopique du sang, que des globules pressés les uns contre les autres, sans aucun vide entre eux, et déclare que le sang n'est pas plus liquide que ne l'est un tas de pois ; qu'il ne coule pas comme l'eau, mais comme coule le sable dans un sablier (2).

Tristes et éloquentes preuves des écarts où entraîne l'idée de l'absolu et d'une ligne rigoureuse de démarcation de ces trois états de consistance organique.

Plus on remonte avant dans la formation de l'être, plus cette ligne est obscure, plus la limitation exacte est difficile. Dans le cours de la vie intra-utérine, de *coexistants*, ils deviennent *successifs* :

A un certain degré, les solides en voie de consolidation, n'ont qu'une consistance molle et gélatineuse ; la condensation ne s'en fait que peu à peu ; à un autre degré, encore moins avancé de la vie embryonaire, les solides en voie de *configuration* n'existent encore qu'en *formes*, sans tissus ni texture. A un troisième degré, *les solides* sont *liquides*, ou pour parler plus net, ils n'existent pas. Enfin, à un degré initial en quelque sorte de la formation de l'être, il n'y a, pour ainsi dire, ni solide, ni liquide vital proprement dit, mais la *masse organique* nommée primordiale, transformation première de l'embryotrophe, de laquelle le sang, et successivement tous les éléments de l'être doivent plus tard émaner.

De cette gradation, il résulte donc que chacun des trois états se succède dans les mêmes principes de l'être, et que, par une merveilleuse évolution vitale, ils se substi-

---

(1) Grimaud, *Cours complet de physiologie,* tom. II, p. 99.
(2) Burdach, *ouv. cité,* tom. VI, p. 102, 103.

tuent progressivement, dans l'organisation, dont tous les éléments passent, en se développant, par leurs termes extrêmes : les *liquides* finissent par l'état *solide* ; les *solides* commencent par l'état *fluide* qui, pour tous les systèmes, comme pour tous les organes, est l'état antérieur, l'état initial.

Entre l'état solide et l'état liquide de l'organisation , la connexion vitale n'est donc plus seulement , comme entre les deux structures interne et externe, un simple consensus, un rapport d'harmonie, mais une relation de cause à effet, mais une dépendance de génération ; car leur génération n'est point simultanée, et la priorité appartient aux liquides. Tout être organisé procède d'un liquide et sa formation est, dans certaines limites, comme le dit Burdach, une solidification.

Les liquides contiennent donc les solides en puissance , et ils recèlent ainsi le principe formateur de toutes les expressions que les solides prennent dans l'organisation , et dont les solides sont comme les véhicules, puisqu'ils les leur transmettent ; ils font même plus que de les leur transmettre, puisqu'ils les précèdent ; ils en sont les auteurs, et à proprement dire, les prédécesseurs.

Si maintenant les solides, état *postérieur* et relativement inerte de l'organisation (1), restent doués cependant de cette puissance vive de propagation et de reproduction que nous avons reconnue à tous leurs caractères , à plus forte raison, la logique nous dit-elle que cette force de transmission et de représentation appartient aux liquides, état *antérieur*, et force relativement plus essentielle,

(1) Burdach, *Traité de physiologie*, tom. VI, § 660.

plus active, et partant plus reproductrice des types intimes de l'être.

Ce que la logique affirme, l'expérience le prouve.

La loi d'hérédité qui régit les solides, régit également
les liquides organiques, qui forment le torrent où circule
la vie.

On peut même, en principe, voir dans la reproduction
des types des solides, et de leurs caractères, une première expression de la reproduction des types des liquides et de leurs caractères, puisque tous les solides passent par l'état liquide ; que cet état, dont ils sont, à
proprement parler, de simples évolutions, en recèle à la fois
les germes et les figures, et que figures et germes dépendent de la nature et de la composition de ces fluides for-
mateurs, comme les formes des cristaux de la composition
et de la nature des dissolutions où ils prennent naissance.

Mais l'hérédité des éléments liquides ne se limite pas
à la transmission de ceux de leurs caractères, qui viennent pour ainsi dire prendre forme dans les solides, expressions finales de leurs métamorphoses : elle s'étend à
tous les caractères d'*état* des liquides eux-mêmes, c'est-à-
dire à tous ceux qui s'attachent au degré de cohésion vitale qui constitue l'état de fluidité de ces mêmes éléments.
La loi d'hérédité, en un mot, n'agit pas sur les seules proportions de forme, de volume, et de texture des parties ;
elle ne consiste pas dans l'unique transmission de leurs
rapports d'étendue, de configuration, de coloration ; elle se
continue jusque dans leurs principes ; elle se représente
jusque dans les rapports de composition et de proportion
propres aux divers fluides d'où les parties proviennent.

Quels sont, maintenant, les caractères vitaux qui rentrent dans cette classe, c'est-à-dire qui soient essentiels

aux liquides, et sur lesquels se porte le transport séminal?

Nous reconnaissons aux liquides organiques, comme aux inorganiques, une double nature : une première physique, une seconde chimique.

L'action héréditaire s'exerce sur les deux ; elle agit à la fois et sur les caractères de la *proportion*, et sur les caractères de la *composition* des différents fluides.

1° Quant à la *proportion*, l'hérédité existe et dans les quantités absolues des liquides, et dans leurs quantités relatives entre eux.

De l'hérédité de leurs quantités *relatives*, dérive l'hérédité des tempéraments, qui en est l'expression la plus générale : les systèmes organiques à la prédominance desquels se rattachent leurs quatre principaux types , le système sanguin, le système nerveux, le système bilieux, le système lymphatique, doivent tous, à des liquides et à des sécrétions, non-seulement l'essence de leurs attributs, mais encore la très-grande partie de leur substance. De tous, les principaux foyers de deux de ces systèmes , comme on l'a vu du cerveau et du foie, l'évaporation ne laisse presque rien, et l'idée rationnelle de leur prépondérance ne peut se rapporter qu'à la prépondérance des fluides qu'ils renferment. Que cette prépondérance existe pour chacun de leurs différents fluides, relativement aux fluides des autres systèmes, c'est un fait avéré , quant à l'*individu* et à la *famille*, comme il l'est encore quant aux diverses races et aux diverses nations (1). A l'ég. des familles, c'est comme l'écrit Pujol, un de ces faits généraux dont il est aisé de constater la réalité, dès qu'on veut examiner curieusement et en détail les diffé-

____

(1) Pujol de Castres, tom. II, p. 247, 248.

rentes familles dont la réunion compose nos grandes cités (1).

Le sang est plus abondant dans certaines familles qu'il ne l'est dans d'autres (2), et cette surabondance tient à l'hérédité de la disproportion du système sanguin dans les premiers auteurs, aux descendants desquels elle communique une prédisposition à toutes les maladies dont cette disproportion peut être le principe : des apoplexies, des épilepsies, des aliénations, des hémorrhagies, des inflammations, tout un cortége de maux, proviennent en effet de cette surabondance héréditaire du sang, cause, dit Portal, trop souvent méconnue (3).

La prépondérance peut, chez d'autres familles, se porter sur la bile (4) : les bilieux, écrivait le père de la médecine, engendrent des bilieux, et l'auteur précédent rattachait à cette source, l'hérédité d'un autre groupe de maladies, le mélæna, la jaunisse, les coliques hépatiques, les coliques bilieuses, si souvent transmises des parents aux enfants.

La névrosité et la lymphe (5) sont sujettes aux mêmes disproportions dans les individus, et, comme les précédentes, ces disproportions des individus passent à leurs produits, et leur inoculent des prédispositions à l'hérédité des affections spéciales dont elles sont l'origine.

(1) Lordat, *les Lois de l'hérédité physiologique sont-elles les mêmes chez les bêtes et chez l'homme?* Montpellier, 1842, p. 3. — E. Gintrac, *de l'Influence de l'hérédité sur la production de la surexcitation nerveuse*, etc., Paris, 1845, in-4°, p. 3, et 20 à 24. — A.-J. Gaussail, même titre, in-8. Paris, 1845, p. 60 à 62.

(2) Voy. Portal, *ouv. cité*, préface, p. 8, 9, et 97, et Pujol, *loc. cit.*

(3) Idem, p. 97, 98, et ses *Observations sur les maladies du foie.*

(4) Pujol, *loc. cit.* — Portal, *loc. cit.*

(5) Portal, *ouv. cit.*

De la reproduction des quantités relatives des principaux fluides de l'économie, découlent ainsi autant de formes particulières de l'hérédité des tempéraments ; de celle constatée de prépondérance relative du sang, l'hérédité du tempérament sanguin ; de celle constatée de prépondérance relative de la bile, l'hérédité du tempérament bilieux ; de celle constatée de prépondérance relative de la lymphe, l'hérédité du tempérament lymphatique ; de celle aussi constatée de la prépondérance de la névrosité, l'hérédité du tempérament nerveux ; de celle, enfin, du mélange de ces tempéraments et de leurs alliances, l'hérédité de toutes leurs combinaisons et de tous les dérivés qu'elles peuvent produire.

Égaré par la loi de l'innéité physiologique de l'être, Louis est presque le seul auteur important dont la voix se soit élevée contre la vérité de tout temps démontrée de ces transmissions (1).

Elles se représentent aussi positivement dans les proportions *absolues* des liquides de l'organisation, ou de leur quantité en plus ou en moins, relativement à eux-mêmes, et par suite à la vie. Telle est l'hérédité de celles en plus du sang, que l'on nomme pléthore, et de celles en moins que l'on nomme anémie. La répétition, par la voie séminale, de la dernière n'est rare que sous son type morbide ; mais au simple degré où elle n'entraîne qu'une sorte d'étiolement naturel de l'organisation, accusée par une décoloration et une émaciation de l'habitus extérieur, qui peut s'allier longtemps, sans troubles manifestes, avec l'existence, dans combien de professions, dans combien de familles ne se rencontre-t-elle pas ? L'hérédité de la dis-

____

(1) Louis, *Considérations*, etc., ouv. cité.

proportion inverse ne laisse pas l'ombre d'un doute; le professeur Piorry en cite plusieurs exemples : dans un premier, le père, les frères et les sœurs présentaient une égale prédisposition aux accidents qui naissent de l'hyperémie ; dans un autre, trois sœurs ainsi que la plupart des parents paternels étaient prédisposés par la même cause aux mêmes accidents. Sur 48 cas de pléthore recueillis dans les hôpitaux, on a trouvé, dit-il, quatre cas où les parents offraient des circonstances semblables d'organisation, et sur vingt-deux cas d'une maladie nommée par le docteur Fournet, *congestion du poumon*, et analogue à la congestion sanguine active du cerveau, ce médecin a rencontré quatre malades chez lesquels la même pléthore sanguine générale, la même disposition aux congestions viscérales, cérébrales surtout, faisaient partie de l'histoire des parents (1). Nous ne doutons pas qu'une statistique sévère et plus étendue ne montre que l'hérédité de ces dispositions ne s'élève à un chiffre plus élevé que celui que ce premier essai de statistique indique.

2° Quant aux caractères de la *composition* des différents fluides, l'hérédité agit manifestement sur tous ceux qu'ils présentent.

Elle agit premièrement sur les caractères de leur nature physique, sur leur densité, le nombre, les proportions de leurs éléments, sur les dispositions qui en sont la suite. Ainsi se transmettent par la voie séminale, les quantités relatives des principes sanguins ; celles de surabondance du principe fibrineux sur le principe séreux, et consécutivement la tendance spontanée au développement de l'*état couenneux du sang*, et aux inflammations aiguës qu'il dé-

____

(1) *De l'hérédité dans les maladies*, § 121, p. 62.

termine (1). Ainsi se communiquent par la même voie les proportions contraires, ou la surabondance de la sérosité sur la fibrine de ce même liquide. L'hérédité de l'état nommé *chlorotique*, et plus récemment par le docteur Piorry, *hydroémique* du sang, en est tout à la fois l'expression et la preuve. Non-seulement aucun sexe (2), non-seulement aucun âge (3), n'en sont à l'abri, mais, sous sa forme simple, d'après le docteur Ashwell, il est, dans la plupart des cas, congénital (4) et, comme la phthisie, qui en est une des plus graves complications, il a souvent sa source première dans les familles. Marshall-Hall a même eu l'occasion de remarquer que, si, dans une famille, plusieurs filles présentent l'état chlorotique, leurs parents de l'autre sexe offrent assez fréquemment une pâleur habituelle de la surface du corps (5).

Il est d'autres caractères ou d'autres altérations de la composition physique du même liquide ou des sécrétions diverses qui en proviennent, qui, plus intimes encore, ou plutôt plus latents, ne se révèlent qu'aux sens armés du microscope, et dont l'hérédité ne fait pas question.

De ce nombre sont d'abord des principes, ou plutôt des êtres étrangers, les entozoaires des différents liquides de l'économie, les uns nageant dans le sang, les autres dans les mucus, d'autres jusque dans le sein des humeurs de l'œil, êtres parasites, dont la propagation par la voie sé-

(1) Piorry, *ouv. cité*, § 723.

(2) Sauvages, *Nosologie méthodique*, Lyon, édit. in-12, 1772, tom. IX, classe X, ord. VI, xxxv, p. 502.

(3) Sauvages, *loc. cit.*, p. 512, *Chlorosis infantium.* — Roche et Samson, *Nouveaux Éléments de pathologie*, tom. II.

(4) Ashwell, *Mémoire sur la chlorose et ses complications*, § 2 et 3, conclusion I.

(5) Marshall-Hall, *On the diseases and derangements of the nervous system.* London, 1841.

minale, dans tous les milieux et sous toutes les formes où ils se manifestent, a été reconnue de toute antiquité, et si bien constatée, qu'on s'en est fait une arme, impuissante il est vrai, contre le fait clairement prouvé par Rudolphi (1) et plus tard par Burdach (2), de leur génération spontanée dans les êtres.

De plus de douze espèces d'entozoaires qui se rencontrent chez l'homme, il existe des personnes qui n'en présentent aucune. Les parents et aïeux d'autres individus qui en sont affectés, n'en avaient point souffert ; d'autres enfin, reçoivent de la génération les mêmes entozoaires, ceux-ci que leur père, ceux-là que leur mère (3). Les mêmes faits se représentent chez les animaux (4), et dans les deux classes d'êtres, cette hérédité n'est point un simple transport séminal des œufs, mais une reproduction de la totalité de substance et de corps de ces parasites, reproduction aussi intégrale que celle obtenue récemment, dans des expériences d'inoculation, ou de contagion directe des vers du sang du chien (5).

De ce nombre sont aussi des altérations de la nature du sang, visibles au microscope, comme les précédentes ; mais qui, au lieu de tenir à des corps étrangers, portent sur les caractères de ses éléments physiques ; telles sont les altérations de ce liquide, sous l'influence desquelles,

____

(1) Rudolphi, *Entozoorum historia naturalis*, Amst. 1808, tom. I, p. 375 et suiv.

(2) *Ouv. cité*, tom. I, p. 29 et suiv.

(3) Id., *loc. cit.*

(4) Merat, *Dictionnaire des sciences médicales*, art. Entorouseria.—*Voy.* aussi *Dictionnaire usuel de chirurgie et de médecine vétérinaires*, 2 vol. in-8°, 1835, tom. I, p. 611.

(5) Expériences de MM. Gruby et de la Fond. — *Voy. Gazette Médicale*, 20 avril 1844.

sans lésion des tissus, se développent ces étranges prédispositions aux hémorrhagies que présentent certaines personnes, aujourd'hui désignées sous le nom de *bluters* (1),
prédispositions dont une masse de faits prouvent l'hérédité.

Aux observations, ailleurs rassemblées, de Samson, de
John Otto, du docteur Hugues, d'Alza–Haravius, de
D. Latour (2), du journal *des Progrès*, des *Archives générales*, de la *Gazette médicale*, etc., nous ajouterons ici quelques faits analogues qui viennent les confirmer.

Le docteur Laborie a vu, chez un malade de la Pitié, les
chocs les plus légers produire des ecchymoses, et amener
plusieurs fois des hémorrhagies graves: plusieurs enfants de
la famille étaient morts de pareils accidents provoqués par
des causes incapables d'entraîner, sans prédisposition, de
tels résultats. Muller, d'Édimbourg, a vu périr ainsi un
jeune homme, à la suite d'une légère piqûre suivie d'une
perte de sang que rien ne put arrêter; les membres de sa
famille qui avaient avec lui une grande ressemblance, la
même couleur de cheveux, le même aspect de la peau, présentaient la même prédisposition aux hémorrhagies. Un de
ses oncles, entre autres, avait des ecchymoses, à la moindre
pression de la peau sous un corps dur (3). Le docteur Racken
cite plusieurs faits semblables (4). Un des plus remarquables, tant par le double concours de l'innéité et de l'hérédité à sa production, que par la marche de la propaga-

(1) D. Latour, *Histoire philosophique et médicale des causes essentielles, immédiates ou prochaines des hémorrhagies*. Orléans, 1815, t. I,
obs. 127, 152, p. 105, 106, 124.

(2) E. Gintral, *Mémoires de l'Académie royale de médecine*, t. XI, p. 20
à 24. — A.-J. Gaussail, *Mém. cit.*, loc. cit.

(3) Société médicale d'émulation, séance du 7 août 1844. — *Gazette
des hôpitaux*, du mardi 24 septembre même année.

(4) *Medicinische chirurgie Zeitung*. Nov. 1830.

tion elle-même, est peut-être le suivant : Le père de la famille E. P. était en pleine vie et en parfaite santé, bien que déjà à l'âge de 86 ans. De son mariage étaient nés douze enfants, cinq fils et sept filles ; parmi eux, quatre enfants, trois fils et une fille moururent d'hémorrhagie : la plus jeune des filles *qui n'avait jamais présenté de symptômes de cette prédisposition*, se marie à un brave et vigoureux garçon, elle en a six enfants, quatre garçons et deux filles : trois des garçons périssent d'hémorrhagie. Il n'y avait point de trace qu'aucun des parents, soit du côté du père, soit du côté de la mère, eût été affecté de cette idiosyncrasie, antérieurement aux enfants d'Ernest P. (1)

La même forme inhérente de reproduction s'attache aux caractères de la composition organique des liquides, qui ne sont appréciables qu'à l'analyse chimique. Il en est parmi eux de physiologiques, comme ceux qui constituent, dans l'espèce chevaline, les races dites de *pur sang* ; l'analyse, en effet, constate dans leur sang des différences chimiques (2). Jusqu'à quel point n'en serait-il pas ainsi, dans l'espèce humaine, du sang de certaines races très-distinctes entre elles, telles que la race des blancs et la race des noirs ? Tout nous semble de nature à le faire présumer, et déjà l'induction a la valeur d'un fait pour les naturalistes aux yeux desquels le sang, la bile, et toutes les autres humeurs offrent, chez les nègres, une nuance plus foncée qu'ils ne l'ont chez les blancs (3).

D'autres caractères chimiques ne sont ni des qualités,

(1) *Cyclopedia of practical medicine*, vol. II, p. 448.
(2) Voyez la *question chevaline considérée sous le point de vue national, agricole, économique et militaire*, 1845, p. 41 et suiv.
(3) Broc, *Essai sur les races humaines*, p. 72.

ni des propriétés, mais de véritables troubles morbides des liquides, et n'en passent pas moins des auteurs aux produits.

De cette nature sont toutes les altérations ou modifications de composition, soit du sang en lui-même, soit des sécrétions dont l'analyse chimique a montré la relation avec un ordre déterminé d'affections, et dont l'expérience prouve l'hérédité par l'hérédité de ces affections elles-mêmes : telles sont le diabète et l'albuminurie, la première ou du sucre, la seconde ou de l'albumine, passent du sang dans l'urine.

Une dernière classe enfin d'altérations chimiques ou physiques des liquides, la plus nombreuse de toutes, dans l'état de la science, comprend les caractères et les altérations des humeurs organiques qui échappent plus ou moins, aux sens, aux instruments, et à l'analyse, et n'ont d'autre expression que celle des conséquences ou des états morbides qu'elles déterminent. C'est la classe des diathèses et des cachexies, des principes herpétique, scorbutique, arthritique, goutteux, tuberculeux, scrophuleux, cancéreux, des vices syphilitiques, sources vénéneuses de maux qui ont pour ainsi dire leurs racines dans l'essence des éléments de l'être, et dont la contagion s'infuse avec la vie (1).

ARTICLE III.

De l'hérédité des caractères propres aux états de la vie ou modes physiologiques de l'organisation.

De l'hérédité de tous les types de structure ou de composition, des éléments solides et liquides de l'être, doit dériver celle de tous ses états ou modes physiologiques,

(1) F. L. Gaillard, *Histoire générale des sept diathèses*, Gazette Médicale, IIIe série, t. I, p. 263, 264.

Elle apparaît d'abord dans la constitution, ou dans le caractère général de la vie.

Ce caractère est d'espèce, de race, de nation, de climat, de lieu, de personne et de profession ; il a, en un mot, des types généraux et des particuliers, et chacun de ses types participe de la force de régénération de l'individu.

La plus universelle de ces reproductions est nécessairement celle qui se rapporte aux modes d'existence des espèces. Sous cette forme elle se passe de démonstration ·

« Une certaine uniformité de constitution, ou sauf quel-
« ques déviations, dont les limites sont toujours assez
« étroites, la constance à obéir à certaines lois de l'éco-
« nomie animale appartient, dit Prichard, au caractère
« spécifique de chaque race originelle. Ainsi, la durée
« moyenne de la vie, est, pour chaque espèce, comprise
« entre certaines limites. Pour chacune, il y a des limites
« semblables, quant aux circonstances relatives à la re-
« production : telles que le nombre des petits, les épo-
« ques et la fréquence des naissances ; la durée de la
« gestation, chez les mammifères, et chez les oiseaux celle
« de l'incubation, etc. Il y en a enfin pour tout le temps
« que dure l'éducation ou l'allaitement des petits » (1).

La propagation des caractères spéciaux de la constitution qui sont propres aux races, aux nations, aux climats, aux lieux, se manifeste sous presque autant de formes qu'il existe de lieux, de climats, de nations, de races, sur le globe.

L'hérédité, enfin, de ceux des mêmes caractères propres aux individus demande à peine plus de preuves ; elle

____

(1) Prichard, *Hist. nat. de l'homme*, t. I, p. 89.

se voit, à son tour, sous autant d'expressions, que la constitution a de modes d'activité dans les auteurs de l'être (1).

« Le germe de la femme et le sperme de l'homme offrent immédiatement, comme le disait Lafon (2), les matériaux et les forces qui doivent concourir à la constitution nerveuse de l'embryon. Or, ce germe et ce sperme sont des produits relatifs à la constitution, à l'état et aux fonctions générales et particulières de la mère et du père; il doit donc y avoir des constitutions nerveuses, congénères, héréditaires, *paternelle* et *maternelle*. »

Les deux principaux types de la constitution qui se rapportent aux auteurs, sont ceux de faiblesse ou de force générale de la vie : l'un et l'autre se propagent des auteurs aux produits (3). Les enfants qui naissent de parents bien portants et d'une race vigoureuse, apportent dans le monde une constitution, qui résiste aux mêmes causes de maladies auxquelles succombent les enfants de parents chétifs et faibles (4). La différence des classes fait souvent ressortir ces contrastes organiques. Une faiblesse radicale de constitution qui est, d'après Barthès, causée par l'excès du travail journalier, et par la mauvaise nourriture, fait que les gens de la campagne parviennent rarement à un âge avancé. Il est remarquable, dit-il, que les gens pauvres transmettent à leurs enfants un vice analogue de faiblesse radicale de la constitution, que cache assez sou-

(1) Gintrac, *de l'Influence de l'hérédité sur la production de la surexcitation nerveuse*, etc., p. 8 et suiv.

(2) Lafon, *Philosophie médicale*, XXI⁰ aperçu, § 405.

(3) Burdach, *ouv. cité*, t. XI, p. 259.

(4) Spurzheim, *Essai sur les principes élémentaires de l'éducation*, ch. 1, p. 48.

vent un état de vigueur apparente. C'est aussi à ses yeux
la principale raison pour laquelle la saignée et la purgation causent plus souvent chez les domestiques mêmes,
dont le corps paraît être d'un tissu ferme, des défaillan-
ces et une résolution particulière des forces que Baillou
a observées le premier (1). Beaucoup d'autres professions
sont dans le même cas : les ouvriers qui mènent une vie
sédentaire dans les quartiers populeux des villes, qui habitent de petits logements, et respirent un air vicié, propagent, en général, une race appauvrie; et, à un autre
extrême, la vie voluptueuse des riches réagit d'une manière aussi déplorable sur leur postérité (2).

§ 2. — De l'hérédité des modes de développement.

Mais ce n'est point seulement la force ou la faiblesse
de la constitution du père ou de la mère, ce sont les caractères les plus particuliers de ses modes d'existence, dont
la génération revivifie les formes, c'est tout ce qui touche
aux types de l'activité vitale et du développement de
l'être.

Il existe des familles qui ont des époques fixes pour
leur développement. Tantôt c'est à la deuxième dentition,
ou à la puberté; tantôt c'est par secousses en quelque
sorte partielles, mais soutenues, vers ces époques, ou par
secousses brusques et qui portent de bonne heure la taille,
à la hauteur où elle doit arriver, crises de la croissance
dont le moment d'explosion, indépendamment de ses
dangers immédiats, mérite toute l'attention des médecins,

(1) Barthez, *Nouveaux éléments de la science de l'homme*, 2e édition,
tom. II, CCXXXV, p. 168.
(2) Spurzheim, *ouv. cité*, Introduction, p. 18.

sous le rapport des affections chroniques, dont il peut être le point de départ héréditaire (1).

Que la croissance soit, ou qu'elle ne soit pas accompagnée de crises, il est beaucoup de familles où elle est précoce. Duchamp en a cité où cette précocité coïncidait avec le développement spontané de l'épilepsie (2).

Chez d'autres familles, la génération transmet, au contraire, une tendance à un développement tardif (3).

Les mêmes observations sont en tout applicables à la puberté : il en est des époques de son premier éveil et de sa maturité, comme de celles de croissance ; précoces ou tardives, elles sont souvent les mêmes dans les pères et mères et dans les enfants.

§ III. — De l'hérédité des modes de la reproduction.

L'hérédité s'étend jusque sur la puissance de reproduction des forces génératrices auxquelles la puberté a donné l'essor. Des familles sont remarquables par leur fécondité et cette fécondité propage chez elles, tantôt de la part du père, et tantôt de la part de la mère, aux produits.

Cinq filles d'une mère de vingt-quatre enfants mirent au jour, à elles cinq, quarante-six enfants : la fille de son fils était, jeune encore, accouchée du seizième (4). Les fils, filles et petits-fils d'un père et d'une mère de dix-neuf enfants, participent presque tous, à notre connaissance, de cette puissance prolifique. Deux des filles à elles deux, ont eu dix-sept enfants ; un des petits-fils, onze.

(1) Duchamp, *Maladies de la croissance*, Paris, 1825, 1 volume in-8°, pag. 160.
(2) Id., *ouv. cité*, p. 25 et 35.
(3) De Brieude, loc. cit., *Mémoires de la Société royale de médecine*.
(4) Girou, *de la Générat.*, p. 277.

De vieilles familles, qui portent de beaux noms dans l'histoire de la noblesse française, ont joui de la même vigueur de propagation.

Anne de Montmorency, cet intrépide guerrier, chez qui plus de quinze lustres avaient si peu diminué le courage et les forces, qu'atteint de huit blessures mortelles, à la bataille de Saint-Denis, il brisa, du pommeau de son épée, les dents du soldat écossais qui lui porta le dernier coup, était père de douze enfants, et trois de ses aïeux, Mathieu I, Mathieu II, Mathieu III, en avaient ensemble dix-huit, dont quinze garçons.

Le fils et le petit-fils du grand Condé en comptaient, à eux deux, dix-neuf. Leur arrière-grand-père, tué à Jarnac, dix.

Les quatre premiers Guises avaient ensemble quarante-trois enfants, dont trente garçons.

Achille de Harlay, père du premier président du parlement de Paris, eut neuf enfants; son père en avait eu dix. Louis de Harlay, son arrière-grand-père, dix-huit. »

Aubert de Jaucourt était également père de neuf enfants. Jean de Jaucourt, son fils, en eut onze. Louis et Philippe de Jaucourt, ses arrière-petits-fils, chacun neuf. Antoine de Jaucourt, après eux, en eut quatorze ; Elie de Jaucourt, vingt-trois (1).

Ce n'est pas tout encore : la propriété, dont chez les animaux jouissent certaines femelles, d'avoir des portées plus fréquentes, et de mettre bas plus souvent deux petits à la fois, s'y remarque, d'après Sinclair, d'une manière

____

(1) *Mémoire sur la durée des familles nobles en France*, par Benoiston de Château-Neuf. (*Annales d'hygiène publique et de médecine légale*, 1846, t. XXXV, p. 27 et suiv.)

plus frappante dans quelques familles, et ceux qui se livrent à l'élève des bestiaux, ont reconnu que dans *ces cas,* non-seulement le *nombre,* mais le *sexe* des rejetons semble dépendre de la mère.

On a vu deux vaches produire chacune quatorze femelles, en quinze années, quoique le taureau fût changé chaque année. Une circonstance singulière, c'est que lorsqu'elles produisirent chacune un veau mâle, ce fut dans la même année. Cependant d'autres vaches, soumises au même régime que les précédentes, ont produit en même temps plusieurs mâles de suite, mais en moins grand nombre (1). Girou a rapporté des exemples analogues.

Les mêmes faits se représentent dans l'humanité. Le docteur Virey y a constaté l'existence de familles gémellipares; il en a vu l'exemple dans deux frères jumeaux, qui ont eu tous les deux, de leurs femmes, des jumeaux, à plusieurs reprises : la femme de l'un d'eux étant venue à mourir, sa seconde femme produisit, comme l'autre, des jumeaux (2). Osiander cite des faits plus extraordinaires, où l'hérédité de la fécondité provenait de l'auteur inverse. Une femme qui, en onze couches, avait mis au monde trente-deux enfants, était née elle-même avec trois autres jumeaux, et sa mère avait eu trente-huit enfants; une autre femme accoucha de cinq enfants à la fois et sa sœur de trois (3).

Par une corrélation naturelle, il arrive que l'influence propagée des parents aux produits, sur la fécondité, s'étend nécessairement aux fonctions qui s'y lient; elle passe par exemple, du nombre des produits jusqu'à la quantité

(1) Sinclair, *Agriculture pratique et raisonnée,* t. I, p. 181, 182.
(2) *Nouveau Dictionnaire d'histoire naturelle,* etc., t. XII, p. 566.
(3) Osiander, *Handbuch der entbindungskunst,* t. I, p. 316, 317.

de sécrétion lactée, qui leur sert d'aliment. Ce qui semble plus digne de remarque, c'est que cette faculté de donner plus ou moins de lait est transmissible, ainsi que la fécondité, *de la part de deux auteurs*. L'hérédité de l'une décide de celle de l'autre. Les agriculteurs ont le soin, d'après Thaer, de choisir, pour la monte, des taureaux qui proviennent d'une bonne vache laitière (1). Nous trouvons, dans Girou, un témoignage grave à l'appui de ce fait : les propriétaires de vaches ont remarqué, dit-il, qu'il était encore plus important au perfectionnement d'une vacherie, de faire un bon choix de taureaux que de génisses, attendu que la propriété de donner beaucoup de lait se transmet plus sûrement par le mâle, que par la femelle. Le savant agronome considère le fait comme très-constant et déclare avoir eu l'occasion de l'observer souvent dans ses étables (2).

§ IV. — De l'hérédité des idiosyncrasies.

L'hérédité devient, dans la génération, le principe d'attributs plus extraordinaires, relativement au sexe auquel elle les transporte et relativement au sexe qui les communique. Nous entendons parler de la propagation de l'écoulement menstruel des mères aux garçons, puis des pères à leurs fils. Mais nous nous bornons à indiquer ici cette transmission bizarre, dont les faits appartiennent au chapitre des rapports de l'hérédité à l'hermaphrodisme (3).

Il existe beaucoup d'autres idiosyncrasies, qui ne peu-

(1) Burdach, *ouv. cité*, tom. II, p. 447.
(2) Girou, *de la Génération*, ch. VII, p. 127.
(3) Voy. tom. II, 3e partie.

vent être regardées comme des maladies et qui se rencontrent aussi, de génération en génération, dans les mêmes familles (1). Nous donnerons pour exemple une susceptibilité toute particulière à ressentir un effet spécial de
certains agents, soit thérapeutiques, soit alimentaires,
tels que le café, le mercure, l'opium, etc. (2).

Il est généralement connu des praticiens, qu'il y a des
familles chez lesquelles les doses les plus légères d'opium
provoquent immédiatement un état convulsif. Zimmermann en cite une que l'influence du café disposait à dor-
mir; il produisait sur elle l'effet de l'opium : l'opium, au
contraire, était sans action (3). Nous en savons une
autre, chez qui le calomel, administré aux doses les plus
inoffensives, détermine promptement le tremblement mer-
curiel. D'autres familles supportent très-mal les vomitifs,
d'autres les purgatifs, et d'autres les saignées. Il en est
d'elles, ainsi que des individus (4).

Un rapport naturel rapproche la transmission de susceptibilités si exagérées à tel ou tel agent, à tel ou tel remède, de la transmission de susceptibilités plus singulières encore, qui n'en admettent pas. Il y a des familles
qu'une antipathie plus incompréhensible, propagée chez
elles de génération en génération, rend rebelles à l'action
et même à l'essai de tout moyen médical. « Que les médecins excusent un peu ma liberté, lisons-nous dans
Montaigne, ulcéré des souffrances d'un mal, alors au-
dessus des ressources de l'art, l'affection calculeuse
qu'il tenait de son père : que les médecins excusent un

(1) *Cyclopedia of medicine*, vol. II, p. 418.
(2) E. Gintrac, *Mém. cité*, p. 2.
(3) Zimmermann, *Traité de l'expérience*, tom. III, p. 121.
(4) Duchamp, *Maladies de la croissance*, p. 146.

« peu ma liberté, car, par cette mesme infusion et insinua-
« tion fatale, j'ay reçeu la haine et le mespris de leur doctri-
« ne. Cette antipathie que j'ay à leur art, m'est héréditaire :
« mon père a vêscu soixante-quatorze ans, mon ayeul
« soixante-neuf, mon bizayeul prèz de quatrevingts, sans
« avoir goûsté aulcune sorte de médecine, et entre eulx,
« tout ce qui n'éstoit de l'usage ordinaire, tenoit lieu de
« drogue.—Mes ancèstres avaient la médecine à contre-
« cœur, par quelque inclination occulte et naturelle, car,
« la veüe mêsme des drogues, faisoit horreur à mon père.
« Le seigneur de Gerviac, mon oncle paternel, homme
« d'église, maladif dèz sa naissance, et qui feit toutefois
« durer cette vie débile, jusqu'à soixante-sept ans, éstant
« tumbé aultrefois en une grosse et véhémente fiebvre
« continue, il feut ordonné par les médecins, qu'on luy
« déclarerait, s'il ne vouloit ayder (ils appellent secours
« ce qui le plus souvent est empêschement), qu'il estoit
« infailliblement mort. Ce bon homme, tout effrayé,
« comme il feut de cette horrible sentence, si respon-
« dit-il : *Je suis doncques mort.* » Mais Dieu rendit tan-
« tôst après vain ce pronostique.—Il est possible que j'ay
« reçeu d'eulx, cette dispathie naturelle à la médecine(1). »

Ce qui est très-certain, c'est que Montaigne l'érigea en
système et y fut fidèle tant qu'il vécut. Il n'opposa jamais
à ses maladies que l'expectation.

Que l'on ne s'imagine point, que ces inexplicables idiosyncrasies, peut-être exclusivement mentales dans leur
principe, une fois qu'elles sont transmises, n'aient point
par elles-mêmes d'action organique, ni qu'elles doivent
toujours être traitées légèrement. Comme les antipathies

(1) Montaigne, *Essais*, liv. II, ch. xxxvii.

vraiment *naturelles*, on ne les viole pas, surtout d'une manière brusque et inconsidérée, avec impunité. Zimmermann en rapporte un exemple instructif (1). Bayer en cite un autre dont le dénouement fut plus déplorable : Un jeune homme, à ce qu'il dit, ayant une fièvre ardente avec constipation, ne voulut pas prendre un clystère, par une répugnance héréditaire, disant que ses parents n'en avaient jamais pu souffrir. On le força d'obéir, et il mourut (2).

Ainsi que ces aversions incompréhensibles à l'usage des remèdes, la génération propage d'autres fois les immunités les plus inexplicables à la virulence de certaines affections.

Cette incapacité à subir l'action des plus contagieuses de toutes les maladies, a été constatée, même pour la syphilis, quant aux individus, à l'époque où ce fléau, nouvellement rallumé, sévissait en Europe dans toute sa furie. Dans le degré de fièvre de l'épidémie, où sur les témoignages les plus positifs des contemporains les plus dignes de foi, de C. Schellig, de Torella, de Monte-Saurus et d'une foule d'autres témoins oculaires, le mal se propageait, non plus comme de nos jours, par les rapports sexuels, mais au simple toucher du corps ou des habits, mais par l'atmosphère, et passait subitement par une voie inconnue, à une famille entière; à cette époque, dis-je, il se trouvait des êtres privilégiés, des natures singulières, qui bravaient à plaisir, avec impunité, toutes les formes possibles de contagion du mal, et jusqu'à l'épreuve décisive du coït. C'est le témoignage qu'en donne Cataneus : « Causa fortior vel « debilior erit, secundùm *variam dispositionem indivi-*

<hr>

(1) Zimmermann, *ouv. cité*, tom. III.
(2) Bayer, *Prax. medic.*, § 18.

« *duorum. Vidi tamen complures concubitus immundorum*
« *non recusantes et in sordes venereas sese præcipitantes,*
« *qui tamen nullam indè infectionem hauserunt* (1). »

Le même fait, mais dans l'état présent de l'épidémie, bien moins digne d'attention, se voit encore de nos jours (2), et bien qu'il n'ait été anciennement constaté que chez des individus, le phénomène analogue que nous offrent aujourd'hui des affections d'une force de contagion morbide tout aussi formidable, la rougeole, et surtout la petite vérole, tout autorise à croire que cette immunité n'était pas uniquement individuelle. Dans la réunion de toutes les conditions apparentes favorables à la contagion, l'infection vénérienne n'est point immanquable ; la syphilis exige, d'après le docteur Ricord, une prédisposition idiosyncrasique, qui peut avoir sa source dans l'hérédité. Il peut arriver et il est arrivé plus d'une fois, qu'un enfant infecté par sa mère, ait reçu de son père une prédisposition qui, en le laissant passible d'accidents primitifs, le mette à l'abri de l'infection générale. Il en est, en un mot, pour le docteur Ricord, de la syphilis, comme de la variole et de la rougeole ; il y a des personnes héréditairement préservées de celles-là, comme de celles-ci (3).

Il est très-positif qu'il existe des familles qui ne sont point sujettes à ces deux maladies (4). « Il paraît certain, écrit Fodéré, que nous contractons de nos parents la disposition à avoir ou à n'avoir pas la petite vérole, d'après des exemples très-nombreux des générations qui n'ont

(1) Jac. Catanei, *Tractatus de morbo gallico*, 1504.
(2) F. Swediaur, *Traité complet sur les symptômes, les effets, la nature et le traitement des maladies syphilitiques*, tom. II, introd., p. 38.
(3) *Gazette des Hôpitaux*, t. VIII, p. 13.
(4) Petit, *Essai sur les maladies héréditaires*, p. 30.

jamais eu cette maladie, malgré qu'elles n'aient rien fait pour l'éviter, malgré la *tentative répétée de l'inoculation*. »
Entre autres exemples recueillis à Marseille, il en avait un continuel sous les yeux : c'était celui de sa femme et de ses enfants : le père de sa femme, mort à 91 ans, après une longue pratique, ne contracta jamais la petite vérole, et tenta en vain de la donner à sa fille par l'*inoculation* et en la faisant jouer avec des variolés ; son père et son aïeul, morts également plus qu'octogénaires, avaient été de même, et vingt fois le premier lui avait rapporté plusieurs faits analogues de sa connaissance. Son opinion était que ces dispositions, heureuses ou malheureuses, venaient plutôt des pères aux enfants, que des mères. Nous noterons cependant que les enfants de Fodéré n'ont pas joui, de son aveu, du même avantage (1). Cet exemple rappelle celui de Diemerbroëck, dont ni le père ni la mère, nonogénaires tous deux, ni la grand'mère, morte octogénaire, ni deux proches parents, âgés de 80 ans, ni lui-même, arrivé à 70 ans, après avoir soigné des variolés sans nombre, n'avaient jamais été, d'après Van Swretts, atteints de la petite vérole (2).

Par une opposition à laquelle on s'attend, il arrive, au contraire, qu'il est d'autres familles, que la génération prédispose à subir une si forte influence de cette maladie, qu'elles en sont exposées à une multiple atteinte (3). Des recherches récentes démontrent qu'en effet, il existe des sujets qu'une idiosyncrasie, soit héréditaire, soit acquise, rend aptes à contracter deux fois et même trois fois la va-

(1) Fodéré, *Traité de médecine légale*, 2e édit., 1813, tom. V, 3e partie, § 1129, p. 860.

(2) Sersiron, *de l'Hérédité dans les maladies.*

(3) Petit, *ouv. cité,* p. 80.

riole (1). Chaque fois que des accidents de famille éveillent chez le médecin le soupçon de cette diathèse, il doit pratiquer la revaccination (2).

§ V. — De l'hérédité de la durée de la vie.

Nous arrivons, enfin, à un des plus graves et des plus curieux problèmes de l'influence physiologique de l'hérédité : l'hérédité a-t-elle ou n'a-t-elle pas d'action sur la durée de la vie?

Il y a peu d'années que cette question s'agita dans le parlement anglais. Une question faite par M. Baring à la chambre des communes, sur les annuités, conduisit lord Althorp, ministre des finances, à donner sur ce point d'intéressants détails. Il apprit à la chambre que, pour placer le capital d'une rente viagère, on avait l'habitude, en Angleterre, de visiter les cimetières, dans le but de découvrir, par les inscriptions des tombes, un membre vivant des familles parvenues à un âge avancé, afin de placer l'annuité sur sa tête. D'après les mêmes principes, les agents de compagnies d'assurances sur la vie, dans le même pays, sont tenus de transmettre à leurs administrations, entre autres renseignements sur la personne à assurer, tous ceux qui concernent la longévité de ses père et mère. L'Écosse a d'autres mœurs : on y est dans l'usage de graver sur la pierre sépulcrale des femmes, si c'est une femme mariée, son nom de demoiselle, et quand on vérifie ainsi dans les familles que les pères et mères ont vécu longtemps, on en tire des présages de longévité en faveur des enfants.

(1) Richelot, Note pour servir à l'histoire de la vaccine et de la vérole (*Archives générales de médecine*, avril 1844).

(2) *Loc. cit.*

Contrairement à l'opinion de M. Baring, qu'entre ces vies choisies et les vies ordinaires, il existait les plus notables différences, lord Althorp soutenait qu'il n'y avait point de preuve que ces existences durassent plus que les autres, et terminant par une de ces comparaisons de tout temps familières au laisser-aller de la tribune anglaise, *pour juger de la bonté d'un pudding,* disait-il, *il faut le manger.* Le temps seul décidera si ces vies jouissent ou non d'une plus longue durée (1).

Cette question est si grave, si intéressante, et, à ce qu'il nous semble, si mal éclaircie, que nous croyons nécessaire d'entrer, pour la résoudre, dans l'exposition des principaux points qu'elle présente à débattre.

Nous ne mettrons pas un seul instant en doute que la durée de la vie ne dépende, en grande partie, d'une disposition innée dans la famille (2).

1° Il n'est d'abord pas permis de contester l'action de l'hérédité sur la durée partielle des éléments physiques, ou des fonctions locales de l'organisation. Il est plusieurs familles où les cheveux blanchissent dès la première jeunesse et presque dès l'enfance, d'autres même où ils tombent; la canitie précoce et l'alopécie sont héréditaires. Poilroux a connu trois frères devenus chauves depuis l'âge de 25 ans. Un oncle, dans leur famille, avait éprouvé la même perte au même âge (3). Dans une autre famille, tous les garçons devenaient, ainsi que les premiers, chauves à 25 ans, tandis que les filles conservaient leurs cheveux (4). Il

(1) Da Gama Machado, *Théorie des ressemblances,* part. ii, p. 18, 19.
(2) Spurzheim, *ouv. cité,* p. 43.
(3) Poilroux, *Nouvelles Recherches sur les maladies chroniques,* class. iv.
(4) *Encyclopédie méthodique,* t. VIII, p. 164.

en est de même des dents (1) et d'autres organes ; l'énergie sexuelle, les fonctions menstruelles, les facultés mentales s'éteignent de très-bonne heure dans plusieurs familles, où la mort partielle, gangrène intérieure, envahit bien avant l'extinction finale, par un point ou par l'autre, l'agonie de la vie.

2° Il n'est pas plus permis de révoquer en doute l'action de l'hérédité sur la durée totale de la vie à courte période. Dans certaines familles, une mort précoce est si ordinaire qu'il n'y a qu'un petit nombre d'individus qui puissent s'y soustraire à force de précautions (2). Dans la famille Turgot, on ne dépassait guère l'âge de 50 ans, et l'homme qui en a fait la célébrité, voyant approcher cette époque fatale, malgré toute l'apparence d'une bonne santé et d'une grande vigueur de tempérament, fit observer un jour qu'il était temps pour lui de mettre ordre à ses affaires, et d'achever un travail qu'il avait commencé, parce que l'âge de durée de la vie dans sa famille était près de finir. Il mourut, en effet, à cinquante-trois ans. Mais quel est le médecin, j'allais dire quel est l'homme, qui n'ait eu sous les yeux de pareils exemples, et qui n'ait l'expérience de l'impuissance de l'art à reculer ces heures fatales de l'existence, ou à en prolonger, quelques instants de plus, les vibrations dernières, dans ces tristes familles où la vie n'a qu'un âge, où la mort n'a qu'une forme.

L'action de l'hérédité n'est pas moins énergique sur la durée de la vie à période ordinaire ; l'expectative la mieux fondée d'une longue vie est celle qui repose sur la descendance d'une famille dans laquelle on est parvenu à un

(1) Piorry, *ouv. cité.*
(2) Burdach, *ouv. cité*; tom. II.

âge avancé (1). Rush dit n'avoir pas connu d'octogénaire dans la famille duquel il n'y eût des exemples fréquents de longévité (2).

Une masse de faits confirment la vérité pratique de cette proposition.

Le père de Montaigne, comme il le dit lui-même dans l'immortel ouvrage que nous venons de citer de ce profond moraliste, avait vécu 74 ans, son aïeul 69, son oncle, quoique maladif de naissance, 67, et son bisaïeul, près de 80 ans; Montaigne, autre calculeux, périt à 59. Nous avons vu plus haut la famille du médecin hollandais Diemerbroëck, offrir un cas semblable : Diemerbroëck est mort à 70 ans, fils de nonagénaires, petit-fils et neveu de parents octogénaires.

Au village de Conches, paroisse de Saint-Frezal *de Ventalon*, ci-devant diocèse de Mende, au milieu des Cévennes, mourut, le mois d'août 1758, Florette Roux, âgée de 117 ans. Son mari, Jacques Guin, chef de camisards, mourut l'année suivante, âgé de 114 ans. Ils comptaient 79 ans de mariage, 18 enfants, 6 filles et 12 garçons, dont 14 vivants, étaient nés de cette union extraordinaire. Jacques Guin, l'aîné, avait 79 ans, Pierre Guin, 78; les autres à proportion (3).

Dans le mois d'octobre de la même année, mourut, dans la paroisse de Saint-Martin, à Metz, un nommé Pierre Bertrand, à l'âge de 102 ans; il laissait une sœur de 88 ans, un fils de 70, une fille de 65, un autre fils de 60.

(1) Burdach, *Traité de physiologie*, t. II.
(2) *Sammlung auserlesener Abhandlungen*, t. XVII, p. 110.
(3) Sigaud de Lafond, *Dictionnaire des merveilles de la nature*, tom. III, p. 516 et suiv.

Dans une autre contrée, vers la même époque, un autre patriarche faisait l'admiration de la ville de Siara, capitale de la province de ce nom. Il se nommait André Visal de Neigreiros, et mourut en l'année 1773, âgé de 124 ans, doué de toute sa mémoire et de la plénitude des facultés des sens. Ce vieillard était père de 30 fils et 5 filles, qui avaient engendré 33 enfants, 52 petits-fils, 42 arrière-petits-fils, pères eux-mêmes, en ce moment, de 26 descendants. Ils composaient ensemble une postérité de 198 personnes, dont 149 pleines de vie, n'occupaient qu'une seule et même maison, avec leur premier et vénérable auteur (1).

Un siècle plus tard, nous retrouvons, en Espagne, un cas presque analogue : le 25 décembre 1844, mourait, près de Pravia, dans les Asturies, un riche laboureur, Gaspard Cifuentes, sur le point d'atteindre à 119 ans. Il a eu une seule fille, qui aujourd'hui âgée de 85 ans, est mère de 2 filles mariées dans le même village ; toutes deux ont des enfants, et le vieux Gaspard est mort, sans avoir éprouvé le chagrin de pleurer aucun de ses descendants, cas si rare dans la vie (2).

Un journal espagnol rapportait dernièrement, qu'une femme de Tolosa venait de mourir, dans cette ville, le 6 février 1846, âgée de 150 ans. Elle laissait une fille de 82 ans.

Il y a deux ans, en France, à Vaux-en-Velin, tout près du camp de Dessine, il y avait encore un curieux cas semblable de longévité de famille. Il s'y trouvait cinq frères ou sœurs, nés du même père et de la même mère, ayant

----

(1) Sigaud de Lafond, *ouv. cité*, loc. cit.
(2) Journal *Le Siècle*, 11 janvier 1844.

toute leur vie habité ce pays de marécages, près du Rhône, dont les âges réunis composaient un chiffre de 430 ans. Ces personnes étaient : Louis Joffrey, âgé de 92 ans ; Claudine Joffrey, de 89 ; Antoine Joffrey, de 86 ; Marie Joffrey, de 83 ; Pierre Joffrey, de 80. Total, 430. Ces cinq personnes étaient toutes très-bien portantes ; il est à remarquer que toutes sont nées à trois ans de distance l'une de l'autre, et que les sexes ont toujours été alternés (1).

A Aspelaer, près d'Alost, vit encore une autre famille dont les quatre membres, trois frères et une sœur, comptent ensemble 357 ans : Pierre Barbier, l'aîné, a 93 ans ; Constant, 90 ; Jean-Baptiste, 86 ; Marianne, 88. Jean-Baptiste fait encore cinq à six lieues par jour. Leur père est mort à 99 ans (2).

Fodéré (3), Poilroux (4), Piorry (5), citent aussi quelques faits analogues. Nous connaissons nous-même une de ces magnifiques familles de vieillards, où l'on ne meurt point, où l'on s'éteint doucement, en changeant de sommeil. Mais nous ne croyons pouvoir mieux clore la série des cas de longévité, qui rentrent dans ces limites, que par celui d'une femme, d'un nom connu en France par une grande découverte, madame de Montgolfier, encore pleine de vie, aujourd'hui, à Paris, douée de toutes ses facultés, à près de 110 ans, et mère d'enfants vivants de plus de 80.

Si étonnants que soient de pareils exemples, ils ne sont pas les plus extraordinaires.

(1) Journal *Le Siècle*, numéro du 7 août 1843.
(2) *National*, numéro du 2 septembre 1841.
(3) Fodéré, *loc. cit.*
(4) Poilroux, *Recherches sur les maladies chroniques*, p. 267.
(5) *Ouv. cité*, p. 86.

La puissance du principe de l'hérédité, sur la durée de la vie, atteint aux expressions les plus phénoménales, et se représente active jusque dans des périodes presque problématiques de l'existence humaine.

Le 31 juillet 1554, le cardinal d'Armagnac passant dans la rue, vit un vieillard, âgé de 81 ans, qui versait des larmes à la porte d'une maison. L'éminence lui demande quelle en est la cause. C'est, répond le vieillard, que mon père m'a battu pour être passé devant mon grand-père sans le saluer. Le père avait 103 ans, le grand-père 123 (1).

Le 5 janvier de l'année 1724, mourait en Hongrie, dans le Bannat de Temeswar, un cultivateur, Pierre Czortan, âgé de 185 ans, et après avoir vu ainsi changer trois fois le millésime séculaire. Le cadet de ses fils avait, au moment de sa mort, 97 ans, l'aîné, 155. Le prince Charles avait à Bruxelles le portrait et l'histoire de ce vieillard, dans sa bibliothèque (2).

Dans le même pays et à la même époque, une autre famille offrait, en fait d'hérédité, une longévité tout aussi prodigieuse : c'était la célèbre famille de Jean Rowir. Le père avait vécu 172 ans ; Sara Dessen, sa femme, 164 ans ; le cadet de leurs fils, à la mort de Rowir, allait avoir un siècle, et l'aîné comptait déjà 115 ans (3).

Vers le même temps, en Turquie, le 6 mars 1779, mourait un autre vieillard, Jean Argus, à l'âge de 123 ans ; il laissait six garçons et trois filles qui ont porté sa descendance jusqu'à une cinquième génération de 160 person-

---

(1) *Etrennes historiques de Gessey*, 1758.

(2) *Mémoires de Delandine*, tom. II, art. Macrobie.—Verd., 1740, p. 299.

(3) Mémoires cités et *Annales européennes*, tom. VII, p. 487.

nes, toutes réunies dans le même village. Son père avait vécu, comme lui, 120 ans (1).

Vingt-huit ans plus tard, expirait en Norwége, aux environs de Berghem, un cultivateur âgé de 160 ans, Jean Surrington. La veille de son décès, ce prodigieux vieillard, qui conserva, jusqu'à ses derniers moments, sa raison et ses sens, partagea lui-même, entre ses enfants, les biens qu'il leur laissait. L'aîné de ses fils avait 103 ans ; le plus jeune 9 ans ; il l'avait eu à l'âge de 151 ans (2).

La Pologne nous représente un phénomène semblable. Le siècle dernier, mourut à Varsovie, sur les terres du Staroste de Grojeck, Saluski, paysan âgé de 157 ans. Il s'était marié pour la première fois à l'âge de 30 ans, il avait eu de sa femme six enfants, et avait vécu 58 ans avec elle ; il eut sept enfants d'une seconde, avec qui il vécut encore 55 ans. Quelque froid qu'il fît, il était toujours vêtu légèrement, il n'avait jamais eu de maladies ; huit jours seulement avant sa mort, il commença à ne plus trouver le même goût aux aliments. Son père avait vécu 150 ans (3).

Dans le comitat de Zarand, en Transylvanie, est mort par accident, au mois de février 1839, le paysan Juan Graza, âgé de 120 ans. Il a laissé un fils âgé de plus de 100 ans, portant le même nom, et un petit-fils de 80 ans, qui, depuis 50 ans, remplit les fonctions de juge seigneurial.

L'Angleterre compte aussi plusieurs de ces miracles ; nous n'en citerons que trois, dont les deux si célèbres de

(1) Valmont Bomare, *Dictionnaire raisonné universel d'histoire naturelle*, tom. VII, p. 70.

(2) Delandine, *Mémoire et pass. cit.*

(3) Sigaud de Lafond, *Dict. des merv. de la nat.*, tom. III, p. 816.

Thomas Parr et de *Jean Purs*. *Jean Purs* avait vécu 152 ans ; son fils, Jean *Neuwell*, en vécut 127, et mourut vers la fin du mois d'août de l'an 1761, à Michaelstown, dans le comté de Corke, ayant conservé toute sa tête jusqu'à son dernier moment (1).

Thomas Parr, le second, après une vie frugale, mourut d'indigestion, le 4 novembre 1635, âgé, selon les uns, de 153 ans, et selon les autres, de 168 ans, après avoir vu sur le trône dix rois ou reines d'Angleterre. Son fils mourut à l'âge de 127 ans (2).

Trois ans après lui, mourait dans le même pays, dans le comté de Cumberland, au mois de janvier 1768, une femme âgée de 138 ans, Jeanne Forester. Elle avait dix-huit ans lorsque Charles Ier périt sur l'échafaud. Sa mémoire, très-fidèle, lui rappelait encore que, pendant le siége de Carlisle par Cromwell, en 1646, une tête de cheval coûtait deux schellings. A l'époque de sa mort, sa fille unique était âgée de 103 ans (3).

Sous le ciel de l'Italie, en 1825, expirait, à Rome, le célèbre chanteur Galvini, arrivé à 138 ans. Son fils est récemment mort dans la même ville, âgé de 113 ans (4).

La France fournit aussi son contingent d'exemples de propagation de ces vies séculaires.

Le 17 février 1711, Henri le Boucher, de la ville de Caen, seigneur de Verdun, mourait à 115 ans ; son père avait vécu 108 ans, et son fils avait 73 ans. Le 23 mars 1715, Jean Filleul, laboureur au village de Boisle, pa-

____

(1) Sigaud de Lafond, *id.*, p. 517.

(2) De Longeville d'Harcourt, *Histoire des personnes qui ont vécu plusieurs siècles*, p. 145. — Valm. Bom., tom. VII, p. 71. — Sigaud de Lafond, *ouv. cité*, t. II, p. 464.

(3) Lottin, *Almanach des centenaires*, 1770.

(4) *Moniteur universel*, avril 1844.

roisse de Clos-la-Ferrière, diocèse d'Évreux, meurt âgé
de 108 ans; son père avait vécu 104 ans, son aïeul 113 ;
il laissait une fille de 80 ans ( ).

À la fin du long règne de Louis XIV, le 1er avril de l'an
1716, expirait à Paris, Philippe d'Herbelot, âgé de 115
ans. Il était né le 1er janvier 1602, à Doulevant, en Cham-
pagne, et exerçait la profession de sellier. Admis à présenter, pour la dernière fois, en 1714, un bouquet au
grand roi, à l'occasion de sa fête, Louis XIV lui demanda
comment il avait fait pour atteindre à un âge aussi avancé.
« Sire, répondit le malicieux vieillard, dès l'âge de 50 ans,
j'ai fermé mon cœur et j'ai ouvert ma cave. » Le père de
d'Herbelot avait vécu 113 ans, et son aïeul 112 (2).

Dans une autre ville de France, à Bordeaux, mourait
le 7 février 1753, Catherine Testemalle, femme d'Audet
Plantinet, à l'âge de 104 ans, précédant de peu de jours
Marguerite Plantinet, sœur de son mari, qui s'éteignait
comme elle, dans la même ville, âgée de 108 ans.

Son père avait vécu 101 ans (3).

Deux années plus tard, expirait au Havre, une autre
femme arrivée à l'âge de 110 ans, Anne Pesnel, veuve de
Jean Deschamps, laboureur. Elle avait conservé toutes
ses dents, sa chevelure était encore noire et fournie, et
sa raison intacte ; depuis 25 ans seulement elle n'avait
plus son père, laboureur près de Lisieux, mort à 105
ans (4).

Enfin, en 1772, à Dieppe, existait, âgée de 150 ans, et

(1) Charles Lejoncourt, *Galerie des centenaires*, 1842, in-8º, p. 166 et
p. 171.
(2) Verdun, 1716, juin, p. 434.
(3) *Étrennes mignonnes*, 1754.
(4) Charles Lejoncourt, *ouv. cité*, p. 181.

l'intelligence encore saine, une femme, Anne Cauchie, dont le père avait vécu 124 ans, et l'oncle 113 ans (1).

Paris, il y a deux ans, renfermait encore un type merveilleux de ces vies phénoménales, en qui l'hérédité inocule un principe de durée séculaire, c'était le chevalier Noël des Quersonnières, le doyen des Français existant de nos jours. Né à Valenciennes, département du Nord, le 28 février 1728, il vivait encore au mois de janvier 1842, âgé de 114 ans, sans incommodités, plein de santé, plein d'esprit, d'une instruction variée, et de la plus sûre mémoire (2).

Sans craindre ni désirer la mort, qu'il prévoyait dans un prochain avenir, comme le but nécessaire où l'homme s'achemine, il vivait sans surprise de sa longue existence. « Ma famille, disait-il quelquefois, descend des Mathusalem; il faut nous tuer pour que nous cessions de vivre : « mon aïeule maternelle a péri accidentellement à l'âge « de 125 ans, et moi, ajouta-t-il en souriant, je vous in- « vite à mes funérailles.... pour le siècle prochain (3). »

La même ville maintenant voit vivre au milieu d'elle, un monument aussi curieux du dernier siècle, Jean

(1) Piganiol de la Force, *Description de Paris*, 1754, tom. IX, p. 224.

(2) On ne peut, dit l'auteur à qui nous empruntons ces curieux détails, on ne peut, sans un sentiment inexprimable, l'entendre narrer, d'une voix grave et lente, le fait suivant : « En 1750, passant un jour sur le « Pont-Neuf, je fus arrêté par un équipage éblouissant; chacun s'em- « pressait de lui livrer passage : c'était celui de madame de Pompadour. « Lorsqu'il eut traversé le pont, un plaisant se prit à dire : Maintenant « je réponds de la solidité de ce monument. — Et pourquoi? repartit un « inconnu. — Parce qu'il vient de porter le plus grand fardeau de la « France et qu'il ne s'est pas écroulé. Soudain, l'homme au bon mot fut « entouré, saisi, conduit à la Bastille, et jamais on n'entendit parler « de lui. »

(3) Charles Lejoncourt, *Galerie des centenaires*, p. 216.

Golembiewski, le plus vieux des vétérans aujourd'hui sous les armes. Né à Ostrowie (Pologne) en 1744, il est en ce moment âgé de 102 ans. Ancien soldat de la garde du roi de Pologne Stanislas Leszczynski, il entra en 1766, dans le régiment d'infanterie française, dit alors *Bourbonnais*, et, depuis cette époque, il compte 80 ans de services actifs passés sous nos drapeaux. Il n'a pas fait moins de 35 campagnes, entre autres, la campagne d'Amérique, sous Louis XVI, la campagne d'Égypte, sous le Directoire ; la campagne d'Italie, la campagne d'Espagne, la campagne d'Allemagne, la campagne de Russie, sous Napoléon. Depuis 1814, ce symbole vivant de la confraternité d'âme et de sang de la France et de la Pologne est passé dans le cadre des sous-officiers vétérans, qui font le service du Luxembourg. Golembiewski jouit, malgré cinq blessures, d'une santé robuste ; nous le voyons nous-même aller, venir, se promener, l'hiver comme l'été, toujours dans la plus stricte tenue militaire, et conservant intactes ses facultés physiques et intellectuelles. Il ne paraît point changé, depuis 30 ans, à ses compagnons d'armes (1).

Le père de Golembiewski a vécu jusq à l'âge de 121 ans ; sa mère est morte à 50, mais sa gr d'mère avait atteint l'âge de 130.

Des faits si authentiques résolvent le problème, non de la plus longue durée possible de la vie dans l'humanité, mais de la décroissance prétendue de la puissance interne de la vie chez les hommes de nos jours.

Les chiffres ont démontré que cette hypothèse n'a pas le moindre fondement quant à la durée *moyenne* de la vie, pour les temps historiques. Sous l'influence de la civilisa-

____

(1) N.-A. Kubalski, *Vie de Jean Golembiewski*, Paris, 1846.

tion, du progrès des lumières, de l'amélioration de l'éducation et de l'industrie, de l'adoption d'un genre de vie plus naturel, et du perfectionnement de l'art médical (1), la vie moyenne de l'homme tend plutôt à s'accroître qu'elle ne tend à décroître.

Les calculs d'Ulpien faits sous l'empereur Alexandre Sévère, et d'après les dénombrements de l'empire romain, depuis Servius Tullius jusqu'à mille ans plus tard, la fixaient à 30 ans (2).

A Paris, d'après le docteur Villermé, la mortalité relative était :

Au xiv° siècle, de 1,17.

Au xvii° siècle de 1,26.

Au xix°, d'après Benoiston de Château-Neuf, elle est de 1,39.

De 18 ans 5 mois, que la vie moyenne était à Genève, au xvi° siècle, dès 1826 elle s'était élevée à 38 ans 10 mois (3).

Enfin, des calculs faits, sur des bases plus larges, tendent à établir que la moyenne générale de la vie s'est successivement élevée de 22 à 29, de 29 à 36, et si l'on en croit même quelques statisticiens, à 40 ans en France (4).

L'expérience n'est pas moins décisive contre la thèse de la décroissance de l'existence humaine, quant à la durée *ordinaire* de la vie.

(1) Malgré l'hilarité homérique qu'une allusion faite par le roi Louis-Philippe, à la part de la science dans ce résultat, a provoquée au sein de l'Académie de Médecine, on nous permettra de croire, avec Burdach, que l'art de guérir n'est pas sans influence sur ce progrès de l'état sanitaire général : il nous semble qu'il y a aussi peu de sérieux à nier cette influence qu'à lui tout rapporter dans l'amélioration de la santé publique.

(2) *Mémoires de l'Académie royale de Médecine*, Paris, 1828, t. I, p. 51.

(3) *Bibliothèque universelle de Genève*, t. XXXVI, p. 136-140.

(4) Ch. Lejoncourt, *ouv. cité*.

L'histoire nous apprend que chez tous les peuples, et dans tous les temps, la durée *ordinaire* de la vie humaine a été de 70 à 80 ans (1).

C'est, entre ces deux limites, que se rangent les plus anciennes comme les plus modernes de ses évaluations, quelque base théorique de mensuration de la vie que l'on ait adoptée.

Le système de division adopté par Solon, qui avait admis dix périodes septennales de l'existence humaine, en portait la durée à 70 ans.

Le système de division établi dans les livres sacrés des Étrusques qui, au lieu de dix périodes, admettaient douze périodes septennales de la vie, en élevait la durée à 84 ans.

« On peut atteindre ce terme, enseignaient-ils, lors-« que, par des prières et des sacrifices, on conjure le dan-« ger des époques critiques ; mais on ne doit plus s'at-« tendre à d'autre prolongation, parce que l'homme perd « alors sa force spirituelle, et qu'il ne s'opère plus en lui « de prodiges (2). »

A l'époque moderne, différents auteurs, adoptant d'autres méthodes d'évaluation de la vie, n'ont que très-peu varié, quant aux résultats où elles les ont conduits.

Les méthodes de Schubert, de Kastner et de Butte, exposées par Burdach (3), assignent à l'existence la durée ordinaire, la première de 70 ans 9 dixièmes, la seconde de 72 ans ou de 864 mois ; la troisième de 81 ans. D'après l'estimation de Burdach lui-même, qui a voulu donner, selon ses expressions, à l'arithmétique des âges de la vie,

____

(1) Burdach, *Traité de physiologie*, tom. V, p. 359.
(2) Censorimi, *de Die natali*, p. 66.
(3) *Ouv. cité*, t. V, § 650.

un caractère vraiment organique, en prenant pour échelle la vie embryonaire, et en partant de l'idée, peut-être contestable, qu'elle contient à l'état de racine ou de rudiment, la mesure des âges ; que l'enfance représente dix fois la durée de la vie embryonaire, et la vie ultérieure ou indépendante, dix fois celle de l'enfance, la durée ordinaire de la vie se réduit à 4,000 semaines, ou à 76 ans 3 semaines et 3 jours.

Si l'on délaisse enfin les données théoriques, pour ne s'en rapporter qu'aux expérimentales, les comparaisons entre les tables générales de la mortalité, d'accord avec l'histoire, démontrent que l'époque ordinaire de la fin de l'existence humaine, coïncide avec celle que ces calculs lui assignent, qu'elle survient de 70 à 80 ans (1).

La durée *ordinaire* de la vie, dans notre espèce, est donc toujours la même, et d'après Ch. Lejoncourt, elle est demeurée telle presque indifféremment pour toutes les carrières. Il n'en excepte qu'une, et il est sur ce point en contradiction formelle avec Haller : l'illustre physiologiste avait cru remarquer qu'il se trouve parmi les souverains d'Europe, beaucoup plus de vieillards dans les temps modernes que dans le moyen âge. En opposition à cette manière de voir, et d'après une revue de deux mille cinq cents empereurs, rois, chefs de peuples, ou papes, qui constate que, depuis plus de 600 ans, aucun souverain n'a fourni son siècle, les têtes couronnées paraissent à Lejoncourt, les seules dont la longévité semble décroître (2).

D'autre part, si du problème de la durée *ordinaire*, et

<hr>

(1) *Ouv. et pass. cit.*
(2) *Galerie des centenaires*, p. 30-38.

de la durée *moyenne* de l'existence humaine, nous passons à celui de sa persistance extrême, ou de ces termes étonnants de prolongation dont nous venons de parler, nous avons également la preuve irréfutable qu'il en est de ces durées phénoménales ainsi que des durées ordinaire et moyenne de la vie dans notre espèce.

Deux thèses contradictoires ont été débattues, sur ce point curieux de la biologie.

Dans l'une on a soutenu, comme un fait avéré, dans l'autre on a rejeté, comme une fiction, une telle permanence de l'existence humaine : la première s'appuyait sur la longévité des vies patriarcales attestées par la Bible : la seconde répondait par la négation de la valeur historique de semblables témoignages.

Parti de l'hypothèse de leur autorité, Buffon avait cherché dans la jeunesse du globe, et dans la perfection des premiers fruits de la terre, au temps des patriarches, une explication des différences énormes de la durée de leur vie et de la durée de la vie des hommes de nos jours (1).

On n'a besoin d'aucune hypothèse aujourd'hui, pour la solution de la question historique et physiologique que ce débat soulève.

Si nous prenons d'abord, au moins comme élément approximatif de comparaison, le *nombre* des centenaires, nous arrivons à ce premier résultat, que, d'après les documents comparables qui existent, le chiffre des centenaires est plus élevé de nos jours, dans une seule des grandes puissances de l'Europe, qu'il ne l'était encore, dans l'Italie entière, l'an 74 après Jésus-Christ. Dans le

_____

(1) Buffon, *Histoire naturelle*, t. IV, p. 358, 560, et t. VII, p. 15 et suiv., 5ᵉ édit. in-12, imprimerie royale, 1755.

dénombrement fait, à cette époque, par l'ordre des empereurs Vespasien et Titus, la liste des centenaires ne renfermait en tout que soixante-cinq personnes, savoir : cinquante-cinq hommes et dix femmes, dont Pline et Phlegon, après lui, ont conservé les noms (1). Or, d'après un tableau dressé sur un état fait par département, des centenaires morts dans le cours de quatorze ans, de 1824 à 1837, Charles Lejoncourt (2) donne, année par année, pour la France seulement, ces chiffres des centenaires :

Années.	Centenaires décédés.
1824	138
1825	152
1826	158
1827	153
1828	128
1829	159
1830	111
1831	165
1832	159
1833	176
1834	144
1835	170
1836	146
1837	175

D'après ce tableau, on voit qu'à notre époque, cent cinquante centenaires, terme moyen, décèdent annuellement en France.

Un autre calcul fait par le même auteur, avec une précision toute mathématique, donne 170 centenaires, en France, sur une population de 10,000,000 d'hommes distribués par âge.

____

(1) Phlegon, *De mirabilibus et longevis.*

(2) *Ouv. cité*, p. 204. — Ce tableau, dit l'auteur, a été dressé sur ceux fournis par le bureau de statistique générale à celui des longitudes et qui sont complets pour ces 14 années seulement, car, avant 1834, on se

En Angleterre, on compte ordinairement un centenaire sur 3,100 individus (1).

Et enfin, en Russie, des chiffres officiels présentent, pour les années 1814, 1837, 1838, les nombres énormes qui suivent :

1° En 1814, sur 891,652 morts, 3,634 centenaires de 100 à 132 ans, ou 1 centenaire sur 245 individus.

2° En 1827, un total comprenant les hommes seulement, de 943 centenaires (2), savoir :

878 de.......................	100 à 110 ans.
33 au-dessus de..............	115
24 au-dessus de..............	130
7 au-dessus de..............	125
1 au-dessus de..............	160

3° En 1838, un total de 1,238 centenaires (3), sur lesquels :

858 de.......................	100 à 105 ans.
125 de.......................	110 à 115
130 de.......................	116 à 120
111 de.......................	121 à 125
8 de.......................	126 à 130
5 de.......................	131 à 140
1 de.......................	145
8 de.......................	150 à 155
1 de.......................	160
1 de.......................	165

Si, comme élément de comparaison directe, nous con-

bornait comme on se borne depuis 1837, à indiquer par département le mouvement de la population du royaume.

(1) *Edinburg Philosophical Journal*, décembre 1840.

(2) D'après le tableau du décès des hommes, publié en 1827, par le Saint-Synode.

(3) D'après un état du mouvement de la population de l'empire russe, état publié par les soins du ministre de l'intérieur, et dressé sur les élé-

sultons maintenant, non le chiffre du *nombre,* mais le chiffre de l'*âge,* cette nouvelle méthode d'évaluation nous mène à reconnaître encore plus positivement que la longévité la plus exceptionnelle n'a pas diminué, et qu'elle est aujourd'hui ce qu'elle était encore, il y a quatre mille ans.

En éliminant, en effet, quelques cas d'une longévité, non-seulement erronée, mais évidemment impossible sur la terre, dans l'humanité, et qui serait fabuleuse, si elle ne s'expliquait par un autre système de division du temps et de mesure de l'année (1), notre époque peut lutter avec toutes les époques, en fait de macrobie, et aux exemples les plus antiques de la Bible, opposer des exemples aussi surprenants qu'eux.

Charles Lejoncourt établit, sur ce point, un curieux parallèle : c'est la comparaison de la longévité de la famille d'Abraham, et de la famille Rowir, qui ont existé à 3,800 ans de distance l'une de l'autre.

Sara, femme d'Abraham, a vécu...............	127 ans.
Abraham.....................................	175
Isaac, son fils..............................	180
Total..........	482 ans.

Sara Dessen, femme de Jean Rowir, a vécu....	164 ans.
Jean Rowir...................................	172
Le fils aîné de Jean Rowir était encore vivant et a été perdu de vue au commencement de ce siècle, à.............................	115
Total...........	451 ans.

ments transmis par les ministres des différents cultes. — Lejoncourt, p. 163.

(1) L'année n'était d'abord que de trois mois ou d'une saison chez les Chaldéens et autres peuples d'Orient, d'après Macrobe et Plutarque ; elle

On voit que la balance est déjà presque égale, et peut-être la durée de la vie du dernier membre de la famille hongroise a-t-elle effacé le défaut d'équilibre (1).

Un autre parallèle fait par le même auteur, entre les principaux patriarches bibliques, et les principaux centenaires modernes, donne les mêmes résultats (2).

Le dix-huitième siècle renferme plusieurs exemples, très-bien constatés, d'hommes qui ont fourni presque leurs deux siècles.

C'est plus qu'il n'en faut, nous ne dirons pas pour justifier la Bible, à moins qu'on n'en écarte, comme on l'a fait plus haut, les âges fabuleux, mais pour confirmer la hardiesse d'une proposition de Hufeland : qu'il n'y a rien d'invraisemblable à dire que l'organisation et la force vitale de l'homme peuvent l'une durer, l'autre agir, pendant deux siècles (3).

Le doute n'est donc plus permis, sur la réalité de ces macrobies si longtemps contestées, et dès lors il se reporte du *fait* à la *cause* de ces longévités extraordinaires, point par lequel elles touchent si essentiellement à la grave question que nous examinons.

On en a tour à tour ou simultanément rapporté l'origine au climat, à la race, à la profession, à l'alimentation, à la sobriété, à l'influence de toutes les conditions externes de nature à agir sur le cours de la vie.

Mais les faits parlent d'eux-mêmes, et il suffit de passer une rapide revue de ceux qui sont consignés dans les di-

---

fut de huit mois depuis Abraham ; de douze depuis Joseph, ministre de Pharaon.

(1) *Ouv. cité*, voy. p. 110.

(2) Id. p. 166, 117.

(3) *Journal des travaux de la Société française de statistique universelle*, vol. 7, 8ᵉ série, décembre 1841.

vers recueils qui traitent des centenaires (1), pour être immédiatement fixé, sur tous ces points.

Buffon, guidé au fond par un instinct sûr, mais trop absolu, éliminait d'un trait tontes ces influences : *La différence des races, des climats, des nourritures, des commodités, n'en fait aucune,* dit-il, *à la durée de la vie* (2).

Burdach s'est prononcé aussi positivement, et dans le même sens, relativement au climat : il ne reconnait d'absolument nuisibles à la longévité que les climats extrêmes (3). Prichard, se fondant sur les évaluations de Moreau de Jonnès, et sur les différences de la mortalité annuelle qu'il signale, selon les divers pays, sans sortir de l'Europe, croit à une influence immense du climat (4). Lejoncourt, à son tour, fournit un argument d'un poids considérable : « A l'exception, dit-il, des parties de l'Inde, où règne un printemps perpétuel, et où la vie de l'homme atteint quelquefois à ses dernières limites, il est prouvé que la patrie des centenaires se trouve en Europe, dans les régions du nord, telles que la Grande-Bretagne, l'Allemagne, et la Russie, tandis que l'existence est, en général, de peu de durée dans les climats chauds, tels que

(1) Voy. Bacon, *Opera omnia,* p. 505 à 515. — Haller, *Eléments physiolog.,* t. VIII. — De Longeville d'Harcourt, *De ceux qui ont vécu vieux.* — *Les Almanachs des centenaires,* de Wipacher et Lamotte, et de Lottin, etc. — Valmont Bomare, *Dictionnaire d'histoire naturelle,* tom. VII, 5e édit., art. HOMME. — Sigaud de Lafond, *Dictionnaire des merveilles de la nature.* — Neumair Die Sichersten, *Mittel ein sehr hohes alter zu erreichen,* Leipsick, 1822. — Huféland, *La Macrobiotique,* Paris, 1838. — Et enfin, Ch. Lejoncourt, *Galerie des centenaires,* Paris, 1842.

(2) Buffon, *Histoire naturelle,* tom. IV, p. 357, 5e édit. in-12, de l'Imprimerie royale.

(3) *Traité de Physiologie,* tom. V, p. 396.

(4) Prichard, *Histoire naturelle de l'homme,* t. II, p. 245.

l'Espagne ou l'Italie, et que la France, située à l'est, tient le milieu (1).

Depuis vingt-huit ans, répète-t-il plus loin, 1835 est l'année où les centenaires ont été le moins nombreux en Russie : eh bien ! que l'on compare le chiffre 416, qu'offre cette seule année, avec le nombre de ceux recueillis péniblement sur le chemin de vingt-trois siècles, en Espagne, en Grèce, et en Italie, la question du climat sera résolue (2).

Il nous semble évident que l'on confond des deux parts, dans cette discussion, deux éléments distincts, la question d'*influence*, et la question de *cause*, le *principe*, en d'autres termes, et la *proportion* des cas de longévité.

Si l'on prétend réduire la question des climats à celle d'une *influence* sur la longévité, ou, en d'autres termes, sur l'élément du *nombre* dans les macrobies, la question, à nos yeux, est pleinement résolue contre Buffon et contre ceux qui auraient adopté la même opinion.

Mais si l'on substitue à la question de *nombre*, la question du *fait* de la longévité, ou à la question de la *proportion*, la question d'*origine*, dans ce grave problème, le problème se résout tout aussi clairement, dans un sens opposé. Le fait de longévité se reproduit partout; il est de tous les lieux et de tous les climats, chauds, froids, ou tempérés, et il est évident, dès lors, que le *climat n'en est pas le principe*.

Réside-t-il dans la race? Ce point a donné lieu à un autre débat, et, à certains égards, à la même confusion.

Burdach, tout à l'heure d'accord avec Buffon pour éli-

_____

(1) *Galerie des centenaires*, p. 130.
(2) Id., p. 164.

miner l'action du climat, s'en écarte pour admettre, en termes tout à la fois explicites et vagues, une influence des *races* (1) : Prichard, à son tour, se rapproche de Buffon, pour rejeter le dernière : « L'Européen, le Nègre, le Chinois, l'Américain, l'homme policé, l'homme sauvage, écrit le naturaliste français, se ressemblent à cet égard et n'ont chacun que la même mesure, le même intervalle de temps à parcourir, de la naissance à la mort (2). » « Il paraîtrait, dit aussi le physiologiste anglais, que, relativement à la durée de la vie, toutes les nations ont été soumises par la nature à une même loi : même dans les climats différents, *la tendance à exister pendant un temps donné est la même :* la durée de la vie varie seulement, parce que les causes extérieures qui amènent des catastrophes accidentelles et prématurées, ou celles qui nuisent à la santé, et altèrent l'organisation, sont plus communes et plus puissantes dans un climat que dans un autre (3). »

Et, à l'appui de cette opinion, s'élève toute une série de faits de longévité, particulière à la race nègre, où, comme dans la race blanche, se représentent des chiffres de 115, 120, 130, 140, 150, 160, 180 ans de vie.

Que ces données soient ou non jugées suffisantes à une évaluation comparative de la longévité des races, dans l'humanité, ce que nous n'admettons pas, et ce que ne pense pas le Dr Pritchard lui-même, une conséquence en ressort parfaitement démontrée : c'est que la longévité la plus prodigieuse est de toutes les races, et dès lors *que la race n'en est pas le principe.*

(1) *Traité de Physiologie*, tom. V, p. 386, 387.
(2) Buffon, *Histoire naturelle*, loc. cit.
(3) Prichard, *Histoire naturelle de l'homme*, t. II, p. 248.

Ce principe n'est pas non plus dans la *profession*. Toutes les professions fournissent leur contingent à ces macrobies : savants, littérateurs, artistes, médecins, chirurgiens, bergers, agriculteurs, orfèvres, artisans, mineurs même, toutes les carrières y sont représentées : on cite, chose inouïe! l'exemple d'un houilleur, qui, en Angleterre, a prolongé cette dure et sombre existence, jusqu'à cent-trente-trois ans (1). La même liste renferme des prisonniers, elle renferme des forçats (2).

L'*alimentation* serait-elle donc l'origine de ces longévités extraordinaires? On compte, il est vrai, parmi les macrobes, plusieurs individus qui, comme Czortan (3), Aubourg (4), Nouillac (5), Jacques Perchez (6), vivaient d'eau et de légumes ; ou, comme Marie Priou (7), de fromage et de lait de chèvre ; ou, comme Jean Peliot (8), de simples coquillages ; on en compte quelques autres qui, comme Jean d'Oubrego (9), ne mangeaient que des choux cuits, de la bouillie de lait et de blé de Turquie, ou, comme Jean Maulny (10) du pain sec, ou en soupe, des

(1) « Il existe en ce moment (1768), en Ecosse, un houilleur âgé de « 133 ans qui, depuis 80 ans, fouille les mines de charbon de terre de « Parkeith, près d'Edimbourg. Ce n'est pas le seul que l'on trouve parmi « les ouvriers de ce métier, qui poussent leur carrière aussi loin que « dans d'autres professions » *Art d'exploiter le charbon de terre*, publié par l'Académie des Sciences, p. 39.

(2) *Moniteur* du 3 décembre 1841. — Fait de Marie Scully, vivant à 100 ans, dans une maison de travail de Limerick, en Angleterre.

(3) *Galerie des centenaires*, p. 19.

(4) Lejoncourt, *ouv. cité*, p. 111 à 184.

(5) Id., p. 183.

(6) Id., p. 191.

(7) Id., p. 106.

(8) Id., p. 174.

(9) Id., p. 98.

(10) Id., p. 55.

fèves, du blé d'Espagne, et quelques morceaux de cochon salé, arrosés d'eau pure, et parfois de piquette; D'autres encore, qui, comme Patrice O'Neil (1) se permettaient la bière, et la viande, par hasard, dans les repas de familles; mais que d'autres aussi, qui n'ont rien présenté de particulier dans leur manière de vivre! qui ne se sont refusé ni viande, ni fruits, ni café, ni liqueurs! Jean-Antoine Bondini, docteur en médecine, mort à 117 ans, Camoux, dit Annibal, Catherine Raymond de Montesquiou (2) buvaient beaucoup de vin, et leur appétit, presque jusqu'à leur mort, fut extraordinaire. Jacques Donald (3) dévorait, à chaque repas, quatre livres d'aliments solides, et il s'abreuvait, dans les mêmes proportions, de liqueurs fermentées, sans que sa raison en reçût la plus légère atteinte. D'Herbelot, selon son dire, avait ouvert sa cave dès l'âge de 50 ans. Le vétéran pololais de nos armées françaises, J. Golembiewski, boit encore, chaque jour, sans tenir compte du vin, plus d'un demi-setier d'absinthe.

Ainsi donc, non-seulement l'alimentation, mais comme l'ont reconnu Buffon, Haller, Fischer, Sinclair et Burdach, la sobriété même, n'ont qu'un rôle secondaire dans la production de la longévité (4). A côté de Marie Naussenne (5) qui disait : « Beaucoup de sobriété, nulle inquiétude, les sens et l'esprit également calmes, voilà ma recette, » nous trouvons d'abord le tonnelier Jean-Pierre Gardien, qui buvait chaque jour, un verre d'eau-de-vie, mais qui,

<hr>

(1) Lejoncourt, p. 61 - 62 - 77.
(2) Id., *ouv. cit.*, p. 184.
(3) Id., id., p. 57.
(4) *Traité de physiologie*, t. V, p. 395.
(5) *Galerie des centenaires.*

les trois dernières années de son existence, avait augmenté la dose jusqu'à boire, dans cet intervalle, 450 litres de cette pernicieuse liqueur (1); nous trouvons le laboureur Gabriel Chevalier (2), qui ne s'était refusé aucune sorte de plaisir; le maître en chirurgie Espagno et le chirurgien lorrain Politiman (3), qui considéraient, comme médecine quotidienne, l'habitude contractée, depuis vingt-cinq ans, de s'enivrer chaque soir; nous trouvons plusieurs autres buveurs séculaires : le boucher Philippe Larroque (4), mort à 102 ans, le chasseur Jonh Kirton, mort à 125 (5), et cet irlandais Brawn, dont l'existence fut une ivresse d'un siècle, et dont l'orgie sans fin est si facétieusement évoquée, sur sa tombe, par une originale et bouffonne épitaphe (6).

Incontestablement, toutes les circonstances, au milieu desquelles se produit ou se maintient une telle longévité, ne sont qu'accessoires. Tout démontre qu'elle tient à une puissance interne de vitalité propre, que ces individus privilégiés apportent, en naissant, à la vie. Cette vitalité est si particulière et son énergie si généralement et si profondément empreinte dans leur nature, qu'elle s'y caractérisent dans tous les attributs de l'organisation.

Ils ont la plupart, une sorte d'immunité contre les maladies : un très-grand nombre d'entre eux ne les con-

(1) *Galer. des cent.*, p. 190.
(2) Id., p. 194.
(3) Id., p. 93, 94.
(4) Id., p. 197.
(5) Id., p.

(6) « Sous cette pierre gît Brawn qui, par la seule vertu de la bière « forte, sut vivre cent vingt hivers. Il était toujours ivre et, dans cet état, « si redoutable que la mort elle-même le craignait. Un jour que, malgré « lui, il se trouvait rassis, la mort, devenue plus hardie, l'attaqua et

naissent pas (1). La vitalité d'autres, en apparence moins heureusement dotés, résiste également à une jeunesse débile, aux affections graves, soit aiguës, soit chroniques, aux fièvres intermittentes les plus invétérées, au typhus, aux ulcérations du poumon (2), enfin, comme on l'a vu, à tous les genres d'excès. Les déviations mêmes de la colonne vertébrale ne paraissent pas contrarier la puissance intérieure de ces fortes existences (3). Ce n'est pas, à bien dire, la simple animation, c'est la vie tout entière, avec tous ses dons et toutes ses facultés, qui persistent chez elles ; leurs fonctions sensoriales, leurs fonctions affectives, leurs fonctions mentales, leurs fonctions motrices, leurs fonctions sexuelles ; tout s'accomplit dans ces organisations, avec une énergie, une régularité, une persistance incompréhensibles.

On cite parmi les hommes, on cite parmi les femmes, plusieurs de ces macrobes, qui ont eu des enfants, à des âges fabuleux : A côté d'Abraham et de Sara de la Bible, l'un père à plus d'un siècle, l'autre mère à près de quatre-vingt-dix ans, nous voyons Thomas Parr, dans le dix-septième siècle, faire pénitence publique, à la porte de l'église, du

----

« triompha de cet ivrogne sans pareil. » Ch. Lejoncourt, *Galerie des centenaires*, p. 53, 54.

(1) Pierre Béranger, mort à 104 ans ; Pierre Jablier et sa femme, à 106 ans ; Pierre Macquart, mort à 102 ans ; François Le Beaupin, mort à 107 ; Marie Jouhand, morte à 111 ; Marin Chesnard, mort à 112 ; Dando, mort à 120 ; Thomas Parr, mort à 153 ; enfin, une infinité d'autres, Politiman, Espagno, etc., etc.

(2) Haller, *Elementa phisiolog.*, tom. VIII, part. II, p. 117. — Burdach, *Traité de physiologie*, t. V, p. 395.

(3) Nicole Marc, bossue, morte à 110. — La naine Elspeth Walson, n'ayant que 65 centimètres de taille, morte à 115 ans. — On sait de plus que Hope, le maréchal de Luxembourg, Pope, La Réveillère-Lepeaux et Oberkamps ont tous vécu vieux, quoique affligés de gibbosité. — Ch. Lejoncourt, p. 188.

crime d'avoir fait un enfant à une fille, à l'âge de 101 ans (1).
Nous voyons dans le même siècle, en France, Lebaupin,
avoir à 103 ans, de sa femme, deux garçons (2); un centenaire de Pau, épouser une fille qui lui donne un fils, à l'âge
de 107 ans (3); dans le dix-huitième siècle, Massard à 101
ans, dans le dix-neuvième, le docteur Dufournel, à près de
110 ans, nous représenter le même phénomène; enfin, chose
inouïe, Surringhton, de Norwége (4), engendrer encore à
151 ans (5). Et pour qu'il ne plane point de doute sur ces
miracles, les femmes les reproduisent : un vieillard âgé de
94 ans, épouse à Séez, une femme de 83 ans, enceinte de
ses œuvres, et qui met au monde un garçon à terme (6).
Marguerite Krobscowna, accouche en Russie à 96 ans (7).
Une marchande peaucière, encore aujourd'hui vivante à
Moscow, était aussi féconde à 123 ans (8). Enfin, tout
récemment, mourait à la Havane, âgée de 125 ans, une
négresse libre, Maria-Dolores Villanueva, présentant le
phénomène extraordinaire, de conserver du lait jusqu'à
124 ans (9).

Plusieurs échappent même à l'air de la vieillesse, et
n'offrent aucune trace, ni d'incommodités (10), ni de

(1) Lottin, *Almanach de la vieillesse*, 1764, p. 47.
(2) De Longeville d'Harcourt, *ouv. cit.*, p. 145.
(3) *Journal encyclopédique*, avril 1779.
(4) *Galerie des centenaires*, p. 64.
(5) Delandine, *Mémoires bibliographiques*, tom. II, art. MACROBIE.
(6) Sigaud de Lafond, *ouv. cit.*, tom. I.
(7) Sigaud de Lafond, *Dict. des merv. de la nat.*, t. I, p. 386.
(8) *Moniteur universel*, 5 septembre 1840.
(9) *Galerie des centenaires*, p. 80. — Cette femme avait allaité 14 enfants du maître qui l'avait affranchie, don Manuel Facunda de Aguerro.
(10) Le rhéteur grec, précepteur du célèbre Isocrates, Gorgias de Leonti,
répondait, quatre siècles avant l'ère vulgaire, à ceux qui lui demandaient
pourquoi, à 107 ans, il tenait encore à rester sur la terre : « C'est parce-

décrépitude ; il semble qu'ils se soient arrêtés, dans la
vie, à l'âge de soixante ans, et qu'au delà de ce terme,
dans ces heureuses natures, l'existence persiste, mais ne
s'écoule plus (1). Un grand nombre d'entre eux gardent
leurs dents intactes (2), d'autres leurs cheveux noirs (3) ;
on en voit, au contraire, dont par un phénomène, très-
digne d'attention, et que le savant Lordat nommerait
catalytique (4), car il se lie parfois à une fin prochaine,
les cheveux et les dents tombent, mais pour laisser sortir
des dents plus consistantes, des cheveux redevenus
noirs (5). Un très-grand nombre enfin, meurent sans ma-

« que je n'ai encore aucun sujet de me plaindre de la vieillesse. » Valer.
Max., lib. VIII, cap. 13. — Bon nombre de macrobes, pour le moins aussi
avancés en âge, François Lebeaupin, Dando, Politiman, Espagno, Thomas
Parr, Mme de Mongolfier, auraient pu, de nos jours, faire la même réponse.

(1) Georges Domberger, morave, mort en 1838, âgé de 130 ans, était
resté le même, quant à l'extérieur, depuis l'âge de 65 ans. — Henri Fran-
cesco qui, en 1820, existait encore, âgé de 134 ans, aux États-Unis, avait
l'extérieur d'un homme de 50 ans. — Barbe Clément, à 110, Elisabeth
Durieux, et M. de Quersonnières, à 114 ans, pour ne citer que les plus
remarquables, ont aussi présenté le même phénomène. Cet arrêt de la
vieillesse, à l'extérieur, est un signe à noter, comme indice probable de la
macrobie. Jean Golembiewski, à 102 ans bientôt, a la taille plus droite
que bien des hommes à 60 ; il a l'air d'un vieillard de 70 ans qui se por-
terait bien.

(2) — « Moïse mourut et fut enseveli dans la vallée du pays de Moab,
« vis-à-vis de Phogor.

« Il avait 120 ans ; sa vue ne baissa point pendant tout ce temps, et ses
dents ne furent point ébranlées. » Deutéronome, ch. XXXIV, ꙮ. 7.

Ainsi ont été : Dom Assensio Mendez, mort à 102 ans ; Nicole Marc,
mort à 110 ; Nicolas Schraen, mort à 108 ; Anne Pesnel, morte à 110 ;
Jacques Blavet, mort à 112 ; Antoine Noulhac, mort à 115 ; et enfin Gas-
pardo Dragonetti, mort à 120, en 1626, etc., etc.

(3) Plusieurs des mêmes, Anne Pesnel, Jean Gaillot, âgé de 109 ans, etc.

(4) Lordat, *Ebauche du plan d'un traité complet de physiologie humaine*, p. 130.

(5) Angélique Domangieux, morte à 103 ans ; la comtesse d'Esmonde,
à 104 ans ; Jeanne Boot, morte à 108 ans ; François Sécardi Hongo, mort
à 114 ans ; Jean de Baldecq, chanoine et doyen du chapitre de Kilche-

ladie, et souvent sans que rien, l'année, le mois, la semaine, le jour, l'heure qui précèdent, avertisse de leur fin (1).

Le berger centenaire paît encore son troupeau (2), le laboureur conduit encore sa charrue (3), le jardinier cultive encore son jardin (4), le chasseur s'élance avec la même ardeur sur la piste du gibier (5), le chirurgien

berg, mort à 186 ans. On lisait encore, en 1764, sur son tombeau, dans l'abbaye de Saint-Michel, cette épitaphe aussi bizarre que le phénomène :

> De Kilchberg canus
> Edentulus Decanus
> Rursùm nigrescit,
>   Dentescit,
> Hic requiescit.

(Gazette de médecine, t. I, p. 14 et 20.)

On cite encore un vieillard du comté de Belfort dont les cheveux, très-blancs à quatre-vingts ans, redevinrent en peu de temps du plus beau brun foncé, et gardèrent cette couleur jusqu'à sa mort, arrivée à 100 ans. — Un autre qui, à Vienne, vit, à 105 ans, sa tête se recouvrir de cheveux noirs ; et enfin, une anglaise de 95 ans, chez qui se produisit le même phénomène. Dix années plus tard, ses cheveux reblanchirent et la mort fut prochaine. Dictionn. pittor. d'hist. nat., t. I, p. 86.

(1) Pierre Bertrand, âgé de plus de 102 ans, venait de très-bien souper, il se couche vers neuf heures, demande un verre de vin, le boit, et meurt en se tournant de droite à gauche. — Abraham Favrot, à l'âge de 104 ans, meurt aussi subitement, sans indice de souffrance, « comme une lampe « bien allumée qu'un souffle éteint tout à coup. » — Archambault, à 105 ans, sans fièvre, sans douleur, meurt en s'habillant, par une défaillance. — Jean Lafite, meurt de même, en se mettant au lit, au milieu d'une tranquille conversation ; il avait 136 ans, etc.

(2) Un berger de Cunovaz, âgé de 121 ans ; Jean Bayler, âgé de 130, etc. — Lejonc., p. 67 à 86.

(3) Louis Jouhau, à 108 ans ; Antoine Senisse, à 111 ans ; Jean Majoudon, à 114 ans ; Françoise Morsio, à 120 ans, etc.

(4) Marguerite Champéhois, à 105 ans ; Taroux, à 107 ans ; Jean Estienne, à 113 ; Jeanne Obst, à 155 ans ; etc., etc.

(5) Michel de Gourgues, à 105 ans ; le baron de Lavaux, à 104 ; Pierre Duburre, à 114 ans ; Nazon de Vigé, à 118 ; Pierre Mendez, à 130, etc.

opère (1), le médecin consulte (2), le prêtre dit sa messe (3), l'ouvrier fait sa tâche (4), le pauvre continue ses courses quotidiennes à travers les campagnes, ou vague, mendiant, par les mêmes chemins (5); chacun en un mot, exerce sa profession et passe subitement de la vie à la mort, comme à une autre journée.

Pour découvrir la source et trouver la loi d'organisations si extraordinaires, ne faut-il pas d'abord se former une idée de leur nature réelle?

Quelle idée s'en former?

On ne veut voir en elles que des *anomalies*. Certes, si l'on n'a égard qu'à l'élément de *nombre*, ou, en d'autres termes, qu'à leur proportion, relativement à celle des autres existences, on est fondé à les considérer comme telles. Relativement aux durées *ordinaire* et *moyenne* de la vie humaine, elles sont dans l'exception.

Mais, dès que l'on envisage ces organisations, dans leur *essence* même, par rapport aux organes, par rapport aux fonctions, par rapport à l'espèce, prétendre les réduire ainsi, du seul fait de la longevité, à des anomalies, c'est,

---

(1) Jacques Poncy, père, doyen des chirurgiens de Paris, en 1724, à 102 ans. — Le maître en chirurgie Espagno, âgé de 112 ans, qui pratiqua jusqu'au dernier moment. — Politiman qui, la veille de son décès, avait opéré d'un cancer, et avec une dextérité remarquable, une femme âgée. — Leyoncourt, p. 93.

(2) Denis-Antoine Bondini, docteur en médecine, mort à 117 ans; le decteur Dufournel, mort à 120 ans.

(3) Alain des Croches, mort à 113 ans; Pailhé, curé de Bonnemaison, mort à 105; le curé de Robion, mort à 108, etc.

(4) Charles Bahut, armurier, à 104 ans; Lalettré, menuisier, à 107; Marguerite Chaumont, femme de campagne, à 104; Marie Blanchard, ouvrière, à 104; Jean Cathala, cordonnier, à 108; Grandez, compagnon orfèvre, à 126 ans, etc., etc.

(5) Pierre Fumery, mort à 105 ans; Nicolas Schraen, Dubourg Krick, à 108; Robert Montgomery, à 125; Hilario Pari, à 189 ans, etc.

en se méprenant gravement sur leur nature, se condamner à ne comprendre, ni leur source, ni leur but.

On tombe cependant de toute nécessité dans cette méprise, si l'on ne distingue pas très-explicitement la durée *ordinaire*, de la durée *normale* de l'existence humaine.

Burdach a fait la faute de cette confusion.

C'est en appelant *normale*, la durée *ordinaire* de soixante-dix à quatre-vingt ans, qu'il s'est réduit à la nécessité logique de nommer *anormale*, toute prolongation ultérieure de la vie.

« Rien, dit au contraire le docteur Hufeland, rien ne
« nous empêche de considérer le terme le plus reculé,
« que nous offrent les exemples connus de longévité,
« comme formant l'extrême limite de la vie humaine, ou
« l'idéal de sa perfection ; comme un modèle, enfin de ce
« dont la nature de l'homme est capable, dans des cir-
« constances favorables (1). »

C'est, jusqu'à certain point, sous le même aspect, que ces longévités extrêmes nous apparaissent. Mais nous allons plus loin que le docteur Hufeland : nous les considérons, comme un rappel à l'ordre, comme un retour spontané de la vie à son type spécifique de durée, retour d'autant plus fréquent, d'autant plus général que les circonstances lui sont plus favorables ; mais, qui s'accomplit, *en dépit d'elles-mêmes*, si elles ne le sont pas. Si reculée, enfin, qu'en soit la limite, cette capacité naturelle de durée est à l'étendue de la vie dans le temps, ce qu'est à l'étendue de la vie dans l'espace, ce qu'est à l'amplitude

---

(1) *Journal des travaux de la société française de statistique univer-selle,* vol. VIII, 3e série, décembre 1841.

de l'intelligence, la capacité naturelle du génie ; elle est la plus haute, la plus vaste, et la plus complète expression du type de l'espèce dans l'individu.

La macrobie, pour nous, a le même caractère : elle a son origine première dans l'espèce, et se rapporte à l'espèce, et à ce titre, elle n'est pas simplement normale, elle est positivement ce que Hufeland l'imagine, elle est le modèle, elle est l'idéal de la perfection de la vie, comme l'expression la plus intégrale, dans l'être, de la durée spécifique de l'existence humaine.

Tel est le caractère que sa nature lui donne.

Et c'est aussi celui de sa destination. Sa mission est immense, et nous met sur la voie des principes véritables, qui régissent la durée naturelle de la vie.

Ces longévités prétendues anormales, c'est-à-dire, toutes celles qui dépassent la durée *ordinaire* de la vie, ont pour fin de ramener, dans le cours successif des générations, la durée de l'existence à son équilibre.

Rien n'est plus évident.

Si ces longévités ne se produisaient pas dans l'humanité, si le *superflu* de vie qu'elles représentent, ne venait point compenser les déperditions acquises et transmises, par la génération, de la durée *nécessaire* de notre existence, sa diminution, depuis les premiers temps, ne serait pas un problème. Les lacunes successives et progressives, des vies particulières, se seraient étendues à la vie générale. Destituée de tout principe de renouvellement, elle n'eut pu se maintenir dans les mêmes limites. De plus en plus abrégée, par les mille influences contre lesquelles elle lutte, et chaque abréviation se propageant aux produits, pour s'abréger encore, elle fût depuis longtemps passée de l'impuissance à l'extinction finale.

C'est la marche qu'elle suit dans une foule de familles ; ne l'y voyons-nous pas franchir ces trois degrés : *dé-croissance héréditaire de la vie, impuissance, défaut de viabilité, mort.*

Sous peine d'une rupture immédiate d'équilibre de la durée *spécifique* de notre existence, et, dans un temps donné, de l'anéantissement de l'espèce elle-même, ces longévités devaient donc s'y produire, et elles s'y produisent.

Mais comment s'y produire, quand elles n'existent pas ? Comment, et par quelle voie, s'incarner de l'espèce dans l'individu ?

On dit *par descendance.* Mais pour se propager, il faut d'abord qu'elles soient, et pour être, qu'elles se forment ; de quelle loi de formation les premières procèdent-elles ?

Elles naissent spontanément, dans ce que l'on appelle *nature originelle* ou *constitution congénère* de la vie. L'in-néité en est donc le premier principe ; c'est leur loi d'o-rigine, c'est celle qui préside à leur génération.

Mais, si cette loi seule agissait sur elles, si une fois pro-duites, elles étaient inhabiles à se reproduire, et ne se transmettaient pas, à moins de se renouveler incessam-ment d'une manière spontanée, et dans des proportions relativement énormes, elles n'étaient que plus ou moins fortuites ou bizarres ; et dans ce cas là même, toujours isolées, et sans continuation, leur action n'allait pas au delà des personnes en qui elles étaient nées ; elles man-quaient leur but : le but de réagir sur la génération, le but de compenser les déperditions acquises et transmises de la durée de la vie.

Il ne leur a donc pas suffi de se produire, il a fallu de plus qu'elles se propageassent.

L'HÉRÉDITÉ doit donc en être, et elle en est le second principe.

Mais si, d'un autre part, une fois engendrées, elles restaient soumises indéfiniment, et d'une manière constante, à l'action exclusive de l'hérédité, cette simple disposition qui, au premier abord, n'a rien que de favorable à la vie de l'espèce, transformait rapidement toutes les conditions de la vie sur le globe. L'humanité ne fut pas seulement arrivée à l'augmentation de la durée *moyenne* de son existence, le cours même *ordinaire* de cette existence eut subi l'impulsion d'un progrès formidable; et le bouleversement du rapport nécessaire du nombre des décès à celui des naissances, rapidement amené par ces races de macrobes, se formant de toutes parts et se multipliant de même à l'infini, eut depuis longtemps causé l'étouffement de toute espèce animale et de l'humanité sur notre planète.

« Si tous les individus d'une espèce atteignaient, dit
« Burdach, le plus grand âge possible, ils feraient dis-
« paraître les autres espèces de la terre, et finiraient par
« ne plus pouvoir maintenir leur propre existence.

« Qu'on admette avec Sussmilch (1) que cinq millions
« de lieues carrées de pays habitable, suffisent pour dix-
« huit mille millions d'hommes, ou, avec Wallace (2),
« qu'il y aurait assez de place sur la terre pour quatre
« cent soixante-treize mille millions d'hommes, en accor-
« dant neuf mille cent dix pieds à chacun, toujours est-
« il certain, que, si depuis l'époque seulement à laquelle
« remonte l'histoire, tous les hommes étaient morts au

----

(1) *Gœttlichte Oränung*, t. II, p. 233.
(2) *Diction. des Sciences médicales*, tom. XXXIV, p. 336.

« dernier terme de la vieillesse, il n'y aurait plus de-
« puis longtemps de quoi loger le genre humain sur le
« globe (1) ».

Ainsi donc, l'équilibre de la durée ordinaire de l'existence humaine, par cette voie comme par l'autre, était
encore rompu.

Au lieu de ce résultat, que nous montrent les faits ?

Que ni l'INNÉITÉ ni l'HÉRÉDITÉ n'agissent constamment et exclusivement sur la durée de la vie.

Dans les conditions les plus imprévues, dans les circonstances les plus opposées de milieu, d'époque, d'organisation, de parents dont l'existence n'a pas dépassé la
limite ordinaire, d'individus même où elle a été courte,
naissent spontanément, en nombre plus ou moins grand,
des êtres prédestinés à la macrobie.

Il n'est point en effet de famille où, si brève que soit
l'existence, on ne voie des vieillards.

Réciproquement, il n'est point de famille parmi celles
dont la vie atteint à de longs termes, qui, dans une série
de générations, très-souvent dans la même, ne comptent
plus ou moins de membres qui ne meurent jeunes de la
mort la plus naturelle.

Si Sinclair et Rush (2) déclarent n'avoir pas connu
d'octogénaires, dans la famille desquels il n'y eut des exemples fréquents de longévité, ils ajoutent aussi qu'ils n'en
ont pas connu qui n'eussent perdu des frères ou des sœurs
en bas âge.

Qu'est-ce à dire, sinon que l'INNÉITÉ qui intervient d'a-

____

(1) *Samthlung anserlosener Abhandlungen*, t. XVII, p. 110.
(2) *Ouv. cité*, tom. V, p. 403.

bord pour produire de toutes pièces, dans la procréation, ces énergies vitales extraordinaires, et qui laisse à l'action de l'hérédité sur la génération à les reproduire, revient ensuite sur elle-même, et intervient alors, dans ce mouvement de retour , pour les réprimer.

Les faits serrent donc ici le plus étroitement possible la théorie.

La théorie nous dit que les lois d'INNÉITÉ et d'HÉRÉDITÉ doivent intervenir perpétuellement et se compenser sans cesse, sous peine d'extinction finale de l'espèce , dans la durée de la vie.

Et voilà que les faits nous révèlent de toutes parts, entre l'action des deux lois, cette marche harmonique et providentielle d'où dépend l'équilibre.

Ils sont précisément tels qu'ils doivent être, pour qu'au bout d'une série de générations, la durée brève ou longue de la vie de famille soit rentrée dans les termes de durée ordinaire, pour que cette durée ordinaire soit constante dans la vie de l'espèce, pour que l'équilibre, sans cesse interrompu, se rétablisse sans cesse, et se maintienne toujours.

Les macrobies, qui semblent les plus phénoménales, font partie du système. On ne voit point de ces hommes presque bi-centenaires, dont la longévité ne soit soumise à ces lois ; presque généralement, à ce terme excessif, elle décroît dès la seconde, souvent dès la première génération; plusieurs ont perdu leurs parents, au berceau ; plusieurs, à leur tour, comme le juif errant de la légende chrétienne, emportés par le souffle tout-puissant de la vie, ne franchissent le siècle de leurs contemporains, que pour rester seuls debout sur les tombes des enfants qu'ils ont vu leur sourire : solitaires d'un monde qui ne les connaît

pas, ils souffrent de l'existence comme d'une expiation ,
et attendent aussi, comme une grâce, de finir.

ARTICLE IV.

De l'hérédité des anomalies du type spécifique de l'organisation.

Nous abordons ici un ordre de phénomènes du plus
haut intérêt, soit qu'on les envisage dans leurs caractères,
soit qu'on cherche à surprendre, dans la procréation,
leurs lois de formation et de première origine.

Nous n'avons point ici à les approfondir ni sous l'un,
ni sous l'autre de ces deux aspects. Mais il est un troisième
aspect aussi curieux et presque aussi obscur de ces phénomènes, par lequel ils touchent à l'essence de ce livre ; ce
point qui se lie intimement à notre sujet, est la question
si grave et si décisive de leur reproduction par la voie
séminale.

Sous ce rapport, ils achèvent de porter la lumière sur
les parties les plus ténébreuses du débat, et donnent toute
la rigueur d'une démonstration au principe, peut-être
incertain, sans eux, de l'action de l'hérédité sur tous les
éléments du physique de la vie.

Il est des esprits que le parti pris de la négation aveugle, tout comme il en est d'autres que le parti pris de
l'affirmation égare. Parmi les premiers, il s'est, comme
on l'a vu, rencontré des auteurs, rebelles à l'évidence, qui
n'ont voulu admettre que la reproduction du type *spécifique*, et qui ont longtemps rejeté comme une chimère, la
reproduction du type *individuel*.

Pour ces intelligences, la plupart des faits que nous

venons d'énumérer, si probants qu'ils puissent être, si vrais qu'ils les jugeassent, ne pourraient cependant forcer la conviction. Les seules preuves qu'ils leur offrent de l'hérédité du type individuel sont la *filiation* et la *ressemblance*. Mais tous les caractères du type individuel, comme propres à l'espèce, peuvent se résoudre en elle ; et l'on conçoit très-bien, que, dans cet ordre d'idées, et tant que les caractères du type individuel, si prononcés qu'ils soient, si particuliers qu'on les imagine, restent par leur nature réductibles à l'espèce, il soit toujours loisible; à des esprits sceptiques, de contester la valeur de la ressemblance et de rejeter l'argument de la filiation.

Des auteurs l'ont tenté : Wollaston et Bonnet, entre autres, entraînés par l'esprit de système, ont préféré recourir aux théories les plus incompréhensibles, que d'ouvrir les yeux à la lumière des faits.

Mais nous voyons ici le type individuel s'offrir à notre étude, sous des caractères de personnalité qui ferment toute issue à la négation, et ôtent tout recours à l'interprétation de la ressemblance de famille par la ressemblance d'espèce. Ce n'est pas seulement parce qu'ils investissent l'être d'une double physionomie de personnalité, mais encore et surtout parce que, au lieu de pouvoir, comme les traits ordinaires, si infinis qu'ils soient, du type individuel, se fondre dans le type général de l'espèce, ils sont, au contraire, irréductibles en elle, et en divergent jusqu'à former ces écarts que la science de nos jours nomme des anomalies, des *monstruosités*, et que l'antiquité, plus près de l'impression de merveilleux qu'ils éveillent, appelait des *prodiges*.

De semblables phénomènes étaient donc, par euxmêmes, la voie la plus certaine d'investigation et de décision dans un pareil problème. Aussi, des deux côtés, y a-t-on fait appel.

Se propagent-ils ou ne se propagent-ils pas par la voie séminale ? Telle était la question.

Dans l'antiquité, il n'y a eu qu'une seule voix pour l'affirmative (1). Les physiologistes et les observateurs les plus remarquables, Hippocrate, Aristote (2), ont explicitement reconnu le principe de leur hérédité.

Parmi les modernes, la solution n'a pas été si absolue, ni si unanime ; les uns, prenant pour guides des idées préconçues sur les lois de la nature et sur les théories de la génération, n'ont tenu aucun compte de l'opinion des anciens, se sont dispensés de nouvelles observations, ou de nouvelles expériences, et ont dogmatiquement repoussé le principe de la propagation de tout défaut du corps et de toute espèce de monstruosité. Ce serait, à leurs yeux, un incompréhensible oubli de la nature, qui les a produites, que de les reproduire (3).

D'autres, plus réservés, en sont restés au doute ; nous ne sommes pas encore éloignés de l'époque où le docte Fodéré témoignait sa surprise que les maladies, ou les

(1) Isid. G. Saint-Hilaire, *Histoire générale et particulière des anomalies de l'organisation chez l'homme et les animaux*, Paris, 1836, t. III, p. 378.

(2) *De Histor. animal.* lib. III, cap. VI.

(3) D'après De Lamotte, un homme à qui il manque un bras, une main, une jambe, un pied, les deux bras, les deux jambes, ou une partie quelconque, devrait engendrer *plus forte*, dans ses enfants, la partie qu'il n'a pas. L'idée qu'un père boiteux puisse engendrer un enfant boiteux, n'est pas moins *frivole*, ajoute-t-il plus bas. « *Et par quelle raison, la « nature qui va toujours droit à son but, pourrait-elle s'oublier à un tel « point ?* Car ce père boiteux peut ne pas être venu au monde tel, et « quand même il serait né boiteux, par un vice de la première confor- « mation, s'ensuivrait-il de là qu'un fils qu'il aurait engendré dût être « tel, etc. »

dispositions aux maladies, se transmissent par la génération, et que les défauts du corps ne se transmissent pas.
On ne voit pas, disait-il avec étonnement, et en répétant
l'argument de Louis, on ne voit pas des pères borgnes ,
aveugles, manchots, privés d'une jambe, etc., avoir des
enfants de même (1).

Il en est d'autres enfin qui, en admettant avec les anciens, l'action de l'hérédité sur les anomalies, ont pensé
cependant que ni la théorie, ni l'expérience ne permettaient d'en étendre le principe à toutes.

Parmi les représentants de cette dernière opinion, comptent, au premier rang, plusieurs de nos savants tératologis-
tes, entre autres l'illustre Geoffroy Saint-Hilaire, et son fils.

Le dernier auteur, dans son lumineux traité sur cette
matière, appelé à s'expliquer sur ce point de la question, commence par établir une distinction entre les *hémitéries*, ou anomalies simples qui comprennent les vices
de conformation, et les *monstruosités* proprement dites.
Il reconnaît ensuite, en thèse générale, l'action de l'hérédité sur les anomalies de la première classe, et ne l'admet qu'en partie sur celles de la seconde (2).

Nous adopterons cet ordre d'exposition dans la rapide
revue que nous allons passer des anomalies dont la transmission ne fait plus aucun doute.

I. — De l'hérédité des hémitéries, ou anomalies simples de l'organisation.

Elles peuvent se rattacher d'une manière générale, soit
à un *arrêt*, soit à un *excès* de développement organique.

____

(1) Fodéré, *Traité de médecine légale*, t. V, p. 361, 2ᵉ édit.
(2) *Ouv. cité*, tom. III, p. 378 et suiv.

§ I. — De l'hérédité des anomalies par arrêt de développement de
l'organisation.

I. Une des plus importantes, par les graves questions
ethnologiques auxquelles elle se rapporte, est cette anomalie du système cutané que l'on a désignée sous le nom
d'albinisme, transition congéniale de la couleur naturelle
à la couleur blanche.

Trois opinions contraires se sont partagées sur le caractère de cette métamorphose.

La première, qui a eu grand nombre de voyageurs, et
après eux Voltaire (1) et même, un instant, Buffon (2)
pour organes, n'a vu, dans l'albinisme, que la couleur native d'une race particulière de l'espèce humaine.

La seconde, professée par Blumenbach (3), Witterbot-
ton, Sprengel, Otto, etc., et par le docteur Blandin (4),
fait rentrer l'albinisme au nombre des maladies.

La troisième, soutenue par Jefferson, par Hallé, par
Béclard et par Prichard lui-même (5), considère l'albinisme comme une simple variété d'organisation.

La première opinion est abandonnée ; elle doit son origine à l'inégalité de distribution de cette anomalie selon

(1) Voltaire, *Mélanges philosophiques*, chap. xviii, et *Essai sur les
mœurs*, chap. i.

(2) Buffon, *voy.* son *Traité de l'homme*, et le supplément iv de l'*Histoire
naturelle*.

(3) Blumenbach (J.-J.), *Commentatio de oculis Leutœchiopum et iridis
motu*, in-4°, Gottingue, 1786. — Idem, *De generis humani varietate nativâ*, in-12, Gottingue, 1795, p. 150, 164, 170, 274.

(4) *Dictionnaire de médecine et de chirurgie pratique*, t. 1, p. 455.

(5) « A ces deux variétés (la blonde et la brune), nous devons en
« ajouter, dit-il, une troisième, la *variété albine*, regardée comme une
« sorte de monstruosité, mais seulement peut-être parce qu'elle est beau-
« coup plus rare que les précédentes. » *Ouv. cité*, t. I, p. 104.

les climats : rares dans les pays froids, plus rares encore dans les pays tempérés, communs, au contraire, dans les pays chauds, les voyageurs les ont trouvés en si grand nombre dans toutes les contrées intertropicales, qu'ils leur ont paru former des peuplades (1).

Les deux autres théories qui divisent tant de physiologistes distingués, s'expliquent, pour Is. Geoffroy Saint-Hilaire, par la diversité d'état des albinos qu'ils ont observés.

Selon l'opinion du savant professeur, il existe en effet deux sortes d'albinisme : l'un est une véritable *décoloration* de la peau et des cheveux, qui survient à la longue, et peut se rattacher à une cause morbide; l'autre, dont la cause réelle reste jusqu'à présent indéterminée, n'est qu'une anomalie due à un véritable *arrêt de développement.*

« On sait, dit-il, que le pigmentum manque, chez
« le fœtus, jusqu'à une époque très-avancée de la vie uté-
« rine, et que, même chez les peuples noirs, bruns, ou cui-
« vrés, la peau est encore quelque temps après la nais-
« sance, de même couleur que chez les enfants de race
« blanche; il est donc très-facile de concevoir comment
« la peau peut s'arrêter dans la série de ses développe-
« ments avant l'époque où, dans l'ordre normal, le pig-
« mentum se dépose dans le corps muqueux, et par con-
« séquent reste décolorée; la matière colorante de la peau,
« de l'iris, de la choroïde, peut ainsi, indépendamment
« de toute altération pathologique, manquer chez un in-
« dividu, de la même manière que tout autre organe, ou

_____

(1) Isid. Geoffroy Saint-Hilaire, *ouv. cité*, t. I, p. 314, 315. — Voy. aussi Valmont Bomare. *Dict. d'hist. nat.*, t. VII, art. HOMME, p. 94.

(2) *Handb. der Pathol. anatom.*, t. II, part. II, p. 3.

« partie d'organe, c'est-à-dire, par un arrêt de dévelop-
« pement. »

C'est sous le même aspect que Mansfeld, avant l'auteur, et postérieurement Virey et Breschet considèrent l'albinisme.

Meckel, en adoptant la même théorie, ne le fait cependant qu'avec une sorte de doute et d'hésitation (1).

Qu'on nous permette ici d'écarter un instant toutes les autorités, pour réparer d'abord une omission grave et pour fonder sur elle une distinction de nature à rallier, jusqu'à un certain point, les opinions contraires.

Avant de discuter sur la nature morbide, ou purement *anormale* des divers albinismes, on eut dû commencer par résoudre la question de l'albinisme *normal*, ou physiologique, dans l'animalité.

On a omis de le faire, et de là, en partie, la confusion qui règne dans la discussion.

Les faits établissent nettement, à nos yeux, cette espèce *naturelle* et première d'albinisme.

Il suffit, pour avoir la même conviction, de rapprocher cette espèce et ses caractères, de l'espèce *anormale* et de ses caractères.

Deux ordres de signes constituent le dernier : 1° La transformation des teintes naturelles de la peau, des cheveux, des poils, de l'iris, de la choroïde, *en coloration rose-rouge, de la pupille et des membranes de l'œil, et en coloration blanc-mat de la peau.*

2° La coexistence de cette transformation spontanée dans les êtres, avec l'*atténuation des facultés vitales* (2),

____

(1) *Handb. der Pathol. anatom.*, t. I, p. 319, 320.

(2) On convient généralement que beaucoup d'albinos sont d'une constitution délicate, qu'ils vivent moins longtemps, (Isid. Geoff. Saint-Hilaire, *loc. cit.*, p. 304) et rarement au delà de 40 ans (Blandin, *art. cité*).

sensorielles (1), *mentales* (2) et *motrices* des êtres.

En deux mots, *mutation* de la couleur *nature'le ; atté-nuation* des forces et des facultés générales de la vie : tels sont les deux signes dont la *réunion* compose l'*albinisme*, ou du moins l'albinisme nommé *anormal*.

Mais l'albinisme a–t-il toujours ces caractères? est-il bien réellement, et dans tous les cas, une dégradation de la couleur naturelle, jointe à l'altération de la vitalité et de la puissance des sens et de l'intelligence?

Nul doute qu'il ne conserve ce double caractère dans le plus grand nombre des espèces animales, dans celles où il ne naît que sporadiquement ; il est bien alors, comme on l'a dit, le signe du dernier degré de dégénération (3).

Mais il n'est pas vrai que toutes les espèces soient dans le même cas : il en est plusieurs, où, de tous les caractères, il ne lui reste plus que la couleur blanche et où cette cou-leur, au lieu d'appartenir à des individus infirmes ou ma-lingres, appartient à des *races* et s'y perpétue d'une ma-nière constante, avec la plénitude des puissances de la vie.

---

(1) Presque tous les albinos de l'espèce humaine ont la vue faible, et l'ouïe dure, leurs paupières sont agitées d'un clignotement continuel. Beaucoup sont *nyctalopes*, ils ne voient bien qu'au clair de la lune, ou au crépuscule, d'où vient le nom d'*yeux-de-lune*, que les nègres leur ont donné, et l'idée de Bomare que ce sont les hiboux de l'espèce humaine. (Voy. Valmont Bomare, *Dictionnaire raisonné d'histoire naturelle*, loc. cit., art. HOMME. — Isid. Geoff. Saint-Hilaire, *loc. cit.*—Blandin, *art. cit.* — Broc, *loc. cit.*

Il en est de même de plusieurs albinos des espèces animales : ils ont, dans les *espèces où ils ne forment pas de races constantes*, les yeux *rouges* l'oreille dure, comme dans notre espèce.

Flourens, Buffon, *Histoire de ses travaux*, p. 86.

(2) On est généralement d'accord sur leur état de semi-idiotisme dans l'espèce humaine, il y a à peine une ou deux exceptions. — Voy. *Auteurs cités.*

(3) Buffon. — *Histoire de ses travaux et de ses idées*, par P. Flourens, pag. 85.

On ne le voit pas seulement parmi les espèces devenues domestiques; on le voit chez des sauvages, on l'y voit même chez un mammifère, le *daim* (1).

Comment désigner l'albinisme réduit à une telle expression, c'est-à-dire simplement à la *couleur blanche*, sans altération de la couleur des yeux, de l'intégrité des sens, de la fécondité, de la durée de la vie?

Le savant professeur que nous venons de citer, dit que ces races blanches, se perpétuant dans une espèce dont le type primitif présente une autre couleur, doivent être considérées comme de véritables *races albines, quoique quelques-uns des caractères de l'albinisme se soient à la longue perdus chez la plupart d'entre elles* (2).

Rien n'est moins démontré; et nous ajouterons, rien n'est moins probable que cette perte supposée, au moins pour tous les cas. Il est, au contraire, bien plus vraisemblable que ces caractères, que l'on prétend perdus, n'ont jamais existé.

On part évidemment, dans cette hypothèse, de l'idée préconçue, et, dans notre opinion, radicalement fausse, que la couleur blanche ne peut être naturelle aux espèces animales, qu'elle en est par elle-même, une dégradation.

C'est rayer le blanc des couleurs premières ou spontanées de la vie, système dont la logique conséquence est de faire de la race caucasique, une dégénérescence de l'humanité; on n'a plus à chercher, dans une pareille thèse, comment de blancs les hommes ont pu devenir noirs, mais bien comment de noirs, ou de rouges, ou de jaunes, ils se sont dégradés, jusqu'à devenir blancs.

----

(1) Isid. Geoff. Saint-Hilaire, *ouv. cité*, t. I, p. 297.

(2) Id., Id., *loc. cit.*

Le savant professeur n'a point reculé devant cette conclusion directe de l'ordre d'idées où il s'est engagé : « Tel
serait évidemment, dans l'espèce humaine, dit-il textuellement, le cas de la race caucasique elle-même, s'il était
prouvé qu'elle tirât son origine, comme on l'a prétendu,
de la race noire (1). »

Nous ne répondrons pas, ce que nous pourrions répondre : le blanc ne tire pas plus son origine du noir, que le
noir, quoi que l'on dise, ne tire la sienne du blanc ;

Nous accepterons purement et simplement le dilemme :

Ou il faut, en effet, reléguer la race caucasique elle-
même, dans les *hémitéries*, et la ravaler jusqu'à la nature d'une race inférieure, bâtarde, presque morbide de
l'humanité, ou il faut admettre, dans certaines espèces,
parmi les animaux comme parmi les hommes, l'existence
naturelle de variétés blanches, comme de variétés noires ;
et, délaissant ici la question d'origine et de priorité relative de ces races, pour ne s'occuper que du caractère de
leur coloration, il faut reconnaître que, dans ces variétés,
la coloration blanche est physiologique et compatible
avec toute la perfection des attributs de la vie : il faut, en
un mot, reconnaître, à côté de l'albinisme *anormal*, un
albinisme *normal* très-distinct du premier.

Il offre, pour caractère ou signes différenciels :

1° De ne porter que sur le système cutané ;

2° De laisser aux yeux, et chez l'homme, aux cils
mêmes, aux sourcils, aux cheveux, leurs couleurs ordinaires ;

3° De laisser aux facultés des sens, de l'intelligence, de
l'activité, enfin à la durée de la vie, toute leur étendue ;

(1) Isid. Geoffroy Saint-Hilaire, *ouv. cit.*

4° De conserver, surtout, à la reproduction toute la plénitude de la fécondité spécifique des êtres, ou, en d'autres termes, la *continuité* dans la régénération.

Tout nous témoigne alors que le blanc doit être rangé au nombre des couleurs naturelles de la vie; au nombre de celles qui forment les traits des variétés originelles des êtres, et tels sont, à nos yeux, et les preuves et les signes de cet albinisme normal.

Si nous appliquons maintenant ces principes aux diverses théories données de l'albinisme, nous voyons, qu'à l'instant, ils en réduisent le nombre.

La théorie de Voltaire tombe avant tout débat. La théorie d'Hallé, de Jefferson, de Beclard, reproduite par Prichard, dans son dernier ouvrage, manque aussi par la base. Du moment qu'il existe un albinisme normal, et que cet albinisme s'entoure de tous les signes que nous avons décrits, on reconnaît aussitôt, que la race blanche, est, dans l'espèce humaine, la seule *variété albine* proprement dite, car elle est la seule à offrir le concours de tous les caractères de l'albinisme naturel, il est ainsi devenu tout à fait impossible d'accepter, comme tel, un albinisme qui n'offre que des signes contraires, qui est accidentel au lieu d'être constant; qui n'est pas collectif, mais individuel; qui atteint à la fois la peau et ses annexes, sans aucune exception, les cheveux, les sourcils, les cils, l'iris, et la choroïde; qui s'accompagne enfin d'une adynamie de la constitution, d'une atténuation de toutes ou de la plupart des facultés des sens et de l'intelligence, et dans certaines limites, de la puissance même de se reproduire.

Le premier est une *couleur naturelle* des êtres, et le second n'est qu'une *décoloration*.

La seule question qui reste est donc celle de savoir si ,

comme l'ont prétendu Blumenbach, Sprengel, Otto, etc., cette *décoloration sporadique* des êtres, appartient par elle-même à l'ordre pathologique, si elle constitue *une maladie*, ou si, comme l'ont pensé Mansfeld, Meckel, Breschet, Virey, etc., elle ne constitue qu'une *anomalie* par arrêt de développement, ou défaut de formation du dépôt pigmentaire.

Tout le débat sur ce point se réduit à ces termes : 1° ce vice de formation est-il ou n'est-il pas, dans son premier principe, dû à une *cause morbide* ? 2° est-il *par lui-même* un péril de la vie ou de la santé de l'individu ?

Nous comprenons qu'il puisse se rencontrer des cas où l'albinisme présente ces deux caractères, et il n'est pas douteux que, dans ces cas, l'albinisme ne soit pathologique.

Autrement, et à moins de faire rentrer dans le cadre de la pathologie, tout arrêt de développement, quelle qu'en soit la nature, à moins, en d'autres termes de franchir la limite, si souvent méconnue, qui sépare réellement l'anomalie en soi de la maladie, il n'est possible de voir dans cette albinisme qu'une *imperfection congéniale d'organisme, qu'une hémitérie.*

C'est l'unique titre auquel il nous importe ici d'examiner le fait de son hérédité.

L'hérédité de la forme *normale* de l'albinisme ne laisse pas le moindre doute. Domestiques ou sauvages, les espèces où cette forme d'albinisme se montre, quelles que soient les causes ou les dates premières de sa formation, qu'il ait ou qu'il n'ait pas la même origine qu'elles, ces espèces le voient se perpétuer en races *constantes* dans leur sein. Telles sont, entre autres, chez les animaux les variétés blanches d'une foule d'oiseaux, poules, pigeons, oies, canards, etc., etc. Telles celles du cheval, du bœuf, du chien, du daim sauvage, parmi les mammifères, telle, comme nous l'avons vu, la race caucasique dans l'humanité.

La fécondité de ces variétés semble, dans toutes ces espèces, aussi continue que celle des espèces elles-mêmes (1).

L'albinisme *anormal* n'a pas le même privilége. Non-seulement sa fécondité est bornée; mais, pour quelques auteurs, elle n'existerait pas. Contrairement à ce qui se passe chez les animaux, où les albinos, même les plus complets, sont rarement stériles, on a prétendu que ceux de l'espèce humaine étaient généralement frappés d'impuissance.

Les faits ont renversé cette proposition. Les albinos engendrent, et de plus ils reproduisent souvent des albinos.

On sait qu'ils appartiennent dans l'espèce humaine à presque toutes les races. Il en naît dans la rouge, il en naît dans la blanche, il en naît dans la noire; ils sont même très-fréquents dans cette dernière couleur.

Dans toutes ils se régénèrent; le docteur Rayer regarde même comme fort obscure l'étiologie de l'albinisme congénital qui ne remonte pas à l'hérédité. Mais, comme les caractères de l'albinisme anormal sont en général plus fortement empreints dans la nature des mâles que dans celle des femelles, on donnait pour certain que les albinos mâles, du moins ceux de la race nègre, étaient *presque toujours* incapables d'engendrer (2).

<hr>

(1) V. Isid. Geoff. Saint-Hil., *ouv. cité*, t. I, p. 297.— Roulin, *Mémoire cité.*— Prichard, *Hist. naturelle de l'homme*, tom. I, p. 52 et 104. — Wiseman *ouv. cité*, t. I, p. 145.

(2) *Histoire générale et particulière des anomalies*, Paris, 1832, tom. I, pag. 805.

Une observation de Winterbotton démontre, sans réplique, qu'ils ne le sont pas toujours. Cet auteur a, de ses yeux, vu à Wankapong, un jeune albinos, d'environ dix-huit ans, grand, bien fait, dont le père était un nègre blanc. Sa mère, ses trois frères, deux de ses sœurs étaient noirs ; mais l'une de ses sœurs était blanche comme lui (1).

La fécondité des négresses albinos est encore mieux prouvée ; les auteurs en conviennent : la plupart des auteurs ont même rapporté que, du croisement de ces femmes avec les nègres, naissaient des enfants pies, c'est-à-dire variés de taches noires et blanches (2).

Il se passerait alors, dans ces sortes de mélanges, ce qui se passe, en général, quand on apparie des paons blans, par exemple, et des paons ordinaires ; le produit est un oiseau dont le plumage est mêlé, et qui porte le nom de paon panaché (3).

Le fait ne présente donc rien que de vraisemblable, il peut même survenir le plus fréquemment ; mais il n'est pas moins vrai qu'il est inacceptable comme fait absolu (4). L'exemple précédemment cité de Winterbotton est de nature à le combattre, ainsi que plusieurs autres, que nous avons rapportés, en traitant du transport des diverses couleurs par la génération (5).

Le transport de l'albinisme doit évidemment obéir aux mêmes lois. Un cas observé par Jefferson, en est une dernière preuve : il a vu deux sœurs albinos engen-

----

(1) Broc. *Essai sur les races humaines*, p. 106.
(2) Isid. Geoff. Saint-Hilaire, *ouv. cit.*
(3) Val. Bomare, *Dict. univ. d'hist. nat.*, t. X, p. 71.
(4) Isid. Geoff. Saint-Hilaire, *loc. cit.*
(5) Voyez plus haut, *Hérédité de la couleur*, p. 211.

drer, la première, un enfant albinos comme elle ; la seconde, un enfant très-noir comme son père (1).

Il n'est pas plus douteux qu'il n'y obéisse dans la race blanche, et qu'il ne s'y reproduise par l'hérédité. Blumenbach, qui le jugeait une maladie, comme Breschet., qui le jugeait une anomalie, l'y regardaient également tous deux comme transmissible, et l'expérience confirme leur opinion. Il y a peu d'années qu'il existait encore à Choisy-le-Roi, d'après le docteur Blandin, une famille d'albinos (2). Wiseman rapporte un exemple analogue d'une famille respectable, vivant dans un village, à peu de distance de Rome (3).

II. L'albinisme n'est pas la seule anomalie qui combatte l'opinion formulée par Adams : Que les vices *par arrêt* de la conformation ne sont pas soumis à l'hérédité (4);

D'autres anomalies plus caractéristiques, s'il se peut, la renversent.

Nous citerons ici, en première ligne, celle de la fissure congéniale des lèvres, désignée sous le nom de *bec-de-lièvre*; et celle de la fissure du voile du palais.

Malgré l'autorité d'anciennes observations (5), le docteur Isidore Geoffroy Saint-Hilaire refusait presque d'admettre la réalité de leur transport séminal :

« Les enfants affectés du bec-de-lièvre, dit-il, naissent
« presque toujours de parents bien conformés : la fissure
« labiale est en effet une des anomalies qui se transmet-
« tent le moins fréquemment par voie de génération, et

(1) *Notes on the state of Virginia*, London, 1784.
(2) *Dictionnaire de médecine et de chirurgie pratique*, t. I, p. 454.
(3) *Discours sur les rapports entre la science et la religion révélée*, t. I, p. 130.
(4) *Cyclopedia of practical medicine*, vol. II, p. 417-419.
(5) Roderic à Castro, *de Morb. mulier.*

« —les faits sur lesquels on a prétendu établir l'hérédité du
« bec-de-lièvre, sont, en effet, très-peu nombreux, et
« pour la plupart même, peu authentiques et privés de
« toute valeur (1). »

Un exemple puisé dans la zoologie, et cité par lui-même,
aurait dû le mettre en garde contre le trop d'absolu de sa
négation : nous voulons parler de cette race de chiens
dont la lèvre supérieure présente une division sur la ligne
médiane, semblable à celle du lièvre; vice de conformation héréditaire chez elle (2). L'objection que ce vice ne
peut être confondu avec le bec-de-lièvre proprement dit,
parce que le dernier ne se présente jamais que *latérale-
ment*, n'a d'autre valeur que celle d'un signe différentiel,
et la transmission de la fissure *médiane* devait rendre
probable celle de la fissure *latérale*, en tant qu'on puisse
conclure d'une espèce à une autre, puisqu'il s'agissait
d'une même nature de vice de conformation.

Des faits incontestables, et en assez grand nombre, pour
entraîner les convictions les plus rebelles, ne laissent plus
aujourd'hui de doute sur la vérité de cette analogie et de
sa conclusion.

Dans le mois de janvier 1846, le professeur Roux opérait un enfant, d'un bec-de-lièvre simple. Deux ans auparavant, il avait opéré le frère du même enfant d'un
bec-de-lièvre double, avec saillie de l'os intermaxillaire,
entre les fentes de la lèvre. Le célèbre chirurgien n'osait
décider, sur ces indications, qu'il s'agit là d'un cas vraiment héréditaire. Il pouvait ne s'agir que d'un vice de fa-

(1) *Histoire générale et particulière des anomalies*, etc., t. I, part. 2,
liv. IV, ch. v, p. 583-584.

(2) Girou, *de la Génération*, p. 121.

(3) *Gazette des hôpitaux*, 2e série, t. VIII, p. 46.

mille. Mais un autre fait très-intéressant, qu'il a eu l'occasion de recueillir lui-même, échappait complétement à cette explication : « Il y a quelques années, dit-il, à sa clinique, un homme nous apporta un enfant qui lui appartenait, pour que nous lui fissions l'opération du bec-de-lièvre. Douze ou quinze ans auparavant, cet homme avait subi lui-même une opération semblable : comme celui du père, le bec-de-lièvre dont était affecté l'enfant était double, avec tubercule médian supportant les dents incisives. Mais, ce n'est pas tout; le père avait six doigts à chaque main et à chaque pied ; l'enfant présentait la même conformation, il était sexdigitaire. »

D'autres exemples décisifs de l'hérédité de la même anomalie ont été recueillis, dans ces derniers temps, par Demarquay, aide d'anatomie à la Faculté de médecine de Paris (1).

L'un de ces exemples a été observé par un étudiant en médecine, Lacazette, chez un charpentier de son pays et son fils, tous les deux affectés de bec-de-lièvre.

Un autre exemple est dû au docteur Lebert, qui a dernièrement opéré, en Suisse, une petite fille de dix jours, née d'une mère affectée de la même anomalie.

Le docteur Thierry a aussi délivré de cette difformité un jeune homme dont le père en avait été délivré lui-même par les mains de Dessault.

Dans ces trois premières observations, le bec-de-lièvre est la seule anomalie produite, et c'est aussi la seule anomalie transmise.

Il nous reste à citer des cas plus curieux, où l'hérédité de la fissure labiale se complique de celle de l'imper-

____

(1) *Gazette médicale de Paris*, 25 janvier 1845.

fection de la voûte palatine, et de la scission du voile du palais.

Un homme, qui avait le palais mal conformé, engendra quatre fils bien constitués et trois filles atteintes de bec-de-lièvre et de scission du voile du palais. La sœur de sa mère avait eu, au contraire, cinq filles bien conformées et cinq fils affectés de bec-de-lièvre (1).

Plusieurs exemples récents confirment la transmission de cette double difformité.

Le docteur Gilette, chargé d'un service médical à la Pitié, reçut, l'année dernière, dans une de ses salles, un individu atteint de rhumatisme; ce malade présentait une séparation de la voûte palatine et du voile du palais. Il avait pour mère une femme affectée de la même difformité : sa grand'mère maternelle portait un bec-de-lièvre : son frère a le même défaut de conformation que lui. Sa sœur n'a rien de semblable (2).

Voici deux autres cas tout aussi singuliers :

Le 17 avril 1844, Alexis Pareille, fort et bien constitué, entrait à l'Hôtel-Dieu, conduit par sa mère, pour se faire opérer d'un bec-de-lièvre double, compliqué d'une saillie considérable des os intermaxillaires. D'après les renseignements fournis par la mère, cette femme est née avec un bec-de-lièvre double, dont elle porte les traces, et qui présentait la même complication de saillie des os intermaxillaires. Son père et son grand-père étaient affectés de la même difformité ; il en était de même de plusieurs de ses frères et sœurs, tous morts jeunes. Elle a eu sept enfants : sur sept, quatre sont nés avec un bec-de-

----

(1) *Nov. act. nat. curios.*, t. I, p. 445.
(2) *Gazette des hôpitaux*, 24 septembre 1844.

lièvre en tout semblable au sien et à celui de son fils , le seul de ses fils qui ait survécu. Plusieurs des autres sont morts dans les convulsions (1).

Le 27 juillet de la même année, on recevait, salle Saint-Paul , une enfant forte et bien constituée , mais affectée d'un bec-de-lièvre *double* avec scission complète de la voûte palatine et du voile du palais. Cette enfant, Élisa Dif , alors âgée de six mois , était née avec cette difformité ; sa grand'mère avertit que la mère d'Élise Dif avait elle-même offert un bec-de-lièvre *simple* au moment de sa naissance, mais qu'elle était la seule de toute la famille à présenter ce vice de conformation (2).

L'hérédité de cette double anomalie reste donc désormais un fait hors de question.

III. Mais la reproduction , par la voie séminale, des arrêts de développement, ne s'arrête pas à ce seul genre de difformités : les vices de développement de la colonne vertébrale sont aussi transmissibles , quoi qu'en ait dit Louis.

Un homme d'une taille droite, mais qui était issu d'une famille rachitique, a un grand nombre d'enfants. Tous les garçons sont droits ; toutes les filles, une seule exceptée , sont bossues.

Un autre individu , dans des conditions analogues aux premières, engendre deux filles bossues.

Sa sœur a sept enfants : quatre garçons et trois filles , tous bossus. Trois des garçons se marient et donnent naissance à sept enfants droits : deux des garçons de cette se-

<hr>

(1) Demarquay, Quelques considérations sur le bec-de-lièvre (*Gazette médicale de Paris,* loc. cit.).

(2) Demarquay, *loc. cit.*

conde génération, et une fille, se marient, et ils ont chacun une fille bossue (1).

IV. L'hérédité des vices de développement du tronc s'étend-elle jusqu'aux membres ?

Fodéré en doutait : « Est-ce que, se demande-t-il, les « vices héréditaires n'attaqueraient que le tronc et non « les branches; les éléments de la vitalité et non ses ac-« cessoires (2)? »

L'auteur, dans le temps même où il se posait ce bizarre problème, était près de le résoudre par la négative. Il soupçonnait déjà quelques vices du système articulaire, et particulièrement la claudication, d'être transmissibles. Il avait, disait-il, été étonné du grand nombre des boiteux, dans la commune de Beuil, ancien département des Alpes maritimes. La claudication dont les habitants étaient affectés ne paraissait nullement tenir au rachitisme, et ils la regardaient comme héréditaire.

Venette a raconté l'observation d'une femme boiteuse du pied droit, dont la première fille boitait du même pied (3).

Girou de Buzareingue rapporte plusieurs exemples, beaucoup plus positifs, de l'hérédité du même vice par défaut de développement des membres (4).

Ces faits portent presque tous sur les difformités des membres *pelviens*.

Dans une première famille dont il était question, les fils et les filles étaient tous boiteux et presque culs-de-jatte : l'aîné seul se marie, tous ses fils sont bien confor-

(1) Girou de Buzareingue, *de la Génération*, p. 278.
(2) Fodéré, *Traité de Médecine légale*, t. V, p. 362.
(3) Venette, *Génération de l'homme*, t. II, ch. VII.
(4) Ch. Girou, *de la Génération*, notes, p. 279-280.

més ; mais de ses deux filles, l'une est boiteuse, comme son père. L'aîné de ses garçons se marie à son tour, et il donne le jour à un fils et une fille, tous les deux affectés de claudication ; mais la fille plus que le fils, plus même que le grand-père.

Dans une seconde famille, où la claudication est héréditaire, un membre, qui échappe à cette difformité, engendre une fille boiteuse et a deux garçons droits : l'un de ces derniers a, plus tard, deux enfants : une fille très-boiteuse, un garçon qui l'est moins.

Dans une troisième famille, un père, à peine boiteux, compte, parmi ses enfants, une fille très-boiteuse et un garçon qui boite aussi légèrement.

Un troisième exemple est aussi concluant. — Un membre d'une famille parfaitement conformée, bien conformé lui-même, épouse une femme issue d'une famille de boiteux, et boitant du pied gauche. Les malléoles de ce pied étaient grosses, le talon en était gros et élevé, et les doigts relevés.

De ce mariage naissent sept garçons et une fille : parmi ces garçons, le premier a le pied rond ; le deuxième a la malléole grosse et le pied rond ; le troisième a le pied rond ; le quatrième et le cinquième, la malléole grosse ; le sixième a le pied rond et les doigts relevés ; le septième le pied rond et la malléole grosse ; la fille est boiteuse par faiblesse, dit Girou, des muscles lombaires.

L'hérédité n'épargne pas davantage les anomalies ou vices par défaut de conformation des membres *thoraciques*.

C'est ainsi qu'elle agit très-manifestement sur la reproduction de l'*ectrodactylie*, ou absence congéniale du nombre normal des doigts.

Le docteur Béchet en cite une preuve convaincante :

Une femme, Victoire Barré, n'avait à chaque main que le *cinquième* doigt; le second et le troisième n'étaient représentés que par un développement très-incomplet de leurs métacarpiens; les deux autres doigts manquaient totalement. Aux pieds, deux des orteils, le premier et le cinquième, ne laissaient entre eux qu'un intervalle vide : eux-mêmes n'étaient pas parfaitement développés, et leurs ongles étaient restés rudimentaires.

Le père et une tante de cette malheureuse femme étaient encore plus maltraités de la nature : le père n'avait aux pieds que le cinquième orteil ; il n'avait que le cinquième doigt à la main gauche.

Victoire Barré elle-même, en 1827 et 1829, donna successivement le jour à deux filles qui naquirent toutes deux n'ayant, comme leur mère, qu'un seul doigt à chaque main, le doigt auriculaire, et n'ayant aux pieds que le cinquième orteil seulement, comme leur aïeul (1).

Nous ajouterons à ce fait d'autres faits plus récents : — Le professeur Piorry voyait à Clamart, en 1840, une main à laquelle il manquait un doigt. Les parents du sujet de cette observation n'avaient également que quatre doigts à la main (2). Le docteur Thoresi avait communiqué au même médecin un exemple qui se rapproche de ceux qu'on vient de lire : M. Musini, employé dans les douanes de la ville de Mantoue, est aujourd'hui père de cinq enfants, trois garçons et deux filles; tous portent, dès la naissance, le même vice de conformation des mêmes doigts et à la même main. Plus récemment encore, un chirurgien de Chalon-sur-Saône, le docteur Lépine,

----

(1) Béchet, *Essai sur les monstruosités humaines*, 1829.
(2) Piorry, *ouv. cité*, p. 46.

transmettait à l'Académie de médecine de Paris, un nouvel exemple de l'hérédité de *l'ectrodactylie*. Le sujet de l'observation n'avait que trois doigts seulement à chaque main, et quatre orteils aux pieds ; la même anomalie existait chez son père ; et il avait donné naissance à un fils qui présentait le même vice de conformation (1).

La proposition formulée par Adams, que les vices *par arrêt de développement* ne sont pas transmissibles par la génération, croule donc, de toutes parts, devant l'expérience ; il reste, au contraire, complétement démontré, par les faits qui précèdent, que le principe, quel qu'il soit, de ces anomalies, obéit à la loi de l'hérédité.

Examinons, maintenant, jusqu'à quel degré, les vices par excès de développement organique, subissent la même loi.

§ II. — De l'hérédité des anomalies par excès de développement de l'organisation.

I. A côté de l'*albinisme*, cette anomalie par arrêt de sécrétion du principe colorant, qui a donné lieu, en ethnologie, à des questions si graves, se présente une seconde anomalie de la peau, d'un caractère contraire, et de nature à soulever les mêmes problèmes. C'est le *mélanisme*, ou passage spontané de la couleur naturelle à la couleur noire.

Cette sorte de déviation organique, *par excès*, de la coloration, porte extérieurement sur les mêmes parties ; elle s'exprime sur la peau, sur les poils, sur l'iris, et son

(1) Rapport de **A. Bérard**, sur un choix d'observations chirurgicales, adressées à l'Académie, par M. Lépine (*Bulletin de l'Académie royale de Médecine*, séance du 31 octobre 1843, t. IX, p. 145).

développement ramène les mêmes débats, les mêmes dissentiments, et, jusqu'à certain point, les mêmes conclusions.

Ainsi que l'albinisme, on peut en effet le considérer comme une *maladie*, comme une *anomalie*, comme une variété *normale* des espèces ; et il a, à nos yeux, selon les circonstances, le premier, le second, ou le troisième caractère.

L'ictère noir est le type du mélanisme *morbide*.

La race nègre est, pour nous, le type du mélanisme *normal* ou naturel, dans l'humanité ; et l'animalité fournit un très-grand nombre d'exemples de son type fortuit ou *anormal*.

Différents auteurs, tant anciens que modernes, ont même paru croire que ce dernier genre de mélanisme se produisait jusque dans l'espèce humaine, et de ce fait, à leurs yeux plus ou moins démontré, ils se sont élevés aux considérations les plus paradoxales.

Nous n'examinerons pas ici cette opinion, dont la discussion nous entraînerait dans des développements beaucoup trop étendus pour cette partie de l'ouvrage ; nous nous bornerons à dire, que, jusqu'à présent, il n'existe pas une seule preuve authentique du fait qu'ils présupposent, et nous démontrerons amplement ailleurs, que le mélanisme, se produisît-il ainsi congénialement, d'une manière spontanée dans l'humanité, on n'en pourrait pas déduire les conséquences qu'ils en ont tirées (1).

Mais, quant aux animaux, le fait est démontré : le passage congénial de la couleur naturelle à la couleur noire s'y observe, chez une foule d'espèces domestiques et d'es-

______

(1) Voy. le tom. II de cet ouvrage, IV⁰ partie.

pèces sauvages (1). La classe des mammifères en renferme un grand nombre d'exemples bien constatés, parmi les dernières : il est fréquent chez le rat, parmi les rongeurs ; chez le raton laveur, parmi les carnassiers ; il l'est chez le mouflon, dans les ruminants ; mais l'espèce où il est le plus commun est le daim, chez qui, comme l'albinisme, il caractérise une variété constante, d'un brun grisâtre l'été, d'un noir brunâtre l'hiver (2). Les grandes et les petites espèces *félis* le présentent aussi souvent, surtout la panthère : les individus noirs, que l'on rencontre chez elle, ne forment pas une espèce, et l'on en a vu plus d'une fois, dit Cuvier, de noirs et de fauves allaités par la même mère (3). Le docteur Roulin nous apprend que la même anomalie de couleur est sujette à se produire dans toutes les espèces d'animaux à sang chaud de l'Amérique intertropicale (4) ; elle est très-répandue dans la classe des oiseaux et particulièrement chez les gallinacés, où le noir et le blanc peuvent d'ailleurs former, dans la même espèce, comme dans notre espèce, des races naturelles : si le cygne est, en Europe, le type de la blancheur, à la Nouvelle-Hollande, il est d'une teinte noire ; si le kakatoès est blanc à la Chine et aux îles Moluques, à la Nouvelle-Hollande, il est du plus beau noir (5).

Dans toutes les classes, chez toutes ces espèces, où le mélanisme existe, ou se développe ainsi sporadiquement, on peut établir, en règle générale, qu'il n'en est pas une, où, une fois développé, il ne se transmette par la gé-

(1) Isid. Geoff. Saint-Hilaire, *ouv. cité*, t. I, part. 2, p. 325 et suiv.
(2) *Histoire générale et particulière des anomalies*, même vol., p. 325.
(3) Georges Cuvier, *Règne animal*, etc., t. I, p. 162.
(4) Roulin, *mém. cité*.
(5) *Dict. d'hist. nat.*, p. 340, t. I.

nération. Il n'en est pas une où il ne se reproduise avec presque autant de facilité que dans les espèces où il forme, comme chez le daim, des races naturelles.

Tout nous démontre donc que, s'il se développait de même congénialement, sous un type sporadique, dans l'espèce humaine, il s'y propagerait de la même manière; mais, comme la science n'y connaît pas d'exemple de production congéniale de cette anomalie, elle n'en peut pas avoir de sa transmission.

II. Il n'en est pas ainsi d'une monstruosité plus extraordinaire, dont nous avons parlé dans un autre chapitre (1), et qui, sans altérer la coloration, transforme d'une manière insolite et bizarre la conformation du système cutané. C'est cette pseudomorphose des lames épidermiques qui donne à la peau la structure apparente de celle du porc-épic. Nous en avons cité quelques exemples chez l'homme, et le plus curieux de tous, celui d'*Edward Lambert,* dont tout le corps, moins le visage, la paume des mains, l'extrémité des doigts et la plante des pieds, était revêtu d'excroissances cornées, bruissant l'une contre l'autre, au frottement de la main.

L'hérédité de cette étrange anomalie est aussi authentique que celle du fait lui-même. Edward Lambert donna le jour à six enfants, qui tous, ainsi que lui, dès l'âge de six semaines, présentèrent la même singularité. Le seul qui survécut la transmit, comme son père, à tous ses garçons, et cette transmission marchant de mâle en mâle, s'est

(1) Voyez sur cette anomalie : 1° *Philosoph. transact.*, tom. XVII, 1731-32, p. 299 ; 2° Idem, t. XLIX, p. 22 ; 3° Tilésius, *Ausfurliche Beschrelbung und Abbildung der beiden genannten so Stachelschwein-menschen, aus den bekannten, engelischen familie Lambert*, Altenburg, 1802, in-fol. ; 4° *Bulletin de la société philomatique*, 110, 67, note complète sur cette famille, publiée par Geoffroy Saint-Hilaire père.

ainsi continuée, chez la famille Lambert, cinq générations (1). Encore sous la première impression d'étonnement de la succession d'une monstruosité si extraordinaire, un des observateurs, qui la voyait à sa deuxième génération, Backer, est sur le point de croire assister à la formation d'une nouvelle race, dans l'espèce humaine. Il semble donc hors de doute, conclut-il hardiment, que de cet individu (Lambert), il peut sortir une race, à peau rugueuse, ou squameuse, comme la sienne ; et, si ce fait arrivait, et qu'on perdit mémoire de son origine tout accidentelle, il n'est pas impossible qu'on regardât quelque jour cette race, comme une espèce différente d'hommes. Cette considération, ajoute-t-il avec plus de hardiesse encore, nous conduirait presque à imaginer que l'espèce humaine a été produite d'un seul et unique tronc ; la peau noire des nègres et d'autres différences analogues de nature pouvant aussi, en toute possibilité, avoir pour origine des causes accidentelles (1).

Ce n'est pas ici le lieu de discuter le degré de fondement de semblables conjectures ; le moment opportun de cette discussion se présentera plus tard (2). Mais ce que nous pouvons reconnaître, ici même, c'est que d'autres anomalies, d'une nature analogue, semblent au premier abord confirmer, à l'égard de l'animalité, la première hypothèse hasardée par Backer.

Il est très-positif que de monstruosités originellement nées de causes accidentelles, et transmises par la voie de la génération, sont, dans plusieurs espèces, sorties des races nouvelles. Les anomalies spontanément produites dans les espèces ovine, bovine, chevaline, et dans une foule

<hr>

(1) *Philosophic. transact.*, vol. XLIX, p. 22.
(2) Voir le tom. II de cet ouvrage.

d'autres, dont il a été précédemment question (1), ont donné la plupart naissance à des races. Les cerfs à dague unique (2), les taureaux sans cornes (3), les moutons *ancon* (4), les chiens à six doigts aux pattes de derrière (5), les poules à double pouce, etc., ont ainsi formé souche.

III. D'autres exagérations plus ou moins monstrueuses se sont montrées sujettes aux mêmes lois de succession, dans l'humanité.

Malgré la prétendue règle de Scaliger, que les mères n'ont jamais plus de mamelles qu'elles ne doivent avoir de petits, on peut voir des femmes qui n'ont que deux mamelles accoucher de trois, de quatre, et même de cinq enfants; on en peut voir porter des seins surnuméraires; d'autres, sur le même sein, porter plusieurs mamelons.

La mère d'Alexandre Sévère, d'après l'histoire, avait trois mamelles. *Olaüs Borrichius* a vu, à Copenhague, une femme pourvue de trois mamelles bien formées, dont deux du côté gauche; elle allaitait des trois indifféremment son unique enfant. *Borelli* parle d'une femme nommée *Rachel Rey*, de Castel, en Franconie, qui avait également trois mamelles, dont deux à la place ordinaire, et la troisième placée sous la mamelle gauche. *Bartholin* assure en avoir connu une qui portait une troisième mamelle sur le dos. Chez madame *Withès*, de Trèves, fort belle femme de son temps, et aussi multimamme, les trois mamelles étaient disposées en triangle. Une femme de Rome, en 1671, n'en avait pas moins de quatre, et toutes, à chaque

(1) Voy. plus haut, 2e section, liv. I, chap. I.
(2) Burdach, *Traité de physiologie*, t. II, p. 251.
(3) Don Félix d'Azara, *Voyages dans l'Amérique méridionale*, t. I, p. 378.
(4) *Transact. philosoph.*, année 1813, p. 58.
(5) *Histoire générale et particulière des anomalies*, t. I, p. 699.

grossesse, se remplissaient de lait (1). On en pourrait citer une foule d'autres exemples, dont un des plus remarquables rapporté par Gadner, est le seul qui se prête à la loi de Scaliger : Une mulâtresse du Cap, porteuse de six mamelles, et mère à quatorze ans, faisait les enfants par quatre et cinq à la fois. Mais ce qui nous intéresse, c'est que cette anomalie par excès est soumise à l'hérédité. En 1827, Adrien de Jussieu communiquait à deux sociétés savantes une observation qui ne laisse pas à cet égard le plus léger doute ; la femme qui fait le sujet de cette observation portait trois mamelles, dont une inguinale ; c'était cette dernière qui servait d'ordinaire à l'allaitement. La mère de cette femme était, comme sa fille, née avec trois mamelles, mais toutes les trois étaient placées à la région antérieure du thorax (2).

IV. L'expérience atteste la propagation d'une anomalie bien plus singulière, si singulière qu'elle a longtemps été niée par de très-bons esprits. Nous voulons parler de l'existence d'une queue, chez des individus de l'espèce humaine, monstruosité qui semblait fabuleuse, et dont un aperçu du professeur Serres a, comme nous l'avons dit (3), donné l'explication. Le développement congénial de cet appendice se lie en effet au rapport très-constant, qu'il a démontré, entre l'évolution de la moelle épinière et celle de la queue (4). La moelle épinière se prolonge, dans l'origine, jusqu'à l'extrémité du canal vertébral, chez tous les animaux de la classe où il existe, et tous, à cette époque de la vie embryonaire, se trouvent ainsi munis d'une

<hr>

(1) *Dictionnaire des merveilles de la nature*, t. I, p. 278.
(2) *Globe*, t. V, 1827, p. 128.
(3) Voy. plus haut, 2e sect., liv. I, ch. I, p.
(4) Serres, *Anatomie comparée du cerveau*, t. I, p. 90, et t. II, p. 116.

queue plus ou moins longue ; selon qu'ultérieurement,
et d'après les espèces, le prolongement de la moëlle se
maintient ou se retire, l'axe vertébral est ou n'est pas
pourvu d'un appendice caudal.

« Ces rapports très-curieux entre la diminution de la
« queue et l'ascension de la moelle épinière , vrais dans
« l'état normal, le sont également dans l'état anormal,
« dit le professeur Isidore Geoffroy Saint-Hilaire, et il
« arrive ainsi quelquefois que la moelle épinière, conser-
« vant sa première disposition, s'étende encore, chez
« l'homme, au moment de la naissance, jusqu'à l'extré-
« mité du coccyx. Dans ce cas, la colonne vertébrale reste
« terminée par une queue » (1). Nous avons déjà eu l'occasion de citer quelques-uns des exemples que la science
en possède. De Maillet, qu'il faut mettre au premier
rang de ceux qui se sont attachés à la constatation de cette
anomalie, en a établi en doctrine et en fait la propagation par l'hérédité.

Ceux qui ont des queues, se demande-t-il, peuvent-ils
être les fils de ceux qui n'en ont point ? Pas plus, à ses
yeux, que les singes à queue ne peuvent descendre des
singes sans queue. L'intrépide et célèbre Cruvillier
de la Cioutat, qui fit avec succès et avec courage la
course contre les Turcs , et qui périt, en Caramanie, sur
un vaisseau qu'un officier de son bord fit sauter par vengeance, en mettant le feu aux poudres, était aussi connu,
à ce que dit de Maillet, par la queue qu'il portait, que par
ses actions de valeur. Son frère, d'une vigueur égale à la
sienne, avait aussi une queue ; un autre individu nommé
de Barsabas, et sa sœur, religieuse, l'un et l'autre fameux

____

(1) *Ouv. cité*, t. I, p. 736.

pour des actes de force extraordinaire, étaient affectés de
la même difformité. Le même auteur rapporte qu'il vit,
à Tripoli de Barbarie, un nègre, du nom de Mohammed,
d'une puissance musculaire telle, que d'une seule main, il
renversait deux ou trois hommes, et qu'à l'aide de deux ra-
mes, il imprimait seul, à une grosse chaloupe, plus de vitesse
que vingt autres rameurs n'auraient pu le faire. Ce nouvel
Hercule était dans le même cas; il était velu et couvert de
poils, contre l'ordinaire des noirs, et il avait une queue d'un
demi-pied de longueur, qu'il montra à de Maillet. Il était
de Bornéo, et il assura que son père était porteur d'une
queue comme la sienne (1). La communication de ces sortes
de queue, des pères aux enfants, était, pour de Maillet, une
preuve certaine, que les hommes affligés de cette monstruosité étaient d'une autre espèce. Cette autre espèce avait
encore à ses yeux, deux traits distinctifs : la férocité et la pilosité: « si cette férocité et cette pilosité extraordinaires ne
sont pas toujours égales, dans tous les sujets de cette race,
cette variété ne procède, dit-il, que de ce que cette espèce,
mêlée à la nôtre, perd sans doute quelques-unes de ses
propriétés, et que l'une se conserve dans un sujet produit de ce mélange, tandis que les autres s'affaiblissent ou
se cachent pour quelque temps. Ainsi, un fils né d'un
père qui a une queue et d'une mère qui n'en a point, peut
être sans queue (2), et ce fils peut avoir d'une femme qui
n'aura point de queue, un enfant qui ressemblera par là à

____

(1) *Telliamed*, tom. II, p. 174 et suiv.

(2) Voyez, dans *Telliamed* (tom. II, p. 179-180), le curieux récit d'une
visite de de Maillet à une jeune et fort belle courtisane de Pise, qui se
vantait de ses rapports avec un officier français, affecté de cette monstruosité; chez cet individu, elle n'était pas de famille et il l'attribuait au
désir de sa mère de manger une queue de cochon.

I.   21

son aïeul ; il peut être velu, et n'avoir point de queue, et avoir une queue et n'être point velu (1). »

Ces éventualités sont toutes physiologiques ; elles sont toutes possibles, et conformes aux lois de l'hérédité ; mais, en les supposant toutes réalisées, elles ne prouveraient pas ce que veut, à toute force, leur faire prouver de Maillet, la *différence d'espèce* des hommes affectés de cette anomalie.

Il était, du reste, fort excusable de croire à cette diversité, puisque des voyageurs assuraient, avant lui, que ces hommes formaient de véritables peuplades et des races sans mélange dans les îles Moluques et aux Philippines (2), dans l'archipel Indien, dans le royaume de Lambri (3). Mais il est tout au plus demeuré vraisemblable, que cette difformité a pu être plus fréquente, sinon endémique, pendant un certain temps, dans ces divers pays.

Peut-être aussi n'est-elle seulement que moins rare dans la race noire.

V. On paraît être tombé dans les mêmes errements et dans le même système d'exagération, à l'égard d'une autre particularité héréditaire, comme celle dont nous venons de parler, et tout aussi bizarre, bien qu'elle appartienne à un autre appareil. Cette anomalie, qui a servi de texte à tant de discussions, est cet appendice dû à un prolongement monstrueux des nymphes, auquel on a donné le nom de *tablier* chez les Hottentots, et que Cuvier compare à une figure de cœur, aux lobes étroits et longs, dont le milieu offrirait l'ouverture de la vulve (4). Le plus

______

(1) *Telliamed*, loc. cit., p. 182.

(2) Gemelli, *Voyage du tour du monde*.

(3) Bomare, *Dictionnaire raisonné*, etc., t. VII, p. 86.

(4) *Mémoires du Muséum d'histoire naturelle*, t. III, p. 266 et suiv.

grand dissentiment règne entre les auteurs, quant au caractère de cet appendice, et de la *masse graisseuse qui surmonte les fesses*, sorte de protubérance qu'on a rapprochée de la bosse du zébu, et de la proéminence du dos du chameau (1). Les uns les ont regardés comme des caractères purement *individuels*; d'autres les ont attribués sans exception, à *toutes* les femmes Hottentotes. D'après le docteur Broc, ils appartiendraient surtout aux *Boschimans*, tribu de cette race; mais du croisement des femmes de cette tribu, avec les Hottentots proprement dits, proviendraient çà et là quelques femmes revêtues des mêmes caractères (2). Toutefois de plus récentes investigations, il résulterait que les Boschimans ne sont pas une famille particulière de la race Hottentote, mais une subdivision de ce malheureux peuple, réduite au brigandage et à toutes les misères de la vie sauvage, dans le fond des cavernes et au milieu des bois (3). De ces faits, s'ils sont exacts, il faudrait donc conclure, comme nous l'avons dit, que l'on aurait commis, sur ces anomalies, le même genre de méprise qu'au sujet de la queue observée chez les noirs. Du moment où il est prouvé que l'appendice vulvaire des Hottentotes, ni la protubérance sébacée de leurs fesses, ne sont des caractères généraux de la race, et que les Boschimans n'en constituent pas une famille distincte, il devient évident que ces deux difformités doivent être considérées comme des anomalies, sans doute individuelles dans leur origine, sujettes à se produire dans cette race inférieure de l'humanité, endémiques, peut-être,

(1) Wiseman, *ouv. cité*, t. I, p. 144-145.
(2) Broc, *Essai sur les races humaines*, p. 86.
(3) Prichard, *Histoire naturelle de l'homme*, t. II, p. 14, et 295-296.

transmissibles, et suivant dans leur transmission les lois de l'hérédité !

L'appareil viril de la génération a aussi ses anomalies par excès, et ces anomalies peuvent être héréditaires : des jeunes garçons naissent avec trois testicules, comme des jeunes filles naissent avec trois mamelles, et ils peuvent propager cette monstruosité à leurs descendants. Fernel parle d'une famille dont les membres présentaient cette bizarrerie (1).

Sinibaldi raconte un fait analogue d'une famille de Bergame, dont presque tous les membres étaient triorchides, particularité à laquelle ils devaient un singulier surnom. « Bergami familia est Coleonum, e quâ Bartho-« lomeus ille Venetorum dux famigeratus, sic nuncupata « quòd plurimi tres obtineant testes (2). »

Un véritable vice de conformation du même appareil, l'hypospadias, est aussi transmissible des parents aux produits. Le docteur Ritter de Rottembourg en recueillait dernièrement ce cas fort remarquable :

Un individu affecté d'hypospadias, avait communiqué à son fils ce même vice de conformation ; ce fils s'était marié, il était même déjà devenu père de deux *filles* bien constituées, quand, dans la quatrième année de son mariage, en 1844, il engendra un fils chez qui le vice paternel s'était reproduit sous ces caractères : il n'y avait pas d'anus, et la place que cette ouverture devait occuper, n'était indiquée par aucune trace ; mais, par contre, il existait le long du raphé une galerie sous-cutanée, ayant l'aspect d'un chapelet noirâtre, et se terminant vers le

----

(1) Fernel, *Oper. patholog.*, lib. I, cap. VIII.
(2) Sinibaldi, *Geneanthropœiœ* lib. II, tract. II, p. 204.

milieu de la face inférieure du pénis, par une petite ouver-
ture. C'est par cette ouverture, qui admettait, à peine, le
bouton d'un stylet, que l'enfant rendait avec des efforts
et des cris, les vents et les matières fécales. L'urine passait
librement. Ritter s'assura, par une sonde, que cette
galerie ne communiquait pas avec le canal de l'urètre,
mais qu'elle aboutissait derrière le scrotum, à un sac dur,
bien circonscrit, qui était évidemment le rectum. Une
incision pratiquée tout le long du trajet fistuleux, ouvrit
le sac et forma ainsi un anus, à l'endroit normal, par
lequel les matières fécales et les flatuosités passèrent en
grande quantité et soulagèrent l'enfant. Celui-ci vécut
encore quinze jours et mourut de consomption (1).

Meckel a rapporté un cas d'hérédité de la même difformité dont la transmission avait un caractère plus extraordinaire. Une *femme* née d'une famille, dans laquelle on
comptait plusieurs hypospadias, mit au monde deux garçons affectés de ce vice de conformation (2).

Il reste une dernière espèce d'anomalie, la polydactylie,
ou l'existence chez l'homme et chez les animaux de doigts
surnuméraires, dont la reproduction, par la voie séminale, parfaitement constatée par les anciens, est généralement reconnue par les modernes.

Le chien en donne un exemple, chez les mammifères ;
la poule, chez les oiseaux : il existe des poules pourvues
d'un double pouce, et des chiens chez lesquels on compte
cinq à six doigts aux pattes de derrière ; ces difformités
sont héréditaires dans les deux espèces (3).

(1) *Medicinisches Correspondenz—Blatt.*—Gazette médicale, III° série,
1846, t. I, p. 350.
(2) Meckel, *Handbuch der pathologischen Anatomie*, t. I, p. 20.
(3) Isid. Geoff. Saint-Hilaire, *ouv. cité*, t. I, p. 699.

La polydactylie est beaucoup plus commune que l'ectro-dactylie, dans l'espèce humaine.

Le plus souvent elle s'y borne au sexdigitisme : c'est le nom sous lequel elle fut connue des Romains. Deux filles de Caïus Horatius, d'une famille patricienne, avaient, d'après Pline, six doigts à chaque main (1). Dans un autre passage (2), l'illustre compilateur parle, d'après Mégasthène, d'une famille tout entière, dont les pieds tournés en arrière se terminaient par huit doigts (3).

On a observé plusieurs faits analogues dans les deux derniers siècles : Maupertuis en a rapporté un exemple des plus remarquables par la constatation de l'hérédité. C'est celui de Jacob Ruhe, chirurgien de Berlin, né avec six doigts aux mains et aux pieds. Cette singularité lui venait de sa mère, Elisabeth Ruhen, qui la tenait de sa mère, Elisabeth Hortsmann. Elisabeth Ruhen la transmit à quatre de ses enfants, sur huit qu'elle eut de Jean Christian Ruhe qui ne présentait rien d'extraordinaire aux pieds et aux mains. Jacob Ruhe, l'un de ces enfants sexdigitaires, épousa à Dantzick, en 1733, Sophie-Louise de Thingen, dont la conformation des pieds et des mains n'avait rien d'anormal ; il en eut six enfants : deux des enfants mâles naquirent sexdigitaires (4).

Renou, maître en chirurgie de la Pommeraye, en Anjou, communiqua plus tard à l'Académie une observation relative à plusieurs familles sexdigitaires qui, de temps immémorial, étaient répandues dans plusieurs paroisses du Bas-Anjou. Cette difformité

(1) *Histor. natur.*, lib. XI, cap. XLIII.
(2) *Idem*, lib. VII, ch. II.
(3) Isid. Geoff. Saint-Hilaire, *loc. cit.*
(4) Maupertuis, *Œuvres complètes*, t. II, lettre XVII, p. 384, 385.

se perpétuait chez elles malgré leur alliance avec des familles de conformation normale. Les père ou mère atteints de l'infirmité la communiquaient indifféremment aux enfants des deux sexes (1). Un membre correspondant de l'Académie des sciences avait, vers le même temps, donné connaissance à cette assemblée de l'existence d'une famille semblable, à l'île de Malte. C'était la famille Gratio Kalleja. Cet individu avait d'abord transmis cette monstruosité à trois de ses quatre enfants, et les enfants l'avaient, à leur tour, propagée à leur postérité (2). Il en était ainsi de la famille du célèbre calculateur Colburn, dont Carlisle a tracé avec beaucoup de soin la généalogie. Cette singularité provenait du bisaïeul du plus jeune enfant que l'on examinait, et s'était reproduite, de génération en génération, dans une partie des membres de cette famille (3). Anna rapporte le cas d'une autre famille, où le père et le fils avaient tous les deux douze doigts et douze orteils (4). Nous avons emprunté, plus haut, au docteur Roux un fait analogue.

Plus récemment enfin, le chirurgien Vanderbach a recueilli l'exemple d'une famille espagnole, de la commune de San-Martine de Valdeclesia, où la même nature de monstruosité se compliquait d'une autre particularité : chez la plupart des membres de cette nombreuse famille, sans doute encore vivante, les troisième et quatrième doigts de la main, quelquefois un cinquième surnuméraire, étaient réunis par les tégu-

(1) *Dictionnaire raisonné d'histoire naturelle*, t. VIII, p. 492.

(2) *Histoire de l'Académie des Sciences*, pour 1771, p. 77. — Voy. aussi l'abbé Rozier, *Journal de physique et d'histoire naturelle*, novemb. 1774, p. 377, et juin 1778.

(3) *Transact. Philosoph.*, vol. CIV, 1814, part. 1, p. 94.

(4) *Salz-med. chirurg. Zeitung*, 1805, t. IV, p. 212.

ments, depuis l'articulation métacarpo-phalangienne, jusqu'à leur extrémité. Les phalanges, les phalangines et les phalangettes de ces doigts, étaient presque toutes composées de deux os situés l'un à côté de l'autre, comme le sont ceux de l'avant-bras. Les ongles, quoique formés d'une seule pièce, présentaient au milieu, ou sur le côté, une fêlure verticale qui indiquait la portion correspondante à chacun des os des phalangettes. Mais, ce qui démontrait que c'étaient, en effet, deux doigts grêles réunis, c'est que chacun des tendons des muscles épicondylo-sus-phalangettiens et cubito-phalangettiens communs, étaient aussi doubles, et qu'il existait une articulation libre et distincte pour chaque phalange contiguë. Chez quelques personnes de la même famille, le pouce était aussi *biphalangettien*, et, parmi celles-ci, il en était chez qui l'extrémité de ce doigt était bifurquée : d'autres, chez qui les deux portions qui la formaient étaient réunies dans toute leur étendue, comme pour les autres doigts : enfin, chez quelques-uns, la même disposition se représentait aux pieds : les troisième et quatrième orteils y étaient réunis par les téguments.

Cette conformation vicieuse des doigts était héréditaire dans toute la famille : Vanderbach y compta quarante individus chez qui elle existait. Presque tous jouissaient d'une santé robuste ; mais on n'en attribuait pas moins, dans le pays, à un vice humoral spécial à la famille, ce défaut d'une pure et simple conformation physique. On les désignait sous le nom de *Los-pedagos*, famille des *Collès* : et l'on donnait celui de *Pedagosa*, c'est-à-dire de *gluant* ou de *contagieux*, par allusion directe à la propagation de cette anomalie, à chacun de ses membres (1).

(1) *Recueil des mémoires de médecine, de chirurgie et de pharmacie militaires*, 1818, p. 176-178.

Stahl rapporte l'exemple de l'hérédité d'une difformité à peu près analogue, dans une autre famille : les doigts du pied, chez elle, étaient unis entre eux par une membrane, comme les doigts des canards (1).

Tous les faits concourent donc à nous présenter les hémitéries, ou simples anomalies par arrêt ou excès d'organisation, comme soumises à la loi de l'hérédité.

II. — De l'hérédité des monstruosités proprement dites.

Le problème de la reproduction séminale des monstruosités proprement dites est beaucoup plus complexe, et n'est pas susceptible, comme nous allons le voir, d'une solution aussi générale.

Il nécessite d'abord la distinction première des monstruosités *unitaires* ou propres à un être unique, et des *composées*, qui semblent appartenir à deux êtres différents.

§ I. — De l'hérédité des monstruosités unitaires.

La possibilité de la transmission des monstruosités *unitaires* est soumise à deux conditions qu'on peut dire absolues :

L'une, est que la nature de la monstruosité ne soit pas incompatible avec l'existence : que le monstre soit *viable;*

L'autre, qu'elle ne soit pas incompatible avec la génération : que le monstre soit *fécond.*

La loi préalable de ces deux conditions élimine du problème la plus grande partie des monstruosités. La plupart des monstres ne sont pas viables : le grand nombre de ceux même qui sont viables, est atteint d'impuissance.

D'après Isidore Geoffroy Saint-Hilaire, il n'y a qu'une

______

(1) Stahl, *de Morbis hœreditariis.*

seule classe de monstruosités *unitaires* appelées à remplir cette double condition : la classe des monstruosités *ectro-méliennes*, ou, en d'autres termes, qui a pour caractère l'avortement des membres. Encore y a-t-il lieu d'établir dans cette classe une distinction, entre les monstres frappés de l'avortement des membres thoraciques, et les monstres frappés d'un avortement des membres abdominaux.

1° D'après le savant tératologiste, la théorie s'accorde avec l'observation, pour faire considérer l'absence, ou l'état rudimentaire des membres abdominaux, comme coïncidant ordinairement avec un développement imparfait des organes générateurs, et quelquefois même avec l'impuissance (1); raison décisive et déterminante de l'impossibilité de leur reproduction.

2° Les sujets chez lesquels la monstruosité ne porte, au contraire, que sur les membres thoraciques, ont, en général, une conformation parfaitement normale des organes sexuels, et ces organes sont aptes à remplir leurs fonctions. Rien ne semble donc s'opposer à la transmission de ces monstruosités par voie de génération, et les faits, sur ce point, se trouvent aussi d'accord avec la théorie. Isidore Geoffroy Saint-Hilaire nous en donne un exemple authentique dans l'espèce canine. Il a eu, dit-il, à sa disposition, une chienne et son petit, tous les deux affectés d'une *ectro-mélie bithoracique*, et entièrement semblables l'un à l'autre. Cette femelle avait eu plusieurs autres petits, dont quelques-uns au moins, si ce n'est *tous*, étaient aussi ectro-mèles (2).

(1) *Histoire générale et particulière des anomalies*, tom. II, part. 2, p. 233-234.

(2) *Ouv. cité*, tom. II, part. 2, p. 234.

Il arrive en effet rarement, dans une famille, par la raison de l'action de la loi d'INNÉITÉ, que l'HÉRÉDITÉ, de quelque caractère anormal ou normal qu'elle soit le véhicule, le transporte à tous ses membres; par la même raison, la constatation de l'hérédité de cette monstruosité, ne suppose pas la constance de sa transmission. Il en est, sous ce rapport, de la reproduction de l'ectro-mélie thoracique, comme de celle des autres anomalies; elle souffre des lacunes partielles ou complètes. L'expérience l'a prouvé : les produits d'un bouc ectro-mèle, comme la chienne dont il vient d'être question, ont tous été normaux (1).

§ II. — De l'hérédité des monstruosités doubles ou composées.

Quant à l'hérédité des monstruosités doubles ou composées, indépendamment des deux questions premières, d'aptitude à la viabilité et à la reproduction, il en est une troisième qu'elle soulève : c'est celle de la nature de ces monstruosités.

Nous nous trouvons ici en face de deux systèmes : le système de la nature *accidentelle* et celui de la nature *primordiale*, ou du moins *originelle*, des causes des anomalies.

Dans le premier système, tous les germes étant naturellement normaux, sont naturellement simples, et les monstres doubles ne résultent que de l'union, soit superficielle, soit profonde, de deux ou de plusieurs sujets fortuitement réunis dans le cours de la vie intra-utérine.

Dans le second système, en grande partie fondé sur l'hypothèse de la préexistence des germes, les germes

(1) *Même ouv.*, tom. III, part. 4, p. 379.

préexistants sont primordialement normaux, ou anormaux; ils sont réellement simples, doubles, ou triples, ou du moins animés d'une puissance intérieure, qui les prédispose à une duplication ultérieure des parties et même d'une ou de plusieurs régions de l'organisme; mais cette duplication, telle multiplicité extérieure qu'elle revête, n'en constitue pas moins un être unitaire.

On voit que nous rentrons dans les termes du débat si vivement agité, dans le dernier siècle, entre Lémery et Winslow, débat qui partagea la science à cette époque, et qui, de métamorphose en métamorphose, la partage encore, jusqu'à un certain point, au milieu de nos jours.

Nous voyons d'un côté, Serres et Meckel défendre, en la modifiant (1), la théorie de Winslow, et soutenir, comme lui, l'unité essentielle des monstres composés; nous voyons, de l'autre, Geoffroy Saint-Hilaire se rallier, sous ce rapport (2), aux doctrines de Lémery, et rattacher comme lui, à la réunion de deux germes distincts, la formation de ces monstres essentiellement binaires.

Cette question de l'origine, et de la nature propre des monstruosités de cette catégorie, domine rationnellement et préjuge le problème de leur hérédité.

Si l'on part du principe de la *dualité* ou de la composition essentiellement binaire de tous les êtres doubles, com-

______

(1) D'après Meckel, les germes ne seraient pas primordialement monstrueux, ou créés tels par Dieu, dès l'origine des temps, comme le voulait Winslow; mais il admet leur nature anormale, dès leur formation dans les individus. (Voy. *de Duplicitate monstror. Commentar.*, p. 2, et *Descriptio monstrorum nullorum*, in-4°, Leipsick, 1826.—Le professeur Serres n'admet pas la duplicité des germes, mais la duplication par exubérance d'une ou de plusieurs régions du corps.

(2) Lémery, et postérieurement Olivier, considèrent l'agglutination comme fortuite; Geoffroy Saint-Hilaire considère, au contraire, cette réunion comme déterminée par les lois des formations et des développements organiques.

plets ou incomplets, comme les parasitaires, la théorie repousse explicitement le principe de leur reproduction par la voie séminale. Dans cette hypothèse, l'acte générateur n'est pas accompli, en réalité, par le monstre lui-même, mais par un seul des individus composants : « Or, comme le dit très-bien le professeur Isidore Geoffroy Saint-Hilaire, parce que cet individu sera accolé, par un point de la périphérie, à un autre individu semblable à lui, ou parce qu'il portera suspendu à son corps un autre sujet, incomplet, presque rudimentaire et inerte, sera-t-il condamné à donner naissance à un monstre double ? le contraire semble indiqué par la tendance même qu'ont tous les êtres vivants, à transmettre leurs qualités propres à leurs produits. Qui ne voit, en effet, qu'un monstre double ne serait nullement le représentant d'un être, qui, pour faire partie d'un monstre composé, n'en est pas moins, considéré en lui-même, un être *unitaire* (1) ? »

Si l'on part, au contraire, du principe opposé, et que l'on admette avec Serres et Meckel, *que tout monstre double n'est, malgré l'apparence, qu'un monstre par excès,* ou en d'autres termes, qu'un être unitaire, avec une ou plusieurs parties surnuméraires, la possibilité, la probabilité même de la transmission de toutes les parties surnuméraires existent, et la reproduction de la duplicité monstrueuse qui la forme, rentre théoriquement dans le cas de l'hérédité de la polydactylie, et des autres anomalies par excès (2).

Nous aurions cru devoir, il y a quelques années, nous rallier, au moins pour la plupart des cas, à la première

____

(1) *Histoire générale et particulière des anomalies*, t. III, part. 4, p. 379-380.

(2) Id., *loc. cit.*

de ces deux doctrines. Notre opinion avait un double fondement : la démonstration complète à nos yeux, de la dualité *psychologique* des monstres composés (1); l'absence
radicale d'une preuve empirique de leur reproduction par
l'hérédité. La science n'en possédait, et elle n'en possède
encore aucun exemple.

Mais de nouveaux documents, introduits dans l'étude de
l'embryogénie par le microscope, sont venus singulièrement compliquer la question, et semblent à la fois, donner
tort et raison aux deux doctrines contraires. Nous devons
dire toutefois, qu'en les répétant, nous conservons des
doutes et faisons des réserves, moins sur la vérité des faits
observés, bien qu'ils puissent prêter à des illusions, que
sur le caractère qu'on leur attribue, et l'interprétation
qu'il semble logique d'en faire.

On comprendra nos réserves et nos doutes, d'un mot :
nous ne sommes pas encore pleinement convaincu que ce
qu'on a nommé *ovule* chez la femme et chez les mammifères, puisse être identifié à *l'œuf proprement dit*. Nous ne
sommes pas les seuls à rester, sur ce point, dans le scepticisme ; malgré tous les travaux et tous les résultats qui
militent en faveur de l'affirmative, des hommes très-com-
pétents, même en ces derniers temps, Wilbrand (2) et
Hausmann (3), ne s'en tiennent pas au doute, mais vont
expressément jusqu'à la négative, et n'abandonnent point
l'opinion d'Haller (4).

(1) Cette preuve résulte évidemment pour nous des faits psychologiques présentés par Ritta-Christina, par les jumeaux Siamois, et par
presque tous ceux des monstres analogues qui sont nés viables.

(2) Dans sa *Physiologie*, et dans *Berlin-medic. central Zeitung*, 1841.

(3) *Ueber die Zeugung und Entstehung des wahren weiblichen Eies*,
Hanovre, 1840, in-4°.

(4) *Element physiolog.*, tom. VIII, p. 42.

Quoi qu'il en soit, Bischoff, qui a soumis au plus minutieux examen des milliers d'ovules encore contenus *dans l'ovaire* de femmes ou de mammifères, dit positivement avoir eu plusieurs fois l'occasion d'observer des ovules présentant des formes insolites. Telle est d'abord, entre autres, une variété dans laquelle le jaune ne remplit point la zône, n'affecte pas la forme parfaitement sphérique des ovules réguliers, et représente un corps parfois biconvexe, parfois biconcave, qui se divise en deux ou en plusieurs parties. Il en a trouvé d'autres, tant parmi des ovules fécondés dans la trompe, que parmi les ovules non fécondés et encore dans l'ovaire, affectant, au lieu de la forme sphérique, une forme ovale ou une forme de poire, ou une forme de biscuit; enfin, il a deux fois trouvé, chez une lapine, *deux ovules dans une même vésicule de Graaf* (1).

Baer avait déjà fait une fois, chez la chienne, et vraisemblablement aussi chez la truie, une remarque analogue (2). Bilder a de même récemment observé deux ovules réunis dans une vésicule de Graaf, chez la vache, et comme ces deux ovules s'y trouvaient engagés dans une seule et même membrane granuleuse, on ne pouvait soupçonner qu'ils appartinssent à deux follicules différents (3). Bischoff a répété la même observation sur une lapine : Hausmann, enfin, allant sur ce point au delà des autres observateurs, dit avoir rencontré jusqu'à six ovules réunis

(1) Bischoff, *Traité du développement de l'homme et des mammifères, suivi d'une histoire du développement de l'œuf du lapin*, trad. par A.-J.-L. Jourdan, Paris, 1843, p. 18-19.

(2) Charl.-Ern. Baer, *Epistola de ovi mammalium et hominis generi*, Leipsick, 1827, p. 18, traduit en français par Brescret, sous le titre : *Lettre de la formation de l'œuf, dans l'espèce humaine et les mammifères*, Paris, 1829, in-4º.

(3) Muller, *Archiv.*, 1842, chap. i, p. 86.

dans une même vésicule, chez la chienne (1), phénomène que Bischoff déclare, pour sa part, n'avoir jamais vu (2).

Maintenant, en raisonnant dans l'hypothèse admise par la majorité des embryologistes, de l'identité de l'ovule et de l'œuf, et de la préexistence de cet œuf, avant la fécondation, chez les mammifères, comme chez les oiseaux, les anomalies précédentes des ovules conduiraient logiquement à des conclusions bien inattendues.

On devrait admettre :

1° Que, conformément à l'opinion soutenue par Geoffroy Saint-Hilaire, et contrairement à celle défendue par Meckel, Serres, etc., les monstruosités doubles, sinon toutes, du moins une partie d'entre elles, sont des compositions essentiellement binaires : elles résulteraient de l'union organique de deux ou de plusieurs êtres.

2° Mais d'une autre part, contrairement à la thèse de Geoffroy Saint-Hilaire, et conformément à la thèse opposée de Serres et de Meckel, il faudrait reconnaître que cette réunion, au lieu de dépendre d'une juxtaposition postérieure à l'acte de la fécondation, provient réellement, non d'une connexion *préexistante* des germes, il n'y a pas de germes avant la fécondation, mais d'une connexion *préexistante* des œufs.

Que si nous appliquons à cette théorie mixte, car elle est la moyenne des deux thèses contraires, la logique des lois de l'hérédité, et que nous demandions, si, d'après les principes rationnels de ces lois, ces monstruosités peuvent être transmissibles, nous sommes forcé d'admettre la possibilité de leur transmission.

La possibilité purement *rationnelle* de cette transmis-

(1) Hausmann, *oper. cit.*
(2) Bischoff, *ouv. cité*, p. 19.

sion ne souffre point de doute. L'objection d'Isidore Geoffroy Saint-Hilaire (1), est sans force contre elle. Du moment que les ovules, ou les matériaux constitutifs du
germe, se forment spontanément doubles, par anomalie,
chez des individus des diverses espèces, rien ne s'oppose
à ce qu'ils puissent, et tout indique qu'ils peuvent se
reproduire doubles aussi dans les enfants : comme, dans
cette hypothèse, c'est *antérieurement* à la fécondation,
et chez *l'individu isolé* qu'ils s'engendrent, il n'importe
plus qu'il n'y ait qu'un seul des deux êtres unis qui con-
coure, dans le même acte, à la fécondation : chacun des
deux recèle tout le monstre en puissance, chacun des
deux est apte à le régénérer.

Cette possibilité touche, à certains égards, à l'empirisme même, sitôt que, par un rapport logique et nécessaire, dans cette théorie, on vient à rapprocher la génération des monstres composés de la génération plus commune des jumeaux.

Celles des grossesses doubles, qui ne proviennent point
d'une superfétation, proviennent, en effet, dans cette
hypothèse, de la même origine que celles qui donnent
naissance à des monstres composés : elles sont déterminées par une duplicité analogue des ovules.

Or, indépendamment de toute théorie, nous avons dû
reconnaître que la faculté d'engendrer des jumeaux peut
être héréditaire ; qu'elle l'est positivement de la part des
deux auteurs (2) ; qu'elle l'est dans notre espèce, comme
chez les animaux.

Et dans l'ordre des idées que nous exposons, les *monstres doubles ne sont que des jumeaux unis.*

____

(1) Voy. plus haut, art. III, *de l'Hérédité des modes physiologiques de
l'organisation,* p. 241.

(2) Deuxième partie, liv. II, chap. I, art. III, § 3, p. 247.

Ni les inductions théoriques des lois de l'hérédité, ni les inductions empiriques déduites de faits analogues, n'interdisent donc, du moins rationnellement, d'admettre la possibilité de la reproduction, par la voie séminale, des monstruosités doubles ou composées.

Il est très-vrai que les preuves directes font défaut. Bien que déjà la science compte plusieurs exemples de générations, chez des monstres composés, du sexe masculin, comme du féminin, dans l'animalité, dans l'humanité, il n'y a pas encore un seul fait authentique d'un monstre double reproduit par la génération. Plusieurs agneaux issus d'une brebis gastro-mèle, plusieurs oiseaux nés des œufs de deux oies et de deux poules pygomèles, étaient bien conformés. L'hétéradelphe humain dont Buxtorf a donné la curieuse histoire a eu quatre enfants, tous les quatre normaux (1). Il y a peu de mois encore, les journaux d'Amérique apprenaient à l'Europe, que les jumeaux Siamois étaient devenus les époux de deux sœurs, et que chacun d'eux avait donné le jour à *une* fille : enfin, et c'est un fait qu'Isidore Geoffroy Saint-Hilaire a jugé presque décisif, le croisement d'un taureau notomèle avec une vache affectée de la même monstruosité a lui-même donné un produit exempt de toute anomalie (2).

Mais si grande que soit la valeur négative de ces observations, est-il permis de l'élever jusqu'à la valeur d'une solution complète et finale du problème?

Nous ne le pensons pas.

La preuve rationnelle de l'impossibilité de la transmission des monstruosités doubles ou composées repose sur l'hypothèse : que les monstres doubles sont des êtres dis-

---

(1) Isid. Geoffroy Saint-Hilaire, *ouv. cité*, tom. III, ch. iv, p. 380.
(2) Id., *loc. cit.*

tincts dont la réunion, quelle qu'en soit la nature, ne *préexiste pas à la fécondation;* et les documents, que nous venons de reproduire, laissent dans l'incertitude cette question de *principe.*

La question de *fait,* malgré les apparences, n'est pas mieux éclaircie :

1° Les observations *négatives* par lesquelles on prétend la résoudre, sont bien loin, à nos yeux, d'être assez nombreuses : un seul fait *positif* peut les renverser, et la proportion des cas d'hérédité est relativement si faible, dans quelques anomalies, qu'en se limitant même à un nombre quelquefois très-grand d'observations, on s'expose à l'erreur, du fait qu'on se limite, dès qu'on prétend conclure par la négative. C'est précisément ce qui est arrivé, pour la scissure des lèvres, et du voile du palais. L'immense disproportion des cas indépendants sur les cas dépendants de l'hérédité, avait fait rejeter le fait, aujourd'hui prouvé, de la transmission de ces anomalies : les monstruosités composées ne pourraient-elles se trouver dans le même cas ?

2° Nous ajouterons, d'autre part, que les observations sur lesquelles on s'appuie, fussent-elles assez nombreuses, ce qu'elles ne sont pas, ne seraient pas suffisamment probantes *par elles-mêmes :* elles ne prouvent que pour une *génération,* et c'est ne rien prouver, il *eût fallu suivre les générations.*

On manque donc des deux bases d'une démonstration vraie et définitive : l'obscurité nouvelle de la question d'embryogénie ajoute aux ténèbres de celle d'hérédité, et dans le tiraillement de doctrines contraires, l'insuffisance des faits, le doute sur les principes, tout commande de s'en tenir à l'expectative.

CHAPITRE II.

De l'hérédité dans la procréation de la nature morale.

Dans l'esprit des systèmes aux yeux de qui la vie, sous tous ses attributs, avec toutes ses puissances, n'est qu'une conséquence de l'organisation, et pour qui le physique est, selon l'énergique expression de Voltaire, le *père du moral*, la démonstration de l'hérédité de tous les éléments matériels de l'être suffit à la preuve de l'hérédité de tous les autres principes et de tous les autres modes de notre existence.

Dans cet ordre d'idées, la voie la plus directe et la plus naturelle est de procéder de la forme plastique à la forme dynamique de l'organisation : établir le rôle de l'hérédité dans la première, c'est, pour ainsi dire, l'établir dans la source; de cette source, elle descend ensuite comme d'une cause, et se représente d'elle-même dans le dynamisme, comme dans un effet.

Nous avons pris cette voie, et nous l'avons suivie jusqu'au point de contact des autres opinions, parce que, dans ces limites, elle n'en blessait aucune. Mais ce serait, à nos yeux, faire acte de système, que d'y persévérer et de ne présenter d'autre démonstration de l'hérédité de la nature morale, que celle purement logique de l'hérédité de la nature physique.

Les opinions qui voient la *cause* où l'opinion précédente voit l'*effet*, toutes celles aux yeux de qui l'organisation n'est qu'une suite de la vie, source génératrice dont le physique et le moral émanent parallèlement, et ne sont qu'une double forme, et nous dirions presque une double harmonie, ces opinions pourraient logiquement rejeter une démonstration purement rationnelle, basée sur un principe qu'elles n'admettent point.

Il faut donc commencer par se dégager de toute théorie, et ne traiter la question de l'hérédité de la nature morale, que prise en elle-même, et indépendamment de l'hérédité de la nature physique.

Deux voies se présentent à nous, d'aborder ce problème : la première est celle des preuves *d'autorité ;* elle est dans le témoignage qu'en portent les religions, les institutions, les mœurs, les opinions des peuples, des temps, des hommes. La seconde est celle des preuves *d'expérience* ou de l'observation pure et simple des faits, source fondamentale et base commune d'épreuve de toutes les théories et de tous les systèmes.

Nous allons rapidement soumettre la question à ce double contrôle.

PREMIÈRE SECTION.

Des preuves d'autorité de l'hérédité de la nature morale.

I. L'étroite dépendance, où la nature morale des êtres procréés est de la nature morale des êtres qui les procréent, est un fait reconnu de toute l'antiquité. Il y est gravé dans les plus anciens monuments de la foi religieuse des peuples.

Les Vedas et les codes sacrés des Hindous en poussent le principe jusqu'à la plus intime identification de la personne du fils à la personne du père :

« Un mari, en fécondant le sein de sa femme, dit le
« Manava-Dharma-Sastra, y renaît sous la forme d'un
« fœtus, et l'épouse est nommée Djaia, parce que son
« mari naît (Djaiate) en elle une seconde fois (1). »

(1) Manava-Dharma-Sastra. *Lois de Manou,* comprenant les institu-

Leur bizarre théorie de la triple naissance de l'être, en est un authentique et curieux témoignage (1) :

« Ce (vivant principe), lit-on dans l'Aitareya A'Ran'ya, « est d'abord dans l'homme un fœtus, ou une semence « productive qui est l'essence extraite de tous les membres « (du corps). Ainsi, l'homme se nourrit lui-même de lui- « même; mais, quand il émet sa semence productive dans « la femme, il procrée ce (fœtus), et telle est sa première « naissance.

« Il (le fœtus) devient identifié à la femme, et étant « ainsi identifié avec elle, comme s'il était son propre « corps, il ne la détruit pas : elle chérit, caresse son lui- « même (2) reçu ainsi dans son sein, et comme elle le « nourrit, elle doit être chérie (par lui); la femme nourrit « ce fœtus. Mais lui, aima antérieurement l'enfant; et, « plus tard, il en fut de même après sa naissance; puisqu'il « entretient, qu'il soutient l'enfant, avant et après sa « naissance, il s'aime lui-même, et cela, *pour la perpétuelle* « *succession des personnes,* car c'est ainsi *que les personnes* « *sont perpétuées.*

« Telle est la seconde naissance.

« Ce (second) lui-même, devient son représentant dans « les saints actes (de religion,), et cet autre (lui-même), « ayant rempli ses obligations et complété ses périodes de « vie, meurt; parti de ce monde il renaît de nouveau sous « quelque autre forme.

« Et telle est sa troisième naissance. »

tions religieuses et civiles des Indiens, traduites du sanskrit et accompagnées de notes explicatives, par Loiseleur des Longchamps, 1 vol. in-8, Paris, 1838, liv. IX, st. 8.

(1) L'Aitareya A'Ran'ya, liv. II, § V, *Notice sur les Védas,* par Colebrooke. — Pauthier, *Livres sacrés de l'Orient,* p. 319.

(2) « Car l'homme est identifié avec l'enfant créé par lui. »

Le plus ancien livre religieux du Parsisme , le Zend-Avesta, proclame, dans un mythe, cette loi d'hérédité de la nature morale : Nos premiers parents, trompés par Avesta s'unissent charnellement et leurs enfants héritent de leurs misères (1). Le livre du Mosaïsme, la Bible, reproduit ce mythe, dans ses premières pages, où les légendes et les traditions de l'Islamisme sont allées l'emprunter (2); les évangiles, enfin, mettent à deux reprises la reconnaissance du principe qu'il recouvre, dans la bouche du Christ; une première, en sentence, et dans une parabole (3) : une seconde, dans la plus hardie de ses apostrophes aux Pharisiens (4).

Mais ce ne sont pas seulement les monuments des cultes qui en portent l'empreinte : ce fait est partout inscrit dans les institutions religieuses, politiques, civiles des sociétés.

II. L'institution des castes et la prohibition des rapports sexuels, entre elles, lui doivent leur origine. L'hérédité morale en est évidemment le principe naturel.

(1) Zend-Avesta, tom. III, p. 351 à 378.

(2) *Aperçu historique sur les temps anté-islamiques*, d'après les docteurs musulmans, par Perron, directeur de l'école de Médecine du Caire (*Revue indépendante*, tom. V, p. 445, 450).

(3) « Ou dites que l'arbre est bon, et que le fruit en est bon aussi ; ou « dites que l'arbre étant mauvais, le fruit aussi en est mauvais ; car « c'est par le fruit qu'on connaît l'arbre. » Evangile selon saint Matthieu, chap. XII, vers. 33.

(4) — « Malheur à vous, Scribes et Pharisiens hypocrites, qui bâtissez « des tombeaux aux prophètes, et qui ornez les monuments des justes, « et qui dites: Si nous eussions vécu du temps de nos pères, nous n'eus- « sions pas répandu comme eux le sang des prophètes : ainsi, vous vous « rendez témoignage à vous-mêmes que vous êtes les enfants de ceux « qui ont tué les prophètes ; achevez donc de combler la mesure de vos « pères..... Je vais vous envoyer des prophètes, des sages et des docteurs, « et vous tuerez les uns, vous crucifierez les autres, vous en fouetterez « d'autres dans vos synagogues, et vous les persécuterez de ville en « ville, etc., etc. » Saint Matthieu, ch. XXIII, vers. 29, 30, 31, 32, 34.

Benjamin Constant le confesse lui-même (1). Malgré la part immense et l'intérêt visible qu'il prête au sacerdoce dans leur consécration, sa justesse d'esprit finit par lui faire voir que la division des castes ne pouvait être d'invention purement sacerdotale ; qu'elle devait avoir une cause antérieure au sacerdoce lui-même, dans une disposition naturelle à l'homme, et que cette cause première était l'hérédité, ou du moins l'opinion de l'hérédité. «L'homme a pu, sans calcul intéressé de la part d'une « classe, considérer, dit-il, les enfants de ceux qu'il croyait « favorisés par les dieux, comme appelés à l'héritage de « cette faveur (2). »

Sans prétendre rejeter les causes auxiliaires, qui, telles que la conquête, les différences de races, etc., ont pu favoriser la traduction en loi et en fait social de cette foi instinctive de l'humanité, il nous semble, pour notre part, impossible de nier ni la sincérité, ni l'intervention de cette croyance naturelle, dans l'institution originelle des castes, en présence des textes mêmes qui les établissent. Tous les doutes doivent tomber devant le plus antique code où nous puissions lire l'exposé des motifs de cette monstrueuse distribution des hommes, devant le *Manava-Dharma-Sastra*, livre des lois de Manou, qui remonte, d'après l'orientaliste Chezi, jusqu'au treizième siècle avant l'ère chrétienne (3).

Il n'est, pour ainsi dire, pas un seul des textes qui, dans ce code religieux et civil des Hindous, se rapportent

(1) Benj. Constant, *de la Religion*, tom. II, liv. III, ch. viii, p. 61, 62.
(2) Id., *loc. cit*.
(3) Manava-Dharma-Sastra, *Lois de Manou*, comprenant les institutions religieuses et civiles des Hindous, traduites du sanskrit et accompagnées de notes explicatives, par A. Loiseleur des Longchamps. 1 vol. in-8, Paris, 1833.

au dogme de la division des castes, où n'apparaissent à nu, sitôt qu'on les dépouille de leur enveloppe mythique, l'érection en système et l'exagération jusqu'au fatalisme le plus paradoxal, de deux faits naturels : l'inégalité primordiale du type individuel de l'homme ; la reproduction par la génération de toutes les aptitudes et de tous les caractères de la nature morale des races qu'il a fermées.

Le premier fait respire dans la stance célèbre qui assigne à chacune des quatre castes primitives, aujourd'hui même encore existantes, dans l'Inde, un lieu particulier d'origine dans le corps de l'universel Brahma.

« Pour la propagation de la race humaine, de sa « *bouche*, de son *bras*, de sa *cuisse*, et de son *pied*, il « produisit le Brahmane, le Kchatriya, le Vaysia et le « Soûdra (1). »

Ou, en d'autres termes, l'homme type du sacerdoce, l'homme type de la guerre, l'homme type du commerce et de l'agriculture, l'homme type de la servitude.

Le second fait n'a pas une, il a mille expressions, les unes pour l'établir, les autres pour en prévenir toutes les conséquences :

« Une femme, dit le code sacré, met toujours au monde « un fils doué des mêmes qualités que celui qui l'a en- « gendré ; c'est pourquoi, afin d'assurer la pureté de sa « lignée, un mari doit garder sa femme avec atten- « tion (2). »

« On doit reconnaître à ses actions, dit plus loin le « même code, l'homme qui appartient à une classe vile, « qui est né d'une mère méprisable (3). »

(1) Manava-Dharma-Sastra, liv. I, st. 81.
(2) Liv. IX, st. 9.
(3) Liv. X, st. 59.

« Le manque de sentiments nobles, la rudesse des pa-
« roles, la cruauté, et l'oubli des devoirs dénotent, ici-bas,
« l'homme qui doit le jour à une mère digne de mépris (1). »

« Un homme d'une naissance abjecte prend le mau-
« vais naturel de son père, ou celui de sa mère, ou de
« tous les deux à la fois : jamais il ne peut cacher son
« origine (2). »

Ce dernier trait, à lui seul, révèlerait à quel point de
connaissance des faits d'hérédité morale, on était arrivé
dès le temps de Manou, c'est-à-dire à l'époque de la pro-
mulgation de ces lois singulières.

D'autres traits, en grand nombre, semblent même témoigner d'observations suivies sur les dégradations de la
nature morale par le métissage, ou le mélange illicite des
classes primitives ; tout témoigne du moins d'une minutieuse étude des degrés de ce mélange, car tous sont divisés
en deux catégories, l'une de l'*ordre direct*, où la dégradation des enfants provient de la mésalliance des pères ;
l'autre de l'*ordre inverse*, où le déclassement des enfants
provient de la mésalliance des mères ; et tous ces degrés
de métissage ont un nom, et forment une collection de
variétés humaines plus inextricables que celles du métissage du blanc et du noir, dans l'inépuisable vocabulaire
créole.

Le croisement des quatre classes donne, dès la première
génération, naissance à onze sortes distinctes de métis,
cinq de l'ordre *direct*, et six de l'ordre *inverse*, dont voici
le tableau, tracé pour cette unique première génération,
d'après les lois de Manou sur le texte desquelles nous
l'avons composé (3).

(1) Manava-Dharma-Sastra, liv. X, st. 58.
(2) Liv. X, st. 59.
(3) Liv. X, § 1, 7, 8, 9, 10, 11, 12, etc. etc.

ÉCHELLE DE L'ORDRE DIRECT DE DÉGRADATION PAR MÉSALLIANCE DES PÈRES.		ÉCHELLE DE L'ORDRE INVERSE DE DÉGRADATION PAR MÉSALLIANCE DES MÈRES.	
Classes mésalliées.	Produits dégradés.	Classes mésalliées.	Produits dégrad.
Brahmane et fille Kchatryia.	Mourdhabbichikta.	Kchatryia et fille Brahmani.	Soûta.
Brahmane et fille Vaysia.	Ambachtha.	Vaysia et fille Kchatryia.	Magadha.
Brahmane et fille Soûdra.	Nichada ou Para-sava.	Vaysia et fille Brahmani.	Vaideha.
Kchatryia et fille Vaysia.	Mahtchya.	Soûdra et fille Vaysia.	Ayogova.
Kchatryia et fille Soûdra.	Ougra.	Soûdra et fille Kchatryia.	Kchattry.
		Soûdra et fille Brahmani.	Tchandala.

Nous n'examinerons pas les produits qui résultent du croisement de ces métis entremêlés entre eux ; le dénombrement en serait interminable (1).

Nous dirons seulement que dans l'ordre *direct*, comme dans l'ordre *inverse*, la dégradation marche en progrès continu :

Que les six types primitifs du *métissage inverse*, le Soûta, le Magadha, le Vaideha, l'Ayogava, le Kchattry, le Tchandala, engendrent en s'unissant réciproquement

(1) Il y a eu d'étranges dissentiments sur le nombre des castes chez les Hindous ; Pyrard, d'après Benjamin Constant, prétend qu'il n'y a que trois ordres. Anquetil en compte cinq ; Hamilton, huit ; Lacroze porte le nombre des castes à 98, mais tous placent en tête le sacerdoce : il est évident pour nous que ces dissidences tiennent les unes à l'ignorance des textes, les autres à la confusion des castes *pures*, ou classes primitives, et des castes *impures*, ou classes mêlées, tous ces points sont clairement établis par les lois de Manou.

1° Il y a bien quatre classes pures. Voy. liv. I, st. 31, et liv. X, st. 4.

2° Mais de ces quatre classes pures, il n'y en a que *trois* dites régénérées, ou des dwidgas : la classe Soûdra, quoique pure, n'a qu'une naissance, lib. X, st. 4. De là l'erreur de Pyrard qui en compte trois. La même stance du même livre prouve l'erreur d'Anquetil, puisqu'elle dit textuellement : « *Il n'y a pas de cinquième classe primitive.* »

3° Le nombre des classes impures est presque illimité, de là l'erreur de Lacroze.

chacun à des femmes de leur race, des races plus ignobles et plus méprisables que celles dont ils sortent (1) ; qu'en s'unissant avec des femmes des quatre classes pures, ils engendrent des fils encore plus vils qu'eux-mêmes (2) ; qu'enfin, en se mariant, entre elles, dans l'ordre *inverse*, les six classes abjectes donnent naissance à quinze classes de plus en plus infâmes (3).

Toutes ces classes *sans race*, sont collectivement désignées par la loi sous le nom de *classes impures*; toutes sont également exclues des sacrifices, toutes prédestinées aux plus viles fonctions, et sans plus de valeur aux yeux des Hindous, qu'aux yeux des Arabes, qu'aux yeux des agronomes, qu'aux yeux des chasseurs, ne peuvent l'être des chiens, des chevaux, des bestiaux sans race.

Que l'on ne réponde pas que cette impureté, ou, en d'autres termes, cette infériorité, est purement dogmatique; qu'elle est, comme Benjamin Constant le supposait, toute religieuse : des textes fort remarquables détournent de l'absolu de cette opinion.

« Des mariages irréprochables, dit le Code sacré, naît
« une postérité irréprochable : des mariages répréhen-
« sibles, une postérité méprisable. On doit donc éviter
« les mariages dignes de mépris (4). »

Et quels sont ces mariages dignes de mépris? Tous les mariages qui troublent la pureté du *physique*, ou du *moral* des castes.

Les textes sont formels :

Les deux principales sources des classes impures sont

(1) Manava-Dharma-Sastra, liv. X, st. 26, 27.
(2) Id., X, st. 30.
(3) Id., st. 31.
(4) Id., III, st. 42.

le *mélange illicite des classes,* et les *mariages contraires aux règlements* (1).

Les mariages contraires aux règlements comprenaient :

1º Les alliances aux degrés de consanguinité prohibés par la loi, et la loi les prohibe jusqu'au septième degré (2) ;

2º Les alliances avec l'une des dix familles suivantes, lors même *qu'elles seraient très-considérables et très-riches en vaches, chèvres, brebis, biens et grains,* savoir :

« La famille dans laquelle on néglige les sacrements : « celle qui ne produit pas d'enfants mâles ; celle où l'on « n'étudie pas l'Écriture sainte ; celle dont les individus « ont le *corps couvert de longs poils,* ou sont affligés, soit « *d'hémorroïdes,* soit de *phthisie,* soit de *dyspepsie,* soit « *d'épilepsie,* soit de *lèpre blanche,* soit *d'éléphantia-* « *sis* (3). » A ces interdictions le Code ajoute celles d'épouser une fille ayant les cheveux rougeâtres, ou ayant un membre de trop, ou souvent malade, ou nullement velue, ou trop velue, ou insupportable par son bavardage, ou ayant les yeux rouges (4).

3º Les mariages prohibés comprenaient enfin les alliances avec les autres castes , et le code tient le langage le plus physiologique sur leurs conséquences :

« Quelque distinguée que soit la famille d'un homme , « dit le texte sacré, s'il doit sa naissance au mélange des « classes il participe à un degré plus ou moins marqué du « naturel pervers de ses parents (5). »

Aucun terme ne peut rendre le mépris qu'il affecte pour la dégradation morale de tels produits :

(1) Manava-Dharma-Sastra, liv. X, st. 24.
(2) Id., liv. III, st. 5.
(3) Id., st. 7.
(4) Id., st. 8.
(5) Id., X, st. 60.

« L'enfant qu'un brahmane engendre par luxure, en
« s'unissant avec une femme de la classe servile, quoi-
« que jouissant de la vie (*pâragav*), est comme un cada-
« vre (*sava*); c'est pourquoi il s'appelle cadavre vivant
« (*parasava*) (1). »

De l'union d'un Kchatryia avec une fille soûdra, naît,
on l'a vu plus haut, le métis dit *Ougra*.

« L'*Ougra*, dit le même Code, est un être féroce dans
« ses actions, se plaisant dans la cruauté, et qui parti-
« cipe de la nature de la classe guerrière et de la classe
« servile (2), » c'est-à-dire des deux classes dont il est
issu.

Le *Tchandala*, métis né de l'union d'un soùdra et
d'une Brahmani est « le plus infâme des hommes (3). »

Pourquoi? on va le comprendre : le Manava-Dharma-
Sastra porte des traces visibles de discussions, dès ce
temps-là régnantes, sur la prépondérance du père et
de la mère dans la génération (4) : « Quelques sages van-
« tent, dit-il, préférablement la semence, d'autres le
« champ, d'autres estiment à la fois le champ et la se-
« mence, etc. (5). »

Mais le code s'autorisant, tantôt de traditions exclusivement mythiques (6), et tantôt de données physiologi-

(1) Manava-Dharma-Sastra, liv. IX, st. 428.
(2) Id., X, st. 9.
(3) Id., III, st. 239.
(4) Voy. liv. IX, st. 34 et suiv.
(5) Liv. X, st. 70, 71, 72.
(6) St. 72. « Mais puisque par l'excellence des vertus de leurs pères,
« les fils même d'animaux sauvages sont devenus de saints hommes,
« honorés et glorifiés, pour cette raison le pouvoir mâle l'emporte. »
Comme exemple de cette miraculeuse hérédité, le commentateur cite
Richyasringa, fils du saint ermite Vidhandaka et d'une daine, *Lois de
Manou*, liv. X.

ques (1) de nature à prouver l'excellence de l'infusion des vertus des pères dans les enfants, conclut en faveur de l'influence du père, principe d'après lequel le mélange dans l'*ordre inverse* ou la mésalliance du côté maternel est la plus réprouvée, est celle qui donne naissance aux êtres les plus ignobles :

« Celui qui a été engendré par un homme honorable et « par une femme vile, peut se rendre honorable par ses « qualités ; mais celui qui a été engendré par une femme « distinguée et par un homme vil, doit lui-même être « regardé comme vil. Telle est la décision (2). »

C'est en conformité de ces mêmes principes que le même Code porte :

« Si une jeune fille aime un homme d'une classe supé-« rieure à la sienne, le roi ne doit pas lui faire payer la « moindre amende. Mais si elle s'attache à un homme « d'une naissance inférieure, elle doit être enfermée dans « sa maison, sous bonne garde, et l'homme de basse « classe qui lui adresse ses vœux est déclaré digne d'une « peine corporelle (3). »

Tout en faisant la part des préventions des castes, et des motifs d'ordre purement sacerdotal qui peuvent se ré-fléchir dans ces déclarations, n'est-il pas naturel de se demander, devant de tels documents qui prouvent une notion vraie, dans certaines limites, des conséquences possibles de l'hérédité, jusqu'à quel point toutes ces dé-gradations de la nature morale attachées par la loi au mé-lange des castes, au lieu de provenir du dogme, n'ont pas pu l'inspirer ; au lieu de précéder, n'ont pas, dans

____

(1) Manava-Dharma-Sastra, liv. IX, st. 35, 36, 37, 38.
(2) Id., liv. X, st. 67.
(3) *Lois de Manou*, liv. VIII, st. 365, 366.

l'origine, pu suivre l'expérience? Les mœurs sont déjà vieilles lorsqu'on écrit les lois, et les lois ont toujours quelque base dans les faits.

Que si nous rapprochons de ces considérations les observations auxquelles a donné lieu, dans les temps modernes, le mélange des races blanche et noire aux colonies (1), celles du docteur Rush (2), celles de Le Vaillant (3) et d'autres voyageurs sur les résultats quelquefois bizarres, d'autres fois déplorables, pour la nature morale des individus, du métissage des races dans l'humanité, celles enfin qui donnent lieu de croire que ce métissage est loin d'être toujours innocent, par lui-même, pour la santé physique (4), il est bien difficile de ne pas soupçonner que les législateurs primitifs des Hindous, écrivant à l'époque d'une civilisation différente de la nôtre, mais très-avancée, n'ont pas eu sous les yeux des phénomènes semblables ; et le nom de classes *impures* donné aux classes mêlées, prend dans cette présomption, jusqu'à certain

---

(1) « Ces individus (mulâtres) qui encombrent nos colonies, n'ont ni « l'intelligence aussi perfectionnée que les blancs, ni la soumission « laborieuse des nègres. Ils forment une caste ambiguë, sans rang, sans « état fixe, plus prompte à la révolte que disposée au travail, etc. » — Virey, *Histoire naturelle du genre humain*, tom. II, p. 185.

(2) Rush, *On the influence of physical causes on the intellectual faculties*, p. 119 et suiv.

(3) Le Vaillant.

(4) Voy. Burdach, *Traité de physiologie*, Paris, 1837, tom. VI, p. 743, et tom. VIII, p. 352. — « 4° De même qu'un sang étranger, de bonne « qualité d'ailleurs, ne saurait entretenir la vie, et qu'il est capable de « l'anéantir, ainsi le contact d'une sécrétion étrangère exerce fréquem- « ment une influence nuisible ; dans la polyandrie, il survient aux « parties génitales des flux muqueux et des ulcères qui sont peut-être « déterminés par le mélange des spermes des individus différents, et « ce n'est point une conjecture dénuée de vraisemblance que celle qui « attribue le développement de certaines maladies spéciales au rappro- « chement d'hommes appartenant à des races différentes. » *Loc. cit.*

degré, un sens positif et physiologique. Il n'y a pas jusqu'à la distinction curieuse, entre les bâtards de race du côté maternel, et les bâtards de race du côté paternel, qui ne vienne corroborer cette opinion. L'expérience a prouvé que cette distinction ne manquait pas de fondement, dans le métissage des races. Le Vaillant, entre autres, a pu constater la réalité d'une distinction semblable, dans le produit du mélange de la race européenne et de la race Hottentote (1). Cette hypothèse, enfin, touche presque à la limite de la certitude, depuis qu'il est démontré que, dans l'Inde, comme dans l'Egypte (2), dont les sculptures et les peintures ont offert à Blumenbach trois types fort distincts, le type éthiopien, l'indien, et le berbère, la division des castes recouvre, par le fait, des *différences de races* rapprochées peut-être par des migrations, ou hiérarchiquement groupées par la conquête (3).

La différence de couleur et de profil entre les créoles espagnols et les Péruviens n'est pas aussi grande, d'après Heeren (4), que celle qu'on observe entre les Bramines et

(1) Wiseman avoue nettement que l'hypothèse d'Heeren et de Meiners sur la division des castes, serait complétement démontrée, si une différence de couleur était manifeste entre les hautes et les basses castes. — Wisem., *ouv. cit.*, tom. I, p. 165.

(2) La participation de la diversité des races à l'institution de la division en castes était prouvée pour l'Egypte, aux yeux de Benjamin Constant. « Il est certain, dit-il, qu'il y a, en Egypte, plusieurs races « d'hommes qui se sont livré de violents combats, car sur quelques « monuments nouvellement découverts, on voit des hommes rouges « frappant ou tuant des hommes noirs (Denon, *Voyage en Egypte*, II, « 228, Heeren, II, 544-551). Tandis que sur un plus grand nombre, sur « les bas-reliefs du temple d'Osiris, par exemple, ce sont les hommes « noirs qui tuent les hommes rouges, que des savants ont pris, non « sans vraisemblance, pour des Hycsos, pasteurs, ou des Juifs » (Gœrr. *As. mith. Gesch.*, préf. xxxij, xxxiij).

(3) C'est l'opinion de Meiners, de Origin. Cast. *Comm. Soc. Gœtt.*

(4) Heeren, *Idées*, I, 616.

1.   23

les Parias. Le témoignage de tous les voyageurs modernes
concorde avec le sien : Legentil décerne à la caste des
Brahmanes la supériorité de la race et du sang : « Dans
« cette tribu , dit-il, on voit les plus belles femmes et les
« plus jolis enfants (1). »

L'abbé Dubois avoue sans détour que leur teint est différent de celui des autres castes ; un Brahme un peu noir,
un Paria un peu blanc sont regardés, de son aveu, comme
deux monstruosités (2). Mais il s'aventure , contre l'évidence, à rapporter la cause de cette diversité de coloration à la diversité de la manière de vivre (3). L'évêque
anglican Heber (4) convient aussi de son extrême surprise
de voir, dans la foule, à son arrivée , des individus noirs
comme des nègres, d'autres de couleur cuivrée, d'autres
à peine plus bruns que des Tunisiens ; mais entendant de
la bouche de M. Miles , président du *Bishop's college*,
homme très-versé cependant dans l'étude de l'Inde, qu'il
n'a jamais pu découvrir la raison de cette variété générale, et partout frappante dans la contrée , il aime mieux
supposer que ces différences sont purement accidentelles,
que de se rendre à la simple raison qui les explique , à la
diversité originelle de races vivant à la fois disjointes et
réunies dans le même pays (5).

(1) Legentil, *Voyage aux Indes*, Paris, 1779, 1780.

(2) L'abbé Dubois, *Mœurs, institutions et cérémonies des peuples de
l'Inde*, Paris, 1825, 2 vol. in-8°.

(3) La puérilité de cette hypothèse est très-bien sentie par Heber.
« Ce n'est pas seulement, dit-il, le plus ou moins d'exposition aux
« rayons du soleil qui cause ces différences, car cette variété de teintes
« est visible chez les pêcheurs qui sont tous également nus. »

(4) Heber, *Narrative of a journey through the upper provinces of India*,
2° édit., London, 1828, vol. I, p. 9.

(5) Il n'y a pas d'autre raison que le fait de cette diversité première de
races et de leurs croisements. Heber a été dupe d'une objection spécieuse
qu'il a opposée à cette explication si naturelle. « Cela ne dépend pas de

Mais devant l'inanité des autres explications , ce n'en est pas moins l'unique fait qui reste , et ce fait, qui confirme l'hypothèse d'Heeren , reçoit une nouvelle sanction d'une stance très-remarquable du Manava-Dharma-Sastra , où nous retrouvons , à une date qui remonte à plus de trois mille ans , une appréhension prophétique des dangers qui menacent les créoles des colonies modernes :

« *Toute contrée où naissent ces hommes de race mêlée,*
» *qui corrompent la pureté des classes, est bientôt détruite,*
« *ainsi que ceux qui l'habitent* (1). »

Ainsi donc, à côté des textes positifs qui nous montrent la foi dans l'hérédité de la nature morale comme le premier principe de la division des castes , vient se placer un fait qui explique à la fois les motifs légitimes que l'on avait de s'opposer aux conséquences possibles de cette hé-

« la caste, dit-il de très-bonne foi, puisque dans la caste la plus noble, « celle des Brahmes, on trouve des *individus* noirs, et, chez les Parias, « des *individus* presque blancs » (Heber, *loc. cit.*). Le fait est très-vrai, mais l'argument est sans aucune valeur : au lieu d'être contraire à la diversité des races existantes dans l'Inde, il en est une nouvelle démonstration. Il provient évidemment de trois règles établies par les lois de Manou, et nous sommes surpris que ni l'évêque Heber, ni Miles ne les aient consultées sur ce problème qui les a tant préoccupés. La première règle est celle de la *déchéance de caste,* que tout Brahmane peut encourir, dans une foule de cas, et qui rejette sa postérité ultérieure, quoique d'origine blanche, au rang des Parias (Voy. par ex., liv. III, st. 15); de là des parias *blancs.* La seconde règle est la faculté donnée, par le même code, aux trois castes supérieures de s'allier, après un premier mariage, à des femmes des castes inférieures (Manava-Dharma-Sastra, liv. IX, st. 149 et suiv.). La troisième est la possibilité laissée au métis d'un Brahmane et d'une fille Soudra (Manava-Dharma-Sastra, liv. X, st. 64 et 65) de remonter, par alliance ou croisements successifs avec la race du père, au rang des Brahmanes, à la septième génération. De là, en vertu des lois de l'hérédité, des Brahmanes *noirs*, ou de couleur foncée, du reste en très-petit nombre. L'explication que nous donnons ici nous semble décisive et confirmative de la diversité des races existantes.

(1) Manava-Dharma-Sastra, liv. X, st. 61.

rédité, et ceux aussi réels des craintes qu'elles inspiraient. Ce fait est celui de la diversité des races groupées en castes, et ces craintes sont celles des résultats physiques, moraux et sociaux de leur métissage, préoccupations que les préjugés religieux, joints aux préjugés de races, ont sans doute exaltées jusqu'au fanatisme, jusqu'à de pures chimères, comme chez nos créoles, mais qui n'en ont pas moins une base empirique, dont Benjamin Constant n'a pas suffisamment apprécié la valeur (1).

Par là s'expliquent aussi, et la solennité de l'interdiction des relations sexuelles, entre les diverses castes, et le luxe des peines religieuses, civiles, sociales, qui les répriment, partout où le principe d'une division quelconque de classes a prévalu.

Dans le code de Manou, où la prohibition de ces sortes d'alliances est bien loin cependant de cet absolu, que le précédent auteur avait supposé (2), la loi est sur ce point

(1) Il est évident, pour nous, que Benjamin Constant n'a pas eu sous les yeux le texte traduit des lois de Manou, ou qu'il n'en a pas pris suffisante connaissance : deux erreurs impossibles, sans cela, nous le prouvent : la première relative à la faculté donnée aux trois classes de se mésallier, à certaines conditions ; la seconde relative au nombre des castes. La première traduction française du Manava-Dharma-Sastra est postérieure à la mort de Benjamin Constant. Toutefois la traduction anglaise de William Jones remonte à plus de 40 ans.

(2) Benjamin Constant l'a cru à tort absolue. Les stances 12 et 13 du livre III du Manava-Dharma-Sastra démontrent le contraire : ces deux stances méritent d'être citées textuellement : « St. 12. — Il est enjoint « aux Dwidjas (les trois castes supérieures ou régénérées) de prendre « une femme de leur classe pour le *premier mariage*, mais lorsque le « désir les porte à se remarier, les femmes doivent être préférées, d'après « l'ordre naturel des classes. — St. 13. Un Soudra ne doit avoir pour « femme qu'une Soudra ; un Vaysya peut prendre une épouse dans la « classe servile et dans la sienne : un Kchatrya, dans les *deux classes* « mentionnées, et dans la sienne propre ; un Brahmane, *dans ces trois* « *classes* et dans la classe sacerdotale. » Mais la loi Hindoue est si merveilleusement combinée, que cette faculté de mésalliance, licite dans les cas *de détresse* (expression de la loi), ne peut altérer la caste.

conçue avec un art si profond et si sûr, qu'il n'est pas au pouvoir de la promiscuité même, de porter atteinte à la pureté des castes ; elle réprime tout aussi efficacement la faculté qu'elle laisse , que celle qu'elle ne laisse pas.

Dans le premier cas , la promiscuité est frappée d'impuissance, par le déclassement de tous les produits des croisements *licites ;* les métis n'appartiennent à aucune des quatre classes (1).

Dans le second cas , la dégradation atteint également les enfants et les pères :

« Les Dwidjas assez insensés, dit le code, pour épouser
« une femme de la dernière classe , abaissent bientôt
« leurs familles et leurs lignées à la condition de sou-
« dras (2). — L'épouseur d'une soudra, s'il fait partie de
« la classe sacerdotale , est dégradé *sur-le-champ*, selon
« Atri (3) , et le fils d'Outathya (*Gotama*) (4) ; *à la nais-
« sance d'un fils*, s'il appartient à la classe militaire , au
« dire de Sonaka (5) ; *lorsque ce fils a un enfant mâle* ,
« s'il est de la classe commerçante, selon Brighou (6). »

Et des peines religieuses s'ajoutent aux peines sociales :

« Le Brahmane qui *n'épouse pas une femme de sa classe,*
« et qui introduit une Soudra dans son lit, descend au

----

(1) Voy. Manava-Dharma-Sastra, liv. IX et X, st. 5, 6, 7 et *passim.*
Il nous est impossible de ne pas faire ressortir le contraste instructif
que le Brahmanisme nous offre sur ce point avec l'Islamisme, aux yeux
de qui les enfants des concubines et jusque des esclaves sont aussi
légitimes que ceux des épouses libres : la raison en est simple : c'est
l'unité de foi qui, dans l'Islamisme, est le principe essentiel de l'institution, et dans le Brahmanisme, c'est l'identité de race.

(2) Liv. III, stance 15.

(3) Atri passe pour l'auteur d'un traité de lois qui existe encore.

(4) Gotama, célèbre législateur indou, dont on cite des textes.

(5) Mouni, d'une grande célébrité.

(6) Brighou est le narrateur des lois de Manou lui-même; il parle ici
de lui à la troisième personne.

« séjour infernal. — S'il en a un fils, il est dépouillé de
« son Brahmanat(1). Pour celui dont les lèvres sont pol-
« luées par celles d'une Soudra (2), qui est souillé par son
« haleine, et qui en a un enfant, aucune expiation n'est
« déclarée par la loi (3). »

L'adultère, aggravé du mélange des castes, met sous le
coup des plus terribles châtiments, selon la classe des
coupables, et selon les circonstances qui entourent le crime.
La perte des biens, celle de la liberté, celle de l'honneur,
celle même de la vie, frappent dans ce cas les hommes des
classes supérieures (4). Le Soudra est puni de la perte du
membre viril, pour le simple commerce avec une femme
de l'une des trois premières classes ; si la femme est gardée, il est puni de mort (5). Un article plus cruel condamne
même, dans ces cas, la femme adultère à être dévorée vivante, par des chiens, sur la place publique, et son complice à être brûlé vif sur un lit de fer chauffé à rouge (6).

III. Nous voyons respirer le même sentiment, et sous
son influence naître les mêmes craintes, et par suite s'établir les mêmes réprobations, dans l'institution des divisions *purement politiques* des classes ; on les retrouve chez
les Grecs et les Romains, et chez les barbares. « Varron,
dit Ballanche, avait cru que les enfants, qu'à Sparte, on
précipitait du Taygète, étaient non les enfants mal conformés, mais les enfants issus d'unions prohibées.

« Une loi des Douze Tables, restituée par Cicéron, don-

----

(1) Manava-Dharma-Sastra, liv. III, st. 17.
(2) Littéralement : pour *celui qui boit l'écume des lèvres d'une Soudra*
(Notes de Loiseleur des Longchamps).
(3) Liv. III, st. 19.
(4) Liv. VIII, stances 375, 376, 377, 378, 879.
(5) Id., st. 374.
(6) Id., st. 374.

nerait lieu de croire que la même chose se faisait à Rome.
Qu'on se rappelle, ajoute-t-il, que les patriciens seuls
avaient la beauté civile, qu'on se rappelle encore cette
expression *natura secum discors*, pour exprimer l'union
réprouvée entre le sang patricien et le sang plébéien, et
l'on comprendra celle-ci : *insignem ad deformitatem*, employée pour désigner un enfant que la loi condamnait à
périr. L'enfant né de ces sortes d'unions, était un monstre
civil (1). »

Certaines dispositions de la loi *Julia* et de la loi *Papia*
sont bien évidemment empruntées du même esprit, quoique, plus libérales, par les envahissements de l'élément
populaire dans le gouvernement, elles ne proscrivissent
plus que l'alliance des patriciens avec les *esclaves* et les
affranchies. Un instant abrogées, par Aurélien, ces dispositions reçurent des empereurs Claude et Vespasien une
aggravation et une vigueur nouvelles. Non-seulement les
enfants issus de ces alliances n'appartenaient point à l'ordre des patriciens, mais ils perdaient même l'ingénuité
civile, et retombaient au rang de simples affranchis. Quant
à la mère, si le père avait ignoré sa condition, elle devenait esclave, et s'il l'avait connue, elle restait affranchie.
L'Édit de Vespasien est encore plus sévère : il porte que
toute femme libre qui épouse un esclave doit, dès ce moment, être tenue pour esclave (2).

Le même système a régné parmi les Germains ; et la différence entre les deux classes (les hommes libres et non
libres), était si marquée et d'après Koutorga, « ils veil-

<hr>

(1) Ballanche, *Palingénésie sociale*, première édition, in-8, Paris, 1829,
t. I, p. 44.

(2) Alexandri ab Alexandro, *Genialium dierum* lib. IV, cap. **xxii**,
p. 237, 238.

laient avec un soin si sévère à ce que leur origine se conservât pure, que l'individu de condition libre, qui contractait mariage avec une personne esclave, en était puni. Dans les temps postérieurs, on attacha même à cette infraction, la perte de la liberté (1). »

C'est de la même idée que semble découler l'institution de la noblesse de famille, dans des temps plus modernes (2). L'observation pratique, et fondée sur une loi méconnue mais réelle, celle de l'innéité, qui avait décidé le plus aristocratique génie de la Grèce, après Héraclite, Platon, à repousser de sa république toute hérédité de fonctions et de pouvoirs (3), n'était pas de nature à prévaloir dans toutes les intelligences, contre les inductions sociales de la loi contraire, la loi d'hérédité : « In san-
« guine sua est phantasia, disait Van Helmont, quæ quia
« potentius ibidem viget, quam in rebus cæteris, et quia
« eadem phantasia tradux inest, obid nempè in posthumo
« mores, gestus et conditiones avi emicant. Nobilitas ex
« benè meritâ virtute ortum sumpsit. Hinc nobilitas im-
« meritò continuâ stirpis propagatione augeri suspicare-
« tur, nisi avorum mores ac virtutes in seris nepotibus
« elucescere sperarentur probabiliter (4). »

Partie de ce principe, vrai dans certaines limites, et qu'on a sans raison accusé de nos jours, de l'avoir perdue (5), la noblesse, dans la force et la vigueur première

---

(1) Koutorga, *de l'Organisation de la tribu*, p. 145.

(2) Benjamin Constant, *de la Religion*, loc. cit. — Ed. Neuhus, pass. cit., t. II, p. 201, 202.

(3) Voy. deuxième partie, liv. I, chap. II, p. 159.

(4) Joan-Bapt. Van Helmontis, *de Magneticâ vulnerum curatione*, Theatrum sympatheticum, p. 303.

(5) Rien n'est, à notre sens, plus radicalement faux que cette opinion soutenue par Niebuhr, et qui est devenue une sorte de lieu commun

de son institution, se faisait une loi d'honneur de ne pas mêler son sang au sang des autres classes. Dans ses moindres alliances elle ne scrutait pas, avec moins de scrupule, la pureté de la généalogie, que les Arabes en Afrique, ou que les membres des comices hippiques de nos jours, les yeux sur les Stud-Book (1) de France, ou d'Angleterre, ne scrutent la pureté de celle de leurs chevaux.

D'autres institutions découlent évidemment de la même origine.

IV. Peut-on rapporter à une cause plus simple et plus naturelle, qu'à cette même foi dans l'hérédité de tous les attributs de la nature morale, et des aptitudes dont elle est le principe, le fait si général de l'hérédité des professions?

La croyance sur ce point est immémoriale, et selon les époques et les peuples, on la trouve consacrée par les

d'explication physiologique de l'extinction de la noblesse : il y a dans la noblesse deux éléments distincts : l'un est *l'institution*, et l'autre est la *race* ; la première n'est tombée que par des causes sociales ; la seconde a péri par des causes étrangères à la génération. Ce n'est certainement pas que le défaut de croisement ne puisse avoir en soi de fâcheuses conséquences ; mais on verra plus loin qu'on a fait, dans ce cas, une application fausse d'un principe vrai à la théorie de la disparition des familles nobles. Le moment de la discussion de la question de principe se présentera plus tard : quant à la question de fait, en ce qui touche la noblesse, nous ne pouvions mieux faire que de renvoyer au curieux mémoire d'un membre de l'Institut, Benoiston de Château-Neuf, *sur la Durée des familles nobles, en France* (*Annales d'hygiène publique et de médecine légale*, Paris, 1846, tom. XXXV, p. 27).

(1) Le Stud-Book est un vaste dictionnaire ou répertoire indiquant toutes les filiations des chevaux ou juments issus, sans mésalliance, des chevaux ou juments originairement importés d'Orient.

L'établissement du Stud-Book anglais remonte à l'année 1603.

La France a aussi aujourd'hui son Stud-Book, publié par ordre du ministre du commerce et de l'agriculture, sous la direction de l'administration des haras. Cet ouvrage, commencé seulement en 1838, en est aujourd'hui à son troisième volume.

lois, ou simplement passée en pratique, dans les mœurs.

Toutes les professions sont héréditaires, chez tous les peuples soumis à la division sacerdotale des castes, et l'hérédité en est obligatoire. Cette obligation légale des enfants de succéder aux sciences, aux arts, ou aux métiers exercés par les pères, n'est pas exclusive, dans l'Inde, aux quatre castes ou classes primitives ; elle s'étend à toutes les innombrables classes dites impures ou mêlées ; l'emploi de chacune d'elles est fixe comme son nom (1).

Il en était ainsi, par la même raison, et de l'Ethiopie, et de l'Egypte anciennes. Les sept castes qu'Hérodote comptait dans ce pays, devaient rester fidèles aux professions des pères (2). Il est même vraisemblable, c'est du moins notre avis, que l'hérédité des professions est le type primitif, la forme élémentaire de toutes les institutions fondées sur le principe de l'hérédité de la nature morale. Les capacités se répartissent d'abord naturellement. On suit son instinct, l'homme comme l'animal, la race, la tribu, la famille, comme l'espèce : l'habitude se développe par l'exercice, par l'habitude l'art, par l'art l'intérêt ; l'intérêt, la nature et l'éducation concentrent de plus en plus l'art dans la famille ; l'opinion l'y renferme, puis le temps suivant son cours, viennent les institutions, les religions, les conquêtes, qui à la place du fait traditionnel, mais libre, substituent le devoir, et à la volonté spontanée du père, ou aux dispositions instinctives des enfants, la volonté de la loi, du vainqueur, ou du prêtre.

C'est ainsi qu'on s'explique, non-seulement comment le fait de l'hérédité des professions se lie si étroitement au

____

(1) Manava-Dharma-Sastra, liv. X.

(2) Hérodote, II, 143 et 164.

fait de la division en castes, mais pourquoi il se retrouve, chez des peuples où le système des castes n'existe pas, et où les professions sont libres, comme elles l'étaient dans la Grèce antique.

Partout, en effet, et antérieurement à toute institution, à toute expérience, l'homme reconnaît d'abord qu'il n'est pas son auteur, qu'il n'est pas plus la cause de ses facultés qu'il ne l'est de sa nature, qu'il ne l'est de sa vie ; partout il reconnaît que tous les attributs qui lui sont départis, toutes les activités de la force qui l'anime, ont une source antérieure et supérieure à lui, dans la cause sacrée de son origine. De là, une première idée, qui se retrouve au fond de toutes les religions (1), et dont le mythe d'Apollon est, dans le polythéisme, un magnifique symbole, l'idée de divinité de principe et d'essence de tous les talents, de tous les dons de la vie, et par eux de toutes les sciences et de tous les arts. Mais l'inégalité de la distribution de ces bienfaits des dieux, fondée sur l'expérience de l'inégalité et de la variété des aptitudes des hommes, entraîne nécessairement l'idée de privilége ; et celle de privilége ou de prédilection des dieux pour leurs élus, celle de la transmission de toutes leurs faveurs aux enfants qui naissent d'eux et qui les représentent.

L'institution n'a donc pas besoin d'exister, ni la loi d'être expresse, pour que l'hérédité de la profession naisse de l'opinion de celle de la faculté dont elle est l'exercice. Toutes les facultés, dans cet ordre d'idées, participent de cette loi, et par les facultés toutes les fonctions, investitures sacrées, à la tête desquelles apparaît celle d'organe de la divinité, le privilége du prêtre. Aussi l'hérédité du sa-

(1) *Voy.* de Burigny, *Théologie païenne*, tom. II, chap. xvii, p. 81 et suiv. Paris, 1754, 2 vol. in-12.

cerdoce est-elle de fait et de coutume, chez la plupart des peuples, où elle n'est pas de droit, et se montre-t-elle en Perse (1), en Judée (2), au Mexique (3), où la division en castes n'existait pas, et jusque dans les Gaules, parmi les Druides (4), dont les fonctions étaient cependant électives par l'institution (5).

Le polythéisme grec nous a représenté le même phénomène. L'hérédité s'y montre dans le plus éminent attribut du prêtre, la *vaticination*.

« Les idées des Grecs sur le don de prophétie, dit Benjamin Constant, semblent avoir eu quelque analogie avec celles des peuples modernes sur la noblesse. Ils pensaient que cette faveur des dieux se transmettait du père au fils. Calchas descendait d'une famille qui en avait joui depuis trois générations (6); Mopsus devait le jour à Manto, fille de Tirésias (7). Amphiloque était prophète, comme son père Amphiaraüs. Evénius, raconte Hérodote, avait reçu du ciel la divination, parce que les Apolloniates l'avaient injustement privé de la vue; et l'historien ajoute, comme une conséquence naturelle de ce fait, que Déiphonus, fils de cet Evénius, remplissait dans l'armée les fonctions de devin (8).

C'est par cette foi des Grecs dans l'hérédité des dons de la prophétie, que le même auteur explique l'existence des nombreuses familles sacerdotales dont il est fait mention

<hr>

(1) Hyde, *de Religione Persarum.* — Schmidt, *de Sacerdot. et sacrific. Ægypt.*, p. 8.

(2) Edom-Neushii, *ouv. cité*, lib. II, p. 201.

(3) Acosta, *Histoire naturelle et morale des Indes occidentales.*

(4) Diodore, II, 47.

(5) Benjamin Constant, *ouv. cité*, même vol., p. 84.

(6) Apollon. Rhod., Scol. I, 139.

(7) Strabon, liv. XIV.

(8) Hérodote, IX, 92, 94.

dans l'histoire de ce pays. Il y avait, dit-il, peu de villes en Grèce, où l'on ne rencontrât quelque famille sacerdotale : les Branchides et les Deucalionides habitaient Delphes (1); les Evangélides, descendants adoptifs des Branchides, résidaient à Milet ; les Telliades, à Géla (2). Ailleurs, les Clitiades et les Jamides : ceux-ci rapportaient leur origine à Apollon, dont Jamus, leur fondateur, était fils : ce dieu lui avait accordé d'entendre la voix des Dieux et de lire l'avenir dans les flammes. C'était en Elide qu'ils s'étaient fixés (3). Chez les Athéniens, les Eumolpides, les Céryces, les Etéobutades avaient la surintendance des mystères (4).

Mais dans ce pandémonium de l'intelligence humaine, où tous les dons de la vie se tiennent par leur unité d'origine en Dieu, le lien naturel, qui rattache la divination au sacerdoce, rattache le principe de toutes les connaissances à la divination ; la même raison qui donne à chaque faculté de la nature son Dieu, donne à chaque science son culte, son temple, ses oracles, et leur réunion ne nous présente plus que des formes d'une seule et même vaticination dont les inspirations passent, par privilége, d'abord du Dieu au prêtre, et par génération, du prêtre à ses enfants. Tous les dons d'Apollon, la poésie, l'éloquence, la médecine, les beaux-arts, étaient héréditaires, et tous participaient, à titre de divins, de la révélation, comme la prophétie même ; enchaînement remarquable, qui en ramenant ainsi toute faculté au Dieu, ramenait toute science au temple, et, dans le temple, aux prêtres.

(1) Hérodote, IV. — Varron, *Divin. rer.* liber, etc.
(2) Id., VIII, 27 ; — IX, 37.
(3) Pind. *Olymp.*, VI, 69, 221. — Hérod., IX, 32. — Cicer., *de Divinatione,* lib. I, 41.
(4) *De la Religion,* tom. II, liv. I, ch. I, p. 297, 298.

C'est ainsi qu'en Grèce, et ailleurs, tant de sciences, et surtout la médecine, sont restées si longtemps, même sans le concours des lois ni des institutions, concentrées dans leurs mains.

Ainsi, quoique avant le siége de Troie, la médecine n'eût pas été chez les Grecs, d'une manière exclusive, entre les mains des prêtres, les plus anciens prêtres de la Grèce, les Curètes et les Cabires, s'occupèrent déjà de l'art de guérir (1), et l'idée de l'hérédité de cet art, comme simple forme ou branche de la divination, est aussi ancienne, dans les traditions grecques, que celle de l'art lui-même. Esculape, ce dieu originaire d'Orient, comme, d'après E. Littré, tous ceux de l'Olympe grec (2), Esculape, personnage soit fictif, soit réel (3), dont la théogonie d'Hésiode ne parle pas, n'avait pas reçu des Grecs son apothéose, il n'était encore pour le vieil Homère, ou plutôt pour l'époque où remontent ses chants, qu'un excellent médecin, que ses talents étaient déjà transmis à ses enfants (4). Plus tard, l'idée de sa divinité, et la transformation de son tombeau en temple (5), ne firent qu'ajouter, chez ses descendants, à l'art divin de guérir, la qualité de prêtres.

(1) Sprengel, *Histoire de la médecine*, traduit par A.-J.-L. Jourdan, Paris, 1815, tom. I, chap. iv.

(2) E. Littré, *OEuvres complètes d'Hippocrate*. Paris, 1839, tom. I, p. 6.

(3) Voyez à ce sujet l'opinion du docteur allemand Rosenbaum (*Gazette médico-chirurgicale de Salzbourg*, tom. I, 1841, p. 155), et celle du docteur Malgaigne (*Lettres sur l'histoire de la chirurgie*, *Gazette des hôpitaux*, 1842). Nous serions tenté de croire que les Grecs n'empruntèrent aux nations orientales que l'idée d'un Dieu de la médecine, et qu'ils identifièrent ce Dieu à son plus ancien représentant traditionnel en Grèce.

(4) Iliade, liv. XI.

(5) Auguste Gauthier, *Recherches historiques sur l'exercice de la médecine dans les temples*, 1 vol. in-18. Lyon, 1845, p. 15.

Les prêtres d'Esculape, ou les Asclépiades, se disaient en effet de sa postérité, et c'est à ce titre qu'ils exercèrent l'art dans les Asclépions, et qu'ils y fondèrent les écoles d'Italie, de Cnide, de Rhodes et de Cos, la plus célèbre de toutes et qui vit naître Hippocrate. Il y avait, d'après le professeur Choulant, 750 ans qu'elle y était gardée, comme un secret de famille et l'apanage des prêtres, lorsque le vrai père de la médecine antique prit naissance dans son sein (1). Chez les Éléens, deux ou trois autres familles s'étaient arrogé de joindre de père en fils, au don de prédire l'avenir, comme conséquence, le don de guérir les maladies (2). Cette tendance naturelle à l'hérédité professionnelle, en Grèce, s'étendait à d'autres arts, et s'y maintint longtemps. Tout récemment encore une inscription laissée par un rhéteur grec, Nicagoras, Dadouque des mystères d'Eleusis, et recueillie dans un des tombeaux des rois ou *syringes*, qui existent en Egypte, à Thèbes, dans la vallée de Biban-el-Molouk, a permis au savant Letronne de reconstruire sa généalogie, et lui a révélé, dans cette même famille, de l'empereur Adrien à l'empereur Constantin, une succession de cinq générations de rhéteurs de père en fils (3).

Ce fait, qui si longtemps régit les sociétés, se prolonge, dans quelques-unes, presque jusqu'à nos jours. Chez quelques hordes africaines, il y a des pêcheurs et des chasseurs héréditaires (4). Chez les Turcs, l'administration de la justice est la propriété de certaines familles qui en exercent héréditairement les fonctions (5). Les Lapons

(1) *Ouv. cité*, p. 79.
(2) Hérod., IX, 33. — Pausan., III, 2; IV, 15. — Cicéron, *de Divin.*
(3) *Journal des savants*, 1844, p. 43.
(4) Iserts, *Voyage*, p. 224.
(5) Porter, *sur les Turcs.*

ont des races de magiciens (1) ; et l'on en rencontrait de médecins et de poètes , dans les montagnes d'Écosse , jusque vers la fin du dix-huitième siècle (2) ; aujourd'hui même la France en compte de rebouteurs (3).

V. Il n'est pas enfin jusqu'aux législations civiles ou pénales, où cette foi générale à la représentation de la nature morale des pères dans les enfants n'ait , sous des formes plus graves encore, laissé des traces.

Nous avons déjà dit que ce principe, à nos yeux, était le fondement naturel du droit de succession qu'ont universellement consacré les premières (4); il est même arrivé que l'on a quelquefois arbitrairement réglé, d'après les mêmes idées, le partage des biens entre les enfants, dans les successions. Il est d'autres peuples chez qui elles sont intervenues dans le règlement de l'état civil et social des enfants, état qui dépendait de la part que chaque sexe était présumé prendre à la génération de leur nature morale.

Ainsi chez les Lydiens, les enfants empruntaient leur nom et leur état, non du père, mais de la mère, de sorte qu'une femme libre qui se mariait à un esclave, donnait à la patrie un enfant libre comme elle, et un père libre qui épousait une esclave n'avait que des enfants esclaves, comme leur mère (5).

Une loi fort différente était en vigueur chez les Égyptiens. La loi égyptienne ne frappait ni d'esclavage, ni

----

(1) *Voyages* d'Acerbi.

(2) Pennant, *A tour in Scotland.* — Benjamin Constant, *ouv. cité*, tom. II, p. 61, 62.

(3) Il n'y a pas d'années que la *Gazette des Tribunaux* n'en cite des exemples. Astreints bon gré, mal gré, par l'opinion à suivre la profession de leurs pères, ils finissent la plupart par être traduits devant les tribunaux pour exercice illégal de la médecine.

(4) Prolégomènes, p. 5 et 6.

(5) Girou, *Philosophie physiologique*, p. 310.

d'aucune espèce d'illégitimité les enfants issus d'une mère esclave. Le père seul pouvait transmettre l'ingénuité, parce que le père seul, dans leur opinion, communiquait la race, et que la mère n'avait point d'action sur la naissance (1).

Dans les cas analogues, chez les Germains, la coutume variait selon les peuplades(2), et de nos jours, dans l'Inde, en Afrique, et parmi plusieurs hordes sauvages de l'Amérique du Nord, de Humboldt nous apprend que la succession des chefs passe aux enfants des sœurs (3).

VI. Quant aux lois pénales, qui ne reconnaîtrait dans l'abus du principe et du fait naturels de l'hérédité morale la source de cette terrible solidarité qui faisait remonter le crime et le supplice d'un membre d'une famille à la famille entière, doctrine épouvantable, qui ne s'est que lentement effacée des lois, qui exceptionnellement s'y représente encore, et qui dans l'opinion garde malheureusement trop de sa première puissance. Il est aujourd'hui, comme autrefois, de droit positif et d'usage habituel en Chine et au Japon, d'envelopper la famille entière des coupables dans la punition de certains forfaits (4). Le même principe mitigé persiste, par exception, dans les lois prussiennes.

Faut-il, après cela, s'étonner de le surprendre, sous mille expressions, dans les sentences des poëtes qui s'emparent, en tout temps, des vérités physiques dont ils sont

---

(1) Alexander ab Alexandro, *Genialium dierum lib. IV*, p. 238.

(2) Koutorga, *ouv. cité*, p. 183. D'après lui, dans ce cas, l'enfant était ordinairement réputé non libre (*Lex Ripuaria*, tit. LVIII, § 2), mais quelquefois la condition de la mère entraînait celle de l'enfant : *Partus sequitur ventrem.*

(3) De Humboldt, *Voyage aux régions équinoxiales.*

(4) Benjamin Constant, *ouv. cité*, t. II, p. 272.

I.   24

les échos, quand il ne leur arrive pas de les pressentir, et d'en être les devins?

Nous éprouverions plus de surprise à le voir avoué des philosophes comme des naturalistes, des jurisconsultes comme des Pères de l'Église, si le consentement général, en quelque sorte, à cette opinion, et le rôle qu'elle a joué dans l'humanité, ne révélaient d'abord qu'elle sort de l'hypothèse, et qu'elle doit avoir l'observation pour base.

Comment interpréter autrement cet accord des monuments religieux, des institutions, des mœurs, et des idées des peuples, des temps, des hommes, unanimes, au milieu de leurs divergences, à l'établir en dogme, en loi ou en usage?

Elle a toute la sanction, et toute la valeur qu'une démonstration, par autorité d'opinion, peut avoir.

Mais il reste à connaître celle, qu'indépendamment de toute opinion et de toute théorie, l'observation directe, et l'expérience de faits laissent à ce grand principe.

DEUXIÈME SECTION.

Des preuves d'expérience de l'hérédité de la nature morale.

Avant d'appeler les faits à décider de la part que prend l'hérédité à la génération de la nature morale, nous devons expliquer sous quel jour la nature morale nous apparaît, et quel ordre général d'exposition des faits nous croyons devoir suivre.

Ecartant, ici, les complications de tous les problèmes et de toutes les questions qui divisent les esprits sur la *substance* de l'être, parce qu'elles ne sont pas essentielles au sujet, nous ne considérerons de la force qui nous anime que le pur dynamisme.

Ce dynamisme renferme quatre ordres de facultés, où la physiologie fait intervenir la puissance nerveuse, où la philosophie fait intervenir l'âme.

Nous considérerons ces quatre ordres, comme autant de formes d'*activité* d'un seul et même principe, quel qu'il soit, en lui-même :

La première, sensorielle, comprend *les sensations* ;

La seconde, sentimentale, comprend les *sentiments* ;

La troisième, mentale, comprend l'*intelligence* ;

La quatrième, motrice, comprend les *mouvements*, et tous les actes soumis à la force musculaire.

Dans l'état d'anarchie profonde des opinions sur le système nerveux, nous avons dû repousser toute division fondée sur l'organologie et comme *prématurée*, et comme *indémontrée*, et comme nécessairement *systématique*, pour n'adopter le principe que d'une division purement fonctionnelle, la seule acceptable pour toutes les théories, comme la seule qui puisse être expérimentale ; et l'ordre précédent nous a paru le plus simple, le plus méthodique, et le plus convenable à une exposition rapide de cette partie des phénomènes de l'hérédité.

ARTICLE I.

De l'hérédité des caractères propres aux modes d'activité sensorielle de l'être.

La loi d'hérédité régit-elle le principe des sens extérieurs, et intervient-elle dans les modes spéciaux de leurs perceptions ?

C'est, dans l'ordre des idées, de toutes les questions de l'hérédité nerveuse, la plus élémentaire et la moins étudiée.

Ce n'est pas la moins curieuse, ni la moins instructive.

Les facultés externes obéissent d'abord à la loi spécifique : la nature de l'espèce décide de leur nature, de leur nombre, de leurs modes. Sous ce premier rapport, les êtres de même espèce ont originellement les mêmes sensations, comme originellement ils ont les mêmes organes. Le toucher, l'odorat, le goût, la vue, l'ouïe, propriétés communes à l'humanité, doivent, par cette raison, y être spécifiquement transmissibles comme elle.

Mais cette transmission, évidente par elle-même, n'a jamais fait question. La question à résoudre est celle de savoir si les types spécifiques de nos sensations recèlent des modes *personnels* de sentir, sur lesquels l'influence héréditaire s'exerce ?

La question, dans ces termes, beaucoup plus délicate, n'est pas moins nettement tranchée, pour tous les sens. Il n'en est aucun où ne nous apparaissent de ces spécialités individuelles dans le mode de sentir ; il n'en est aucun, où l'hérédité de ces spécialités ne se manifeste.

§ I. — De l'hérédité des modes sensitifs du tact et du toucher.

Le tact constitue la forme élémentaire et le mode, en quelque sorte, le plus universel de la sensibilité animale de la vie. J. Muller en a très-bien défini l'étendue, les métamorphoses, et l'ubiquité :

« Toutes les parties, dit-il, dans lesquelles il y a pos
« sibilité de sentir la présence d'un stimulus, depuis le
« simple sentiment, jusqu'aux modifications de la dou
« leur et du plaisir, toutes celles qui sont susceptibles de
« sensations de chaleur et de froid, appartiennent à ce
« sens. Ses sensations s'étendent à la totalité du système
« animal et du sytème organique, bien que la netteté varie

« à l'infini dans les diverses parties. Le sens du toucher
« pénètre même dans les organes d'autres sens, où il dé-
« pend de nerfs autres que ceux qui président à la sensi-
« bilité spécifique : ainsi il y a sensation tactile à l'œil,
« dans l'oreille, dans le nez, dans l'organe gustatif. La sen-
« sibilité générale, appelée *cœnæsthesis*, n'offre rien de
« particulier; ce n'est que le toucher dans les parties in-
« ternes, toucher dont le mode est susceptible d'une infi-
« nité de modifications ; en santé, depuis le sentiment du
« bien-être jusqu'à la volupté et au chatouillement; en
« maladie, depuis la lassitude jusqu'à la douleur (1). » Les
causes excitatrices de l'activité de ce sens protée peuvent
être atmosphériques, elles peuvent être mécaniques, chimiques, électriques.

Quelle que soit leur nature, les effets qu'elles produisent sont sujets à deux ordres de variations : le premier
relatif au caractère même, et à l'intensité de l'action qui
les développe; le second relatif à l'idiosyncrasie et à l'é-
nergie du dynamisme vital sur lequel ils s'opèrent.

La zoologie nous montre, à quelle distance, les espèces,
sous ce rapport, sont les unes des autres. Tous les modes
généraux de la sensibilité tactile diffèrent entre elles :
les unes sensibles au chaud, les autres sensibles au froid,
les autres aux variations des deux températures, au point
de ne pouvoir vivre, en dehors des conditions thermo-
métriques propres à leur existence. Parmi ces espèces
il en est de complétement inhabiles au toucher, d'autres
au tact lui-même, ou qui ne l'ont attaché qu'à de certaines parties, tandis que d'autres espèces en jouissent par

____

(1) Muller, *Physiologie du système nerveux*, traduite par A. J. L. Jourdan. Paris, 1840, t. III, 3e partie, p. 608.

tout leur être dans toute l'étendue, dans toute la perfection de son activité.

Notre espèce est peut-être de toutes les espèces, celle chez laquelle ce sens atteint au plus haut point de son développement. Mais il est bien loin d'avoir, chez tous les hommes, la même délicatesse, ou la même énergie. Il y offre, au contraire, des variétés sans nombre.

Ces diversités tiennent moins encore, peut-être, à la structure du système cutané, qu'au degré de puissance et de délicatesse de la sensibilité générale de l'être. Ce qui démontrerait qu'elles ont cette origine, c'est que la perfection du tact et du toucher est la plupart du temps en relation intime avec le degré de susceptibilité et d'activité fonctionnelle de la vie, et que toutes les influences qui modifient les unes, impriment presque toujours une modification correspondante à l'autre.

Qu'elles viennent du mécanisme, ou comme nous le pensons, du dynamisme même, toutes les variétés dont le tact et le toucher peuvent être susceptibles, dans l'humanité, s'y montrent entre les races. Naissent-elles, chez ces races, du climat où elles vivent, ou de l'idiosyncrasie propre à chacune d'elles? nous ne le déciderons pas. Mais il est vraisemblable qu'elles y ont à la fois l'une et l'autre origine; il est certain, du moins, que de grandes différences existent, sous ces rapports, entre les races du Nord et celles du Midi. Ces différences sont loin de ne se rapporter qu'au degré de tolérance du froid ou du chaud. On peut établir en règle, avec Barthez, qu'aux degrés opposés de la latitude des températures touchent les degrés inverses de la latitude des sensibilités (1). Les races où l'on rencontre la sensibilité tactile la plus exquise et la

(1) *Nouveaux éléments de la science de l'homme*, p. 265.

plus développée, sous tous ses modes d'être, sont en général les races du Midi ; les races chez lesquelles elle est la plus obscure et la plus imparfaite, sont en général les races du Nord.

C'est dans les mêmes pays, où comme le dit Barthez, il semble qu'un voile de matière plus épais rende le principe vital moins accessible, et où, par cette raison, la violence des remèdes est une nécessité de traitement et de salut dans les maladies, c'est dans ces pays, dis-je, que, selon l'énergique mot de Montesquieu, *il faut écorcher l'homme pour le faire sentir.* Le Lapon, dit Girou, qui boit de l'huile de tabac pour calmer une colique n'a probablement pas la peau plus irritable, que l'habitant des côtes occidentales de l'Amérique du Nord, qui se coupe les chairs aux yeux de l'Européen, et rit de sa surprise (1).

Ces idiosyncrasies du tact et du toucher ne sont pas, dans notre espèce, exclusives aux races ; elles s'y représentent, au sein des mêmes races, et sous toutes les formes d'impression tactile, entre les personnes.

Rien de plus varié que le type individuel de sensibilité à la température. Fuster pose en principe, et ce principe est vrai, que les qualités de l'air n'impressionnent l'économie, que d'après ses tendances propres, ou la nature de ses *dispositions* (2).

« La sensibilité organique, selon lui, n'obéit pas servilement à l'action physique de l'atmosphère ; elle ne cède à son empire que dans les limites toujours incertaines de ses aptitudes *acquises* ou *originelles.* Cette sensibilité si mobile, tantôt exquise, tantôt obtuse, parcourt d'un

(1) *Philosophie physiologique*, p. 29.

(2) Fuster, *Des maladies de la France dans leurs rapports avec les saisons.* Paris, 1840, 1 vol. in-8, 1re partie, p. 76.

extrême à l'autre un champ beaucoup plus grand que
l'échelle ordinaire des variations météorologiques. Les
uns s'ouvrent aisément à des qualités atmosphériques qui
n'émeuvent point les autres ; ceux-ci y sont sensibles dès
qu'elles se manifestent, ou avant même qu'elles se manifestent ; ceux-là ne les ressentent que lorsqu'elles ont
beaucoup duré, ou qu'elles n'existent plus (1). »

D'après le même auteur, il y a même des personnes,
qui, à l'instar de plusieurs animaux, pressentent les changements de l'atmosphère, avant les moindres indications
des instruments les plus subtils. Zimmermann avait fait
la même observation, et il était allé jusqu'à rattacher
au tempérament nerveux, dans notre espèce, cette divination de l'état atmosphérique : « un air épais et humide
abat sur-le-champ, disait-il, les personnes de ce tempérament; elles perdent tout courage ; un air serein et très-
élastique les ranime subitement ; elles deviennent gaies,
allègres, pensent et agissent aisément, et *sentent déjà le
matin, avant de se lever, quelle est la température de l'air.*
Cet état de l'air s'annonce, chez quelques-uns , par la
sensation très-agréable d'un petit froid au nez. Serait-ce
donc s'exprimer d'une manière ridicule que de dire qu'il
y a des gens qui *flairent le beau temps* (2). »

Cette étrange faculté de pressensation tactile peut se
rapporter sans doute à un état morbide, mais peut
aussi s'allier, dans plusieurs autres cas, à une santé parfaite. Tissot (3) a vu très-souvent un homme, d'ailleurs
bien portant, chez qui les palpitations de cœur annon-

(1) Fuster, *ouvr. cit.*, 2ᵉ partie, p. 358 et 361,
(2) Zimmermann, *Traité de l'expérience*, t. III, p. 319.
(3) Tissot, *des Nerfs et de leurs maladies*, ch. II, art. 11.

çaient infailliblement les tonnerres des orages vingt-quatre heures à l'avance (1).

Il est d'autres personnes, chez lesquelles, cette sorte d'hyperesthésie à l'influence de l'air va jusqu'à une véritable aériphobie (2). Pomme parle, d'après Laugier, d'une demoiselle Majot, qu'un degré de plus ou de moins d'ouverture de la fenêtre incommodait au point de la faire évanouir (3). Alibert a connu une autre personne à qui l'impression de l'air était si sensible, et si insupportable, qu'elle se condamnait à vivre dans une chambre hermétiquement fermée, et nous avons nous-même donné nos soins à un officier supérieur, revenu de l'Afrique avec une telle terreur du vent, que le plus léger souffle le jetait dans un état d'exaspération voisin de la manie (4).

Ces inexplicables susceptibilités de l'énergie tactile peuvent même aller jusqu'à la photophobie : Van Swieten cite l'exemple d'une jeune fille qui tombait en convulsion, à la moindre impression de la lumière (5). Pomme dit aussi avoir connu, à Tarascon, une vaporeuse invétérée qui vivait entourée de ténèbres, dans une chambre close, ne pouvant supporter l'impression trop vive des rayons lumineux ; cette vaporeuse n'en accouchait pas moins d'un enfant tous les ans (6).

Les individus présentent d'aussi étranges différences dynamiques de sensibilité, à toutes les autres formes d'im-

(1) Fuster, *ouv. cité, loc. cit.*

(2) Portal, *Observations sur la nature et sur le traitement de la rage,* art. 5.

(3) Pomme, *Traité des affections vaporeuses,* 6ᵉ édit., Paris, 1795, 2 v. in-8, t. I, p. 73.

(4) Voyez encore le fait rapporté par Tissot, d'après Boyle, *ouv. cité,* page 59.

(5) *Comment. in Aphor.,* t. I., p. 28.

(6) Pomme, *ouv. cit.,* t. I, p. 23.

pression cutanée, aux excitations mécaniques, chimiques, électriques du toucher. Il est des hommes chez qui ces excitations sont imperceptibles, et dont le toucher grossier, et comme imparfait, est dans un état naturel d'hébétude. Ils se heurtent, se piquent, se brûlent, se déchirent, presque sans en souffrir. Il en est d'autres dont l'impressionnabilité, à tous ces excitants, est des plus exquises, et dont l'âme en quelque sorte va jusqu'au bout des doigts ; ils jouissent, avec extase, ou souffrent avec torture, de tout ce qui agit sur leur épiderme. Haller et Zimmermann parlent de femmes à qui le contact, le bruit, l'approche même du taffetas, d'une étoffe de soie, ou du velouté d'une pêche causaient des spasmes et des horripilations (1). On a vu ces effets aller, chez un médecin, jusqu'à la sueur froide (2).

Nous ne contestons pas que ces *dispositions* du tact et du toucher ne puissent survenir, ou ne puissent s'acquérir, jusqu'à un certain point : elles peuvent être temporaires, elles peuvent se développer, elles peuvent se perdre, mais toutes celles d'entre elles qui ne sont point de cet ordre, qui n'appartiennent point à la maladie, sont nécessairement naturels aux êtres, et proviennent chez eux ou de *l'innéité* ou de *l'hérédité*. Quelle qu'en soit la nature, soit qu'on les attribue à des diversités d'organisation du système cutané, soit qu'on les rapporte, avec Zimmermann et Girou de Buzareingue (3), à des diversités du tempérament, soit qu'on se borne simplement, et sans les expliquer (4), à reconnaître en elles des idiosyncrasies, dans les trois hypothèses, l'induction nous dit qu'elles sont

(1) *De l'Expérience*, t. III, p. 333.
(2) *Dictionnaire pittoresque d'Histoire naturelle*, t. I, art. *Antipathie*.
(3) *Philosophie physiologique*, p. 290 à 300.
(4) Fuster, *ouv. cit.*, 1re partie, sect. 2, p. 70.

héréditaires, puisqu'il n'est pas une seule de ces origines des dispositions individuelles où nous n'ayons vu intervenir la loi de l'hérédité (1).

L'expérience ne permet même pas d'en douter. On peut tenir des parents le type personnel de sensibilité à la température.

Le fait est démontré, même dans le règne végétal. L'assolement d'abord a donné, sur ce point, de curieuses lumières : on s'est assuré qu'il y avait une action marquée de la semence sur la quantité et sur la qualité de la récolte qu'elle donne, *selon la différence du sol et du climat d'où la semence provient*; elle recèle en quelque sorte, la température de la race et du ciel où elle s'est engendrée. Les espèces opposées de sols et de climats profitent, par cette raison, d'un changement de semence. Dans les montagnes d'Ecosse, on fait venir les semences des Pays-Bas, et des plaines dont le climat est plus doux, et où par conséquent les semences sont plus hâtives, qualité que toujours elles conservent pendant quelques générations. On s'est convaincu que le cultivateur de ces pays montueux, s'il voulait toujours semer sa propre semence, obtiendrait des récoltes de plus en plus tardives, qui à la fin, peut-être, ne parviendraient même pas à leur maturité. Cette circonstance s'explique par la plus courte durée de l'été dans ces montagnes. Si, d'un autre côté, le cultivateur d'un pays plat, dont le climat est doux, et le sol sec et léger, voulait continuellement employer la semence de sa propre récolte, elle pousserait d'année en année plus tôt en épis ; les tiges deviendraient de plus en plus courtes, les épis et les grains toujours

____

(1) Voy. plus haut, 2e partie, liv. II, ch. I, art. 3, p. 241 et suiv.

plus petits, et il finirait par en résulter de très-maigres produits (1).

L'hybridité est venue corroborer le fait sur lequel reposent ces coutumes de culture. Un naturaliste fort distingué, Neumann, en a fait l'objet d'expérimentations, dans ces derniers temps. La logique l'avait induit à supposer que si, par exemple, on fécondait le pistil d'une plante tropicale, avec le pollen d'une plante congénère de région froide, la graine qui en naîtrait donnerait probablement une plante moins sensible au froid que sa mère. Les expériences n'ont pas tardé à confirmer son opinion. Ainsi, dit-il, parmi des rhododendrons provenus de fécondation artificielle croisée, entre les rhododendrons de la Chine et ceux de l'Amérique septentrionale, il en est qui passent l'hiver en pleine terre, et d'autres qui n'y résistent pas. On peut même reconnaître, à certains caractères, les individus qui possèdent, et ceux qui ne possèdent pas cette propriété (2).

Mais, la transmission de la sensibilité à la température est aussi bien prouvée, pour nous, dans le dernier, que dans le premier cas : la différence dont parle l'expérimentateur ne tient évidemment qu'à celle des deux espèces dont l'action l'emporte : dans un cas c'est le rhododendron de la Chine, dans l'autre c'est celui de l'Amérique du Nord qui propage au produit son type originel de susceptibilité.

Des faits identiques s'observent tous les jours, chez les animaux, et dans l'espèce humaine. Nous en avons nous-même un exemple sous les yeux. Une famille du Midi s'est depuis très-longtemps transportée à Paris : plu-

____

(1) Bronn, *Influence de l'origine de la semence sur la quantité et la qualité de la récolte*, dans le *Journal d'Agriculture et d'Économie rurale du royaume des Pays-Bas*, t. XII, p. 182 et suiv.

(2) *Bulletin de la Société royale d'agriculture*, janvier 1846.

sieurs des enfants sont nés à Paris même, mais ceux qui y sont nés, comme ceux qui n'y ont été que transportés, dans leur première enfance, sont de la plus extrême sensibilité à l'impression du froid ; il semble, pour ainsi dire, que la génération leur ait inoculé la réminiscence du climat paternel. Une des filles s'est alliée à un individu originaire du Nord et insensible au froid, quand il n'est pas extrême. L'enfant né de cette union est encore plus frileux peut-être que sa mère ; il frissonne, comme elle, au moindre abaissement de la température, et il redoute, au point de craindre de sortir, l'impression de l'air, sitôt qu'il devient vif.

L'hérédité régit aussi positivement toutes les autres formes de sensibilité naturelle du tact. Il est d'observation, et c'est un point facile à vérifier, que les parents transmettent à leur progéniture, comme la finesse ou la grossièreté des formes, comme la rudesse ou la délicatesse de peau, les imperfections ou les perfections les plus singulières du tact et du toucher. La peau n'a point de modes d'hyperesthésie ou d'anesthésie qui nous semblent devoir faire exception à cette règle. Une femme dont la sensibilité tactile est d'une exaltation, qui transforme en supplice la plus petite blessure, s'est mariée à un homme doué au plus haut degré de la qualité contraire. L'intelligence, chez lui, ne manque pas d'un certain degré d'activité ; mais la peau et le cœur sont impassibles. Ils ont donné le jour à une fille aussi dure à la douleur externe que peut l'être son père. Nous l'avons vue supporter, sans se plaindre, et sans paraître presque s'en apercevoir, des douleurs qui, pour nous, eussent été très-sensibles.

Les cas opposés, ceux de l'hyperesthésie naturelle du

tact, sont encore plus fréquents. Une forme sous laquelle l'hérédité en est d'observation vulgaire, est celle du plus ou moins de sensibilité au chatouillement. Des familles presque entières y sont insensibles, d'autres s'y montrent sensibles, au moindre attouchement, jusqu'à la syncope. Les antipathies mêmes, de la nature de celles dont nous avons parlé, qui, chez certaines personnes, s'éveillent au simple contact, ou à la simple approche de certains objets, le taffetas, la soie, le liége, etc., proviennent très-souvent du père ou de la mère. Nous savons une famille, entre autres, dont plusieurs membres, tant filles que garçons, éprouvent instinctivement, au toucher du liége, ou du velouté des pêches, une telle sensation de frémissement interne et d'horripilation, que la vue même de ces fruits leur est insupportable ; il faut les leur servir dépouillés d'enveloppe. L'irritabilité transmise de la peau n'a, chez d'autres familles, d'autre expression que celle d'une délicatesse exquise du toucher. On sait jusqu'où allait cette délicatesse chez Anne d'Autriche. Elle l'aurait propagée à l'un de ses enfants, si, comme Girou le pense, le goût du Masque de fer pour le beau linge, ajoute à l'autorité du sentiment qu'il était fils de cette reine, pour laquelle il n'y eut jamais de linge assez fin (1).

§ II. — De l'hérédité des modes sensitifs de l'odorat et du goût.

L'odorat et le goût sont sujets aux mêmes variétés *spécifiques* et *individuelles*.

Nous avons insisté déjà sur les premières, nous en avons montré toute la diversité, dans le sens du goût, chez les

(1) *De la Génération*, p. 287.

animaux (1). Chaque espèce a, chez eux, sa nature d'aliment, herbe, fleur, fruit, ou proie.

La diversité du sens de l'odorat n'y est pas moins extrême; toutes les espèces n'ont pas la même aptitude à sentir les odeurs. « Il doit, dit Muller, dépendre des forces qui animent les parties centrales de l'appareil olfactif, que le monde odorant d'un herbivore diffère totalement de celui d'un carnivore. Les carnassiers ont un nez très-fin pour les qualités spécifiques des substances animales, pour suivre à la piste, mais ils ne paraissent pas sensibles à l'odeur des plantes, ni des fleurs. L'homme se trouve placé au-dessous d'eux, par rapport à la finesse de l'odorat, mais le monde de ses odeurs est plus homogène (2).

L'homogénéité *spécifique* de ce monde des odeurs de l'homme n'exclut point d'extrêmes variétés *personnelles*.

Ces variétés communes au sens de l'odorat, et à celui du goût, sont relatives au *degré* de la sensibilité qui les caractérise, et aux *anomalies* dont ils sont susceptibles.

Les différences qui règnent, sous le premier rapport, entre les individus, vont de la nullité presque absolue du goût et de l'odorat jusqu'à une acuité qui tient du prodige. Il y a des palais qui ne perçoivent qu'à peine, et qui ne peuvent parvenir à analyser les qualités sapides; il en est d'autres qui souffrent, ou qui jouissent des moindres nuances des diverses saveurs (3). Il existe de même des nez qui n'odorent pas, et des nez d'une finesse qui participe presque de la divination (4). Cardan, Zimmermann

---

(1) Voy. plus haut, 1re partie, liv. I, ch. II, p. 49, 50 – 56.
(2) Muller, *Physiologie du système nerveux*, t. II, p. 599.
(3) Bichat, *Recherches sur la vie et la mort*, art. 3, § 1.
(4) Voy. plus haut, p. 162.

et Jean-Jacques Rousseau avaient même attaché à cette excellence du sens de l'odorat des idées singulières. Cardan en tirait des conséquences à la pénétration d'esprit ; Zimmermann, à la sensibilité du tempérament ; Rousseau, à la puissance de l'imagination.

Les variétés qui naissent des anomalies de l'un et de l'autre sens sont plus singulières ; elles tiennent aux perceptions des qualités sapides et odorantes des corps et de leurs consonnances.

Les saveurs en effet ont leurs *consonnances*. Il en est d'elles, ainsi que des sons ou des couleurs, dont l'une exalte à l'œil la sensation de celle qui lui est opposée ou complémentaire. Le lait et le café semblent aigres après avoir mâché de la racine de roseau aromatique. La saveur des choses douces altère le goût du vin, que celle du fromage rehausse (1). Muller, en avouant qu'il est impossible de réduire à des principes généraux ces contrastes naturels des saveurs, ajoute, avec raison, que l'art culinaire a eu, dans tous les temps, le talent empirique de mettre en œuvre les règles de succession et d'association de ces consonnances, ainsi que la musique et la peinture l'ont eu de mettre en pratique celles de l'harmonie sans en connaître les lois (2).

Il n'est pas démontré, d'après le même auteur, que les odeurs soient soumises aux mêmes lois de consonnance et de dissonance, mais tout le porte à le croire (3). « La fétidité, dit-il, est pour l'odorat, ce que la douleur est pour le toucher, l'éblouissement ou le défaut d'harmonie des couleurs, pour la vue, la dissonance pour l'ouïe ; c'est l'opposé de l'odeur suave (4). »

(1) Muller, *ouv. cit.*, t. II, p. 606.
(2) Muller, *Physiologie du système nerveux*, t. II, p. 606.
(3) Id., *ib.*, t. II, p. 599.
(4) *Loc. cit.*

Soit que l'on admette, soit que l'on rejette l'idée de ces analogies, une conformité réelle des sensations de l'odorat et du goût, avec celles de l'oreille et de l'œil, est l'impuissance où sont plusieurs individus de percevoir ces lois de rapport des sensations, si tant est qu'elles existent; c'est de plus la variété d'impression que produisent les mêmes saveurs et les mêmes odeurs, selon la nature des êtres.

Il est certain , d'après Muller lui-même, que la fétidité et la suavité sont purement relatives dans le règne animal, et que beaucoup d'animaux recherchent, avec empressement, ce qui nous offense le nez (1).

Le même fait se répète dans l'espèce humaine. Il est plus rare qu'on ne croit, de voir plusieurs personnes d'accord sur la nature de saveurs ou d'odeurs même très-prononcées. Ces dissentiments ne sont pas de réflexion, comme Bichat a fait la faute de le croire (2), mais de pure sensation, et comme tels antérieurs à toute action mentale et indépendants d'elle.

Il en est ainsi de l'impression de plaisir ou d'aversion qu'elles causent (3).

Les saveurs délicieuses à de certains palais révoltent d'autres palais, d'où le proverbe *tous les goûts sont dans la nature*, et la sage maxime de n'en pas disputer. On voit des gens aimer des odeurs qui suffoquent; des femmes, par exemple, celle de corne brûlée, sans présenter pour cela de symptôme hystérique. Les parfums les plus suaves, pour d'autres odorats , sont des odeurs nulles, ou des odeurs infectes. Blumenbach a cité des exemples de personnes qui ne trouvent au réséda qu'une odeur herbacée.

____

(1) *Ouv. cit.*, t. II, p. 599.
(2) Bichat, *Recherches sur la vie et la mort*, art. 3, § 1.
(3) Id., mêm ouv., *loc. cit.*

I.   25

Muller s'avoue du nombre (1). On a vu redouter jusqu'à l'odeur des roses et de la violette. Une femme appréhendait celle de cette dernière fleur au point d'en percevoir de très-loin la présence. Un moine ressentait un effet si pénible des sensations de l'autre, que, pendant la saison de floraison des roses, il se tenait enfermé au fond de sa cellule (2).

Toutes ces bizarreries, soit qu'elles ne consistent qu'en de simples différences de délicatesse de l'odorat ou du goût, soit qu'elles en constituent des anomalies, rentrent évidemment, comme celles du toucher, dans le caractère des idiosyncrasies, et se prêtent aux mêmes considérations.

Un premier point de rapport qu'elles présentent avec celles de ce dernier sens, est celui d'être *innées*.

La subtilité de l'odorat et du goût est, à tous ses degrés, naturelle chez les êtres, depuis l'hyperesthésie jusqu'à l'anesthésie de l'un et de l'autre sens. Les nez délicats et les palais fins sont originels, et il est depuis longtemps passé en aphorisme, chez les génies de la table, et chez les inspirés de l'art culinaire, que l'on *naît* gourmet.

Les bizarreries de l'un et de l'autre sens sont aussi dans le même cas : la plupart sont de naissance.

Un second point de rapport de ces variétés innées de l'odorat et du goût, avec les variétés analogues du toucher, c'est d'être le plus souvent, comme elles, de famille, c'est d'être transmissibles par génération.

Sous le type *spécifique*, cette transmission est une loi constante ; les espèces herbivores paissent toujours les mêmes plantes que paissaient leurs pères ; les carnivores dévorent toujours la même proie ; les oiseaux, les insectes,

____

(1) Muller, *loc. cit.*
(2) *Dictionnaire d'Histoire naturelle*, t. I, p. 224.

s'attaquent aussi toujours aux mêmes sortes de feuilles, ou de fleurs ou de fruits dont se nourrissaient leurs premiers parents. Tous ont également les mêmes aversions.

L'hérédité s'étend, sous ce rapport, aussi loin, dans l'instinct des saveurs, que la variété même.

Par ces mêmes raisons, dans toutes les classes d'êtres, les espèces répugnent, ou ne répugnent pas, à telles ou telles odeurs.

Les mêmes attractions, les mêmes répulsions, sous le type *individuel*, sont soumises non plus à la règle constante, mais à l'action de la loi de l'hérédité.

L'anosmie se propage souvent par cette voie. On rencontre des familles qui n'odorent pas ; d'autres jouissent de l'odorat le plus développé et le plus délicat. Il est même des races, parmi les animaux comme parmi les hommes, dont cette faculté est l'éminent attribut, des races à nez fin. La subtilité de l'odorat du nègre, si incompréhensible, qu'on l'a regardée, chez lui, comme complémentaire d'une lacune de raison (1), la portée aussi merveilleuse du même sens, que possèdent les Américains indigènes (2), se retrouvent aussi vives dans leurs descendants ; et il est bien connu que, dans l'espèce canine, c'est à l'hérédité de la sagacité native de l'odorat, que tient, en grande partie, la valeur de la race et de l'individu.

Les qualités du goût sont sujettes, sous le même type, au même mode de transport.

----

(1) Zimmermann, *Traité de l'expérience*, loc. cit.

(2) Morton, *Crania americana*, Boston, 1840.

Les uns attribuent l'inconcevable pénétration de l'odorat, chez ces races, à un plus grand développement de la membrane olfactive, les autres à un plus grand exercice du sens. *Voy.* Prichard, *Histoire naturelle de l'homme*, Paris, 1843, t. II, p. 88, 89.

L'hybridité en donne, chez les animaux, de curieux exemples. Le cochon a un goût très-prononcé pour l'orge; le sanglier le dédaigne, et se nourrit d'herbe et de feuilles. On a vu, du croisement de la truie domestique et du sanglier, naître des petits qui avaient, les uns l'aversion de l'orge, comme le sanglier, les autres le goût de l'orge, comme le cochon (1).

On rencontre tous les jours des faits analogues dans l'espèce humaine, chez les familles les plus diverses de position, de rang et de fortune.

Saint-Simon nous apprend, dans ses curieux mémoires, que Louis XIV était d'une voracité et d'une gourmandise extraordinaires : presque tous ses enfants étaient, ainsi que lui, gourmands et grands mangeurs. Dans beaucoup de familles, entourées cependant du luxe de la table, pères, mères, enfants, avec le meilleur appétit, effleurent à peine les mets, ou préfèrent, dans le nombre, les mêmes aliments. Il en est chez lesquelles on observe une hydrophobie naturelle : trois membres d'une maison qui nous est connue, la grand'mère, la mère, une des filles, mangent à sec, jusqu'aux soupes qu'elles se font convertir en bouillie, et elles ne boivent, pour ainsi dire, pas. Leur répugnance native contre les liquides est telle, qu'elle résiste à la fièvre, et qu'il faut renoncer, presque complétement, à toutes les tisanes.

Cette hérédité des dispositions les plus ordinaires de l'odorat et du goût, se rencontre jusque dans les anomalies les plus prononcées de ces deux mêmes sens.

On voit l'anesthésie, on voit l'antipathie à certaines odeurs, à certaines saveurs, être une disposition naturelle

____

(1) Burdach, *Traité de physiologie*, t. II, p. 267.

de famille. Descartes (1) et Mallebranche (2) avaient tous deux compris qu'il fallait remonter, dans la plupart des cas, pour leur explication, au delà de la naissance, et tous deux rapportaient ces phénomènes bizarres à la sympathie de la mère et de l'enfant dans la gestation. Nous ne prétendons pas rejeter cette théorie; elle peut s'appliquer à un ordre de faits; on en cite des exemples : tel est entre autres celui que les *Éphémérides germaniques* racontent. On y lit, qu'une femme enceinte, tourmentée du désir de manger des écrevisses, en dévora une si grande quantité qu'elle en eut la diarrhée, et que la petite fille dont elle devint mère, naquit avec un goût si décidé pour elles, qu'elle les mangeait toutes crues (3). Mais il n'est pas moins vrai, que l'origine de ces singularités est souvent antérieure à la conception même, et qu'elle est d'autres fois étrangère à la mère. L'aversion ou le goût, toujours si prononcés, qu'on a pour le fromage, donne lieu de le vérifier chez de très-jeunes enfants. Dans une nombreuse famille de notre connaissance le père et la mère en mangent avec plaisir : la grand'mère l'avait dans le plus profond dégoût. Quatre des enfants, trois garçons et une fille partagent le même dégoût : il est complétement étranger aux deux autres. Schenck cite un exemple encore plus décisif de l'hérédité de cette aversion : elle était commune à deux frères dont la mère avait pour le fromage un goût passionné ; mais la répugnance du père était telle, qu'à la seule odeur, il était sur le point de tomber en syncope (4).

(1) Ren. Descartes, *Principia philosophiæ*, in-4°, *apud* Elzevir, *de Passionibus*, part. II, art. cxxx, p. 60.

(2) Mallebranche, *de la Recherche de la vérité*, édit. in-12, t. I, liv. II, page 263.

(3) *Éphémer. Germanic.*, Dec. III, an. IX et X, obs. 133.

(4) Venette, *Génération de l'homme*.

Cette hérédité des prédispositions appétitives porte sur bien d'autres espèces d'aliments. Godefroy-Samuel Pelisius connaissait un jeune homme, phthisique, qui était saisi d'une sueur froide aux mains et au visage, et près de s'évanouir, à la vue de harengs où d'une vinaigrette; son père avait eu les mêmes antipathies; il finit cependant par vaincre, avec le temps, cette répulsion et par manger des mets qui la lui inspiraient (1).

Il en est de plus étranges, et dont on ne triomphe pas toujours avec bonheur.

Telle est la répugnance à se nourrir de chair, répugnance dont l'abbé de Villedieu fut victime, le siècle dernier. Caresses des parents, menaces des précepteurs, rien n'avait pu lui faire surmonter ce dégoût. Dès sa plus tendre enfance, et jusqu'à trente ans, il ne s'était nourri que de légumes et d'œufs. Pressé plus tard de faire quelques tentatives pour changer de régime, il s'essaya d'abord à prendre du bouillon de bœuf et de mouton, et finit par pouvoir manger de ces deux viandes. Mais la répugnance était sans doute instinctive, car on vit succéder rapidement à ce changement d'alimentation, la pléthore, l'insomnie, et une fièvre cérébrale terminée par la mort (2). Un journal judiciaire donnait, l'année dernière, un exemple remarquable de l'hérédité de cette inexplicable antipathie du goût. Une inculpation grave amenait sur les bancs de la cour d'assises de la Meurthe, à Nancy, l'accusé Patenotte : « Les débats, dit le journal, ont révélé « à l'égard de cet accusé une particularité assez singu- « lière, et *qui lui est commune avec son père* : c'est une « répugnance invincible, et poussée jusqu'au plus violent

(1) Sigaud de Lafond, *Dictionnaire des merveilles de la nature*, t. I, p. 122, 123.

(2) *Journal de médecine*, août 1760.

« dégoût, pour tous les aliments composés de substances
« animales. Dix-huit mois passés, dans un régiment du
« génie, n'ont pu triompher de cette étrange disposition,
« et il a été obligé de quitter les drapeaux (1). »

En opposition à ce fait tout nouveau de la transmission
par la voie séminale d'une aussi bizarre aversion du goût,
nous rappellerons un fait très-ancien, et souvent cité, de
l'hérédité de la dépravation la plus abominable du penchant contraire ; c'est le fait de l'histoire d'Ecosse emprunté par Gaubius, à Hector Boeth. Cet auteur fait mention d'une jeune fille dont le père était entraîné par un
penchant violent et irrésistible à manger de la chair
humaine, penchant qui le poussa à des assassinats : quoique séparée de son père et de sa mère, condamnés au feu
avant qu'elle eût un an, quoiqu'élevée au milieu de personnes respectables, cette jeune fille succomba, comme
son père, à l'inconcevable désir de manger de la chair humaine.

Nous devons avouer que le fait ne nous étonne pas plus,
qu'il n'a étonné Gaubius, Zimmermann (2), Lamettrye (3)
et Gall (4).

§ III. — De l'hérédité des modes sensitifs de la vue.

Le type spécifique des facultés de l'œil, comme celui
du toucher, du goût, de l'odorat, a ses variétés et ses
anomalies, et l'observation va nous y présenter, sous un
jour plus curieux, la part originelle de l'hérédité aux
moindres caractères de nos sensations.

(1) *Gazette des Tribunaux*, 21 mai 1844.
(2) *Traité de l'expérience*, t. III.
(3) Lamettrye, *OEuvres philosophiques*, édit. in-4°, *l'Homme machine*,
page 145.
(4) Gall, *sur les Fonctions du cerveau*. Paris, 1825, vol. 1, p. 208.

Il n'est pas une seule des facultés optiques qui ne puisse offrir de ces diversités et de ces anomalies , et il n'est pas une seule des singularités que l'on y rencontre , dont l'hérédité ne puisse être le principe.

Toutes tiennent au *mécanisme*, ou au *dynamisme* de l'organe visuel.

I. Parmi les plus vulgaires particularités de la vision, que le mécanisme explique, s'offrent, en première ligne , le strabisme, la presbytie, et la myopie , toutes trois de famille, toutes trois transmissibles par génération.

Portal a signalé l'hérédité de la vue à la Montmorency, strabisme incomplet, dont étaient affectés presque tous les membres de cette originale et illustre famille (1). Une famille plus modeste, celle d'un simple et digne officier de santé, dont on nous permettra de taire ici le nom, nous a présenté à nous-même un exemple de la propagation du père aux enfants du strabisme le plus caractérisé. Les médecins de Breslau , avaient , le siècle dernier, recueilli dans cette ville plusieurs faits semblables (2); mais les observations de ce genre sont trop vulgaires pour nous y arrêter. Celles d'hérédité de la myopie et de la presbytie sont presque aussi communes. Il n'est pour ainsi dire, personne qui n'en connaisse ou n'en ait vu d'exemples. Il en est, sous ce rapport , de la presbytie, comme de la persistance des facultés de l'œil : comme il est des familles, où ces facultés retiennent , au delà d'un siècle, leur énergie première (3); il en est un grand nombre dont les membres ne doivent qu'à l'hérédité de la conformation de leur appareil optique la portée brève ou longue de leur vision.

(1) Portal, *Considérations sur les maladies de famille*, etc.
(2) *Histor. morbor. Braislav.*, an. 1707, éd. Haller, p. 309.
(3) Voy. plus haut, 2ᵉ partie, liv. II, ch. 1, p. 280.

Les recherches statistiques du docteur Furnari, sur les affections de l'œil, lui ont même démontré que la plupart des myopes étaient fils ou petits-fils d'individus myopes. Dans la seule famille du docteur Lhéritier, la myopie s'est successivement transmise de l'aïeul au père, et du père aux deux fils (1). Dans la famille M***, le père, qui vient d'atteindre à ses quatre-vingts ans, est né le premier myope de sa famille : la mère ne l'est pas, les deux fils qui leur restent sont myopes comme leur père.

On trouve dans Portal un fait d'hérédité d'une particularité beaucoup plus singulière de la vision : deux frères, l'un de dix-sept et l'autre de quinze ans, ne pouvaient, quelques minutes, rester la tête baissée, sans perdre la vue; ils ne la recouvraient qu'au bout de quelques moments, après s'être relevés, et en portant la tête légèrement en arrière.

Curieux de découvrir la cause de cette bizarrerie, Portal trouva chez eux, à l'examen des yeux, une dilatation extrême de la pupille, et il lui sembla que le cristallin, avec sa capsule, s'insinuait en partie dans l'ouverture de la pupille, et faisait une saillie apparente dans la chambre antérieure de l'œil : cette espèce de hernie disparaissait lorsque les deux frères avaient tenu la tête relevée quelques instants : le père de ces jeunes gens avait toute sa vie été sujet, comme eux, à cette cécité momentanée (2).

Nous ne dirons rien ici de l'hérédité de la cataracte; les exemples en fourmillent; nous devons glisser sur les phénomènes qui n'appartiennent point, à proprement parler, à l'élément nerveux de la vision.

(1) Piorry, *de l'Hérédité dans les maladies*, p. 120.
(2) Portal, *ouv. cit.*, p. 87.

II. Une étroite dépendance de la nature intime de cet élément est le caractère commun de la plupart de celles des anomalies des facultés optiques, dont le mécanisme de l'œil ne saurait rendre compte.

Ces anomalies sont nécessairement celles des facultés de perception de la *lumière*, des *formes* ou des *couleurs*, triple force sensorielle de la vision, qui, selon les personnes, offre les différences natives les plus étranges d'étendue, de quantité, et de qualité de la miraculeuse activité de l'œil.

Toutes ces variétés de nature ou d'étendue de la vision, rentrent dans deux classes distinctes, où, indépendamment des causes dont elles proviennent, leur type symptomatique invite à les ranger.

La première renferme les différents degrés d'insensibilité ou d'*anesthésie* des facultés optiques.

La seconde comprend les différents degrés de suractivité ou d'*hyperesthésie* des mêmes puissances de l'œil.

L'hérédité régit également ces deux classes.

a) Hérédité des modes d'anesthésie de l'œil.

La plus élémentaire des perceptions optiques, la seule qui soit encore sensible à l'œil éteint de quelques aveugles-nés (1), celle de la lumière, est susceptible chez l'homme, d'autant de degrés et d'inégalités que parmi les oiseaux. Depuis le regard de l'aigle, qui fixe le soleil, jusqu'à celui de la chouette, qui ne souffre que l'indécise clarté du crépuscule, on retrouve en effet, chez lui, tous les types, toutes les gradations de cette faculté première et dernière

(1) P. A. Dufau, *Essai sur l'état physique, moral et intellectuel des aveugles-nés.*

de la vue. Manifestes déjà chez les aveugles-nés (1), ces différences sont encore plus prononcées chez les clair-voyants. On en a même donné, dans ces derniers temps , une démonstration exclusivement physique : de curieuses recherches sur la photométrie électrique, appliquée à la mesure de la sensibilité de l'œil, il est résulté que cette sensibilité peut varier du double, entre les individus, dans l'état naturel, et, conséquemment, qu'elle peut pré-senter jusqu'à l'infini, selon les personnes, les nuances intermédiaires entre les deux limites (2). Mais l'observa-tion purement physiologique avait depuis longtemps ré-vélé, chez les hommes, ces inégalités de la perception vi-suelle de la lumière, et l'hérédité de toutes ses gradations, et par malheur aussi de ses impuissances, depuis le pre-mier degré de l'anesthésie partielle, jusqu'à ce dernier degré d'anesthésie totale, où la cécité, cette nuit de la vie, ferme l'œil au jour, aux formes, et aux couleurs des corps.

L'hérédité se range , en effet, dans les causes qui pro-duisent la dernière, et elle peut la produire sous le type continu, sous le type intermittent.

Elle peut la produire *congénialement*. Malgré la néga-tion téméraire de Louis, et le doute de plusieurs autres, il arrive aux aveugles d'engendrer des aveugles. Cette an-cienne opinion d'Aristote (3) est pour nous un fait hors de question :

1° La cécité de naissance peut être de famille.

Portal cite le cas de quatre enfants issus des mêmes parents qui étaient tous les quatre aveugles, en venant au monde (1).

2° La cécité des pères ou des mères peut atteindre les produits, de naissance.

Persuadé de ce fait, le savant Huzard est allé jusqu'à dire, que si l'on voulait avoir une *race* de chevaux aveugles de naissance, il serait possible de le faire, en choisissant pour la reproduction, pendant plusieurs générations, des animaux aveugles, par suite de la fluxion périodique(2).

Si le fait est incertain relativement à la race, il est très-positif, quant à la famille, pour diverses affections de l'œil, dans notre espèce. Un père aveugle, écrit Vandermonde, a des enfants aveugles (3).

Nous lisons dans Venette qu'un pauvre aveugle, qui vivait d'aumône, engendra quatre garçons et une fille, qui naquirent tous les cinq aveugles (4).

Ce fait n'est pas isolé. Il est confirmé par des observations positives qui nous montrent diverses affections de l'œil suivies de cécité, chez les pères ou les mères, causant chez les enfants la cécité de naissance.

Nous les présentons éparses, dans un tableau, qu'a bien voulu dresser, d'après notre demande, le directeur actuel de l'Institution Royale des jeunes aveugles, P. A. Dufau, auteur lauréat d'un ouvrage plein des aperçus les plus intéressants sur l'état physique et intellectuel des aveugles-nés (5).

(1) Portal, *ouv. cit.*
(2) *Dictionn. usuel de chirurgie et de médecine vétérinaires*, 2 v. in-8.
(3) Vandermonde, *ouv. cit.*, t. I, p. 69.
(4) Venette, *la Génération de l'homme*, t. II, p. 47.
(5) P. A. Dufau, *Essai sur l'état physique, moral et intellectuel des aveugles-nés, avec un nouveau plan pour l'amélioration de leur condition sociale.* — Ouvrage couronné par la Société de la morale chrétienne, 1 vol. in-8°, Paris, 1837.

NOMS.	PRÉNOMS.	DÉPARTEMENT.	AGE.	DATE DE LA CÉCITÉ.	CAUSE DE LA CÉCITÉ.	PARENTS AFFECTÉS DANS L'ORGANE VISUEL.
Clapos.	Anselme.	Ain.	16 ans.	De naissance.	Amaurose congénitale.	Un frère aveugle comme lui.
Caffet.	Gabriel-Martial.	Aube.	14 ans.	Id.	Id.	Un frère Id.
Croiset.	Louis-Théodore.	Seine-et-Marne.	17 ans.	Id.	Cataracte congénitale.	Grand-père avec cataracte, un cousin germain dans le même état que lui.
Grajon.	Cyr-Antoine.	Seine.	16 ans.	Id.	Ophthalmie puriforme.	Une sœur à peu près aveugle à 25 ans, avec la même origine.
Dussancy.	Gustave-Lambert.	Nord.	16 ans.	Premiers jours.	Id.	Un oncle myope.
Buzard.	François.	Maine-et-Loire.	16 ans.	Id.	Id.	Un frère aveugle de naissance.
Berger.	Alexis-Adolphe.	Seine et-Marne.	18 ans.	De naissance.	Nyctalopie congénitale.	Un frère, vue basse ; père et mère, vue faible.
Souillard.	Jean-Baptiste.	Côte-d'Or.	18 ans.	5 ans.	Cataracte.	Sa mère, vue basse.
Pétot.	Claude.	Doubs.	22 ans.	15 jours.	Ophthalmie puriforme, cataracte consécutive à gauche.	Mère avec affection aux yeux.
Loquin.	Louis.	Seine-Inférieure.	16 ans.	6 mois.	Variole.	Cousin germain aveugle-né.
Pascal.	Alfred.	Somme.	13 ans.	8 ans.	Ophthalmie indéterminée.	Une tante aveugle d'une cataracte.

DEMOISELLES.

NOMS.	PRÉNOMS.	DÉPARTEMENT.	AGE.	DATE DE LA CÉCITÉ.	CAUSE DE LA CÉCITÉ.	PARENTS AFFECTÉS DANS L'ORGANE VISUEL.
Fèvre.	Françoise.	Saône-et-Loire.	13 ans.	Naissance.	Amaurose.	Un frère comme elle.
Baudesson.	Jeanne.	Aisne.	14 ans.	Id.	Id.	2 sœurs comme elle, et de plus idiotes.
Lecœur.	Henriette.	Seine-Inférieure.	16 ans.	9 ans.	Ophthalmie chronique indéterminée.	Les parents ont les yeux délicats, rouges.
Seguay.	Jeanne-Marine.	Gironde.	13 ans.	Naissances.	Amaurose et cataracte depuis 3 ans.	Un frère, sourd-muet, aveugle et idiot.
Fauveau.	Alexandrine.	Seine-et-Oise.	12 ans.	Id.	Cause indéterminée présumée ophthalmie puriforme.	Un garçon et deux filles (elle comprise) de naissance dans la famille.
Moquot.	Françoise.	Seine-et-Oise.	19 ans.	9 ans.	Ophthalmie puriforme.	Sœur aveugle par amaurose.
Tournaillon.	Caroline-Emma.	Loiret.	18 ans.	Naissance.	Amaurose congénitale.	2 frères et une tante amaurotiques.
Fleury-Canu.	Elise.	Seine.	17 ans.	9 ans 1/2.	Ophthalmie puriforme.	Une sœur dont les yeux sont malades.
Harang.	Marie.	Seine-et-Oise.	19 ans.	9 ans 1/2, vue faible dès les 1res années.	Amaurose.	Mère et oncle maternel, la sœur amaurotiques.
Fouilloux.	Benoite.	Saône-et-Loire.	15 ans.	Premiers jours.	Ophthalmie puriforme.	Un grand-père cataracté.

Ce tableau qui nous offre tout ce qu'il a été possible de recueillir d'exemples d'hérédité de la cécité parmi les jeunes élèves de l'établissement, dans le cours de l'année 1844, est malheureusement bien loin d'être complet, et de pouvoir donner une idée exacte de la proportion des cas de cécité dont le principe remonte à cet ordre de causes. Mais les jeunes aveugles entrent pour la plupart à l'institution, dans des circonstances telles, qu'il est impossible d'obtenir d'eux, ou de ceux qui les amènent, des éclaircissements sur l'origine du mal qui les prive de la vue, ni sur la relation de ce mal avec l'état des yeux de leurs parents.

Tel qu'il est, ce tableau offre matière à plusieurs considérations, d'une certaine importance, qui prendront place ailleurs (1). Nous n'en tirerons ici que les deux conséquences qui touchent directement au point dont il s'agit :

La première, qui ressort de l'ensemble de ce relevé, c'est que la cécité est héréditaire ;

La seconde, c'est que diverses causes de la cécité, spécialement l'amaurose, la nyctalopie et la cataracte qui privent de la vue un ou plusieurs parents, propagent dans les familles, non pas simplement la *prédestination* à la cécité, mais la *cécité* même : on voit dans les exemples de Clapot, Caffet, Croiset, Fèvre, Baudesson, Seguay et Tournaillon, la cécité de famille ou héréditaire, produite par ces trois causes, être congénitale (2). Mais il arrive encore beaucoup plus fréquemment aux malheureux privés de la vue d'engendrer des fils prédestinés à la perdre comme eux.

(1) Voy. tome II de cet ouvrage.
(2) Voir le tableau ci-joint.

Les vétérinaires sont presque tous d'accord sur la réalité de cette forme d'hérédité chez les animaux, et particulièrement dans l'espèce chevaline. Dès 1808, Huzard père demandait de rejeter des haras les juments affectées de fluxion lunatique, parce qu'elles transmettaient ce mal à leurs poulains (1) : la plupart des auteurs ont admis, comme lui, l'hérédité de cette cause de la cécité. Bourgelat fait pour les chevaux affectés des maux d'yeux qu'il nomme *essentiels*, la recommandation d'Huzard pour les juments (2). Demoussy, Thierry, de Royère, Garsault, Mangin (3) sont de la même opinion, et d'après ce principe, on a réformé plusieurs étalons dans les dépôts de l'État, parce qu'on avait remarqué d'eux à leurs produits cette propagation de la prédestination à la cécité (4).

Les cas d'hérédité de ces prédestinations fourmillent dans notre espèce, et particulièrement de celles à la cataracte et à l'amaurose. Portal (5), Beer (6), Demours (7), Sanson (8), Joseph Adams (9), Brown (10), en citent plusieurs exemples. Dans celui rapporté par Sanson, le père, deux filles, deux garçons, ont tous été frappés d'amaurose, à l'âge

(1) Huzard, *Instruction sur l'amélioration des chevaux en France*, an X, 1808.

(2) Bourgelat, *Extérieur*, p. 446. — Voy. aussi Pichard, *Manuel des haras*. Paris, 1812, p. 121, 122.

(3) Mangin, *Recueil de médecine vétérinaire*, t. V, p. 686.

(4) Hurtrel d'Arboval, *Dictionnaire de médecine, de chirurgie et d'hygiène vétérinaires*, 1838, t. III, p. 57.

(5) Portal, *ouv. cit.*, p. 86, 87.

(6) *Lehre von den Augen Krankheiten*. Wien. 1817.

(7) Demours, *Précis historique et pratique des maladies des yeux*. Paris, 1823.

(8) *Dictionnaire de médecine et de chirurgie pratique*, t. II, p. 98.

(9) Adams, *A philosophical dissertation on the hereditary peculiarities, of the human constitution*, p. 12.

(10) J. Brown, *Cyclopedia of practical medicine*, vol. II, p. 419.

de 21 ans. Un cas recueilli par Brown est encore plus remarquable ; les membres de la famille Lecomte, dit-il,
voyaient clairement jusqu'à l'âge de 16 à 17 ans ; à cet âge,
sans cause apparente, quelques- uns d'entre eux s'aperce-
vaient d'un obscurcissement dans leur vue, et cet obscurcissement croissait graduellement, jusqu'à ce qu'il fût devenu une cécité complète : tel fut le cas, *pendant trois
générations*, pour un certain nombre d'entre eux , dans
chacune d'elles : mais tous ceux qui avaient passé cet âge
critique ont conservé leur vue le reste de leurs jours (1).
Fabrice de Hilden a vu la cécité poursuivre ainsi sa marche cinq générations, dans la même famille (2).

Le tableau précédent offre des cas analogues. Il en est
un, celui de la jeune Harang, qui nous était connu et qui
nous a paru digne de quelques détails.

Dans la triste famille qui fait le sujet de cette observation, le grand-père était doué d'excellents yeux ; la
grand'mère a été frappée d'amaurose, à l'âge de *trente-
cinq ans*. Sa fille mariée à un facteur des postes est à *dix-
neuf ans* privée de la vue par la même affection. La cécité chez elle, quoique trop complète, lui laisse cependant
un degré confus de sensibilité nyctalopique, qui lui permet encore de percevoir vaguement la lumière de la lune.
Des sept enfants auxquels elle a donné la vie, l'aînée,
charmante jeune fille, devient amaurotique à l'âge de
treize ans, et meurt à quinze ans, totalement aveugle ; la
seconde perd la lumière, à sa *onzième année*, par la même
maladie qui s'annonce chez toutes de la même manière :
de la céphalalgie , un léger strabisme, et la diminution

(1) *Baltimore med. and physic.* Reg. 1819.
(2) *Cent.* V, obs. 3.

indolente mais croissante de la vision, jusqu'à la cécité. La troisième fille offrait, comme sa sœur, au même âge de *onze ans*, tous les mêmes symptômes ; elle ne voyait déjà plus à se diriger, lorsque le mal a cédé, soit momentanément, soit définitivement, à l'heureux emploi des ressources de l'art.

Des quatre derniers enfants, l'une est morte à deux ans, sans rien présenter de particulier, du côté de la vue. Une autre âgée de treize ans, lorsque je recueillais cette observation, n'avait point ressenti d'atteinte de l'affection qui afflige sa famille, et les autres étaient deux garçons, le premier de trois ans, le second d'un an, à peine, jusque-là clairvoyants.

A côté de ces faits si graves d'hérédité du type *continu* de la cécité totale, se placent d'autres exemples qui prouvent l'hérédité du type *intermittent* de l'anesthésie complète de la vision.

La principale forme de ce type d'anesthésie est cette singulière anomalie de la vue qui ne permet de voir que le jour, ou qu'à la condition de la présence du soleil au-dessus de l'horizon (1). Ovelgun rapporte l'exemple d'une famille dont les membres devenaient aveugles pendant la nuit (2). La science a réuni plusieurs autres exemples de la reproduction, par la voie séminale, de la même affection. Mais le plus remarquable, que nous connaissions, de l'*innéité* et de l'*hérédité* de ce mode d'amblyopie est celui que l'on doit au docteur Cunier. Dans l'observation qu'il en a recueillie, on voit toute une commune, celle de Vanderman, près de Montpellier, infectée, en quelque sorte,

(1) Voyez dans Casimir Médicus, *Traité des maladies périodiques sans fièvres*, traduit de l'allemand, par Lefebvre de Villebrune. Paris, 1790, in-12. § XX, p. 77 à 87, le résumé d'une foule d'observations de ce genre.
(2) *Act. natur. curios.*, vol. VII, obs. 28.

depuis six générations, dans toute la descendance d'un nommé Nougaret, de ce vice héréditaire. Ce vice n'atteint pas ceux des habitants étrangers à sa race, et il l'a suivie dans tous les autres lieux où elle a habité (1).

Il existe également des faits de propagation, par l'hérédité, de la forme opposée de l'amblyopie, ou de la *nyctalopie*, autre mode d'intermittence de la vision, qui ne permet de voir qu'au crépuscule, ou qu'à la chute du jour. Mais sa régénération se lie le plus souvent à celle de l'albinisme, ou d'anomalies de l'œil dont nous allons parler (2).

Ces anomalies, dont il a été précédemment question dans le cours de ce travail (3), sont celles qui constituent l'anesthésie *partielle* ou *incomplète* de l'œil.

Les lacunes, qui les forment, portent sur la perception des images des objets, ou sur celle des couleurs.

Le nombre, et la dimension des corps qui frappent la vue, varient à l'infini, selon les espèces d'êtres, et, dans la même espèce, selon l'organisation particulière de l'œil. Il y a, disait Lecat, plus de différence entre les yeux de diverses espèces d'animaux, qu'il n'y en a entre toutes les espèces de lentilles. Il est donc clair que les différentes espèces d'animaux, et même que tous les hommes ne voient pas les objets de la même grandeur, ni une même quantité d'objets à la fois (4).

Pour les animaux, le fait est hors de doute. Il n'est pas plus possible d'assimiler chez eux, pour la fonction, que

____

(1) Annales d'Oculistique, t. I.

(2) Voyez ce que nous disons de l'hérédité de la chromatopseudopsie. Plusieurs ont en même temps des tendances à la *nyctalopie*, à la *presbytie*, et à la *myopie*.

(3) Voy. deuxième partie, chap. II, p. 165.

(4) Lecat, *Traité des sensations*, t. II, p. 465, 466.

pour la structure, les *yeux simples* ou *points oculaires* des vers, et des différents autres animaux inférieurs, dépourvus d'appareils optiques transparents, les yeux *composés ou à mosaïque*, qui, chez les insectes, et chez les crustacés, où ils présentent encore tant de variétés (1), isolent la lumière, et les yeux à milieux transparents, mais pourvus d'appareils réfringents, qui, chez les vertébrés, réunissent en foyer les rayons lumineux. Quantité, qualité, distance, étendue de la puissance optique, degré de netteté, proportion de l'image, tout est nécessairement divers (2), dans la vision d'yeux si dissemblables ; tout doit s'y rapporter, selon les espèces, et dans la même espèce selon les individus, à des nuances innombrables.

Pour les hommes, et sous le type individuel, le fait est tout aussi nettement démontré.

(1) Muller a établi des modifications des yeux à facettes, cette classification qui fait bien juger de leurs diversités :

1° Yeux composés dont la cornée présente des facettes, et qui sont pourvus de cônes transparents, sans lentille (les insectes et la plupart des crustacés décapodes).

A. A facettes simples ;

B. A fortes saillies lenticulaires sur la face interne des facettes (*Meloe*).

2° Yeux composés dont la cornée est lisse et sans facettes :

A. Avec des corps transparents, coniques, arrondis à leur base, sans lentilles (*Daphnia, Apus, Gammasus, Cyamus*, etc.) ;

B. A bases des cônes soudées avec la cornée (*Limulus*) ;

3° Yeux composés ayant des lentilles au-devant des corps coniques transparents :

A. A cornée présentant des facettes (*Calianassa, Cancer, Maculatus*, etc.) ;

B. A cornée lisse en dehors , et présentant des facettes en dedans (*Amphitœ, Hyperia*, etc.) ;

C. A cornée lisse en dehors, et présentant des facettes en dedans (*Branchiopus*).

4° Agrégation d'yeux *simples*, dont chacun contient les parties essentielles des yeux *simples*, savoir : une lentille, et un corps vitré sphérique, (plusieurs isopodes, tels que Cymothoe, et les insectes myriapodes, *Julus*). *Physiologie du syst. nerv.*, t. II, p. 321.

(2) Muller, *mém. ouv.*, p. 316, 317, et p. 335 et suiv.

Il n'est pas rare, dit le docteur Vimont, de rencontrer des personnes qui voient très-distinctement les objets, mais qui n'ont qu'une idée très-imparfaite de leur volume, de leur forme, de leur distance (1). Ces anomalies l'amènent même à penser que la partie de l'œil, qui sert à la transmission de la lumière, n'est pas celle qui donne la conscience de la forme, de l'étendue et de la distance des corps (2).

Lecat, dont l'attention avait été frappée de ces singularités, est allé plus loin ; il a avancé « qu'un même homme, « qu'un même œil voit, dans un même jour, dans un « même moment, les objets, tantôt plus grands, tantôt « plus petits, selon certains mouvements qui se passent « dans cet organe, et certains états où il se trouve (3). »

Les recherches sur la *photométrie électrique,* dont nous avons parlé, confirment, qu'en effet, il y a d'un jour à l'autre, dans la même personne, des variations du mode sensitif de l'œil (4). Mais celles d'individu à individu sont bien plus étendues, et on a reconnu, dans ces derniers temps, à l'Observatoire, que la diversité individuelle des appréciations de l'œil était une cause réelle et notable d'erreurs, dans les observations astronomiques.

Toutes celles de ces variétés de la vue qui proviennent des espèces, obéissent à la loi de l'hérédité de la structure spécifique qui régit l'appareil de la vision ; chaque espèce transmet par la génération, non la simple faculté de percevoir la lumière, mais encore le degré et la manière de voir. Prouver que ces variétés, dans l'unité d'espèce, se produi-

(1) Vimont, *Traité de phrénologie humaine et comparée*, Paris, 1838, t. II, p. 150.
(2) Id., *loc. cit.*
(3) Lecat, *ouv. cité*, p. 466.
(4) Masson, *mémoire cité.*

sent entre les personnes, et qu'il en existe qui tiennent de la naissance une plus imparfaite appréciation des formes ou du volume des corps qui frappent leurs regards, c'est, par le même principe, qui s'étend de l'espèce jusqu'à l'individu, prouver l'hérédité des mêmes diversités, sous le type individuel. Quelles que soient en effet les causes mécaniques, ou dynamiques, auxquelles tiennent ces imperfections de la manière de voir, nous ne pouvons douter, d'après les faits connus, qu'elles ne soient transmissibles. Comme le dit Portal, on *hérite du regard ;* mais, sur ce point spécial, *nous manquons d'exemples directs qui nous l'attestent.* Les exemples, au contraire, de l'hérédité de l'anesthésie partielle qui porte sur les couleurs sont en assez grand nombre.

Ces faits si étonnants, qui démontrent à eux seuls, à quel point les lois organiques de la vue, et sans doute, en partie, celles de la lumière, sont encore ignorées, se produisent presque tous héréditairement.

Nous n'entendons parler que de ceux de ces phénomènes qui ne présentent pas un caractère morbide.

« Il y a, dit Muller, beaucoup de personnes qui, par
« une disposition *innée* de la rétine distinguent mal les
« couleurs. Les nombreuses observations du jeune Seebeck,
« sur ce phénomène, ont fourni les résultats suivants :
« Outre les hommes qui ont de la peine à déterminer les
« couleurs, il y en a d'autres qui confondent plus ou
« moins ensemble des couleurs tout à fait différentes. On
« remarque des nuances à cet égard, non-seulement au
« *degré*, mais encore au *mode* de la confusion (1). »

Et se fondant sur cette base, il a formé deux classes de

____

(1) Muller, *ouv. cité*, t. II, p. 447.

ces anomalies, l'une d'après le degré, l'autre d'après le mode d'anesthésie visuelle.

Goëthe, dans sa très-remarquable théorie des couleurs, les a toutes comprises dans une même classe, et sous un même nom, l'*akyanoblepsie*, parce qu'il croyait, à tort(1), que toutes avaient leur principe dans l'impuissance de l'œil à percevoir le bleu. D'autres dénominations, celle d'*achromatopsie*, ou de *vision colorée* (coloured-vision), avaient successivement été proposées, lorsqu'un Allemand, Sommer, leur a substitué l'appellation plus juste de *chromatopseudopsie*, (χρεμῶ, ψαῦδος, ὄψ) ou de perception inexacte des couleurs.

Le docteur Szokalski, qui a adopté cette dénomination, dans son curieux travail sur ces anomalies, en a formé cinq classes, et nous allons nous-même suivre sa division, comme plus analytique (2).

La première classe renferme les observations qui se rapprochent le plus de l'insensibilité complète pour les couleurs, c'est-à-dire toutes celles où le défaut de perception du *jaune*, du *rouge* et du *bleu* ne présente à l'œil, dans les plus riches teintes naturelles des objets que des nuances de *blanc* et de *noir*.

Le type le plus fidèle de cette véritable achromatopsie est le cas de Harris, cordonnier de Mary-Port, dans le Cumberland, dont une lettre de Hudart à Priestley (3), donne la description, avec tous les détails.

---

(1) Dans plus de soixante cas de ces anomalies, il ne s'en est pas trouvé un seul qui présentât *exclusivement* le défaut absolu de perception du *bleu*. L'imperfection de cette dernière sensation n'est pas rare; mais, d'après le Dr Szokalski, elle est toujours combinée avec l'insensibilité pour le *rouge*.

(2) V. Szokalski, *Essai sur les sensations des couleurs*, § XL, p. 107 et *pass.*

(3) *Philosophical transactions of the royal society of London.* — 1777, p. 260.

Cet homme pouvait juger très-exactement des grandeurs et des formes ; mais il ne sut jamais distinguer les couleurs.

Deux de ses frères avaient apporté en naissant le même défaut que lui ; deux autres frères et sœurs en étaient exempts.

La seconde classe renferme les individus qui peuvent percevoir trois nuances de lumière, le *blanc*, le *jaune* et le *noir*.

Le docteur Szokalski reconnaît qu'il n'a pu rencontrer un exemple exact et exclusif de cette variété, et une imparfaite sensation du bleu lui a fait rejeter, comme prototype de ce cadre, le fait si curieux rapporté par Harwey (1) : c'est celui d'un vieillard, qui, depuis son enfance, avait remarqué lui-même qu'il ne pouvait nommer les couleurs par leur nom, et qui se désespérait de ne voir, dans les tableaux, qu'un aspect gris et sombre, dans un *panorama* qu'une fumée obscure, dans le lever du jour, dans le coucher du soleil, dans les plus riches nuances de l'arc-en-ciel, dans les plus magnifiques scènes de la nature, qu'une teinte inanimée et qu'une froide et terne uniformité.

La troisième classe est celle où les akyanopses, comme Goëthe les nomme, ont, outre la perception du *jaune* des akyanopses de la seconde classe, une sensation mixte qui, pour un œil bien organisé, correspondrait, d'après le docteur Szokalski, à la perception du *bleu* et du *rouge*.

C'est dans l'auteur allemand Sommer, narrateur et sujet de l'observation (2), qu'il en voit le modèle : le frère de

____

(1) *Transactions of the royal society of Edinburg*, vol. X, p. 253.
(2) *Journal de chirurgie*, par *Graefe et Walther*, vol. V, p. 20.

Sommer , un de ses cousins, et son oncle maternel, vieillard de 76 ans , sont sujets au même vice.

Witlloch Nichol (1) nous en fournit un autre exemple, où l'hérédité est très-bien démontrée ; il s'agit d'un enfant âgé de onze ans qui ne voit dans le prisme que le *jaune* , le *rouge* et le *pourpre* , qui nomme *bleu rougeâtre* la couleur *vert clair* , *rouge* le *vert* ordinaire , et *bleu* le *rouge* de tuile.

Quatre sœurs de cet enfant ont une sensation exacte des couleurs : le vice de sa vision est un héritage du côté maternel ; il lui vient de son grand-père, officier de marine, et père de deux filles, et de deux garçons. Un seul de ceux-ci participe de l'imperfection de sa vue; mais, quoique personnellement exempte de ce défaut, une des filles l'a transmis, comme nous venons de le voir, à un de ses enfants.

Le Dr Cunier a publié le cas le plus curieux peut-être de l'hérédité de cette forme de chromatopseudopsie : c'est celui d'une famille où cette anomalie n'a frappé que les femmes, et ne se transmet que par elles, depuis *cinq générations* (2).

La quatrième classe de cette infirmité se caractérise par le défaut de la sensation du *rouge* et la substitution d'une sorte de *gris cendré* à cette riche couleur. La perception du bleu n'y diffère pas de celle des yeux ordinaires.

L'illustre chimiste anglais, Dalton, rentre dans cette classe ; il nous donne lui-même l'histoire détaillée des singularités de sa vision (3).

D'une sœur et de trois frères qui forment sa famille,

----

(1) *Medico-chirurgical transactions*, vol. VII, p. 427.
(2) *Annales d'oculistique*, t. I, p. 418.
(3) *Memoirs of the literary society of Manchester*, vol. V, p. 25.

deux seulement sont atteints de la même affection : il a eu l'occasion de la constater, dans d'autres familles, en plus forte proportion, quoique rien ne lui prouve, dit-il, que les chefs de ces familles, une seule exceptée, aient été sujets à cette imperfection.

Le fondeur écossais James Milnes est dans le même cas. L'hérédité de cette imperfection de la vue parait provenir, chez lui, de son grand-père maternel : ni son père, ni sa mère, ni aucune de ses sœurs, n'en ont été atteints : elle existe, au contraire, manifestement, chez ses deux frères et lui (1).

Enfin la dernière classe de chromatopseudopsie se forme d'individus qui ont la perception de cinq des couleurs premières, c'est-à-dire du *blanc*, du *jaune*, du *rouge*, du *bleu* et du *noir*.

C'est la classe la plus riche de toutes en exemples, comme la plus féconde en variétés, et naturellement celle dont l'hérédité doit être le plus fréquente.

Mais nous n'insisterons pas sur ce point démontré, et dont il serait facile de donner d'autres exemples ; encore moins devrons-nous nous arrêter ici aux diverses théories qu'on en a présentées, et aux inconcevables conséquences qu'on en tire. Ce qu'il nous importait seulement de rappeler, c'était l'existence de singularités si étranges de la vue, et leur propagation par l'hérédité.

2e Hérédité des modes d'hyperesthésie de l'œil.

Par un profond contraste à ces cas déplorables, où la génération répand, dès la naissance, les ténèbres sur la vie, et

____

(1) Vimont, *Traité de phrénologie humaine et comparée*, Paris, 1888, t. II, p. 349.

à ces cas moins tristes, mais déjà si bizarres, où elle accorde à l'être le sens de la lumière, sans celui des couleurs, il surgit d'autres cas plus extraordinaires, où la génération dote la vision d'une puissance qui touche presque au surnaturel, et dont l'explication défie les théories de la science, à notre époque.

Il ne s'agit point ici de phénomènes accidentels d'extase, ou de magnétisme, ou de somnambulisme, il s'agit de phénomènes propres à l'état de veille, de facultés natives, qui, si prodigieuses qu'elles nous apparaissent, ne sont, chez le petit nombre des individus où elles se manifestent, qu'une aptitude normale ou idiosyncrasique de l'activité visuelle.

Il existe en effet, un certain nombre d'exemples d'individus chez qui la vision déploie, d'une manière spontanée, dans l'état naturel, tout l'incompréhensible des facultés optiques vulgairement rapportées à ce qu'on a nommé *transposition des sens.*

On sait qu'on a rangé, parmi ses grands miracles, la vue à distance, et la vue à travers les corps opaques.

Miraculeux ou non, on a observé l'un et l'autre phénomène, dans l'état ordinaire.

Il semble, en quelque sorte, qu'on voie poindre la dernière de ces deux facultés jusque chez des aveugles.

Saunderson, malgré sa cécité complète, n'en avait pas moins, jusqu'à certain degré, perception de la lumière. Un jour qu'il assistait à des observations astronomiques qui se faisaient en plein air, il s'apercevait des moments où le soleil était obscurci par des nuages passagers, au point de pouvoir indiquer lui-même, avec précision, l'instant où il fallait suspendre ou poursuivre les observations. *L'organe visuel était cependant entièrement détruit chez lui*. Saunderson, conclut à ce sujet Diderot, voyait donc par la peau (1).

Un contemporain anglais de Saunderson, devenu comme lui aveugle dès sa plus tendre enfance, et, comme lui, distingué par l'étendue de ses connaissances, n'était pas non plus totalement insensible à la lumière intense ; il était affecté différemment par les rayons du prisme (2).

D'autres aveugles, il est vrai, comme Rodenbach, nient la réalité de ces perceptions vagues ; mais cette négation ne prouve que pour eux-mêmes ; elle ne démontre qu'une chose, c'est que cette perception, chez eux, n'existe pas. L'habile directeur actuel des jeunes aveugles, P. A. Dufau, à l'ouvrage duquel j'emprunte ces derniers faits, dit positivement que beaucoup d'autres aveugles affirment qu'ils reconnaissent s'ils sont dans un endroit éclairé ou obscur. Il en a vu plusieurs regarder fixement le soleil, et s'apercevoir, quand un nuage venait à passer sur son disque. De petits enfants se font quelquefois, dit-il, un jeu de cette perception confuse de la lumière : ils placent une main horizontalement sur leur front exposé aux rayons solaires, et battent l'air devant leurs yeux éteints (3).

Si de la cécité, nous passons maintenant à la mutité, ce ne sont plus seulement les simples rudiments, c'est la plénitude de ces deux facultés extraordinaires, que va nous offrir un type de ce dernier genre d'infirmités humaines, le muet de Théodore-Agrippa d'Aubigné ; l'ami, le

____

(1) Diderot, *Lettres sur les aveugles*, p. 108.

(2) *Encyclopédie Britannique*, art. *Blind*. — Dufau, *Essai sur l'état physique, moral et intellectuel des aveugles-nés*, ch. IV, p. 51, 52.

(3) Dufau, *ouv. cité*, p. 52.

compagnon et le juge de Henri IV, homme dont le témoignage a pour nous tout le poids de son grand caractère et de l'irréprochable loyauté de sa vie. Il entre, sur ce point, dans une foule de détails très-circonstanciés, qu'on peut lire tout au long dans ses *mémoires secrets*, et dans ses *épîtres familières*. Ce muet spécifiait jusqu'aux pièces de monnaie qu'on avait dans les poches.

Enfin on a retrouvé la même aptitude naturelle chez des hommes doués de la plus parfaite intégrité des sens.

Un mathématicien, le célèbre Huyghens, rend lui-même témoignage d'un phénomène semblable. Dans une de ses lettres écrite au père Mersenne, à la date de La Haye, 26 novembre 1646, il dit textuellement : « qu'on a vu, à An- « vers, un prisonnier dont la vue était si perçante, qu'il « découvrait, sans aucun secours d'instrument, et avec fa- « cilité, tout ce qui était caché, ou couvert, sous quelque « sorte d'étoffe ou d'habits que ce fût, *à l'exception seu-* « *lement des étoffes teintes en rouge* (1). » Circonstance que les faits de chromatopseudopsie, que nous avons cités, rendent très-digne de remarque.

De nos jours, Gaspard Hauzer a aussi présenté, mais à un moindre degré, dans son énigmatique et tragique exis- tence, cette hyperesthésie des facultés optiques : il aperce- vait les étoiles invisibles à la vue ordinaire, et pouvait dis- cerner les couleurs, au milieu des plus épaisses ténèbres.

Plus récemment encore, un médecin de Strasbourg, le docteur Willaume, aux yeux de qui, sans doute, au re- bours d'un grand sceptique du siècle dernier, Frédéric-le- Grand, *l'incompréhensible est toujours l'absurde*, ra-

(1) Variétés, *Hist. phys. et litt.* Paris, Noyon 1752, t. II, 2ᵉ part., p. 475.

conte cependant, dans une lettre adressée à l'Académie royale de médecine, avoir vu lui-même, de ses yeux, à Strasbourg, au milieu d'une foire, chez des saltimbanques, une femme, en apparence d'une bonne santé, qui, sans préparatifs, sans passes, les yeux bandés, et le dos tourné aux spectateurs, *devinait, lisait, voyait*. Elle désignait de quel métal était une montre, l'heure qu'elle indiquait, de quelle espèce était une pièce de monnaie qu'un individu tenait dans la main, quelle était l'effigie, le millésime de cette pièce, etc.

De l'aveu du témoin, le bateleur ignorait jusqu'au nom de magnétisme, et le docteur Willaume, donnant, à sa manière, une solution d'un problème qu'il ne peut réussir à comprendre, décide que ce sont de pures jongleries dont il n'a pas la clef (1).

Mais de tous les faits de ce genre, le plus extraordinaire, en ce qui touche la vue, le plus généralement et le mieux constaté que l'état naturel ait présenté, peut-être, est celui du fameux Rabbi, Hirsch Dænemark, dont les expériences ont si vivement remué l'attention publique, il n'y a pas quatre ans (2). Elles ont, à nos yeux, la double importance d'être une consécration empirique très-grave de la réalité de ce genre de phénomènes, et de nous offrir l'exemple de sa relation directe à l'hérédité. Nous empruntons le récit de ces expériences à une notice fort bien faite qu'on a publiée à Metz, où elles eurent lieu.

Hirsch Dænemark arriva à Metz, au mois d'août 1842,

____

(1) Burdin et Dubois (d'Amiens), *Histoire académique du magnétisme animal*. Paris, 1841, p. 583.

(2) Voy. l'*Indépendant*, numéros des 2 et 3 août 1842. — Le *Moniteur Parisien*, du 6 septembre 1842. — Les *Archives israélites de France*, du 8 août 1842.

muni de certificats délivrés par le pape, le prince de
Metternich, et les principaux professeurs des universités
d'Allemagne. C'est un juif polonais. Sa taille est
moyenne, sa démarche assurée, ses cheveux tout noirs,
ses traits réguliers, sa constitution apparente robuste,
mais liée à une extrême sensibilité nerveuse; son âge est de
trente-quatre ans. Il n'en avait que *douze*, lorsqu'il dé-
couvrit les facultés étranges dont il était doué. Aussi
étonné d'elles, que tout autre peut l'être, il les considère
comme un don du ciel, et s'est intitulé lui-même l'*homme
du miracle* (Der Wundermann). Ses expériences se composent, dit-il, de faits *naturels* et de faits *surnaturels*.

Dans les premiers, il place la lecture continue d'un
texte, et reconnaît que c'est un *effet de mémoire :* il regarde,
comme appartenant au second, les divers faits de *vue au
travers des livres.*

Il donna trois séances successives à Metz. La première,
le 2 août, en présence du grand Rabbin, et de plusieurs
hébraïsants ; la seconde, au grand séminaire, dont la plupart des professeurs savent l'allemand et l'hébreu; la
troisième, dans une maison particulière où se trouvaient
plusieurs personnes notables.

Aucune ne démentit sa réputation. Pour l'intelligence
des expériences faites sur le *Talmud,* dit l'auteur de la
note à qui nous empruntons ces curieux détails, il est nécessaire de donner quelques explications sur ce livre, qui
se compose de trente-six volumes in-folio.

Le texte est accompagné, à droite et à gauche de chaque page, de deux commentaires différents qui, lorsqu'ils
sont très-amples, envahissent presque toute la page, et
réduisent quelquefois le texte à deux ou trois lignes. A
côté des commentaires, se trouvent quelquefois des notes

qu'on nomme la concordance ; il résulte de là une disposition typographique dont l'aspect varie, à chaque page. Le *Talmud* est paginé.

Les expériences suivantes ont été faites sans la moindre hésitation.

I. Lorsque le livre se trouve retourné, Hirsch l'*indique aussitôt*, bien que le livre ne porte aucun signe extérieur qui puisse faire soupçonner qu'il n'est pas dans son vrai sens.

II. Hirsch prie une personne d'introduire son doigt, ou une épingle, dans la tranche de devant d'un livre fermé, posé sur son plat, et dont on tourne le dos de son côté.

Il lit le mot sur lequel pose le doigt, ou annonce lorsqu'il porte sur une partie blanche de la page.

Parmi ces expériences s'est présentée la suivante, qui est très-remarquable : Hirsch dit que *le doigt porte sur deux mots effacés à la plume, ce qui se trouve vrai.*

III. Il demande que plusieurs personnes désignent chacune le chiffre d'une page et le quantième d'une ligne, à partir du haut, ou du bas de la page, soit du texte, soit du commentaire, et *il lit successivement les lignes désignées, le livre restant fermé.*

Prié de lire la 17e ligne du texte de la 34e page du *Talmud*, il répond que *le texte n'a que deux lignes et un mot.*

On lui demande de lire telle ligne de la page 38 : on ne trouve pas à cette page ce qu'il vient de lire. Il fait *remarquer qu'il y a une faute d'impression dans la pagination, et qu'il faut lire à la page suivante :*

IV. Hirsch demande que l'on fasse une oreille à un feuillet d'un volume que l'on referme aussitôt :

Il lit le mot qui correspond à la pointe de l'oreille, ainsi que les mots qu'elle recouvre.

Il indique aussi le *numéro de la page.*

On répète lamême expérience, mais d'une manière plus compliquée, en faisant une oreille à plusieurs feuillets réunis.

Hirsch lit le mot, qui, à chaque page, correspond au coin de l'oreille.

V. Hirsch prie quelqu'un de poser le doigt sur la couverture du volume fermé. Il invite ensuite plusieurs personnes à désigner, chacune, une page quelconque :

Il lit le mot qui correspond, pour chaque page, au doigt placé sur la couverture.

VI. A une page désignée, Hirsch indique, avec son doigt, *par-dessus la couverture* de l'un des volumes du *Talmud,* la disposition typographique du texte, qui, comme nous l'avons dit, varie à chaque page.

VII. On ouvre ce volume au hasard, et on y enfonce une épingle. On prie Hirsch de lire aux pages 58, 71, les mots *traversés* par *l'épingle.*

Il répond que l'épingle ne traverse aucun mot. Quelquefois, après avoir lu une ligne désignée dans le Talmud, Hirsch continue, avec une extrême volubilité, la lecture de la page entière, en y intercalant les commentaires relatifs à tous les mots auxquels ils se rapportent.

A la séance du séminaire, quand on lui citait un verset, il répétait tous les versets suivants.

Il attribue lui-même ce dernier fait à la mémoire.

VIII. La traduction hébraïque du Nouveau-Testament ayant été présentée à Hirsch, après en avoir lu un mot, il se tait.

Il ouvre ensuite le livre, en le tenant verticalement, et

le dos tourné de son côté, et lit les mots sur lesquels pose un de ses doigts.

Il lit également les mots touchés par une autre personne.

IX. M. Gerson-Lévy possède un manuscrit hébraïque écrit en caractères cursifs, que n'emploient point les juifs polonais, mais dont certains passages sont écrits en caractères imitant ceux de l'impression : *lorsque le doigt (ou l'épingle) enfoncé dans la tranche de ce manuscrit, porte sur l'écriture cursive que Hirsch ne sait pas lire,* il indique la place où il faut mettre le doigt, pour qu'il rencontre les mots écrits en caractères typographiques.

Hirsch a opéré aussi sur d'autres ouvrages hébreux que possède M. Gerson, et qui lui étaient inconnus.

A la séance du séminaire, Hirsch a également fait l'épreuve de sa faculté sur des *livres dont il ignorait l'existence.*

Une chose à remarquer, lit-on dans le compte rendu de ces expériences, c'est que Hirsch, avant d'opérer, *touche* la couverture du volume et quelques-unes de ses pages.

Interrogé s'il lui suffirait de toucher un corps en contact avec le livre, il répond qu'il n'en sait rien, n'ayant pas fait cet essai.

On place alors un livre sur la Bible, il le touche, hésite quelque temps, s'écrie : *je vois,* et commence à lire la ligne qu'on lui désigne.

On lui demande ensuite de lire, sans le mettre en contact avec la Bible (1), il refuse : on insiste : il prie quel-

___

(1) Cette pratique de M. Hirsch, de se mettre en contact direct ou indirect avec la *Bible,* ne dérive, dans notre opinion, que de sa croyance religieuse et de la persuasion de l'origine surnaturelle des facultés qu'il

qu'un de mettre un doigt dans la Bible, et se contente de diriger la main vers le doigt qu'une personne a introduit dans le livre.

On l'engage à lire de plus loin, et toujours sans toucher le livre : il fait flotter son mouchoir vers la personne qui est en contact avec la Bible, sans toutefois toucher cette personne, et il lit sans peine.

Hirsch a commis quelquefois une légère erreur : il lui est arrivé de lire la ligne placée au-dessus, ou au-dessous de celle qu'on lui désignait.

Nous omettons ici plusieurs autres expériences tout aussi décisives, pour rapporter celle dont il triompha, sous les yeux du pape, dans son voyage à Rome.

Le pape fit venir, de la bibliothèque du Vatican, un manuscrit hébraïque, en lettres d'or, et demanda à Hirsch de lire telle ligne, à telle page.

Celui-ci répondit *qu'il n'y avait qu'une ligne dans la page indiquée.*

Tout bruit semble agir d'une manière pénible sur Hirsch Dænemark, dans ses expériences. Il demande que la pièce où elles doivent avoir lieu ne donne pas sur la rue, que l'on fasse silence, et qu'on ne lui adresse pas de questions sur des matières religieuses.

Nous terminerons le récit de ces faits singuliers par une circonstance qui les relie étroitement au sujet de ce livre, et qui se représente, plus d'une fois, dans l'histoire des faits considérés comme surnaturels, et spécialement dans celle de la divination : cette hyperesthésie, innée chez

---

manifeste. C'est *un tic de foi*, et qui comme tous les tics, peut se lier chez lui, du seul fait de sa foi, à l'activité de son extraordinaire énergie visuelle. Beaucoup de faits analogues ne nous laissent pas douter de la vérité de notre explication.

Hirsch, de la puissance optique, comme l'anesthésie, comme l'achromatopsie, chez d'autres individus, s'est transmise à son fils. Son fils âgé de dix ans, qui est aujourd'hui à Saint-Pétersbourg, possède, presque au même âge, où son père s'aperçut de cette aptitude étrange, les mêmes facultés que lui, mais à un degré encore plus remarquable. Il a indiqué, devant l'empereur de Russie, tout ce que contenait la chambre de l'impératrice : et telle est la confiance qu'on attache aujourd'hui à ses instructions, qu'on le consulte jusque sur l'issue des procès (1).

En retrouvant, de nos jours, dans l'état naturel, d'une part garantis par de telles épreuves, d'autre part entourés de si puissants témoignages, de semblables phénomènes, n'est-on pas en droit de se demander jusqu'à quel point les Grecs, les Romains, tant d'autres peuples de l'antiquité (2), et, à notre époque même, les Écossais, une foule de peuplades sauvages, ont été dupes d'une pure illusion d'esprit, et n'ont cédé qu'à un entraînement logique, nonseulement en croyant à la divination, nous ne doutons pas, pour nous, de sa réalité, mais ce qui pouvait paraître plus problématique, en posant en principe l'hérédité de tous les dons qu'ils regardaient comme surnaturels?

Mais, comme ce n'est pas le lieu ni le moment d'engager de polémique sur une pareille matière, et que nous ne prétendons pas trancher incidemment ces questions formidables, nous nous arrêterons à cette pure et simple exposition de faits.

(1) *Notice sur les expériences de Rabbi Hirsch.* Metz, typographie de Dembhourg et Gangel.
(2) Voy. plus haut, l. II, ch. II, § 4.

§ IV. — De l'hérédité des modes sensoriels de l'ouïe.

Si nous étendons maintenant au sens de l'ouïe, la recherche analytique que nous venons d'opérer, dans le sens de la vue, elle nous conduit aux mêmes conclusions ; nous rencontrons les mêmes variétés personnelles de la faculté spécifique d'entendre, soit qu'elles y dépendent en elle du mécanisme organique de l'oreille, soit qu'elles y proviennent de la diversité purement dynamique des modes de percevoir.

Quelle qu'en soit l'origine, l'observation révèle des contrastes infinis de degrés, et de puissance, dans les propriétés sensorielles de l'oreille, comme dans celles de l'œil, depuis la faculté la plus élémentaire, *la perception des sons*, jusqu'aux moindres nuances des plus merveilleux développements qu'elle atteigne.

I. « De même que tel homme ne voit bien qu'au grand jour, et tel autre, qu'à une lumière modérée, de même, dit Muller, l'ouïe n'a pas la même aptitude chez tous, à distinguer les sons graves et aigus (1).

Il y a des oreilles naturellement fines, que la plus légère vibration éveille, et qui, dans le même instant, distinguent mille sons.

Il y a des oreilles, nées dures et paresseuses, qui n'entendent qu'avec peine, et que les sons n'émeuvent qu'à la condition de devenir des bruits.

Enfin, il en existe de complétement destituées de la faculté d'entendre.

L'hérédité d'abord s'attache-t-elle à ce dernier degré

____

(1) Muller, *ouv. cité*, t. II, p. 588, VII.

d'anesthésie complète de l'audition? La surdi-mutité est-elle héréditaire? Un docteur régent de l'ancienne faculté de Paris, Vandermonde, s'autorisant sans doute de faits connus de lui, mais qu'il ne cite pas, ne paraît pas soupçonner que cette sorte de transmission puisse provoquer le doute; il en parle comme d'un fait de notoriété publique : « des parents sourds-muets de naissance, « nous dit-il, communiquent *ordinairement* les mêmes « défauts à leurs enfants (1). »

Un auteur postérieur, Bouvyer Desmortiers, dans un mémoire écrit, il y a quarante ans, sur les sourds-muets de naissance, paraît si étranger à cette tradition, qu'il se pose encore le fait comme un problème; mais trouvant les sourds-muets qui naissent parmi nous tellement défigurés, qu'ils ne ressemblent point *à ce qu'ils auraient été dans l'état de nature*, il propose gravement, pour résoudre la question, de les reléguer dans une île déserte, et en dehors de toute communication. « *Ceux, dit-il, qui naî-* « *traient depuis la déportation, en nous offrant les mêmes* « *caractères, nous apprendraient de plus si la surdité des* « *pères et mères passe aux enfants (2).* »

N'ayant nulle prétention à déterminer le caractère du sourd-muet, dans l'*état de nature* et redoutant l'obstacle de la question préalable : *Dans l'état de nature y a-t-il des sourds-muets?* nous avons cru devoir limiter la question à l'état des sourds-muets tels qu'ils ont le malheur d'être, sous l'influence de la civilisation, et nous ne pouvions dès lors attendre de lumières que des établissements

(1) Vandermonde, *Essai sur la manière de perfectionner l'espèce humaine,* 2 vol. in-12, Paris, 1756, t. I, p. 69.

(2) Bouvyer Desmortiers, *Mémoire ou considérations sur les sourds-muets de naissance,* in-8°, an VII, p. 35.

où notre société dégradée les recueille, les nourrit, les instruit, au lieu de les laisser dans l'heureux abandon que Bouvyer-Desmortiers leur souhaitait, en conscience, dans l'intérêt de l'art et de leur prochain retour à l'état naturel.

Nous en avons, dans ce but, appelé à la science, et aux recherches spéciales du docteur Menière, médecin actuel de l'Institution des sourds-muets, à Paris.

Mais, de sa déclaration, comme de celle de P. A. Dufau, pour les aveugles, ressort malheureusement la difficulté d'obtenir, sur ce point, des renseignements de quelque valeur, de la part des enfants, ou de la part des familles.

Cependant, des renseignements nécessairement *très-vagues*, que par cette raison il a pu nous transmettre, se déduisent ces résultats, *pour l'institution* :

1° Les sourds-muets de naissance forment à peine un *huitième du nombre total, dans l'établissement*;

2° Les *sept huitièmes* doivent cette infirmité à des causes morbides, et qui agissent chez eux après la naissance, telles premièrement que les convulsions et la méningite, et plus tard les affections éruptives, les fièvres dites cérébrales, typhoïdes, etc.;

3° Il y a un *tiers* de plus de sourds-muets que de sourdes-muettes;

4° La plupart des sourds-muets naissent de parents entendants. Il y a, dit-il, à peine deux ou trois exceptions connues à cette règle dans l'établissement, et depuis qu'il y étudie les sourds-muets, il a à peine pu constater quelques faits de la même nature.

Postérieurement à cette communication, le docteur Menière a publié des recherches qu'il nous annonçait sur l'origine de la surdi-mutité. Dans cette lumineuse exposition des règles et des voies à suivre pour sortir des ténèbres, où nous sommes encore, sur l'étiologie de cette infirmité, l'auteur n'a pas omis de compter l'hérédité au nombre de ses principes, et il fait, en ces termes, la part de l'action qu'elle exerce sur elle.

« On ne peut pas dire, aujourd'hui, que tous les enfants sourds-muets doivent le jour à des parents entendants et parlants. Il n'y a pas longtemps que l'on a recueilli les premiers faits en contradiction avec ce principe, et l'on a pu constater, un certain nombre de fois, l'hérédité directe et immédiate de la surdi-mutité. On doit dire cependant, que ces faits constituent une rare exception, et qu'habituellement, dans l'immense majorité des cas, les sourds-muets mariés à des sourdes-muettes ont des enfants qui entendent et qui parlent. Cela est vrai, à plus forte raison, quand le mariage est mixte, c'est-à-dire quand un des époux seul est sourd-muet ; et, cependant, même dans cette occurrence, il y a des exemples d'hérédité bien avérés (1). »

A part la rareté de la transmission, il est donc impossible d'être plus affirmatif, sur la transmission même, que ne l'est le médecin de l'Institut des sourds-muets.

Mais cette rareté même de l'hérédité de la surdi-mutité est-elle bien réelle ? nous avons des motifs de croire, qu'elle ne tient qu'au défaut de distinction, entre l'hérédité de la surdi-mutité de nature *congéniale*, et celle de la surdi-mutité *acquise* ou *accidentelle*.

En réunissant ces deux ordres de cas, dans le même ta-

<hr>

(1) Prosper Menière, *Recherches sur l'origine de la surdi-mutité* (*Gazette médicale de Paris*, III° série, t. I, p. 243).

bleau, les proportions doivent être telles qu'elles apparaissent.

Mais, si l'on tenait compte de cette distinction qui, dans notre opinion, est fondamentale, et que l'on s'attachât à suivre, pendant au moins trois générations, comme la nature des lois de l'hérédité exige qu'on le fasse, la filiation des sourds-muets de naissance, nous doutons à peine que l'on ne retrouvât beaucoup plus de fréquence, dans la transmission de cette triste infirmité, qu'on ne l'a supposé.

Ce qui nous confirme dans cette manière de voir, c'est le résultat de recherches assez étendues, mais encore incomplètes, faites à l'Institution des sourds-muets de Londres, sur l'hérédité.

De cent quarante-huit élèves que l'Institution de Londres renfermait, au moment de sa fondation, on en comptait un, dans la famille duquel il y avait cinq sourds-muets ; un autre, d'une famille où il y en avait quatre ; onze, dans la famille de chacun desquels il en existait trois ; dix-neuf dont la famille en renfermait deux : cinquante des élèves étaient des filles, le reste des garçons (1).

Il semble difficile, devant de pareils faits, de révoquer en doute l'action de l'hérédité sur cette déplorable infirmité des sens.

Cependant, on a élevé contre cette conclusion, deux ordres d'objections, ou, pour mieux dire, deux lieux communs d'arguments, qui se représentent sans cesse, dans la question de la transmissibilité de tous les phénomènes par la voie séminale.

On a dit, qu'on ne pouvait juger héréditaires, les carac

____

(1) Joseph Adams, *A treatise on the supposed hereditary properties of diseases*, p. 66.

tères ou les affections de famille, auxquels les pères et mères demeuraient étrangers, et que, dans les cas de ce genre, les pères et mères étaient entendants et parlants.

On a dit, d'autre part, qu'il est d'observation, que ceux des sourds-muets qui viennent à se marier, et qui ont des enfants, produisent des enfants qui entendent et qui parlent.

La première des deux objections est complexe :

En principe, il est vrai, qu'on ne peut conclure d'aucune affection de famille, dont sont exempts le père et la mère des enfants, qu'elle est héréditaire dans la famille qu'elle frappe, comme dans plusieurs cas très-dignes d'attention que nous avons cités (1) : mais c'est uniquement à la condition qu'elle vienne *d'y naître*, qu'elle *y apparaisse pour la première fois;* autrement, et d'après des lois de l'hérédité, dont nous parlerons plus loin, bien que les auteurs directs de la génération n'en offrent aucune trace, il y a, selon les cas, tantôt présomption, et tantôt certitude de l'hérédité, par l'excellente raison que le père et la mère ne sont pas les sources uniques d'où les phénomènes héréditaires proviennent.

En fait, si plusieurs des surdi-mutités de famille, dont il est question dans ce relevé, peuvent être sans relation à l'hérédité, comme dans l'observation recueillie par Morgagni, qui fait mention de trois sœurs muettes dès leur naissance, ou, comme dans celles beaucoup plus curieuses rapportées par Bouvyer-Desmortiers, et par d'autres auteurs précédemment cités (2), on ne peut pas admettre

(1) Voyez deuxième partie, liv. I, chap. II, p. 166.
(2) Voyez plus haut, deuxième partie, *loc. cit.*

que tous les cas précédents de surdi-mutité de famille
soient de cette nature. Nous dirons plus : la seule proportion du nombre de ces prétendues surdités de famille
est si forte, relativement au nombre total des sourds-
muets compris dans ce relevé, qu'il ne nous laisse pas de
doute sur une intervention même très-étendue de l'hérédité. Si, des 148 sourds-muets de l'institution, le *huitième*
seulement, d'après l'estimation du docteur Menière, représente les sourds-muets de naissance, proprement dits,
nous voyons que déjà cent trente enfants, total des sourds-
muets chez lesquels l'affection ne provient que de la maladie, devraient tous être nés de parents entendants, et
ne rien présenter de spécial du côté de l'oreille, dans
leur famille. Dix-huit enfants seulement, dix-neuf au
plus, devraient être dans le cas contraire. Au lieu de ces
dix-neuf, quel chiffre trouvons-nous ? un chiffre presque
double, un total de *trente-deux*, et sur ces *trente-deux*,
plusieurs, dans la famille desquels les sourds-muets se
comptent par *deux*, *trois* ou *quatre*.

La première objection n'a donc point de valeur.

La seconde, si elle était *constante* et *générale*, serait
décisive ; s'il était en effet démontré que jamais les sourds-
muets qui se marient, soit entre eux, soit avec des individus doués de l'ouïe et de la voix, ne transmettent à
leurs enfants la surdi-mutité, que toujours leurs enfants
reviennent au type normal, qu'ils entendent et qu'ils parlent, la surdi-mutité de famille elle-même n'en établirait
pas, pour nous, l'hérédité.

Que les faits, *le plus souvent*, se passent de cette manière, il n'y a, sans doute, aucun lieu d'en douter ; on
verra même plus loin, d'après les principes et les lois qui
régissent la reproduction, que cela doit être ; l'innéité

agit en ceci, comme en tout. Adams cite même un cas où le père et la mère étaient tous les deux sourds-muets de naissance (1), sans que leurs enfants naquissent privés de la faculté d'entendre ni de parler.

Tous ces faits sont dans l'ordre, comme dans l'observation ; mais cette observation et cet ordre sont communs à tous les phénomènes morbides ou non morbides soumis à la loi de transport héréditaire ; et ils sont en principe conciliables avec elle ; ils ne prouveraient contre elle, qu'à la condition d'être *constants* et *continus*.

Très-malheureusement ils ne le sont pas. L'hérédité aussi, pour les cas identiques, est dans l'expérience : comme les sourds-muets se produisent dans certaines familles, ils s'y reproduisent.

On voit même, chez l'homme et chez les animaux, ces générations et régénérations de la surdi-mutité, tantôt suivre l'ordre le plus régulier, et tantôt affecter l'ordre le plus bizarre.

Est-il, par exemple, une périodicité plus extraordinaire de la surdi-mutité, que celle des deux familles dont Bouvyer-Desmortiers a recueilli l'histoire : dans la première famille, dix enfants, cinq garçons et cinq filles étaient nés alternativement sourds-muets, et doués de l'ouïe et de la voix (2). Dans la seconde famille, la famille Luco, de quatorze enfants, quatre, savoir : le troisième, le sixième, le neuvième et le douzième étaient nés sourds-muets, de *trois en trois* (3).

La régénération de la surdi-mutité n'affecte pas, parfois, une marche moins singulière. « Je connais, dit l'au-

(1) Ouvrage et passage cités.
(2) Bouvyer-Desmortiers, *ouv. cit.*, p. 128.
(3) Id., p. 141, 143.

teur que nous venons de citer, une famille de chats an-
goras, dont la mère est blanche et sourde ; le père, qui
entend, est blanc et noir. Tous les petits qui naissent
blancs sont sourds, comme la mère ; ceux qui ressemblent
au père ne le sont pas (1). Ce phénomène s'est reproduit,
à la couleur près, chez une ancienne maîtresse d'institution de Paris, madame de Mais... Cette dame avait une
chatte d'une fourrure admirable , mais elle était née
sourde ; devenue pleine, elle mit bas, parmi plusieurs petits, un chat roux, sourd comme elle.

On retrouve, dans notre espèce, les mêmes bizarreries.

Meckel raconte qu'une femme d'un esprit borné, et dont
la famille renfermait plusieurs membres atteints de *dureté* d'oreille et d'*idiotisme*, accoucha de deux garçons
sourds-muets, dont un était, de plus, imbécile, de deux
filles bien portantes, et enfin, d'un garçon qui jouissait
également d'une bonne santé (2). Tout récemment, enfin,
le savant oculiste belge, Florent Cunier, a rapporté un cas
beaucoup plus remarquable, où la génération reproduit à
la fois, et à plusieurs reprises, dans la même famille, une
double infirmité de l'oreille et de l'œil.

Une femme née d'une mère microphthalmique, mais
ayant les deux yeux parfaitement développés, avait
épousé un homme dont la grand'mère était sourde et
muette ; de ce mariage sont nés cinq enfants , trois garçons et deux filles.

Les deux filles sont *affectées de microphthalmie*. Chez
l'une d'elles , qui est en même temps *sourde et muette*, il
y a absence complète de l'iris.

(1) Bouvyer-Desmortiers, *ouv. cit.*, p. 123.
(2) *Archiv. fuer anatomie*, 1828, p. 136.

L'autre fille est mariée ; un enfant qu'elle a mis au monde, il y a trois ans, est *sourd-muet*, en même temps qu'il est affecté de *microphthalmie* (1).

Cette hérédité de la surdi-mutité, et de la microphthalmie, dans une même famille, a paru au docteur Cunier, corroborer le raisonnement du docteur Burgraëve qui s'est attaché à faire ressortir l'analogie qui, d'après lui, existe entre les imperfections innées de l'appareil de la vision et de l'appareil de l'ouïe. Mais quelle que soit, d'ailleurs, la réalité de cette analogie, il est évident, à nos yeux, que ce fait ne la confirme en rien. Il ne prouve que deux choses : l'hérédité des deux infirmités transmises, et le transport, de la part des deux familles alliées, de l'anomalie des sens propre à chacune d'elles.

La participation de l'hérédité à ces degrés extrêmes de l'imperfection de l'ouïe poussée jusqu'à l'absence native de l'audition et de la parole, ne permet pas de douter, qu'elle n'intervienne de même, dans toutes les autres formes, et à tous les degrés de la même infirmité.

Les surdités de famille et héréditaires, qui n'excluent pas la voix, sont d'une observation presque journalière ; plusieurs auteurs en ont cité des exemples recueillis par Portal (2). Nous avons eu nous-même plusieurs occasions d'observer la fréquence de la transmission de la semi-surdité, ou de la dureté de l'ouïe, dans le sein des familles, et de sa relation avec un certain degré *d'obtusion des facultés mentales*. Mais il n'est pas aussi facile, qu'on le supposerait, d'obtenir les lumières nécessaires, sur ce point, de l'amour-propre des sourds. La plupart des sourds ne

_____

(1) *Gazette médicale*, t. XIII, p. 328.

(2) Portal, *Considérations sur les maladies de famille*, p. 88.—*Anatomie médicale*, Paris, 1804, t. IV.

consentent pas à l'être, ni surtout à le dire ; ils sont fort différents en cela des aveugles, que l'évidence de leur mal, et le sentiment de la compassion peut-être plus grande qu'ils inspirent, sollicitent à parler : ils ne veulent point convenir d'avoir l'oreille dure, et par la même raison, cachent, tant qu'ils le peuvent, que cette infirmité existe chez leurs parents. Tout récemment encore, il nous est arrivé de ne devoir qu'au hasard, de connaître que le père d'une domestique très-paresseuse de l'ouïe était à peu près sourd. Les sourds, nous le répétons, sont, en général, en pareille matière, les dernières personnes à interroger, et les dernières à croire.

Quant à l'hérédité de ce que l'on appelle les *prédispositions à la surdité*, ou, pour nous exprimer selon notre pensée, des surdités qui ne sont pas congéniales, et qui ne doivent éclater, qu'à un âge plus ou moins avancé dans la vie, cette hérédité, comme on le comprend bien, n'est pas moins certaine. Adams cite des familles où ces affections se reproduisaient ainsi par la voie séminale (1). Tel fut, d'après Brown, le cas de la famille *Basse*, pour toute une série de générations (2).

Il doit en être de même de tous les autres degrés d'imperfection de l'ouïe, et de toutes les autres formes de ses anomalies ; car l'oreille en a d'aussi étranges que celles de la vision, et qui leur correspondent (3).

La faculté d'entendre n'est-elle pas souvent courte, comme celle de voir ? N'est-elle pas, d'autres fois, très-étendue comme elle ? N'est-elle pas, en un mot, sujette

(1) Adams, *A philosophical dissertation on the hereditary peculiarities of the human constitution*, p. 12.

(2) *Cyclopedia of practical medicine*, vol. II, p. 418.

(3) Muller, *ouv. cité*, tom. II, p. 588.

aux différences analogues, à celles qu'on nomme myopie et presbytie, dans la vision ?

Ainsi, pour ne parler que des inégalités relatives au sexe, qu'elle offre chez les hommes, les hommes en général entendent de plus loin ; les femmes apprécient mieux les qualités des sons (1). Certains individus entendent parfaitement bien, d'une manière générale ; mais les limites de la perception auditive, pour les sons aigus, sont chez eux très-étroites, et Wollaston en a observé des exemples (2). Des bizarreries de ce genre ont été notées jusque chez des sourds : Willis, Holder, Bachmann, Fielitz, en ont cité à qui le battement d'une caisse, ou le son des cloches, ou d'autres bruits extérieurs, permettaient de percevoir des sons beaucoup plus faibles, de suivre un entretien.

L'ouïe n'a-t-elle pas, enfin, ses imperfections *qualitatives* comme l'œil? S'il existe des yeux clairvoyants, et pourtant insensibles à l'éclat des plus brillantes couleurs, et aux lois naturelles de leur symétrie, il y a des oreilles, très-délicatement organisées d'ailleurs, qui ne sont pas moins inertes, ni moins inhabiles à sentir les rapports musicaux des sons ; il en est pour lesquelles, il n'est point d'harmonie, comme il en est qui jouissent d'elle jusqu'à l'extase. Wollaston a vu des individus insensibles à tous les sons placés au-dessus et au-dessous de l'échelle diatonique (3); il en existe d'autres, qui n'entendent que le ton au-dessous ou au-dessus. Cette discordance peut même, dit-on, s'observer, entre les deux oreilles d'un

(1) Burdach, *Traité de physiologie*, t. III, p. 333.
(2) Muller, *ouv. cit.*, t. II, p. 588.
(3) *Transactions of the Royal society of London*, 1820.

individu, de sorte qu'il est condamné à en fermer une, pour s'accorder avec un autre musicien (1). Il y a, en un mot, des oreilles justes et des oreilles fausses, et de là vient que nous voyons, comme le dit Bichat, tel homme coordonner toujours l'enchaînement de sa danse à la succession des mesures ; tel autre, au contraire, allier constamment aux accords de l'orchestre la discordance de ses pas (2).

C'est bien, en effet, dans ces variétés de la sensibilité musicale de l'ouïe, c'est dans ces nuances innées et héréditaires de la perfection et de l'imperfection de ce sens, nuances et variétés dont on ignore les causes, que réside le principe de la diversité des effets que l'harmonie peut produire chez les êtres. On n'est disposé à ne le chercher que dans le sentiment, lorsque la sensation en est le plus souvent l'unique origine. On devrait également y reconnaître une des causes des inégalités si tranchées d'aptitude à l'art musical, qu'on observe dès l'enfance ; on en demande un compte beaucoup trop exclusif à l'intelligence, quand ce serait l'oreille de l'individu, ou celle de la famille qui devraient être appelées à en rendre raison : on voit, en effet, des familles tout entières dont la voix est très-belle et qui chantent toujours faux : si parfaite que soit l'ouïe, le sens musical, n'existant pas chez elles, ne peut jamais s'y mettre d'accord avec la voix ; on en voit, au contraire, d'autres dont l'oreille est juste, mais la voix ingrate, et qui chantent aussi faux, parce que la voix, chez elles, résiste à l'harmonie que l'ouïe cherche inutilement à lui communiquer. Nous verrons plus loin que

(1) L'abbé Forichon, *le matérialisme et la phrénologie combattus dans leurs fondements*, 1840, p. 380.

(2) Bichat, *Recherches sur la vie et la mort*, art. III, § 1.

l'hérédité n'intervient point seulement, dans ces variétés des dispositions naturelles des êtres à l'harmonie de la danse, du chant, et souvent même de l'exécution instrumentale; mais qu'elle intervient, aussi positivement, dans l'inégalité des dispositions à la composition musicale elle-même (1).

Si l'on ajoutait foi à de certains récits, on serait forcé d'admettre que l'hérédité s'étendrait, à l'égard de l'ouïe, comme du toucher, comme de l'odorat, jusqu'aux plus inconcevables des antipathies. On cite ainsi l'exemple d'un jeune Danois, appelé Olaüs, qui, disait-on, avait hérité, de sa mère, d'une si profonde aversion pour son nom, qu'il tombait en syncope, s'il arrivait qu'on le prononçât devant lui (2).

———

Dans notre mode de toucher, d'odorer, de goûter, dans notre mode de voir, dans notre mode d'entendre, il existe donc une grande et première part qui revient à l'espèce; il en est une seconde, qui émane de la race; il en est une troisième, qu'on ne peut rapporter qu'à l'individu, et l'hérédité les régit toutes trois.

Sous le type individuel de nos sensations, nous lui reconnaissons même une double nature :

En tant que la variété, dans le mode de sentir, dépende de l'appareil organique du sens, ou du *mécanisme*, l'hérédité se rattache à la reproduction de la conformation externe et interne de l'instrument sensoriel.

(1) Voyez plus bas, même chapitre, art. III.
(2) Act. Hafn., v. 5, p. 60.

En tant que la variété, dans le mode de sentir, provienne du *dynamisme* ou de l'activité vitale, proprement dite, l'hérédité de ses modes devient celle de la forme sensitive de l'âme, forme dont les sensations ne sont qu'un élément, ou qu'un type d'énergie.

ARTICLE II.

DE L'HÉRÉDITÉ DES CARACTÉRES PROPRES AUX MODES D'ACTIVITÉ SENTIMENTALE DE L'ÊTRE.

§ I. — Aperçu de l'opinion générale des auteurs sur l'hérédité de ces caractères.

La force sentimentale embrasse toute la sphère de l'activité pathétique de l'être, tous ses types d'*impression*, d'*impulsion* et d'*état*, sentiments, goûts, penchants, qualités, passions ; elle est, en d'autres termes, la forme autrefois dite *sensitive* de l'âme, par ceux des philosophes de l'antiquité, qui avaient admis la pluralité du principe de la vie, tels que, les Stoïciens, les Platoniciens, les Péripatéticiens ; aucune de ces trois écoles n'a contesté la part originelle de la génération à cette nature de l'être.

La première, qui avait distingué, dans l'homme, une âme *raisonnable*, et une *irrationnelle*, regardait, dit Barthèz, comme transmises par la semence, les parties qui concourent à former la dernière, ou le principe sensitif (1).

La seconde, par l'organe de son chef, Platon, n'a pas plus

(1) Barthèz, *Nouveaux éléments de la science de l'homme*, t. I, IIe sect., p. 74.

hésité à reconnaître l'action de l'hérédité sur elle. Platon, dans le Timée, va jusqu'à professer que les mauvais penchants ne sont dus qu'à une mauvaise qualité du corps et à une éducation vicieuse, en sorte qu'on devrait plutôt accuser le *père* et l'*instituteur* du méchant, que le méchant lui-même (1).

La troisième est plus explicite encore ; car Aristote ne voit, dans l'âme *sensitive*, qu'une émanation de l'âme *végétative*, dont la fin spéciale est la propagation ; et il serait, d'après lui, convenable de la nommer l'âme douée de la faculté de reproduire son semblable (2).

Nous avons même vu jusqu'à quels excès, moins réservé sous ce rapport, et moins vrai que Platon, il pousse ce principe (3).

Mais cette opinion de l'hérédité des types, et des états de la force sentimentale, ne date pas de ces trois systèmes et ne s'y limite pas. Il règne, sur ce point, un accord général des hommes de tous les temps, de tous les pays, de toutes les professions. Dans ce flot d'assentiments, surnagent, pêle-mêle, des sentences de poëtes grecs et de poëtes latins, Homère (4), Euripide (5), Virgile (6), Horace (7), Lucrèce (8), Juvénal (9), Plaute (10), etc., échos de la foi des peuples, et les suffrages plus graves d'une foule de philosophes, de physiologistes, et de jurisconsultes, depuis

(1) Ritter, *Histoire de la philosophie*, t. II, p. 320, 321.
(2) Idem, t. III, p. 236. — Aristote, *Politique*, lib. II, cap. iv.
(3) Voyez plus haut, IIe partie, liv. I, chap. ii.
(4) Odyssée, *passim*.
(5) Euripide, dans *Hercule furieux*.
(6) Enéide.
(7) Odes, liv. IV, od. 4.
(8) *De naturâ rerum*, lib. III.
(9) Satyr. VI et XIV.
(10) Plaut. *in Pseudolo.*

le législateur de l'antique code de Manou (1), jusqu'à Tiraqueau (2).

La question est nettement posée par Zacchias. Après avoir traité de la ressemblance de forme et de tempérament, il se présente, dit-il, à examiner une autre ressemblance, celle du moral et de l'âme : ainsi d'un père, bon, doux, miséricordieux, juste, tempéré, *naît-il* un fils bon, doux, miséricordieux, juste, tempéré, comme lui ? Naît-il, au contraire, d'un père méchant, impie, sans pitié, sans justice, sans tempérance, un fils, d'une méchanceté, d'une impiété, d'une inhumanité, d'une iniquité, d'une intempérance semblable à la sienne (3)?

D'accord en général, sur l'affirmative, les auteurs se divisent, cependant, sur la cause, sur le caractère et l'étendue du fait.

En convenant, en principe, de l'hérédité des qualités morales, il en est qui n'admettent cette forme d'hérédité, qu'avec restriction.

Parmi ces derniers, plusieurs ne distinguent pas entre les qualités, et semblent les reconnaître toutes comme transmissibles. Ils disent seulement, à l'exemple de Platon, que la ressemblance morale des enfants aux parents, tout en étant la règle, souffre des exceptions; qu'elle présente des lacunes, qu'elle a des inconstances; ils laissent, en d'autres termes, plus ou moins vaguement, sa part naturelle à l'*innéité* dans le moral, ainsi que dans le physique de l'être.

De ce nombre, sont, entre autres, Édon Neuhs et Zacchias.

Neuhs est très-positif : il n'excepte de la loi aucune qualité de l'âme, et ne fait, sous un rapport, aucune diffé-

(1) Manava-Dharma-Sastra, *loc. cit.*, voy. plus haut, d.

(2) Tiraquell. *De legibus connubialibus*, glos. I, part. VII, num. 2.

(3) Pauli Zacchiæ, *Quæst. medico-légal*, lib. I, tit. V, p. 115 et suiv.

rence des vices ni des vertus : comme l'on voit, dit-il, les oiseaux revêtir la nature de leurs pères, apporter en naissant les mêmes couleurs de plumes, la même voix, le même chant, comme on voit les défauts de la plupart des membres se transmettre aux descendants, on voit les enfants rivaliser avec les mœurs de leurs ancêtres, et, par l'impulsion d'une attraction native, suivre la pente de leurs vices, ou celle de leurs vertus (1). Mais, presque immédiatement, il admet dans les unes, ainsi que dans les autres, les plus inconcevables *dégénérescences* (2), et il arrive ainsi, par une explication sans doute insuffisante, à la reconnaissance de cette diversité spontanée du moral, dans l'unité de famille, dont nous avons parlé.

Zacchias est beaucoup plus embarrassé que lui, entre le *dogme* et le *fait*. Par dogme, nous voulons dire ici la théorie scolastique, qui régnait, au temps de Zacchias, dans l'Église catholique, sur la nature et sur l'origine de l'âme : condamné par l'époque, et aussi par le lieu, à tâcher, comme Bailly (3), de *philosopher* et de *christianiser tout ensemble*, il nous oblige à bien distinguer, chez lui, le fait qu'il reconnaît, de l'explication qu'il donne : la théorie le gêne ; tant qu'il est en face d'elle, l'explication reflète l'embarras naturel ou forcé du chrétien (4). Mais, toutes les fois qu'il n'est qu'en présence du fait, il reprend l'assurance et l'indépendance d'esprit de l'observateur et du philosophe, et il va aussi loin, que, dans son ordre d'idées, il soit possible d'aller.

(1) *Theatrum ingenii humani*, lib. I, p. 323.
(2) Id., *loc. cit.*, p. 329.
(3) Pierre Bailly, *Songes de Phestion*, p. 201.
(4) Pauli Zacchiæ, *Quæstion. medico-legal.*, édit. in-quart., Avenione, 1755, lib. I, titul. V, p. 115, 116, 117, 120.

Voici les propres termes dans lesquels il s'exprime :

« Il est certain que *la plupart* des penchants et des affections de l'*âme* naissent de la semence des parents, ainsi que le corps, *bien que l'âme vienne du dehors, et qu'elle n'émane point d'une force de la matière*, *comme la vérité catholique l'enseigne le plus généralement*. L'être colère donne le jour à un être colère, l'envieux à un envieux, le superbe à un superbe, le timide à un timide, et l'audacieux à un audacieux. Il en est de même de l'homme miséricordieux, de l'homme chaste, de l'homme modéré ; ils engendrent leurs semblables (1). Il est si convaincu de ce qu'il vient d'avancer, que tout en convenant, dit-il, avec le vieil Homère, que de bons parents, peuvent naître de mauvais fils, s'il est démontré que le père, ou celui qui est présumé tel, a été ivrogne, colère, joueur, voleur, téméraire, ou doué de qualités contraires, et que le fils, ou celui qui est présumé fils, affecte les mêmes mœurs, on peut, dès ce moment, présupposer entre eux la ressemblance interne que Zacchias rapporte à l'hérédité ; car, d'après lui, la règle générale est que les fils naissent moralement semblables à leurs auteurs, fait à l'appui duquel s'élève, ajoute-t-il, jusqu'au témoignage des jurisconsultes.

Il invoque, en effet, les noms de plusieurs légistes, entre autres de Tiraquel ou de Tiraqueau, qui, à diverses époques, ont soutenu ce principe.

Par ce qui précède, on voit que sa restriction à l'hérédité des inclinations, et des qualités bonnes ou mauvaises de l'âme, est tout à la fois très-large et très-étroite : elle ne porte sur aucune disposition dis-

(1) Zacchias, *loc. cit.*

tincte; mais elle les embrasse toutes, *exceptionnellement*.

C'est le sens des deux mots par lesquels il l'exprime : le *plus grand nombre*, le *plus généralement* (1).

Sans être arrêtés, comme l'était Zacchias, par le triple obstacle du dogme, des lieux, des temps, d'autres concluent cependant, sur la même matière, avec moins de hardiesse et de vérité que lui. Selon l'opinion de ces derniers auteurs, l'omission de transport des inclinations des parents aux enfants, dans la génération, au lieu de provenir de la transmission même, provient de la *nature* des qualités morales. Il y aurait, d'après eux, un ordre tout entier des dispositions naturelles de l'homme, qui échapperait aux lois de l'hérédité.

Entre autres partisans de cette opinion, nous citerons les docteurs Lordat et Virey. Le docteur Virey établit, sur ce point, une distinction entre les *qualités morales qui tiennent au corps*, et les *qualités morales qui tiennent à l'âme*; il admet, en principe, l'hérédité des unes, ou des corporelles, et prétend rejeter l'hérédité des autres, ou des spirituelles (2). Le professeur Lordat, dans un travail récent, dont il sera plus d'une fois question dans cet ouvrage, adopte, en d'autres termes, une distinction semblable; il sépare, en principe, ce qui est *vital et instinctif*, dans le dynamisme humain, de ce qui ne l'est pas, ou de ce qui appartient, pour lui, au SENS INTIME. D'après sa doctrine, à laquelle toutefois il ne semble accorder qu'une foi provisoire (3), toutes les qualités de la première nature, c'est-à-dire toutes celles attachées à la FORCE VITALE, dans notre espèce, seraient transmissibles par la voie sé-

(1) *Plures animi propensiones,* — *ut plurimùm*, loc. cit.

(2) *L'art de perfectionner l'homme*, tom. II, ch. iv, p. 94, 95.

(3) Lordat, *Les lois de l'hérédité sont-elles les mêmes chez les bêtes et chez l'homme ?* 2ᵉ leçon, p. 25.

minale (1) ; mais les qualités de la seconde nature, les qualités *indigènes* ou *exotiques* du SENS INTIME, pour nous servir ici de ses expressions, celles qui peuvent l'enlaidir, ou le décorer, ne seraient point soumises à l'hérédité (2).

Par un autre extrême, il est d'autres auteurs qui repoussent, au contraire, toute restriction, et qui tendent à rejeter toute forme d'exception à l'hérédité des inclinations naturelles de l'âme. Dans leur manière de voir, la loi est absolue : les déviations elles-mêmes, apparentes ou réelles, s'expliquent encore par elle ; les qualités se transmettent toutes et toujours. Cette opinion qui rentre dans celle précédemment exposée d'Empédocles, d'Aristote, d'Alexandre de Tralles, etc., a été professée, dans toute la rigueur de ses conséquences, par le célèbre et malheureux Vanini, par Sinibaldi, et, de nos jours, par Pujol dont la foi religieuse ne s'est point révoltée de cette constance prétendue de l'hérédité des vices et des vertus. Les exceptions neprouvent, aux yeux du dernier, que l'influence de l'exemple et de l'éducation (3) : aux yeux du premier, encore plus exclusif, elles ne prouvent qu'une chose : c'est que les enfants ne proviennent point de ceux qu'on suppose leurs pères. Personne, répète-t-il, avec Cicéron (4), personne n'admet qu'on puisse jamais naître probe d'un père qui ne l'est pas (5).

Mais il faut recourir au texte de ses dialogues, pour se faire une idée de l'audace et du cynisme effrénés, pour le

(1) Lordat, *loc. cit.*, 1re leçon, p. 20.
(2) Id., 2e leçon, p. 26, 27.
(3) Pujol, *OEuvres de médecine pratique*, Paris, 1823, t. II, *Essai sur les maladies héréditaires*, p. 255, 256.
(4) *In oratione pro Roscio.*
(5) *Julii Cæsaris Vanini*, etc.; *de admirandis naturæ reginæ deæque mortalium arcanis, libri quatuor*, lib. III, dialog. XLIX, p. 339, 340.

temps, qu'il met à soutenir ce point, comme tous les points, de sa thèse de l'origine des vices et des vertus.

« Pour moi, si la naissance et l'éducation ne m'avaient « fait chrétien, dit-il, en propres termes, je dirais que « ce n'est pas l'instigation du diable, mais le vice des « humeurs qui pousse l'homme au mal. — Mais d'où lui « vient ce vice? — De *la semence*, de *l'imagination dans* « *le coït*, de *l'éducation*, de *l'influence des astres*, de *la* « *constitution atmosphérique*, de *l'alimentation*. — « Comment de la semence? »

Invoquant, pour répondre, une théorie Hindoue de la génération (1), reproduite par Hippocrate: « La semence, « dit-il, découle des principales, ou, selon d'autres, de « toutes les parties du corps; elle contient en puissance « toutes les facultés dévolues aux organes : s'il y a donc « des vices inhérents à quelque partie de l'organisme des « générateurs, ils doivent nécessairement se transmettre « à la semence, et de la semence au fœtus, puisqu'il « émane d'elle. » A l'objection, qu'on voit d'indignes descendants de parents vertueux, il répond simplement, comme nous l'avons dit, que ces vertueux parents ne sont pas leurs pères; et, sur l'insistance de l'interlocuteur, qui lui demande des éclaircissements, sur la manière dont la dépravation morale découle du sperme, Vanini réplique: que la semence des hommes bilieux est d'une qualité ardente, comme leur nature, et que, par cette raison, il doit en être ainsi de l'*animal* qu'elle recèle. Enfin, à l'argument que l'homme a reçu du ciel la raison, pour dompter ses mauvais instincts, il riposte qu'on peut tenir de son origine une imperfection des organes affectés à la génération des

____

(1) Manava-Dharma-Sastra, lib. III, st. 49.

esprits nécessaires à l'intelligence, et que, dans le cas même
où ils soient parfaits, les vices héréditaires des humeurs
peuvent encore en obscurcir la lucidité, et en dépraver
toutes les fonctions (1).

Sinibaldi, dont la crudité érotique peut le disputer à
celle de Vanini, adopte, sur l'influence du fluide séminal,
de l'imagination, des constellations (2), etc., considérés
comme sources des vertus et des vices, la même théorie (3),
et n'y met guère plus de restriction que lui : « Quo-
« niam in Veneris agone, *dit-il*, imaginatio maximè præ-
« pollet, fit ideò ut boni viri probæ cogitationes, rectaque
« phantasmata, in semine ipso imprimantur, sicut perdi-
« torum hominum ex adverso pravæ mentis perperæque
« imagines : quòd si nutricis mores per lac deferuntur ad
« lactentem puerum, quantò magis per semen traduci de-
« bent mores parentum ad suam prolem ? Etenim effica-
« ciùs oppido est quod producit, quàm quod alit : illud est
« intrinsecum principium, hoc autem extrinsecum (4). »
Au lieu d'accepter, comme conciliables entre elles, les
influences des astres et de l'hérédité sur le caractère et
les qualités de l'âme, et de mettre sur la même ligne,
ainsi que Vanini et Sinibaldi, l'action de la semence et
celle des constellations, des physiologistes, moins incon-
séquents, ont, avec Cicéron (5), reconnu que les deux forces
étaient contradictoires. Mais ils n'ont si nettement rejeté

(1) Vanini, *loc. cit.*

(2) Sinibaldi Geneanthropeia ; Voyez tout le liv. VII, du chap. vi au
chap. xxv, p. 788 à 825.

(3) Il s'appuie, en effet, sur la même théorie de la génération que
Vanini.

(4) Idem, lib. V, tract. i, p. 624.

(5) « Quid? quod non intelligunt seminum vire quæ ad gignendum,
« procreandumque plurimum valeat funditùs tolli, mediæris erroris est?
« Quis enim non videt, et formas, et *mores*, et plerosque status ac motus

la dernière, que pour accorder toute énergie à l'autre.
Nous ne trouvons pas seulement cette manière de voir,
chez des médecins, tels que Van-Helmont, nous la rencontrons jusque chez des religieux : « La véritable influence qui préside à la conception des plantes et des
« animaux, lit-on dans le *Traité des influences célestes*,
« du père Jean-François, de la compagnie de Jésus, celle
« qui met le premier fondement à tout ce qui suit, n'est
« autre que la vertu et l'esprit qui réside en la semence...
« C'est là où l'enfant prend un naturel, l'un bilieux ,
« qui le porte à des querelles, si les occasions s'en pré-
« sentent, l'autre mélancolique, qui le rend retiré et so-
« litaire, et dans la solitude l'attache à des pensées par-
« ticulières... C'est dans la semence, quoique petite en
« apparence, où on trouve les premières sources de nos
« tempéraments, constitutions, complexions et inclina-
« tions naturelles, lesquels se fortifient, ou s'affaiblissent,
« par la bonté ou malignité du lait de la nourrice , et par
« les diverses viandes dont on nourrit l'enfant, etc. (1). »
Les opinions de J. Boëhme sont encore plus hardies (2) :
il dit, en propres termes, que l'âme est propagée par la
voie humaine ; qu'il n'y a pas beaucoup de saintes générations ; qu'elles ne peuvent venir que de bonnes semences ; que, lorsque les deux parents sont mauvais et captivés
par le démon, alors c'est une mauvaise âme qui est se-
mée ; qu'il arrive rarement que d'un corbeau noir il en

« effingere à parentibus liberos? Quod non contingeret, si hoc, non vis
« et natura gignentium efficeret, sed temperatio lunæ, cœlique mode-
« ratio ». — Cicero, *de Divinatione*, lib. II, XLV.

(1) *Traité des influences célestes*, ch. III, n. 54.

(2) Jacob Boëhme. — Quarante questions sur l'origine d'essence, l'être,
la nature, et la propriété de l'âme, traduit de l'allemand, par un Ph. inc.
(Saint-Martin), 1 vol. in-8. Paris, 1807 ; IXe et X^e question.

provienne un blanc ; mais que lorsqu'il y a moitié l'un et moitié l'autre, cela peut arriver plus aisément. Dans toute l'ardeur de sa conviction, il conclut par cette apostrophe évangélique : « Faites attention à ceci, vous, mau-« vais parents : vous ramassez de l'or pour vos enfants, ra-« massez-leur une bonne âme, cela leur sera plus utile (1). »

Enfin, et par l'opposition la plus complète à ceux des philosophes ou des physiologistes, qui prétendent soustraire à l'hérédité les qualités qu'ils nomment *spirituelles* de l'âme, d'autres auteurs, en grand nombre, la plupart de nos jours, non-seulement considèrent tous les modes de la vie sentimentale de l'être, comme indifféremment transmissibles par la voie de la génération, mais ils ne voient même, dans cette transmission, que la conséquence directe de l'hérédité de l'organisation, ou de celle de la vie : Voltaire (2), Lamettrie (3), Gall (4), Spurzheim (5), Portal (6), Girou (7), Da Gama Machado (8), etc., se rangent à cette doctrine.

Deux des hommes dont s'honore le plus l'Allemagne savante, Burdach (9) et Müller (10) se rallient, de nos jours, à cette manière de voir.

Mettons maintenant de côté toutes les divergences d'opinion sur le fait de l'hérédité des modes d'activité senti-

(1) Jacob Boëhme, *loc. cit.*, p. 125, 127, 128.
(2) Voltaire, *Dictionnaire philosophique*, art. Caton et suicides.
(3) Lamettrie, *OEuvres philosophiques*, l'homme machine, édit. in-4°, 1751, p. 45.
(4) Gall, *Sur les fonctions du cerveau*, loc. cit.
(5) Spurzheim, *Essai sur les principes élémentaires de l'éducation*, ch. I, p. 45 et passim.
(6) Portal, *Considérations sur les maladies de famille*, p. 8.
(7) Girou de Buzareingue, *Physiologie physichologique*, passim.
(8) Da Gama Machado, ouv. cit.
(9) *Traité de physiologie*, Paris, 1838, tom. II, loc. cit.
(10) *Manuel de physiologie*, Paris, 1845, tom. II, liv. viii, sect. 8, ch. iii.

mentale de l'être, pour ne nous occuper que de la question de l'hérédité elle-même.

La génération, considérée comme source de la nature de sentir, se rattache à trois types : le premier est l'*espèce*, le second est la *race*, le dernier la *famille*.

Est-il vrai que chacun de ces types originels de l'organisation imprime son caractère aux formes d'*impression*, d'*impulsion* et d'*état* de notre sensibilité affective et morale, qu'il se répète en elle ?

On ne peut discuter l'hérédité de la part qui lui vient de l'espèce : elle est l'hérédité de l'espèce elle-même (1).

L'hérédité de la part qui procède de la race n'est pas plus contestable : telle opinion qu'on ait sur l'origine des races, et telle théorie que l'on ait adoptée sur leur diversité, on ne peut pas nier que ce qu'il existe de distinctif en elles, et de primitif dans leur mode de sentir, ne se propage avec elles.

Toutes les observations ethnologiques l'attestent ; elles prouvent la transmission de tous les traits qui composent, chez les différents peuples, le *caractère national*.

Reste la question de l'hérédité de la part qui vient de la famille. Pour tout observateur impartial, au milieu du conflit des systèmes, elle n'est pas moins nettement tranchée par l'expérience.

On ne peut pas d'abord, comme nous l'avons vu, révoquer en doute le fait de la diversité des modes particuliers de la sensibilité.

On ne saurait non plus contester le fait de leur origine ; il est évident que ces modes particuliers de la sensibilité ne viennent primitivement, du moins le plus grand nom-

____

(1) Voyez plus haut, deuxième partie, liv. I, chap. II, p. 141.

bre, ni de l'éducation , ni des circonstances, qu'ils viennent de la nature ou de l'organisation ; enfin, malgré celles des doctrines précédentes qui soutiennent le contraire, il est aussi certain, que les variétés du pouvoir de sentir, qui sont dans les personnes d'organisation, ou de nature première, qui naissent avec la vie, sont transmissibles comme elle.

§ II. — **Principes fondamentaux des restrictions à faire à l'hérédité des propensions morales.**

Mais trois points du problème restent à éclaircir : tous les modes d'être de la sensibilité, toutes les qualités, toules inclinations du dynamisme de l'homme , sont-ils communicables par la génération ?

Le sont-ils tous également, à tous leurs degrés ?

Le sont-ils toujours ?

Nous nous trouvons ici appelé à décider entre les trois opinions que nous avons exposées : l'une, des docteurs Virey et Lordat, qui admet ou rejette le principe de la transmission des qualités, selon la nature des qualités elles-mêmes ; l'autre, représentée par le plus grand nombre des auteurs de nos jours, qui ne fait aucune espèce de distinction entre elles, et qui érige en fait l'hérédité de toutes ; une troisième, encore plus absolue, et dont Vanini et Pujol ont été les logiques organes, qui croit à la constance nécessaire et certaine de cette hérédité de toutes les qualités, bonnes ou mauvaises des êtres, dans leurs progénitures.

La dernière doctrine se réfute d'elle-même : ni l'expérience, ni la théorie, ne permettent de reconnaître, à ces sortes de communications, l'infaillibilité ni la fixité qu'on leur a décernées. Nous ne saurions même assez admirer, sur ce point, l'opinion de Zacchias, et celle d'un petit nombre d'anciens jurisconsultes. Ils ne sont pas contents d'asseoir sur la base, déjà si infidèle, de la ressemblance, la preuve de la filiation, comme sur la présomption la plus indubitable ; ils poussent encore l'abus de la loi na — turelle *que le semblable doit procéder du semblable*, jus- qu'à préférer, dans cette périlleuse voie de démonstration de la paternité, les indications de la ressemblance morale, comme les plus certaines. La raison qu'ils en donnent est des plus bouffonnes ; la ressemblance morale serait la seule, d'après eux, soustraite à l'empire de l'imagination des femmes, dans le coït (1).

On ne saurait tomber dans une plus grave erreur de principe et de fait sur la génération : de fait, car l'expé- rience dément, à chaque instant, non pas seulement chez l'homme, mais chez les animaux, comme nous l'avons déjà longuement démontré, dans un autre chapitre (2), cette prétendue constance de représentation de la nature morale des parents dans leurs fruits ; de principe , car c'est supprimer l'action de l'une des deux lois de la pro- création, celle de l'INNÉITÉ sur la nature morale ; et il est évident que l'INNÉITÉ régit le type du dynamisme, comme elle régit le type du mécanisme des êtres, et que, par cette raison, elle peut diversifier, à l'infini, les mœurs, les incli- nations, les qualités des fils et des filles, quelles que soient les qualités, les mœurs, les inclinations de ceux qui leur donnent le jour (3).

La doctrine opposée des docteurs Virey et Lordat n'of- fre pas de plus solides bases, mais soulève des questions très-dignes d'examen. Tout leur système tient à une ligne absolue de démarcation qu'ils veulent établir, entre les at-

(1) Pauli Zacchiæ, *Quæstion. medico-legal.*, loc. cit.
(2) Liv. Ier, chap. II, p. 148 et suiv.
(3) Même chapitre.

tributs du mécanisme humain et ceux d'une partie de son dynamisme. C'est donc la valeur physiologique de cette démarcation qu'il faut approfondir, d'abord relativement à la *nature propre* des qualités morales, ensuite relativement à leur *origine*.

La distinction de Virey, entre les qualités *morales qui tiennent au corps*, et *les qualités morales qui tiennent à l'âme*, a le double défaut d'être très-arbitraire et, faute d'explication, presque inintelligible. Si, par qualités spirituelles, il désigne les facultés mentales, il est, comme nous le verrons, dans une erreur profonde, en niant qu'elles se transmettent. Si sa distinction porte sur les attributs de la force sentimentale, nous espérons en faire ressortir tout le vide, par l'examen critique de la thèse analogue du professeur Lordat.

Cette thèse du savant représentant de l'école de Montpellier est beaucoup plus spécieuse, parce qu'elle recèle un fond latent de vérité dont il n'est pas facile de dégager l'erreur.

Toute sa doctrine roule sur une diversité, qu'il croit radicale, entre les attributs spéciaux de la FORCE VITALE et les attributs spéciaux du SENS INTIME.

Cette distinction a, sur la précédente, l'avantage d'exprimer d'abord une idée claire ; c'est la distinction de la vie et de l'esprit (1), ou de l'activité *physiologique* et de l'activité *psychologique* de l'être. Mais cette distinction a une autre qualité que d'être intelligible ; elle a celle d'être vraie, en *tant qu'elle se rapporte à notre mode de sentir*. La sensibilité partage réellement notre être en deux parties : l'une, dont les phénomènes nous sont perceptibles ; l'autre

____

(1) Muller, *Manuel de physiologie*, Paris, 1845, t. II.

dont les phénomènes ne nous le sont pas. On peut donc, en faisant choix d'une semblable base, comprendre exclusivement, dans la FORCE VITALE, tout l'ordre des facultés et des opérations dont l'être n'a point conscience, et comprendre, au contraire, dans le SENS INTIME, tout l'ordre des facultés et des opérations dont l'être a conscience (1).

C'est seulement ainsi que nous pouvons nous rendre compte de la division du professeur Lordat, et, psychologiquement, dans certaines limites, elle nous semble acceptable; mais l'est-elle, de même, physiologiquement, c'est-à-dire, répond-elle à une dualité réelle de nature et d'origine des deux ordres d'attributs qu'elle distingue dans l'être?

C'est sur ce second point que le professeur Lordat nous semble s'égarer.

D'abord, pour ne pas prendre le change sur les mots, quelles sont précisément les qualités de l'être, qui rentrent dans le SENS INTIME, et dont le savant auteur nie l'hérédité?

Le SENS INTIME comprend, comme nous venons de le voir, tous ceux des phénomènes et des activités de la vie qui arrivent à la conscience de l'être. Il est donc évident qu'il renferme également, et indifféremment, toutes les activités de la sphère morale de l'homme, car l'homme a conscience de tous ses attributs, quel qu'en soit le caractère, à quelque but qu'ils tendent. On voit, en effet, par l'énumération des seize mode d'êtres, dont le professeur Lordat investit le SENS INTIME de l'humanité, que cette catégorie embrasse pêle-mêle toutes les formes générales

____

(1) *Ebauche du plan d'un traité complet de physiologie humaine*. Montpellier, 1841.

du dynamisme sensible, et particulièrement celles que nous avons désignées sous les noms de forme *sensorielle* (1), de forme *pathétique ou sentimentale* (2), de forme *intellectuelle* (3), de l'activité de l'être.

Nous avons déjà traité de l'hérédité de la première (4) : nous traiterons plus loin de celle de la dernière (5). Ce sera l'occasion de combattre les arguments dirigés contre cette forme de l'hérédité.

Mais, pour ne pas sortir de l'ordre des matières, nous ne devons ici traiter des objections du professeur Lordat contre l'hérédité de la nature morale, qu'autant qu'elles se rapportent au mode d'énergie du type psychologique dont nous nous occupons, c'est-à-dire à la force *sentimentale* de l'être.

Il n'y a point d'abord de distinction de nature ni d'origine, à faire, entre ceux des attributs de la catégorie du professeur Lordat, qui rentrent dans cette forme du pouvoir de sentir. Dans la lettre et l'esprit de la démarcation qu'il a établie, ils ne diffèrent, entre eux, que comme caractères, espèces, ou variétés de modes du SENS INTIME.

La question est de savoir, si ces modes, variétés, espèces, ou caractères propres du SENS INTIME, qui ont essentielle-

(1) Elle rentre dans le quatrième mode d'être du sens intime de la catégorie de Lordat : *La sensibilité*. Voy. *Ébauche du plan d'un traité complet de physiologie*, p. 20-21.

(2) 7e, 9e, 11e, 13e, 14e modes d'être de la même catégorie, c'est-à-dire, selon le vocabulaire adopté par l'auteur, *l'activité interne, la philautie, l'affectibilité, la croyance, le caractère*, etc. *Ouv. cit.*, p. 20, 21.

(3) 5e, 10e, 12e modes d'être de la même catégorie, ou la *force de conception, la raison directrice ou l'entendement, l'aptitude créatrice*, etc. Id., *loc. cit.*

(4) Voyez plus haut, même chap., art. 1.

(5) Voyez plus loin : *De l'hérédité des caractères propres aux modes d'activité de la force mentale*.

ment et la même nature et la même origine, ont une autre *origine*, et une autre *nature*, que les simples attributs ou activité de la FORCE VITALE?

Voilà ce que nous nions très-positivement :

En poussant jusqu'au fond l'idée systématique du professeur Lordat, celle d'une diversité radicale de principe entre le SENS INTIME et la FORCE VITALE, on arrive droit, et rigoureusement, à cette énormité physiologique, que le SENS INTIME n'a point chez l'individu l'origine de la vie, et qu'il y a, dans l'homme, une double source de l'être; une première, *physique*, qui procède de l'acte et des lois organiques de la génération ; une autre, *métaphysique*, antérieure, postérieure ou concomitante à l'union sexuelle, et qui correspondrait à l'une des théories purement spéculatives de l'origine de l'âme (1).

Avec tout le respect qu'on doit aux intentions, et aux croyances qui ont inspiré ces doctrines, nous pensons que c'est rendre à la philosophie, et à la doctrine même de l'existence de l'âme, un dangereux service, que de s'attacher aux bases de ces distinctions. Pour nous, la FORCE VITALE et le SENS INTIME de l'être sont indivisibles.

La seule différence que nous admettions, au point de vue de la vie, entre ces deux ordres d'attributs généraux du dynamisme humain, est celle que nous avons exprimée, en disant que les uns étaient sensibles, les autres insensibles au principe de notre être. Mais toute distinction de nature essentielle, entre les qualités propres de la FORCE VITALE et les qualités propres du SENS INTIME, manque, dans notre conviction, de base physiologique ; la raison en est simple, c'est qu'il n'existe pas de distinction de nature entre les deux principes auxquels

(1) Voyez, à ce sujet, l'article suivant.

on les rapporte, entre le SENS INTIME et la FORCE VITALE.

Selon notre manière de voir, qui n'est point seulement celle de l'école de Paris, mais celle des plus savants physiologistes d'Allemagne, de Burdach, de Bischoff, etc., etc., ces dénominations ne représentent, en fait, que deux formes d'activité de l'unité radicale de l'organisation : la première, soumise, la seconde, soustraite à la conscience de l'être ; mais, perceptibles, ou non, à cette conscience, il est pour nous visible comme la lumière, que les modes d'être et d'agir de ces deux énergies du dynamisme humain, également sujets aux diverses influences des états de la vie, également forts ou faibles, réglés ou déréglés, selon les mille circonstances, selon les mille variations de la santé physique, selon l'espèce ou le degré d'énergie des agents, sur l'organisation, participent au fond d'une seule et même nature, au point de vue de la vie.

Le SENS INTIME, en un mot, est toujours, par rapport à l'organisation, réductible à l'essence de la FORCE VITALE, et, comme tel, il reste physiologiquement inséparable d'elle.

Par la même raison, l'idée d'une différence d'origine entre eux n'est pas admissible : vitales dans leur essence et dans leur énergie, ces deux formes de l'être sont encore vitales dans leur source première. Quelles que soient, par exemple, l'espèce et la puissance des qualités morales, étendues ou restreintes, bonnes ou mauvaises en soi, elles ne naissent pas plus de la volonté de l'être, ni de sa liberté, que les qualités physiques. On ne les choisit pas plus qu'on ne choisit sa figure ou sa constitution : on les reçoit, et elles sont aussi involontaires dans leurs modes d'être et leur pre-

mier principe, que la FORCE VITALE et que le SENS INTIME,
dont elles ont l'origine, c'est-à-dire celle de l'être.

Mais, s'il n'existe pas de différence de nature, s'il n'en
existe pas d'origine, entre les formes ou modes du SENS
INTIME et les formes ou modes de la FORCE VITALE, il n'en
peut exister entre les lois qui président à leur génération.

Ils doivent nécessairement reconnaître les mêmes, à la
source de l'être.

Cette source de l'être est double : c'est la nature propre ou type de son espèce ; c'est la nature propre ou type
individuel de ses générateurs.

Physiques ou morales, il faut donc, premièrement,
dans la génération, que toutes les tendances, qualités,
attributs, procèdent de ces deux types ; il faut encore, de
plus, de quelque nom qu'on les nomme, qu'ils y subissent l'action de l'une et de l'autre loi qui président à
l'œuvre de la formation de l'être, la loi d'INNÉITÉ, la loi
d'HÉRÉDITÉ.

Nous avons déjà vu que toutes les qualités, quel qu'en
soit le caractère, pouvaient également et indifféremment
naître de la première, ou de l'INNÉITÉ; la raison nous dit
donc, qu'indépendamment de toutes les distinctions d'espèce ou de mode d'être, qu'on établit entre elles, toutes
les qualités peuvent également, et indifféremment, procéder de la seconde, ou de l'HÉRÉDITÉ.

Ce que la raison dit, sur ce point, des espèces ou modes
constitutifs du dynamisme sensible, la logique le répète
de ses *impulsions*, ou des propensions directes qui en
émanent ; comme personne n'est la cause première des
qualités ou des défauts qu'il tient du principe de la vie,
personne, une fois pourvu de ces qualités, ou de ces défauts natifs, n'est libre d'en sentir ou de n'en pas sentir

les sollicitations ; une fois constituée, de quelque part qu'elle vienne, de quelqu'espèce d'attributs qu'elle soit investie, il est inévitable que la nature morale parle et agisse sur l'être, puisqu'elle est active ; il est inévitable qu'il en sente l'aiguillon, puisque cet aiguillon part de la sphère sensible de son existence.

Les impulsions sont donc aussi essentiellement automatiques en soi, aussi indépendantes de la volonté, que les espèces ou modes d'être du sens intime, qui en sont les principes ; et, puisque ces espèces, ou modes du sens intime, quelle qu'en soit la nature, peuvent découler toutes de la génération, et reconnaître en elle l'hérédité pour cause, l'hérédité peut être nécessairement la cause immédiate et directe de leurs impulsions.

Mais ici se présente une question très-grave :

De l'hérédité des qualités morales et de leurs impulsions, doit-on induire celle des actions où elles tendent?

C'est la nécessité logique, en apparence, de cette conclusion, qui a fermé le plus d'esprits à la lumière ; c'est celle que nous paraît appréhender le plus le professeur Lordat. Helvétius, Weikar, Wollaston, etc., en avaient, au fond, la même crainte, et, pour s'en délivrer, ils n'avaient rien trouvé de mieux que de restreindre, jusqu'à l'abolir, l'action de l'hérédité sur tous les attributs de l'activité morale, et que de lui substituer celle de l'imitation, de l'éducation, et des autres circonstances extérieures analogues. Mais, comme le dit très-bien, à ce sujet, Burdach : « Avec l'excellente intention de montrer à l'homme qu'il est libre, et de l'engager à faire usage de sa liberté, c'était s'éloigner par trop de la vérité que de hasarder une semblable hypothèse, car l'hérédité a réellement plus d'empire sur notre constitution et notre caractère, que toutes les influences du dehors, physiques et morales (1). »

Le fait est évident, mais les appréhensions de ses conséquences morales sont pleinement chimériques ; on ne les a conçues que pour ne pas avoir logiquement procédé à son analyse.

Le problème se réduit à des termes très-simples :

Nous l'aborderons par une première question :

1° Quelle que soit *l'origine* des dispositions de l'être, l'homme en est-il le maître, ou en est-il l'esclave ? sont-elles, en d'autres termes, *nécessaires et fatales*, ou bien sont-elles *libres et facultatives* dans leur activité ?

Mettons ici de côté les dénominations de qualités *physiques* et de qualités *morales*, pour ne nous occuper que de l'empire de l'homme sur leur exercice.

L'expérience de la vie et de ses fonctions, celle de la maladie, celle de la douleur, ne laissent à personne le plus léger doute qu'il n'existe, dans l'être, un ordre de phénomènes exclusivement soumis à l'activité spontanée de la vie, car ils s'accomplissent automatiquement, irrésistiblement, non-seulement sans le concours de la volonté, mais contre la volonté, et sans qu'il dépende d'elle d'arrêter leur action, tant que dure la vie.

Cet ordre de phénomènes comprend toutes les formes des opérations dites *involontaires* ou *organiques* de l'être.

La même expérience nous apprend, qu'il existe, dans l'individu, d'autres phénomènes, *simultanément* soumis à l'action spontanée de la vie, et à l'action libre de l'individu.

Ce second ordre comprend toutes les facultés appelées *volontaires* ou *animales* de l'être.

Dans cette dernière classe, rentrent toutes les énergies

(1) Ouv. cité, t. II, p. 248.

de la nature morale, proprement dite, c'est-à-dire toutes celles qui intéressent le devoir et la conscience humaine.

En quoi consiste l'empire de la volonté, sur ces activités également dépendantes du pouvoir de la vie, et du pouvoir de l'âme? où commence-t-il, sur quoi s'exerce-t-il, en elles?

Ce n'est, en aucun cas, sur les *espèces* mêmes de ces activités, ou sur les *caractères* des modes du SENS INTIME; ils ne proviennent point, nous l'avons déjà dit, de l'initiative ni de l'élection de l'être; il ne dépend point de lui d'en changer la nature, ni de s'en donner d'autres.

Ce n'est pas davantage sur les *impulsions* morales qui en dérivent; comme tenant aux premières, qui procèdent de la vie, elles sont, nous l'avons vu, aussi involontaires, aussi automatiques, dans leur premier mouvement, que celles de la vie elle-même.

Mais, si la volonté ne peut intervenir sur la nature même des facultés qu'on dit soumises à son empire, et si, d'une autre part, elle n'est pas le principe de leurs dispositions, que lui reste-t-il donc, et où se réfugie-t-elle?

Dans l'énergie, dont l'homme est doué au plus haut point, de réagir sur lui-même.

Physiques ou *morales*, quelque nom qu'on leur donne, de quelque part qu'elles viennent, les tendances de l'ordre dont il s'agit ici, pour être automatiques dans leurs impulsions, ne sont pas irrésistibles.

Il faudrait qu'elles le fussent, pour que l'on pût induire, de leur automatisme, la négation logique de la liberté.

Mais, dans l'humanité, entre l'*impulsion* et l'*acte*, il y a un intervalle.

C'est dans cet intervalle, véritable période de la tentation, pour nous servir ici du langage de l'Eglise, que la conscience intervient, que la raison juge, que la volonté décide, et que l'énergie de l'être, instrument de ses ordres, obéit ou résiste à l'exécution de l'acte.

Dans les conditions normales de la santé, de l'organisation, et de l'intelligence, quelles que soient la source, la nature, et la force de nos impulsions , les actions morales sont donc facultatives : il est, dans la nature de l'homme, d'en être le juge, et d'en rester le maître ; la conscience intervient partout où l'action intéresse le devoir, et ne la laisse émaner que de la volonté de l'être, force immédiate et libre de la personnalité, c'est-à-dire de ce qu'il y a de plus essentiellement propre à l'individu, de plus inséparable de son initiative.

Il n'existe donc pas seulement un premier et immense intervalle, par rapport à l'empire de notre liberté, entre les actes volontaires et ceux qui ne le sont pas, il y a, dans la sphère même des phénomènes soumis à notre volonté, une ligne absolue de démarcation entre les impulsions et les actions : les unes, *automatiques*, et liées par leur principe à la nature de l'être et au mouvement de la vie ; les autres, *facultatives*, et seules réellement liées à la liberté.

Cette solution de la première question, conduit à une seconde qui dénoue le problème :

2° Est-il au pouvoir de l'hérédité de transformer l'essence des dispositions dont elle est le principe, et de métamorphoser, indifféremment, toutes les impulsions qui proviennent d'elle, en actes nécessaires?

Telle est la vraie question, et, posée dans ces termes, la solution en est complétement négative.

L'hérédité laisse leur nature à l'essence de l'activité vitale et de l'activité *libre*.

On prévoit, à l'instant, quelles conclusions s'ensuivent.

Ceux des modes de la vie, ceux des attributs du dynamisme humain, qui sont exclusivement automatiques dans l'être, restent soumis au même ordre d'activité vitale, lorsqu'ils ont leur source, comme lorsqu'ils ne l'ont pas, dans l'hérédité.

Innés ou transmis, ils se développent en nous de la même manière, ils s'y manifestent et s'y accomplissent aussi nécessairement, selon le degré d'énergie qu'ils tiennent de leur nature et de leur origine.

Ceux des modes de la vie ou des attributs du dynamisme humain qui, au contraire, ne sont involontaires en nous, que dans leurs modes d'être, et dans leurs impulsions, mais dont les actions sont volontaires et libres, ne changent point non plus de nature, ni de caractère par la transmission ; ils restent automatiques dans leurs impulsions, ils restent involontaires dans leurs modes d'être ; mais ils restent aussi volontaires et libres, ils restent facultatifs dans leurs actions.

L'hypothèse du fait de l'hérédité des qualités morales ne renverse donc pas, et ne restreint en rien, la loi fondamentale du libre arbitre de l'homme.

Pour que l'hérédité eût un tel caractère, il faudrait qu'il y eût hérédité des *actes*, ou du moins qu'il y eût irrésistibilité des tendances transmises.

1° Il n'y a pas d'abord d'hérédité des actes ; il n'y a de transmis, dans la sphère qui touche à la moralité de l'existence humaine, que les *dispositions* et les *impulsions*, et non les *actes* mêmes.

2° Ni les impulsions, ni les dispositions, ainsi communiquées, ne sont irrésistibles.

L'homme est sollicité, par l'hérédité de ses modes de sentir, à vouloir, et par suite, à agir comme ses pères ; mais, comme il a été dans la nature des pères, de ne point obéir, irrésistiblement, aux sollicitations de leur dynamisme, comme ils sont restés maîtres, du moins dans les limites de la droite raison, et de la liberté départies à l'espèce, de céder, ou de ne point céder, à ces tendances, de même l'enfant reste maître de céder, ou de ne pas céder, à toutes celles des mêmes impulsions transmises par ses pères, qui tombent sous l'empire de son intelligence et de sa conscience, et qui rentrent, à ce titre, dans le domaine de l'âme et de la liberté. Leur hérédité ne constitue, pour lui, qu'un ordre d'influences et de circonstances internes, au milieu desquelles il est appelé à vivre, et qu'il a tout ensemble, la raison de juger et la force de vaincre; elles n'entraînent pas plus que les autres circonstances, externes ou internes, de l'organisation, l'anéantissement du libre arbitre de l'être, ni la nécessité fatale de ses actes.

Il dépend, en un mot, de l'hérédité, comme de l'innéité, de faire naître plus ou moins vivement entraîné vers le bien ou le mal, et partant plus ou moins coupable de faillir; mais on ne leur doit ni le vice, ni la vertu; le vice et la vertu n'existent point d'eux-mêmes; ils ne consistent point dans la nature fatale des impulsions externes ou internes qui agissent sur nous, mais dans le concours mental et exécutif de la volonté; et, à tous ces titres, ils tiennent à la personne, viennent de la liberté, et n'ont pas d'héritage.

Tel est, à notre point de vue, l'unique et vrai principe des restrictions à faire à l'hérédité des propensions morales, proprement dites, c'est-à-dire de celles qui touchent à la conscience et à la liberté responsable de l'homme; il est, comme on le voit, fort éloigné de celui du professeur Lordat.

Tout est artificiel dans sa distinction : fondée sur l'hypothèse de qualités physiques qui seraient héréditaires, et de qualités morales qui ne le seraient pas , elle tombe devant le fait d'unité de principe de tous les modes d'existence et d'activité de l'être ; elle tombe encore devant la logique, qui nous dit, que toutes les qualités originelles de l'être, que tons les attributs du dynamisme humain, quelle qu'en soit la nature, de quelque nom qu'on les nomme, *peuvent* être héréditaires.

Tout nous semble, au contraire, légitime dans celle que nous adoptons : elle reconnaît le fait d'unité d'origine de tous les attributs du dynamisme humain ; elle ne se heurte point contre l'évidence de l'hérédité de tous ses caractères ; elle respecte, enfin, la loi morale de l'homme, en abandonnant à sa liberté, non le principe d'*impulsions* qui ne lui appartiennent point, mais son véritable et unique domaine, l'empire des *actions*, dont elle est responsable.

Aux deux restrictions près, que nous avons faites, 1° de l'exercice et l'empire de la liberté sur les actions, 2° de l'exercice et l'empire de la loi d'INNÉITÉ sur toutes les impulsions et tous les caractères ou modes d'activité sentimentale de l'être, la représentation de tous les attributs de cette forme de la vie des pères, dans les enfants, nous semble indubitable : dureté, douceur, fausseté, franchise, lâcheté, courage, élévation, bassesse, tendance à tous les vices, à toutes les vertus, il n'est point, à nos yeux, une seule qualité, bonne, mauvaise ou bizarre, il n'est point de penchant, il n'est point de passion qui ne puisse émaner de l'hérédité et avoir ses racines dans le type de la famille.

C'est la conclusion qui, indépendamment des considérations exclusivement logiques que nous venons d'exposer, ressort directement d'une double expérience :

La première est celle de la propagation des inclinations, qualités ou défauts, du type *individuel* dans l'animalité;

La seconde est celle de la propagation des inclinations, qualités ou défauts, du type *individuel* dans l'espèce humaine.

§ III. — De l'hérédité des inclinations, qualités, ou défauts du type
individuel, dans l'animalité.

La transmission des traits du naturel et du caractère individuels, chez les animaux, est un fait si commun et si bien constaté, qu'il se passerait d'exemple. Les caractères de douceur et de docilité, dit le savant Huzard, ne doivent pas être moins recherchés, dans les pères et dans les mères, que les qualités physiques extérieures; leurs petits sont plus doux, plus faciles à élever (1). Après l'origine, ce que les Anglais demandent, sur toute chose, dans un étalon, c'est le *good-action,* autrement le courage. Sans cette qualité, ils ne donneraient pas un écu, dit Pichard, du plus beau cheval du monde, pour en faire un étalon (2).

On a depuis longtemps remarqué, qu'en effet, le cheval peut transmettre, par la génération, presque toutes ses bonnes ou mauvaises qualités : « Un cheval naturel- « lement hargneux, ombrageux, rétif, écrit Buffon, pro- « duit des poulains qui ont le même naturel. » Dupuy a connu une jument, morte de morve, dont les produits avaient hérité, non-seulement de sa conformation particulière, mais de ses dispositions à mordre et à frapper du

(1) Huzard, *Traité des haras,* p. 174.
(2) Pichard, *Manuel des haras,* ch. VI, p. 103, 104.

pied (1). Dans un mémoire couronné par la société royale et centrale d'Agriculture, en 1823, Bouin a rapporté, sur le témoignage des officiers du dépôt d'étalons de Saint-Maixent, qu'un étalon de selle Hongrois, dit *le Sauvage*, d'un caractère inquiet, et qui ne se laissait approcher que des personnes qui avaient l'habitude de lui donner du foin, a produit beaucoup de poulains du même naturel.

Le Jupiter, étalon du haras d'expérience d'Alfort, qui a dans le caractère beaucoup de méchanceté, a transmis ce caractère à une grande partie de ses productions (2).

Huzard a donc raison de donner le conseil de rejeter de la reproduction tout étalon rétif, méchant, même trop sauvage (3).

L'hérédité peut même s'étendre, chez les bêtes, aux dispositions les plus particulières, ou les plus bizarres, de leur naturel : un chien de chasse, pris à la mamelle, et élevé loin de son père et de sa mère, était d'un entêtement rare, incorrigible dans ses penchants, et, chose remarquable, *il craignait, au point de n'en plus chasser, l'explosion de la poudre*, qui excite tant l'ardeur des autres chiens. Sur la surprise qu'en témoignait son maître à la personne dont il tenait le chien ; rien n'est moins surprenant, lui répondit-elle, son père était ainsi (4).

Cette propagation des divers naturels, chez les animaux, est encore plus marquée dans le métissage des races ou des espèces :

L'expérience, dit Venette, nous apprend, que les bêtes

(1) Dupuy, *Traité sur l'affection tuberculeuse*, etc.
(2) *Dictionnaire de médecine et de chirurgie vétérinaires*, t. II, p. 610.
(3) Huzard, *op. et loc. cit.*
(4) Girou, *Philosophie physiologique*, p. 215.

même de différentes espèces, en produisent une troisième qui a un instinct mêlé, et que, s'il y a en elle de la variété du corps, il n'y en a pas moins de l'âme, par ce mélange des deux matières et des deux âmes de la semence de ces animaux (1).

Ce mélange d'instincts ne s'opère pas toujours. La génération peut ne propager que ceux d'une des deux races, ou d'une des deux espèces, ou les distribuer entre les produits; c'est ainsi qu'on a vu, dans le croisement du cochon et du sanglier, ou de l'espèce du loup et de l'espèce du chien, une partie des petits hériter des tendances instinctives de la race sauvage, et une autre partie de celles de l'espèce ou de la race domestique; les uns, se complaire avec l'homme et les chiens; les autres, au contraire, les craindre et les fuir (2). Girou a observé des faits analogues, dans le croisement des diverses races de chiens et de chats (3); Da Gama Machado, dans celui des diverses espèces d'oiseaux (4).

Le transport séminal des instincts, des penchants, des qualités ou vices du dynamisme des bêtes, est une démonstration très-précieuse de cette forme d'hérédité chez l'homme, en ce sens qu'elle tend à dégager la preuve expérimentale qu'on donne de la dernière, d'une série d'objections dont on a poussé l'abus jusqu'à l'absurde. Telle est l'explication des ressemblances morales du type individuel, dans le sein des familles, par l'identité de l'éducation, par l'empire de l'exemple, la force de l'habitude, et l'influence de toutes les causes extérieures, etc.

(1) Venette, *Génération de l'homme*, tom. II, p. 71.
(2) Burdach, *Traité de physiologie*, tom. II, loc. cit.
(3) Girou, *de la Génération*, voy. p. 120, 121, 125 et passim.
(4) *Théorie des ressemblances*, part. I.

Tous ces lieux communs d'arguments disparaissent devant la transmission des traits particuliers du dynamisme vital dans l'animalité, parce que cette transmission s'y montre, en général, complétement étrangère à cet ordre d'influences, ou que rien n'est plus facile que de l'y soustraire.

Mais ici se présente une très-grave question préjudicielle : jusqu'à quel point est-il rationnel de conclure, en pareille matière, de l'animalité à l'humanité ? ou, en d'autres termes , les lois de *l'hérédité physiologique sont-elles les mêmes chez les bêtes et chez l'homme ?*

C'est la fin de non-recevoir qu'a très-ingénieusement développée, sous ce titre, le professeur Lordat, et qu'il oppose à toutes les inductions tirées de l'hérédité du naturel des bêtes (1).

Nous nous trouvons encore en opposition radicale sur ce point, comme sur presque tous les points de son mémoire, avec le savant organe de l'école de Montpellier.

L'hérédité physiologique des qualités, chez les animaux, n'est, de son aveu, contestée par personne; il l'admet dans toute sa réalité, dans toute son étendue, sous le type *originel*, et sous le type *acquis* de l'organisation.

L'ordre des matières ne nous permet de traiter ici que du premier (2).

Sous ce premier type, le professeur Lordat reconnaît, sans détour, que cette hérédité dynamique, chez les brutes, régit non-seulement les qualités *vitales* ou *économi-*

(1) *Les lois de l'hérédité physiologique sont-elles les mêmes chez les bêtes et chez l'homme*, in-8, Montpellier, 1842.

(2) Voyez, pour la critique des considérations du professeur Lordat, qui se rattachent à l'hérédité des modifications acquises, le tome II de ce livre, IVe partie.

ques, mais *les qualités instinctives, simulant les qualités morales* (1).

Mais, conséquent avec ses précédents principes, il repousse toute idée d'assimilation entre l'hérédité de ces qualités, chez les animaux, et celle des qualités morales proprement dites, dans l'espèce humaine.

Le motif qu'il en donne est que l'hérédité ne suit pas, dans les deux classes, une seule et même loi.

Pour saisir, en quelque sorte, dans ses premières racines, une opinion qui semble aussi paradoxale, il ne faut pas seulement la voir en elle-même, dans sa nature nue : il faut, comme à l'égard de certaines théories philosophiques, considérer sa fin, se demander où elle tend, et où elle veut aller.

L'auteur de la doctrine de l'insénescence du sens intime de l'homme ne nous dissimule pas cette raison finale de sa théorie. Il l'expose en ces termes :

« Si les lois sont les mêmes dans les deux ordres, la « ressemblance pourra nous faire penser que le dyna- « misme des bêtes est semblable au nôtre, et que l'homme « n'est qu'un animal plus développé et ennobli, comme « l'ont tant professé Gall et son école. Mais, si ces deux « hérédités présentent des lois différentes, vous convien- « drez que nous pourrons contester l'identité des deux « dynamismes comparés (2). »

Tel est le point de départ de son hypothèse : c'est à une distinction radicale de nature, entre le dynamisme des espèces animales, et le dynamisme de l'espèce humaine, qu'il veut arriver.

______

(1) Mémoire cité, p. 23.
(2) Mémoire cité, p. 3 et 4.

Au lieu de se placer au point de vue des faits, le plus philosophique et le plus lumineux, en matière d'expérience et d'observation, le professeur Lordat commet ainsi la faute de se placer au point de vue de leurs conséquences.

Mais, sous ce rapport même, le savant auteur nous semble se jeter dans une voie pleine d'écueils. Nous partageons plusieurs de ses convictions ; nous sommes tout aussi opposé, qu'il peut l'être, à l'idée de la pure animalité de l'homme ; nous voyons, comme lui, entre les deux natures de l'homme et de la brute, une immense barrière, ou plutôt un abîme ; à nos yeux, comme aux siens, il existe entre elles une dissemblance d'être, de loi d'activité, de puissance et de destinée, qui en fait deux symboles non-seulement inégaux, mais essentiellement différents de la vie ; en un mot, nos croyances morales sont les siennes ; mais nous n'en ressentons que plus vivement encore le danger qu'il y a à les faire reposer, même indirectement, sur de pareilles bases.

Le premier vice d'une semblable argumentation est un vice logique : il est évident que le professeur Lordat renverse complétement les termes du problème :

Ce n'est pas à la loi de l'hérédité à trancher la question de la ressemblance, ou de la différence des natures comparées de l'homme et de l'animal. Il ne lui appartient, en rien, de nous instruire, ni de ce qui les unit, ni de ce qui les sépare. L'hérédité, en soi, n'est en effet, qu'une simple répétition des êtres : c'est le transport du semblable des parents aux produits. Elle ne décide donc pas de l'essence absolue des types qu'elle communique. Elle ne les distingue ni ne les différencie, elle les reproduit, quels qu'ils soient, tels qu'ils sont.

On ne doit donc étudier, on ne doit interroger l'hérédité que sur l'hérédité elle-même, parce que, à proprement dire, elle ne nous éclaire que sur la *transmission* et non sur la *nature* des modes spécifiques et individuels de la vie, chez les êtres ; parce que, directement, elle ne nous révèle bien que ses propres lois. De l'identité ou de la diversité de ses lois, entre deux espèces, on n'est donc logiquement fondé à conclure, ni à l'identité, ni à la différence de leurs dynamismes : on n'en peut induire légitimement que l'identité, ou la diversité, selon les espèces, des lois du transport, par la génération, des attributs de la vie. Ces lois peuvent être les mêmes, et les dynamismes être fort différents.

C'est à l'observation comparée et directe des dynamismes eux-mêmes, qu'il appartient seulement de décider s'ils sont ou ne sont pas semblables.

Ces principes restent vrais, quelles que soient les espèces ou les natures d'êtres qu'on mette en parallèle. Si ces natures sont celles de l'animal et de l'homme, c'est donc la nature même de l'homme et de l'animal, c'est le caractère même de leurs dynamismes, ce n'est pas leur transport par la génération qu'il faut interroger.

L'argumentation du professeur Lordat se brise contre un second écueil.

C'est sur la différence profonde, d'après lui, des lois de l'hérédité, chez l'homme et chez la brute, qu'il veut fonder la preuve que l'homme est réellement un être supérieur, une nature à part, dans le cadre zoologique, et non une espèce d'animal ennobli (1).

Avant de faire porter à une proposition de si lourdes conséquences, il faut être plus que sûr de la solidité des bases qui la soutiennent ; car, si les bases croulent, elles n'en-

(1) Mém. et pass. cit.

traînent pas seulement la ruine logique du système qu'on défend, mais le triomphe logique du système qu'on attaque. Si, par exemple, ici, la différence des lois de l'hérédité chez les bêtes et chez l'homme n'est pas démontrée, s'il demeure, au contraire, évident qu'elle suit, dans ces deux classes d'êtres, une seule et même loi, il en résultera, aux termes du problème, que l'homme n'est qu'un animal.

C'est, malheureusement, à cette conclusion, l'inverse même de celle que veut faire prévaloir le professeur Lordat, c'est à cette rigoureuse énormité qu'il mène, ou plutôt que mènerait son argumentation, car la dualité prétendue des lois, sur laquelle il s'appuie, est une pure chimère.

La procréation obéit, il est vrai, à deux lois bien distinctes, aux lois d'*innéité* et d'*hérédité;* mais il n'existe pas, dans l'hérédité, deux lois physiologiques, l'une exclusive à l'homme, l'autre à l'animal.

La raison tout d'abord se révolte contre ce dualisme. L'homme, au point de vue de la physiologie, a tous les caractères et traverse toutes les phases de l'animalité; il naît, il vit, il meurt, il se reproduit, comme le moindre animal, et d'après les mêmes lois. Pourquoi l'hérédité, simple corollaire de la reproduction, échapperait-elle seule, et dans notre seule espèce, à la communauté des principes qui régissent la reproduction même?

Il faudrait les plus graves raisons d'expérience, ou de doctrine, pour l'admettre. Le professeur Lordat le comprend si bien, qu'il reconnaît lui-même, très-explicitement, chez l'homme et chez les bêtes, l'identité des lois de la forme *physique* de l'hérédité (1) : c'est exclusive-

____

(1) Mémoire cité, p. 2.

ment à la forme *morale* de l'hérédité, que, dans son système, cette dualité imaginaire s'applique.

Certes, cette dualité serait bien curieuse, si elle était prouvée; mais, quelles sont les preuves de fait, ou de doctrine, qu'il en administre? celles de doctrine d'abord? elles se réduisent à deux :

L'une, que les qualités du dynamisme des bêtes sont implantées, chez elles, dans la *force vitale,* et par cette raison transmissibles, comme tous les attributs de cette force;

L'autre, que les qualités du dynamisme de l'homme, celles du moins qui ressortent de sa nature morale, sont implantées chez lui dans le *sens intime,* et par cette raison intransmissibles, comme tous les attributs de ce sens.

Ces raisons, comme on le voit, sont toutes deux entachées du vice des distinctions que nous avons combattues, entre le sens intime et la force vitale.

Nous avons dit, en quoi, elles nous semblent inexactes (1).

Les inductions, qu'en tire ici le savant auteur, ne sont pas mieux fondées.

Pourquoi ne pas étendre aux divers attributs du dynamisme des bêtes, la dualité de principes qu'il a établie dans les attributs du dynamisme de l'homme, ou pourquoi l'établir chez le dernier? Pourquoi rattacher les mêmes qualités, ou les analogues, à *deux* sources distinctes, dans l'espèce humaine; dans toutes les autres espèces, à une source *unique?* Pourquoi ne rapporter qu'à la force vitale, chez les animaux, le principe de la sensibilité et de toutes les énergies de l'être qui en émanent, et ne les rapporter, chez l'homme, qu'au sens intime? Enfin, pourquoi refuser tout sens intime aux bêtes?

(1) Id., p. 3 et 4.

Dans l'esprit positif de la définition que nous en avons donnée, c'est-à-dire dans celui de conscience des forces, de sentiment de la vie et d'une partie de ses actes ou de ses impulsions, ce serait nier l'évidence; on ne le peut pas. Tout ce qu'il est permis de dire, c'est que le sens intime de l'animal n'est pas le sens intime de l'homme; c'est que les bêtes ne sentent pas, comme nous, de la même manière, dans la même étendue, avec la même puissance, la même complexité. Mais elles ont, comme nous, un ordre d'instincts, un ordre de qualités, un ordre de passions, un système d'énergies, de quelque nom qu'on les nomme, qui les meuvent, comme nous, et dont elles ont *conscience*.

Le professeur Lordat, lui-même, ne peut songer à la leur refuser; mais du seul fait qu'elles ont ce sentiment réel de toute une partie des impulsions internes de leur dynamisme, il y a, dans son langage, impropriété de termes, et il est difficile, en s'en tenant aux mots, de se faire jour jusqu'au fond de son opinion.

Veut-il dire, seulement, que les attributs du dynamisme humain, que les énergies dont nous avons conscience sont d'une autre forme, et d'un autre caractère que les attributs du dynamisme des bêtes, et que les énergies dont elles ont conscience? Rien n'est plus certain, nous venons de le dire; mais cet argument, en lui-même, ne va pas au delà du fait de la diversité *spécifique* des êtres, et cette diversité est tout aussi réelle, d'une espèce animale à une autre espèce, que de l'animalité à l'humanité.

Veut-il dire, de plus, que l'homme possède seul et que l'animal n'a point, dans la propriété rigoureuse du mot, une nature *morale*? Nous sommes de son avis : il n'y a, chez les bêtes, ni notion du bien, ni notion du mal, ni notion du droit, ni notion du devoir; et, par cette rai-

son, elles n'ont ni conscience, ni intelligence, ni activité, ni liberté, ni même volonté *morales,* du moins proprement dites. L'homme seul est, à nos yeux, être moral
et libre.

Mais de cette différence, fondamentale en soi, il ne résulte pas qu'il existe, chez l'homme, des qualités qui tirent,
et d'autres qui ne tirent point leur origine première de
la formation de l'être et des lois de la vie ; il ne résulte
pas, que les mêmes attributs physiologiques émanent exclusivement de la *force vitale,* chez les animaux ; du *sens
intime,* chez l'homme.

Ou ces mêmes attributs procèdent des deux sources,
dans les deux classes d'êtres ; ou, dans ces deux classes,
ils rentrent tous, en principe, dans l'essence de la vie.

Ni de l'une, ni de l'autre des deux hypothèses, ne jaillit
une seule preuve de la différence des lois de l'hérédité
entre l'homme et l'animal ; ni de l'une, ni de l'autre, ne
ressort logiquement cette conséquence, que tous les attributs du dynamisme des bêtes soient communicables par
la génération, et que des attributs analogues de l'homme,
ceux-ci soient transmissibles par la même voie, ceux-là ne
le soient pas.

La logique, au contraire, dit expressément : si tous
les attributs des dynamismes de l'homme et de l'animal
rentrent dans l'essence du principe de la vie, et que
l'hérédité soit, dans les deux classes, une loi de ce
principe, tous les attributs des dynamismes de l'homme
et de l'animal sont, dans les mêmes limites que la vie
elle-même, soumis, dans les deux classes, à la même loi
de l'hérédité.

Si, dans les deux classes, il existe deux ordres, ou
même deux principes d'attributs dynamiques, et que

l'hérédité régisse les attributs de ces deux principes dans l'une de ces deux classes, de toute nécessité elle les régit chez l'autre.

Il ne peut exister, dans leur transmission, d'autre différence entre elles, que celles de la nature des deux types qu'elle transporte.

Il n'y a donc point lieu de rechercher, si l'hérédité a des lois différentes chez les bêtes et chez l'homme, mais si la *différence des deux natures d'êtres en imprime à l'action des mêmes lois sur elles.*

C'est ce nœud de la question qui a si complétement échappé au savant médecin de Montpellier, et qui est devenu la cause de sa méprise, sur la ligne véritable de démarcation, entre l'hérédité du dynamisme de l'homme, et celle du dynamisme de l'animal.

Il l'a vue, ou plutôt il l'a imaginée. où elle est chimérique, où physiologiquement elle ne peut exister, où elle n'existe pas; il l'a vue dans les lois de l'hérédité elle-même, au lieu de la voir, où elle est positive et réelle, à nos yeux, dans le caractère de leur résultat.

Les lois physiologiques de l'hérédité sont identiques chez l'homme, et chez i'animal; mais l'action des mêmes lois, sur les mêmes attributs, sur les mêmes qualités, ou sur les analogues, n'a point, dans les deux classes, les mêmes conséquences, par la disparité des deux dynamismes.

Nous retrouvons, en effet, entre ces conséquences des lois les plus semblables de l'hérédité, chez les deux classes d'êtres, les mêmes différences qu'entre leurs deux natures.

Le dynamisme des bêtes est, disions-nous plus haut, soumis aux seuls instincts de l'animalité; il est destitué de conscience, de raison, de liberté *morales* (1); dans toute la sphère de son activité, l'essence de sa nature est d'être spontanée.

L'hérédité laisse, avons-nous dit encore, leur nature à l'essence de l'activité *vitale*, et de l'activité *libre* (2).

D'après ces deux faits, tous ceux des attributs du dynamisme des bêtes, que la génération communique aux produits, ne pouvant changer d'essence par l'hérédité, simple transport du semblable des parents aux produits, sont donc, dans les produits, comme dans les auteurs, soumis aux formes, aux lois et aux limites d'action de l'animalité pure. Ils doivent, en un mot, être tout spontanés, et tendre, en quelque sorte, irrésistiblement aux actes qui se rapportent à leurs impulsions; non, comme l'a prétendu le professeur Lordat, que toutes les qualités transmises aux animaux soient plus nécessairement implantées, que celles de l'homme, dans la force vitale; elles n'y sont pas plus implantées que les nôtres; mais, c'est qu'elles ne rencontrent, dans la nature des petits, que la nature des pères; c'est que, ne recevant d'elle, ni conscience, ni raison, ni liberté morales, elles ne peuvent être morales, ni raisonnables, ni libres; d'où la nécessité aussi irrésistible des actes où elles tendent, que de ceux de la vie.

Chez la bête, en un mot, entre l'impulsion *transmise*, comme entre l'impulsion *innée* et l'action, il n'y a point d'arrêt *moral* proprement dit. S'il s'en manifeste, il tient exclusivement aux inspirations et aux impressions animales de l'instinct, ou à l'éducation imprimée au physique.

(1) Voyez plus haut, p. 470-471.
(2) Voyez plus haut, p. 457-458.

Chez l'homme, au contraire , toutes les qualités, toutes les dispositions, toutes les passions bonnes ou mauvaises des pères, propagées aux enfants , retrouvent dans les enfants les lois de la conscience et de la raison humaines : et, comme nous l'avons dit, quelles que soient la nature et la violence même des tendances transmises, si elles rentrent dans la sphère de la moralité, il ne leur est point donné d'être aveugles, ni d'être automatiques dans l'exécution : entre leurs impulsions et leurs actions , il y a tout l'intervalle de la liberté et de la lumière de l'âme.

Nous rentrons donc, ainsi, dans les termes du problème, dont nous avons déjà donné la solution (1), sans que la solution, sous cette nouvelle forme, change de caractère : il s'ensuit, il est vrai, que l'on ne peut conclure des résultats des lois de l'hérédité, chez les animaux, aux résultats des lois de l'hérédité, chez l'homme : l'impulsion transmise entraîne, chez l'animal, la nécessité de la manifestation et de l'exécution de l'acte ; l'impulsion transmise n'entraîne, chez l'homme, ni la nécessité de sa manifestation, ni la nécessité de sa traduction en acte ; mais toutes les différences de l'hérédité, entre les deux classes, s'arrêtent, comme nous le disions, à ces seules conséquences, instinctives, fatales, animales chez l'une, réfléchies, jugées, libres, morales, chez l'autre.

Mais pour des différences, dans les lois de l'hérédité elle-même, entre l'homme et l'animal, il n'y en a pas ; les lois sont identiques, entre les deux natures, et cette identité telle, qu'elle donne le droit d'induire de l'existence, et de l'activité visibles de ces lois, dans le dyna-

____

(1) Voyez même article, p. 454 à 461.

misme des bêtes, la preuve rationnelle de leur existence et de leur activité, dans le dynamisme de l'homme.

Nous avons dit, plus haut (1), les raisons qui donnaient à cette forme logique de démonstration une si grande importance : mais, si rigoureuse qu'elle soit, dans notre esprit, l'hérédité morale n'est pas, dans notre espèce, réduite à cette seule base ; elle en a une seconde, directe , inébranlable, c'est l'expérience elle-même.

§ IV. — De l'hérédité des inclinations , qualités et défauts dans l'humanité.

L'hérédité régit, dans l'humanité, la disposition à toutes les passions.

« On suppose assez communément, dit Girou de Buzareingue, et J. J. Rousseau ne s'est point préservé de cette erreur, que les enfants naissent sans penchants, et qu'un même système d'éducation peut convenir à tous ; il est cependant vrai que nous naissons avec les habitudes, comme avec le tempérament de ceux à qui nous devons la vie, et il est souvent bien difficile de dire d'un bambin qui ne peut que crier et pleurer, si son impatience ou sa colère proviennent de la colique, ou du caractère transmis et inné, ou des habitudes propres. *On prend souvent la nature, pour un effet de l'éducation,* et l'on s'empresse de réprimer brusquement, dans un être faible, des habitudes d'ancienne date qui font partie de son organisation. Un enfant peut être capricieux ou violent parce que son père ou sa mère le sont (2). »

(1) Pages 463-464.
(2) Girou, *Philosophie physiologique,* p. 346.

N'arrive-t-il pas souvent, lit-on dans Lavater, que nous trouvons, trait pour trait, dans le fils le caractère, le tempérament, et la plupart des qualités morales du père? et combien de fois, le caractère de la mère ne reparaît-il pas dans la fille, ou dans le fils, et celui du père dans la fille?

L'enfant peut tenir de son père, ou de sa mère, les plus déplorables dispositions.

Il peut hériter d'eux d'un penchant naturel à l'ivrognerie. Gall parle d'une famille russe où le père et le grand-père avaient péri tous deux prématurément, victimes de leur penchant pour les liqueurs fortes : le petit-fils manifestait, dès l'âge de cinq ans, le goût le plus décidé pour les mêmes liqueurs (1). Girou de Buzareingue dit connaître des familles où ce malheureux goût est transmis par les mères (2). On trouve, dans Louis lui-même, deux exemples à l'appui de cette sorte d'hérédité qu'il s'obstine à combattre : le premier est celui de la famille de Voiture, dont le père et un des frères aimaient passionnément la bonne chère et le vin, à l'opposé de Voiture qui ne buvait que de l'eau (3); le second est celui d'une autre famille connue personnellement de Louis : le chef et une partie des enfants de cette famille tenaient de leur père la goutte avec l'ivrognerie. Louis nie la transmission, dans ces cas, du seul fait que *tous les enfants* n'avaient pas les mêmes penchants ; ce n'est qu'une méprise de plus, dans son paradoxe (4).

(1) Esquirol, *des Maladies mentales*, Paris, 1838, t. II, p. 73.
(2) *De la Génération*, p. 277.
(3) *Histoire de l'Académie française.* — Eloge de Voiture, p. 196. — La Haye, 1688.
(4) Louis, *Dissertation sur les maladies héréditaires*, p. 41 et suiv.

L'ivrognerie transmise, par la génération, peut s'allier à des prédispositions pires que la goutte elle-même. Le docteur Moreau cite un fait où ce penchant se liait, chez un jeune homme, à l'aliénation : le malade n'avait point de fous dans sa famille, mais son père avait l'habitude de l'ivresse ; le fils n'avait point, comme lui, abusé de la boisson ; mais chaque fois qu'il avait du chagrin, il éprouvait un singulier penchant à s'y livrer (1). Un journal judiciaire rapportait dernièrement un cas plus déplorable. Ils étaient quatre frères adonnés, tous les quatre, à l'ivrognerie la plus effrénée, et voici quelles ont été, pour chacun d'eux, les suites de cette passion : l'aîné de la famille s'est jeté à l'eau et s'y est noyé : le second s'est pendu ; le troisième s'est coupé la gorge, avec un rasoir ; le quatrième, un jour, s'est précipité d'un troisième étage, et il n'a survécu aux fractures que cette chute lui a occasionnées, que pour se faire traduire, pour excès et violences, devant la cour d'assises (2).

L'hérédité du penchant à l'ivresse dégénérait, chez eux, en manie suicide.

La passion du jeu peut, comme celle du vin, remonter à la même source. Une dame, avec laquelle j'ai été lié, jouissant d'une grande fortune, avait, dit le chevalier Da Gama Machado, la passion du jeu, et passait les nuits à jouer : elle mourut, dans un âge peu avancé, d'une maladie pulmonaire. Son fils aîné, qui lui ressemblait parfaitement, également passionné pour le jeu, passait de même ses nuits à jouer ; il mourut de consomption, comme sa mère, et presque au même âge qu'elle ; sa fille,

---

(1) Moreau, *Mémoire sur le traitement des hallucinations*, p. 25.
(2) *Gazette des Tribunaux*, 13 avril 1845.

qui lui ressemblait, hérita des mêmes goûts, et mourut encore jeune (1).

Une passion plus commune, et, dans son impulsion première, plus excusable, la passion sexuelle, est peut-être une de celles qui offrent le plus d'exemples de ces sortes de transmissions ; elle a, pour ainsi dire, toute la contagion de la vie qu'elle renouvelle. Les faits n'ont pas besoin de l'âpre témoignage des poëtes (2). Ils sont même de nature à se passer de preuves ; on les retrouve, à chaque pas, dans l'antiquité ; nous voyons Léonie, célèbre courtisane et amie d'Épicure, mère de Danaé, courtisane elle-même, et maîtresse de Sophron (3) ; Auguste, père de Julie ; Julie, mère d'une fille du même nom, et de la même impudicité qu'elle ; la lascive Poppée qui ne mettait, dit Tacite, aucune différence, entre ses mariages et ses adultères, fille de cette Poppée dont les galanteries avaient fait tant de bruit ; sous le règne de Claude, Messaline elle-même, fille de Lépida, sœur du père de Néron, prostituée accusée d'inceste avec son frère, etc. Que de faits analogues à citer, de nos jours, et dans toutes les classes de la société !

Fodéré en comptait de nombreux exemples ; j'ai connu, disait-il, des familles où cette malheureuse disposition est héréditaire (4). Des familles où la nubilité était très-

______

(1) Da Gama Machado, *Théorie des ressemblances*, part. 2, p. 142.

(2)   « Scilcet expectas ut tradat mater honestas
                « Aut mores alios quam quos habet..... (JUVÉNAL, *Sat.* VI.)
— Et Michel Varimus.

                « Casta refert castæ genitricis filia mores
                    « Lascivæ nunquàm filia casta fuit..., etc.

(3) Athénée, liv. XIII.

(4) Fodéré, *Essai médico-légal sur les diverses espèces de folie, vraie, simulée ou raisonnée.* Strasbourg, 1882, 1 vol. in-8°, p. 156.

anticipée, dans les deux sexes, et où les enfants, ayant été peu soignés dans leur éducation morale, se livraient déjà de bonne heure à de graves excès. Ne devra-t-on pas, ajoutait-il encore, avoir égard à cette anticipation, s'il leur arrive d'être accusés d'attentat contre les mœurs (1)?

Plusieurs faits du même ordre sont à notre connaissance; nous ne rapporterons, dans le nombre, que les deux plus remarquables.

Le père du mari d'une dame ***, femme simple et de mœurs fort paisibles, était un très-bel homme, d'une riche santé, mais d'une passion sans frein pour le vin et les femmes. A peine adolescent, son fils poussait déjà, à l'extrême, les deux vices. Son début fut d'enlever une maîtresse à son père qui ne le lui pardonna pas même à la mort: il donna ensuite dans tous les genres d'orgies, but son bien, ruina l'établissement de sa femme, qu'il dépouillait jusque de ses matelas, pour boire et pour payer des filles, et végète, aujourd'hui, dans le dernier degré de crapule et de misère.

Le fils de ce même homme vient de mourir jeune, mais incorrigible, des mêmes vices que son père et que son aïeul.

Le second fait est encore plus instructif, peut-être : un cuisinier, d'un rare talent dans son métier, a été toute sa vie, et aujourd'hui même, à plus de soixante ans, entraîné vers les femmes, avec frénésie. A cette passion s'est jointe une dépravation infâme de l'instinct sexuel, le goût de la sodomie. Un de ses fils naturels, qui vit séparé de lui, qui ne le connaît pas, et qui n'a pas encore dix-neuf ans révolus, a, presque dès l'enfance, donné tous

____

(1) Ouv. cit., p. 188.

les signes d'un lubrique érotisme ; et, chose bien digne de remarque, il a, comme son père, le goût de s'attaquer indifféremment à l'un et à l'autre sexe. Il y a peu de temps encore, qu'une tentative de ce genre lui a mérité, de son maître d'apprentissage, la plus énergique correction manuelle.

Tous ces faits non-seulement laissent sans étonnement, mais prennent un caractère de nécessité, et révèlent, en quelque sorte, l'importance de causes, lorsqu'on les rapproche de faits encore plus graves, tels que ceux, par exemple, de l'hérédité des modes correspondants d'aliénation mentale et de criminalité, dont ils sont les principes.

§ V. — De l'hérédité des propensions au crime.

'L'hérédité agit, en effet, sur bien d'autres et de plus tristes formes de l'état passionnel : elle est l'origine de prédispositions qui précipitent au crime. C'est l'opinion d'un homme dont l'expérience est une autorité, en pareille matière : il existe, dit Vidocq, des familles dans lesquelles le crime se transmet de génération en génération. et qui ne paraissent exister que pour prouver la vérité du vieux proverbe : *bon chien chasse de race* (1). »

Très-malheureusement cette opinion se fonde sur des faits positifs, et ces faits établissent, d'une manière péremptoire, ce que l'induction des lois physiologiques de la génération indiquait, à elle seule, la réalité de l'hérédité des tendances aux *crimes contre les personnes*, de l'hérédité des tendances aux *crimes contre les propriétés*.

____

(1) Vidocq, *les vrais Mystères de Paris*, t. I, p. 184.

1° De l'hérédité des penchants aux crimes contre les propriétés.

Conséquent avec les principes qu'il pose (1), le professeur Lordat se refuse à admettre l'hérédité de cet ordre de prédispositions.

C'est par une distinction qu'il se dérobe au fait de son évidence :

« Il y a, dit-il, des penchants pervers qui peuvent pro-
« venir de *sources différentes*, quoique les *formes exté-*
« *rieures* soient *identiques*. Deux voleurs, semblables pour
« l'action, peuvent différer beaucoup dans les motifs qui
« les font agir : l'un dérobe très-raisonnablement, c'est-
« à-dire après avoir considéré le but, les avantages, les
« inconvénients, les moyens de les faire disparaître : le
« motif part de l'entendement ; c'est une volonté prémé-
« ditée qui a dirigé l'acte ; n'ayez pas peur que l'habitude
« vicieuse de ce genre se propage par la génération...

« Mais, continue-t-il, celui qui vole, sans but, sans
« profit, en vertu d'une impulsion interne que le sens
« intime condamne, et qui n'a pas plus réfléchi sur l'ac-
« tion, que la pie, ou certains fous, je ne réponds pas
« qu'il ne transmette cette morosité à son fils (2). »

Cette distinction, réduite à ses éléments, porte sur la différence des cas où le vol est le *but*, et de ceux où le vol n'est que le *moyen*. Jusqu'à certain point, elle est très-fondée ; mais la conséquence qu'il en tire ne l'est pas ; elle ne l'est pas, en fait ; elle ne l'est pas, en doctrine.

Le professeur Lordat voit dans le *vol pour le vol*, un

______

(1) Voyez plus haut, pages 439-440.
(2) *Les lois physiologiques de l'hérédité sont-elles les mêmes chez les bêtes et chez l'homme?* page 27.

acte tout instinctif; dans le vol *pour le profit*, un acte tout réfléchi.

C'est donc sur le degré d'intérêt du vol, qu'il mesure celui de la réflexion; c'est sur le degré de la réflexion, qu'il mesure, en quelque sorte, celui de la conscience.

Le plus sûr, pour éviter ici de se méprendre, est d'en revenir au texte et à l'esprit de la loi.

« *Quiconque a soustrait frauduleusement une chose qui* « *ne lui appartient pas, est coupable de vol.* » Tel est le langage du Code (1).

Il n'admet point, en ce cas, de considérations tirées du plus ou moins de préméditation, ni du plus ou moins d'importance du vol; ces considérations peuvent influer, sans doute, sur le degré de culpabilité de l'acte, mais, dans l'esprit de la loi, n'en altèrent pas l'essence.

Le vol, proprement dit, dans le sens de la loi, est inséparable de l'*intention* de s'approprier (2) : l'intention responsable, ou en d'autres termes, l'*imputabilité*, de l'état de raison et de liberté morale (3).

La loi n'a donc pas à se poser la question : l'acte est-il réfléchi, ou ne l'est-il pas? mais bien, les deux suivantes :

Avait-on l'intention de s'approprier la chose dérobée?

L'acte est-il accompli par une volonté raisonnable et libre?

Telles sont les deux seuls points qui soient à décider.

Si l'acte s'est accompli, sous l'empire d'un état d'aliénation mentale, état que la loi désigne sous le terme générique, mais impropre, de *démence*, il n'y a pas eu de vol

(1) *Code pénal*, liv. III, tit. II, sect. 1, art. 379.
(2) Arrêt de la Cour de cassation du 2 août 1816. — S. t. XVII, p. 52.
(3) *Code pénal*, liv. II, art. 64, 65, 66.

proprement dit ; mais ce n'est point à titre d'acte irréfléchi, mais d'acte exécuté dans le trouble maladif des
fonctions dont dépend la liberté morale, que le vol, dans
ces cas, devient irresponsable ; du moment où l'agent
n'est pas sous l'influence de ce désordre morbide, l'esprit
de la loi répugne profondément à toute distinction du vol,
d'après son importance, sa forme, son origine métaphysique : elle ne s'occupe pas, si le *motif* du vol part de
l'*entendement,* ou de l'*impulsion interne* (1) ; instinctif ou
mental, dans son premier principe, prémédité ou non,
quelles qu'en soient la source, la matière, la cause, l'uti-
lité, et même l'inutilité complète pour son auteur, le vol,
à ses yeux, reste toujours le vol.

Il semble, au contraire, d'après la doctrine du professeur Lordat, qu'il suffise qu'un acte soit *intellectuel* dans
son origine, que la source en soit mentale, pour qu'il
ne recèle rien d'*instinctif* en soi, pour qu'il soit de toute
nécessité libre et, qu'à ce titre, le principe en soit intransmissible.

Il semble, d'autre part, qu'il suffise qu'un acte émane,
dans son principe, d'une impulsion interne, qu'il soit
instinctif dans son origine, pour qu'il soit, en tout, aveugle, irréfléchi, fatal, héréditaire.

Cette théorie n'irait à rien de moins qu'à disjoindre, en
criminalité, comme incompatibles, la spontanéité et la liberté, l'instinct et la raison, l'instinct et la conscience, conséquence que repousse tout l'esprit de la loi, et c'est d'é-
quité : d'équité, car la loi s'adresse à des hommes, et non
à des brutes ; car elle n'admet pas qu'il y ait *dans notre
espèce,* dans l'*état* de *raison,* dans la *sphère morale* de l'ac-

____

(1) Précédente distinction du docteur Lordat.

tivité libre, des actes spontanés qui ne soient qu'instinc-
tifs et qu'ils cessent à la fois d'être réfléchis, d'être moraux,
d'être libres. La pensée de la loi, et elle s'inspire ici du
verbe intérieur de l'humanité, est que la liberté, est que
la conscience n'ont pas besoin, chez l'homme, de ces longues méditations et de ces longs intervalles, qu'on
suppose, pour agir. Si spontané que semble être un acte
coupable, la lumière de l'âme, plus électrique encore,
l'éclaire toujours plus vite qu'il ne s'accomplit. Il est, selon
les cas, ou plus ou moins coupable, mais il ne peut jamais
passer innocemment à l'exécution.

On ne peut, sous ce rapport, assimiler en rien, le *vol
pour le vol*, au vol *irréfléchi* : ni le vol *irréfléchi*, même tel
qu'on l'imagine, au vol *instinctif* du fou ou de la pie. La
pie ne dérobe pas, dans le but de voler; elle ne vole
même pas, à vrai dire, elle cache; mais, chez l'homme
qui n'est ni idiot, ni fou; chez l'homme, une fois en âge de
discernement, entre le *vol pour le vol* et le *vol pour le
profit*, il n'y a, quant au but, de différence, que celle de
la nature de satisfaction que le voleur éprouve; entre le
vol réfléchi ou d'impulsion mentale, et le vol irréfléchi ou
d'impulsion interne, il n'y a pas, non plus, quant à l'intention et quant à la pensée, toute la distance que l'on imagine, il n'y a de différence que celle de la longueur de la
réflexion.

L'importance qu'attache le professeur Lordat, à distinguer ainsi la source *intellectuelle* de la source *instinctive* de l'acte criminel, très-fondée, s'il s'agit d'apprécier
les degrés de culpabilité, n'est donc point justifiée, s'il
s'agit de la simple criminalité de l'acte :

Il n'est point d'impulsion interne de l'instinct, qui, si
l'acte où elle tend, intéresse le devoir, ou le sens moral de

l'homme, ne soit chez lui soumise, à différents degrés, à l'intelligence et à la conscience.

Il n'est point, d'autre part, d'impulsion mentale, en la supposant la plus étrangère, dans sa source, à l'instinct ou aux sens intérieurs, qui n'y retentisse.

Cette différence possible des sources d'un même acte est donc sans conséquence finale pour son essence.

Tout mode sensitif de l'activité libre devient toujours, plus ou moins vivement, intellectuel ; tout mode intellectuel de l'activité libre devient toujours, plus ou moins vivement, sensitif.

Par rapport à l'action de l'hérédité, cette distinction des sources instinctives et mentales de l'acte criminel reste donc sans valeur. En s'en tenant aux termes du professeur Lordat, l'aveu qu'il fait de l'action de l'hérédité, sur les vols qui procèdent de l'un des deux principes, impliquerait l'action de l'hérédité, sur les vols analogues qui procèdent de l'autre, à moins qu'il n'entende réduire les premiers à la *démence légale*.

Mais, en réalité, l'hérédité régit les impulsions de l'une et de l'autre origine, et peut, dans les deux cas, être la source vraie de celles qui poussent au vol. Il reste seulement à faire, dans l'un et l'autre cas, l'application des règles que nous avons posées, en se conformant au principe essentiel de la distinction entre l'hérédité de la *disposition* et l'hérédité de l'*acte* :

Instinctif ou mental, l'acte même du vol, en tant que libre et moral, est intransmissible ; qu'il ait été de grande ou de nulle importance, prémédité ou non, le père, en âge de raison, sain de corps et d'esprit, n'a pu, à titre d'homme, l'exécuter lui-même comme un acte machinal. Ce n'est point, en lui, l'automatisme vital, c'est la volonté morale qui l'a commis. Il n'en peut donc léguer la nécessité organique à son fils, comme une part fatale de son héritage. La génération ne saurait transmettre les actes de conscience qui y ont concouru, ni la décision libre et personnelle de la volonté qui l'a accompli.

Instinctive ou mentale, l'enfant peut, au contraire, hériter de la tendance, ou de la *disposition* des parents à voler.

Si l'exécution suit, ce n'est point que l'acte accompli ait cessé, dans ces cas, d'être *facultatif;* c'est que la volonté responsable du fils succombe, dans ces cas, à l'impulsion transmise, comme elle avait déjà succombé, chez le père, à l'impulsion innée, à l'intérêt, au goût, ou à la passion.

Nous ne saurions donc citer de semblables exemples, comme des preuves de l'hérédité du vol, ni de tout autre crime, mais comme l'unique preuve empirique qu'il soit possible de donner, comme l'unique expression que l'on puisse saisir, de la transmission de cet ordre de *tendances*.

Devant la masse des faits patents d'hérédité des propensions aux crimes contre les propriétés, on n'a, pour ainsi dire, que l'embarras du choix entre ces sortes d'exemples.

Lametthrye parle d'une femme, qui, pendant ses grossesses, était sous l'empire d'une monomanie de vol; et cette disposition passait à ses enfants (1). Gall cite d'autres exemples de cette disposition héréditaire au vol (2). Une voleuse, dont il est question dans Vidocq, la *Sans-Refus*, était fille naturelle d'un voleur nommé *Comtois*, rompu vif en 1788, dans la cour de Bicêtre, et de la fille

____

(1) Lametthrye, *OEuvres philosophiques*, in-4°. Londres, 1781, *l'Homme-machine*, p. 45.

(2) Gall, *Sur les fonctions du cerveau.* Paris, 1825, . I, p. 207, 208.

Marianne Lempave, qui fut un peu plus tard condamnée, pour vol, à plusieurs années de prison (1). Les journaux judiciaires fourmillent de faits semblables.

Il y a quelques années qu'un fameux recéleur d'Angleterre, William Lee, fut pendu pour avoir osé acheter le grand sceau de l'État, dont un voleur avait eu l'art de s'emparer.

En 1826, le magistrat de police renvoyait Wolf Lee, fils du précédent, devant les assises, pour nombreuses escroqueries commises sur des marchands, toutes de la même manière (2).

En France, dans le courant de juin 1844, comparaissaient aussi devant la cour d'assises, deux familles sous le poids d'une accusation de quarante-cinq vols. Ces deux familles étaient alliées par le sang et par le brigandage. Chrétien Jœgly, le chef de la première, avait épousé la fille de Samuel Ruch, le chef de la seconde ; on voyait dans l'une, au banc des accusés, le père, la mère, le fils, e les deux beaux-frères ; dans l'autre, le père Samuel Ruch, et son fils Charles Ruch, tous pour être condamnés aux travaux forcés, ou à la réclusion, à l'exception d'un seul, Jœgli fils, à peine âgé de dix-neuf ans; encore était-il bien démontré aux débats, qu'il avait été surpris avec son père, la figure barbouillée de suie et, comme lui, chargé d'objets très-suspects (3).

L'année suivante, à Lille, une autre famille venait prendre place à son tour, sur le banc des assises : les accusés étaient Caroline Arbonnier, âgée de vingt-deux ans, pre-

<hr>

(1) Vidocq, *Les vrais Mystères de Paris*, t. I, p. 134. Nous ne citons ici ce fait que parce que Vidocq garantit la réalité de ces personnages.

(2) *Gazette des Tribunaux*, 1re année, n° 238. — 1822.

(3) *Gazette des Tribunaux*, 26 juin 1844.

mier sujet de la bande ; Hector et Zéphyrin, ses deux frères ; la veuve Arbonnier, sa mère, et Adolphine Veykener, sa belle-sœur. Cette véritable société de ravageurs exploitait de longue main, le vol en famille ; plusieurs de ses membres avaient été précédemment repris de justice, quand, à la suite d'un vol avec abus de confiance, ils furent tous saisis, et devant l'accablante évidence des preuves, condamnés, hors une seule, Adolphine Veykener, à la réclusion (1).

Il arrive parfois, disait dernièrement un journal judiciaire (2), que, devant la justice, se déroule le tableau d'existences et de mœurs tellement bizarres, qu'à peine peut-on croire à leur réalité. La fille Marianne pourrait être, en ce genre, citée comme un des types les plus singuliers.

A peine âgée de vingt et un ans, d'une beauté remarquable, d'une rare distinction, elle est une première fois saisie, sous l'habit d'homme, en compagnie de voleurs, au moment où elle jouait un rôle dans un vol à l'américaine ; elle n'est, cette fois, punie que de quelques mois de prison. Surprise, de nouveau, dans l'église Notre-Dame-de-Lorette, en plein vol, de complicité avec des charrieurs désignés sous le nom de la *bande belge*, elle est alors frappée d'une condamnation à un an de prison. Le terme expirait le 1er juillet 1846. Mais des révélations recueillies, dans le cours de sa détention, sur ses antécédents et sur sa position, on ne peut plus singulière, n'ont pas permis de la rendre à la liberté. La justice a appris que cette fille Marianne était un des agents de cette race bohême dont le chef, Claude Thibert, a été arrêté, il y a quelques

---

(1) *Le Droit, Journal des Débats judiciaires*, 10e année, p. 403.
(2) *Gazette des Tribunaux*, 2 juillet 1846.

mois. Elle était un des membres les plus actifs de cette redoutable société de voleurs, et comme telle, elle se trouve comprise dans l'instruction dirigée contre Claude Thibert et ses complices. Confrontée avec eux, elle a tout avoué. Comme on l'a dit plus haut, d'une beauté remarquable, d'une grande douceur de voix, parlant avec la même facilité l'allemand, l'anglais et le français, aussi libre et aussi élégante sous le costume d'homme, que sous celui de femme, elle s'est montrée apte à jouer tous les rôles, et elle n'a reculé devant aucun des moyens propres à assurer le succès de ses projets et de ceux de ses complices qui, pour la plupart, ont été ses amants.

Cette voleuse émérite a, pour père, un voleur cinq fois condamné, qui subit en ce moment une peine afflictive et infamante : sa mère est une femme plusieurs fois déjà reprise de justice, aujourd'hui évadée : enfin, elle a un frère qui est, ainsi qu'elle, tenu sous les verroux. Pour singularité dernière, elle est née sur un grand chemin, et dans une voiture dont se servait la famille, pour enlever le fruit de ses vols.

Très-souvent, à l'hérédité du goût du vol se joint, dans ces familles, celle d'un goût aussi vif, et aussi naturel, pour une manière violente de l'exécuter.

Des crimes de ce genre *mixte* amenaient sur le banc de la cour d'assises de l'Orne, au commencement de novembre 1844, trois membres d'une même famille, le père, François Lebossé, âgé de 69 ans, et Jean et Siméon Lebossé, ses deux fils, tous les trois accusés de vol avec violence, sur un chemin public : le père était un voleur vieilli dans le crime ; ses deux fils, comme lui, étaient capables de tout ; ils étaient la terreur de toute la contrée. Lorsque les paysans revenaient de la foire, avec de l'argent, ils n'oubliaient jamais de faire un grand détour afin d'éviter la maison mal famée. Les attaques nocturnes, les vols qui se commettaient leur étaient attribués ; on en avait les preuves, et on gardait le silence ; tant était grande la crainte qu'ils inspiraient à tous. Chacun craignait pour soi qu'une dénonciation ne fût un arrêt de mort. Mais enfin, arrêtés et convaincus par une masse de preuves, les trois Lebossé ont été condamnés aux travaux forcés à perpétuité (1).

Quelques années avant leur condamnation, une bande de malfaiteurs jetait l'effroi dans le département du Calvados, et particulièrement dans l'arrondissement de Bayeux. Des vols nombreux furent commis avec une audace rare sur les routes, et la justice fit d'inutiles recherches pour en découvrir les auteurs. Ces poursuites étaient à peu près abandonnées, lorsqu'une femme, Adélaïde Legoupil, veuve *Lahaye*, condamnée à perpétuité comme complice d'assassinat, fit d'importantes révélations ; bientôt après toute une famille de la commune de Nonant fut mise en arrestation, et l'enquête dont elle fut l'objet fit connaître que tous ses membres ne vivaient, depuis longtemps, que du produit de leurs crimes. Six d'entre eux furent traduits devant les assises : les trois frères Jean, Pierre et Constant Fossay, François Shouvray, leur beau-frère, et la femme Shouvray, leur sœur.

Après de longs débats où se montra tout le cynisme de ces misérables, la cour condamna Pierre et Constant Fossay, chacun à douze ans de travaux forcés, Shouvray à vingt ans, et sa femme à quinze ans. Quant à Jean Fossay, antérieurement condamné à perpétuité pour as-

____

(1) *Gazette des Tribunaux*, 5 novembre 1844.

sassinat, aucune peine ne put être prononcée contre lui. Ces condamnations reportaient naturellement le souvenir des habitants sur les antécédents de cette famille où le crime est héréditaire.

En effet, le grand-père et le père des Fossay furent pendus, en leur temps, aux jours du gibet et de la corde de chanvre; leurs oncles, une de leurs tantes, ont long-temps séjourné dans les bagnes; un de leurs neveux, le fils de Shouvray, expie, dans le bagne de Brest, la con-damnation qu'il avait encourue, et le reste de la famille suivait sa destinée (1).

Qu'on ne s'imagine pas que ces faits d'hérédité des pro-pensions aux crimes contre les propriétés, soient excep-tionnels, et que la proportion en soit insignifiante :

Un des deux fondateurs de la société pour le patronage des jeunes libérés du département de la Seine-Inférieure, M. G. Lecointe, stimulé par l'exemple et par le succès de la colonie agricole de Mettray, eut, il y a quatre ans, la hardiesse d'établir, à ses risques et périls, pour les jeunes détenus de son département, sur les bases les plus sim-ples, les mieux entendues, les plus économiques, une colonie de ce genre; il l'institua sous le nom de *colonie horticole, agricole et industrielle de Petit-Quevilly,* dans le but de profiter du bénéfice de l'âge et des facilités de correction qu'il offre, chez les jeunes détenus, où le mal, en quelque sorte, est encore dans son germe, pour les ra-mener au bien, par le travail des champs, par l'éduca-tion, par l'émulation, la solidarité, le don d'un état, enfin, par la confiance poussée, après un temps d'épreuve pré-liminaire, jusqu'à la liberté, jusqu'à faire des détenus,

(1) Le *Siècle,* 13 décembre 1843.

des *prisonniers sur parole* : le succès a dépassé toutes les espérances (1), et les résultats obtenus, jusqu'ici, sont de nature à donner pleine confiance dans l'avenir et l'efficacité de ce système tout pratique de réforme pénale. Désireux de savoir quel rapport existait, ou pouvait exister, entre la moralité des jeunes condamnés de cet établissement et la moralité de leurs pères et mères, je dois à la bienveillance de son fondateur, cette communication, que le défaut de temps ne lui a pas permis de rendre plus complète :

Sur 126 enfants entrés dans la colonie du Petit-Quevilly depuis le 14 janvier 1843 jusqu'au 8 juin 1846 :

Le n° 5 a été condamné pour mendicité et vol, de complicité avec sa mère, son frère et sa sœur (enfant naturel).

9. Condamné pour vol de grains et volailles, de complicité avec son père.

11. Condamné pour vol de coton, de complicité avec sa mère et son père.

12. Condamné pour vol de friandises, le père disparu depuis la naissance de l'enfant.

19. Condamné pour vol de poules, le père et la mère soupçonnés de complicité.

21. Condamné pour vol (enfant naturel); la mère subit cinq ans de prison.

22. Condamné pour vol d'argent; il ignore ce que son père est devenu.

26. Condamné pour vol de complicité avec sa mère.

27. Condamné pour vol, ignore ce que son père est devenu depuis qu'il est né.

30. Orphelin de père et mère.

31. Enfant de l'hospice de Paris.

42. Enfant trouvé.

63. Condamné pour mendicité, de complicité avec ses parents.

64. Condamné pour vol de montre; le père subit une condamnation.

(1) Voy. *Rapport sur la fondation, les résultats moraux, et la position financière de la colonie horticole et agricole, depuis le 14 janvier 1843, jusqu'au 31 décembre 1844,* par M. G. Lecointe, directeur.

68. Condamné pour mendicité, de complicité avec sa mère.

69. Enfant naturel ; sa mère se livre à la prostitution.

70. Vols à l'instigation de ses parents.

71. Attentat à la pudeur ; abandonné par le père ; la mère conduite *très-équivoque*.

74. Vol d'argent, de complicité avec sa mère.

78. Vols excités par sa mère, condamnée en récidive, abandonné par le père.

82. Vol de 115 fr. à l'aide d'escalade ; le père condamné plusieurs fois et sous la surveillance.

106. Vol de 40 fr.; les parents sous la surveillance, mauvaise réputation.

107. Tentative de viol sur une petite fille de six ans ; le père a subi une condamnation pour vol.

123. Enfant naturel, condamné pour mendicité; sa mère se livre à la prostitution.

126, 127. Deux frères condamnés pour vagabondage ; le père repris de justice.

128, 129, 130, 131, 132. Se livraient au vol et à la mendicité à l'instigation de leurs parents.

Nous trouvons dans le rapport du 12 mars 1843, de M. de Bretignières, un des deux fondateurs de la colonie pénitentiaire de Mettray, un autre document qui laisse pressentir ce que cet ordre de causes peut avoir d'importance.

Au nombre des jeunes détenus de l'établissement, on comptait, d'après lui, au 12 mars de l'année 1843, 32 enfants naturels ; 34, dont les pères et mères étaient remariés ; 51, *dont les parents étaient en prison ;* et enfin 124, dont les parents n'avaient jamais été poursuivis de justice, mais qui vivaient plongés dans une profonde misère.

« Ces chiffres sont éloquents et gros d'enseignements, « ajoute l'écrivain ; ils permettent de remonter des effets « aux causes, et donnent l'espoir d'arrêter les progrès « d'un mal dont l'origine est bien constatée; le nombre « des parents criminels fait apprécier l'éducation qu'ont « dû recevoir les enfants, sous la tutelle de semblables

« guides. *Instruits au mal par leurs pères, les fils ont*
« *failli sous leurs ordres, et ont cru bien faire, en suivant*
« *leur exemple.* »

Ce dernier point mérite un éclaircissement ; nous sommes loin de prétendre ni rejeter, ni restreindre, l'influence de l'exemple et de l'imitation ; mais nous ne doutons pas qu'on ne s'en exagère ici l'importance ; il est, à nos yeux, plus que vraisemblable, que, dans beaucoup de ces cas, l'éducation vicieuse, ou le défaut absolu d'éducation, n'ont fait que concourir à la dépravation : l'éducation, l'exemple, l'instigation même du père ou de la mère, ne sont, en quelque sorte, dans plusieurs circonstances, que des causes *auxiliaires*, des causes *occasionnelles* : la cause *prédisposante*, la cause *originelle* est l'*hérédité;* c'est, en d'autres termes, la perversité même des penchants naturels, perversité puisée aux sources de la vie, et tantôt excitée, tantôt même *réprimée* par la volonté réfléchie des parents.

Il est, en effet, une première et grave considération qui suffit, à elle seule, à prouver, sans réplique, toute la réalité de l'influence du sang, ou de l'hérédité pure, sur ces genres de crimes ; c'est, qu'en opposition à ce qu'on semble dire, de la part exclusive de l'éducation à ces crimes de famille, rien, au témoignage de voleurs émérites et désintéressés dans leur opinion, rien, dis-je, n'est plus rare que de voir les voleurs, ceux du moins dont le vol est l'art ou le métier, instruire leurs fils au vol, et leur transmettre ainsi, du moins volontairement, leur triste profession : comme les filles publiques, ils cherchent à éloigner de la contagion de leur vie la vie de leurs enfants. C'est la déclaration faite par Lacenaire.

Il n'exceptait que les juifs.

La complicité, il est vrai, en elle-même n'est pas un

fait simple, mais un fait très-complexe : elle peut représenter, sans doute, les influences de l'éducation, de l'exemple, de l'excitation, etc.; mais elle n'est pas, non plus, uniquement conciliable avec ces influences ; elle peut représenter, et représente avec elles, l'*élément séminal* du principe d'action. Comme elle suppose toujours une communauté d'intérêt, quant à l'acte, elle présuppose de même, dans un grand nombre de cas, un degré quelconque d'analogie morale et de conformité, entre les complices, dans le penchant qui l'inspire.

Il est encore une autre considération d'une grande vérité et d'une grande valeur qui ajoute à la force de cette conclusion. C'est qu'on oublie toujours que l'homme est un être *moral*, une nature *libre* qui douée généralement de la puissance intérieure de réagir sur elle-même, et de résister à ses propres attractions, l'est, à plus forte raison, de celle de réagir contre les impulsions et les attractions qui lui sont étrangères. Sans doute, dans le premier âge, cette puissance spontanée de réaction morale n'a pas toute l'énergie, toute l'élasticité qu'elle doit avoir plus tard; et cependant l'exemple, l'éducation, la force même, employée à l'égard des enfants, ne peuvent toujours suffire, et ne suffisent pas toujours à la dompter. Le concours de ces trois influences ne peut faire des musiciens, des poëtes, des orateurs, ni des mathématiciens, d'enfants qui ne sont pas nés pour le devenir. Le même concours ne peut transformer en voleurs, ni si facilement qu'on se l'imagine, des enfants bien nés et qui n'ont rien, en eux, des dispositions nécessaires pour l'être; en voici un exemple instructif et récent :

Le 13 novembre 1845, la cour d'assises du département de la Seine frappait de peines afflictives et infamantes trois membres, sur cinq, d'une famille de voleurs, la famille Robert (1); cette affaire présentait une circonstance vraiment digne de remarque. Le père n'avait pas également ment trouvé, chez tous ses enfants, les dispositions qu'il aurait désirées. Il lui avait fallu employer la contrainte à l'égard de sa *femme*, et *des deux derniers nés*, jusqu'à la fin rebelles à ses ordres infâmes. L'aînée de ses *filles* s'était, au contraire, élancée, comme d'instinct, sur ses traces ; elle s'était montrée tout aussi ardente, et tout aussi violente, dans ses tentatives pour plier la famille à ses odieux penchants; mais, chez une partie, le naturel manquait ; ils tenaient de leur mère.

Enfin, l'objection que nous combattons ici perd toute sa puissance, lorsqu'il s'agit de crimes qui ne s'enseignent pas, comme ceux qui n'ont point d'autres causes que les passions.

Tels sont, en grande partie, les crimes contre les personnes dont la violence est le but.

2° De l'hérédité des penchants aux crimes contre les personnes.

Le professeur Lordat fait, au sujet de ces crimes, les mêmes distinctions et suit les mêmes errements; il sépare, par rapport à l'hérédité, « le meurtrier *scélérat* qui, préférant ses intérêts à l'humanité entière, ne balance pas à commettre le crime, s'il y trouve un profit, et le meurtrier *malade* qui, quoique possédant toute sa raison, a succombé à un besoin instinctif dont il a horreur, au moment même où il a commis le mal; il ne serait pas, dit-il, surpris, que celui-ci transmette sa morosité à ses enfants;

____

(1) *Droit* et *Gazette des Tribunaux*, du 14 novembre 1845.

mais il parierait que l'hérédité n'aurait pas lieu, chez les
descendants de celui-là. Il ne s'étonne pas que l'anthropo-
phagie, par exemple, ait été un penchant instinctif dans
des générations de famille, comme en Écosse, où plusieurs membres d'une race ont payé de leur vie ce funeste
penchant, et où il a fallu judiciairement en surveiller
quelques autres ; mais il ne serait pas étonné non plus que
l'enfant d'un sauvage, élevé dans une nation européenne,
eût autant d'horreur, que nous, pour l'usage de la chair
humaine, quoique son père en eût mangé, par point
d'honneur, par esprit de vengeance, ou par amour pa-
triotiqne (1). »

Un jeune enfant sauvage serait, dans ces circonstances,
tel que l'imagine le professeur Lordat, que le fait, en
principe, ne prouverait rien, absolument rien, contre
l'*hérédité;* il prouverait seulement que l'enfant, dans ce cas,
n'a pas hérité de l'instinct paternel; ce qui arrive, en vertu
de la loi d'*innéité*, même dans la vie sauvage; ou que,
sous l'influence de la vie civilisée, et ainsi qu'il arrive à
l'égard d'une foule d'autres dispositions vicieuses, ou morbides, et surtout à l'égard de celles qui sout soumises,
chez l'homme, au double empire de l'intelligence et de la
liberté, la raison éclairée par l'éducation, cette médecine
de l'âme, a étouffé le goût et vaincu le penchant instinctif propagé.

La question n'est pas là.

L'autre objection, tirée de la distinction réelle, à établir
entre les meurtriers, d'après la cause du meurtre, n'est
pas plus décisive contre l'hérédité; elle répond, simplement, ou à la différence des crimes dont le meurtre est le

____

(1) Lordat, *Les lois de l'hérédité physiologique sont-elles les mêmes chez
les bêtes et chez l'homme*, p. 27-28.

but, et des crimes dont le meurtre n'est que le *moyen ;* ou à la différence des meurtres commis *en état de raison,* et des meurtres commis en *état de folie.*

Dans l'un et l'autre cas, la question des tendances héréditaires aux meurtre ramène au mêmes débats, et entraîne forcément la même solution que celle des tendances héréditaires au vol.

Il y a nécessité d'appliquer les mêmes règles ; il y a nécessité de poser les mêmes questions :

La première que provoque le Code pénal français est toujours la suivante : le meurtre s'est-il commis en *état de raison,* ou en *état de folie ?* (1)

Dans le dernier cas, l'acte n'est pas imputable à la liberté intelligente de l'être ; il n'y a point de crime. Quelles que soient l'origine, la cause, l'atrocité apparente du meurtre, il ne peut donc s'agir, dans tous les faits de ce genre, d'hérédité du *meurtre,* mais d'hérédité de l'*aliénation.*

Dans le cas contraire, du seul fait que le meurtre n'est pas imputable à l'aliénation, il est légalement et rationnellement l'acte d'un être libre ; il est donc toujours crime, avec cette différence que, la loi, dans l'homicide, admet une distinction qu'elle repousse pour le vol, en séparant le meurtre *non prémédité,* du meurtre *prémédité* ou de l'assassinat.

Mais là s'arrêtent aussi les distinctions de la loi : elle n'admet point, dans la rigueur des termes, de *meurtrier malade possédant sa raison* (2). Dans l'esprit de la loi, posséder sa raison, c'est rester responsable, parce que c'est être libre. Que le meurtre soit le *but,* ou qu'il soit le

(1) Voy. *Code pénal,* liv. III, tit. II, ch. I, sect. 1, § 1.
(2) Expressions précédentes du professeur Lordat.

moyen, il garde donc, à ses yeux, en pareille circonstance, et il y doit garder le même caractère. Il y a, dans les deux cas, meurtre volontaire; il y a donc lieu, dans un cas comme dans l'autre, de poser la question de l'hérédité, en se conformant aux règles qui régissent la matière.

Ces règles, applicables à tous les éléments et à tous les états de l'activité libre, veulent pour l'homicide, ce qu'elles veulent pour le vol : qu'on distingue soigneusement entre l'hérédité de la *propension*, et l'hérédité de l'*acte*?

L'hérédité de l'acte, meurtre ou assassinat, est incompatible avec l'état de raison et de liberté morale : si elle se manifeste, d'une manière positive, sous un tel caractère, elle n'est, à nos yeux, que l'hérédité d'une forme quelconque de folie.

Il n'en est pas ainsi de l'hérédité de la propension au meurtre, suivie ou non suivie de l'exécution.

L'exécution, préméditée ou non, quel qu'en soit le mobile, ne saurait émaner que de la volonté responsable de l'être : pour l'homicide, comme pour tous les autres crimes, elle est nécessairement, à des degrés divers, hors le cas de folie, une décision de notre liberté. Mais la propension même, instinctive ou mentale, à répandre le sang, dans quelque but ou pour quelque cause que ce soit, peut, chez l'être le plus libre et le plus raisonnable, avoir la même source qu'elle a chez l'insensé. Elle peut remonter jusqu'aux sources de la vie, et tirer son principe de l'hérédité. Toute la différence, si l'exécution suit, qu'il y a, sous ce rapport, entre l'un et l'autre, c'est que le dernier succombe *irrésistiblement*, le premier *librement* à la disposition homicide transmise; c'est que l'un est coupable, et que l'autre ne l'est pas.

Mais ni l'état de raison, ni l'état de folie, ni les circonstances plus ou moins aggravantes de la réflexion ou de l'irréflexion, ni la nature du but où tend l'homicide, ni l'espèce du crime, ne préjugent rien, par eux-mêmes, pour ou contre le principe, pour ou contre le fait de l'hérédité.

L'hérédité s'allie avec tous les états, comme avec toutes les formes d'activité de l'être.

Le professeur Lordat semble reconnaître, lui-même, ce qu'il y a d'arbitraire, dans les distinctions subtiles qu'il adopte : « On me dira, dit-il, que des distinctions pareilles sont impossibles, dans la pratique, parce que, devant les tribunaux, chacun a souvent intérêt à supposer des motifs d'action fort différents des réels (1). »

Nous ferions, pour notre part, à ces distinctions, si elles étaient fondées, un reproche plus grave que d'être inapplicables : nous leur ferions celui d'être très-dangereuses par leurs conséquences.

En niant l'hérédité des prédispositions morales à tous les crimes, à l'exception de celles des prédispositions qui ont leur origine dans des *morosités*, c'est-à-dire dans des formes ou des degrés divers de l'aliénation, la doctrine précédente du professeur Lordat amène à ne plus voir, dans toutes les personnes que des dispositions transmises de cette nature ont entraînées au crime, que des aliénés et non des criminels, si coupables qu'elles semblent, et

______

(1) « Ce n'est pas, selon lui, d'après la *Gazette des Tribunaux* que « nous pouvons connaître l'homme : il préfère s'en rapporter aux ré- « vélations du for intérieur, et les médecins, dit-il, obtiennent à cet « égard autant de confidences que les confesseurs. »

Nous pensons, pour notre part, que tous les faits sont à interroger, et que des faits aussi authentiques que ceux d'après lesquels on décide chaque jour de la vie et de la mort de nos semblables sont d'une valeur égale à leur autorité.

très-souvent qu'elles soient. Car, si l'hérédité d'une prédisposition suffit pour empreindre tout acte qu'elle inspire d'un caractère morbide, d'un vestige de folie, l'hérédité détruit l'imputabilité de tous les actes commis sous
son influence; la démonstration de l'hérédité des inclinations auxquelles on a cédé, quel qu'ait été l'acte, quel
qu'ait été l'état de raison et de liberté morale de l'agent,
équivaut, par le fait, à la démonstration de l'innocence
même : l'hérédité devient, pour toute espèce de cas indifféremment, où l'on suit sa trace, le symbole organique
d'une fatalité plus forte que la conscience, que l'intelligence, et que la volonté responsable de l'homme; elle est
le sceau de la folie et le palladium du crime.

C'est à quoi n'ont pris garde ni Fodéré, ni **Marc**, en
donnant à penser, l'un, que l'hérédité enlève le caractère
intentionnel de l'acte (1); l'autre, qu'elle doit entraîner
l'atténuation de la peine (2).

On ne peut poser en règle ni l'un ni l'autre principe;
tout dépend de la nature de l'hérédité dont il est question :

Les deux opinions sont vraies, s'il ne s'agit que de l'hérédité qui tient à la folie ou à l'idiotie; de celle où le rapport de l'impulsion transmise à l'exécution, sous l'empire
de ces deux états involontaires de l'intelligence, est irréfléchi et irrésistible.

Les deux opinions sont radicalement fausses, s'il ne s'a-
git que de l'hérédité elle-même, c'est-à-dire dégagée de
l'idiotie et de l'aliénation.

Toute doctrine contraire revient à déclarer que l'inter-

(1) Marc, *de la Folie, considérée dans ses rapports avec les questions
médico-judiciaires.* Paris, 1840, t. II, p. 260.

(2) Fodéré, *Essai médico-légal sur les diverses espèces de folie vraie,
simulée et raisonnée.* Strasbourg, 1832, p. 188.

vention de la loi d'hérédité, dans les tendances aux crimes, est incompatible avec l'état de raison et de liberté morale, véritable hérésie en psychologie et en droit criminel : elle ramène toujours et nécessairement le terrible dilemme : ou il n'existe point de liberté morale des actions humaines, ou l'hérédité est une loi étrangère à la nature morale.

Le professeur Lordat a évidemment cru à cette alternative, et entre le sacrifice de la liberté ou de l'hérédité, c'est l'hérédité qu'il a sacrifiée. De là les opinions logiques, à ce point de vue, mais en contradiction flagrante avec les faits, qu'il a développées.

Dans notre foi profonde que la liberté et l'hérédité sont deux lois conciliables et harmoniques entre elles, nous repoussons, tout aussi formellement, en matière de crimes contre les *personnes* qu'en matière de crimes contre les *propriétés*, les termes du dilemme ; mais nous reconnaissons, aussi, qu'on n'y échappe, qu'à la condition d'en revenir toujours et nécessairement, dans l'un et l'autre cas, au principe général que nous avons posé, c'est-à-dire à celui de la distinction entre l'hérédité de la *propension*, et l'hérédité de l'*acte*, la première compatible, la seconde incompatible avec l'état de raison et de liberté morale.

En s'inspirant de cette règle :

1° S'il s'agit d'apprécier la criminalité intentionnelle d'un acte de violence quelconque contre les personnes, ce n'est donc point l'origine *innée*, *héréditaire*, ou *accidentelle* de la disposition qui l'a fait commettre, qu'on doit considérer : ce n'est point d'elle qu'on doit tenir compte ; c'est de l'*état de raison* ou d'*aliénation*, du degré de *réflexion* ou d'*irréflexion* de l'auteur, dans le fait.

D'après la double loi de la génération, d'après les lois

de l'hérédité elle-même, le frère, le fils, le neveu du fou le plus complet, peuvent être très-coupables, du même acte dont leur oncle, ou leur père, ou leur frère, s'ils l'eussent exécuté, seraient irresponsables.

2° S'il s'agit, au contraire, d'apprécier la part de l'hérédité à la propension même, c'est, comme nous l'avons dit, la *généalogie* seule de l'accusé, c'est-à-dire en quelque sorte, *l'histoire des précédents du naturel de l'être, dans ses générateurs,* qu'il faut interroger, parce qu'elle seule peut nous dire si l'hérédité est ou n'est pas la source de la disposition qui l'a conduit au crime.

3° Si l'on veut enfin établir le rapport qui lie l'hérédité à l'aliénation, c'est de l'hérédité de l'aliénation, dans le cas déterminé, ce n'est point de l'hérédité pure et simple, qu'il faut administrer la preuve.

Ainsi interrogée dans une foule de cas, la généalogie ne laisse point de doute sur l'hérédité des prédispositions à tous les genres de crimes contre les personnes, comme nous avons vu qu'elle n'en laissait pas sur celle des tendances à tous les genres de crimes contre les propriétés. Elle éclaire aussi, dans plusieurs circonstances, sur la correspondance qui peut exister entre l'hérédité de l'aliénation, et l'hérédité de la tendance au crime.

I. Il existe des exemples de l'hérédité du penchant au viol. Nous avons vu, plus haut, Fodéré insister vivement sur la fréquence de la disposition qui en est l'origine (1). Nous avons cité même un fait qui s'en rapproche (2). Il s'en est présenté, l'an dernier, à Pontoise, un cas plus déplorable : un malheureux père, Alexandre de M..., avait eu la douleur de voir son fils aîné, à peine âgé de

(1) *Ouv. cit.*, p. 186 à 188.
(2) Pag. 479-480.

seize ans, violer sa cousine et la tuer, après lui avoir fait subir des traitements atroces : dernièrement, son second fils tentait aussi de violer une petite fille, et la pauvre enfant n'a dû son salut qu'à l'arrivée subite de plusieurs personnes accourues à ses cris. Ces deux jeunes gens ont rendu compte à la justice de leur conduite; mais la peine prononcée dans les deux cas a été *atténuée,* parce que l'instruction a prouvé que ces enfants subissaient l'influence d'une folie héréditaire (1).

II. L'hérédité de la disposition au meurtre compte une foule d'exemples :

Au mois de février 1845, comparaissait, devant les assises de la Nièvre, un nommé Jean Goudrand, sous l'inculpation du crime d'*assassinat.* L'accusé avait passé sa jeunesse dans une caverne, au milieu d'une famille vivant de brigandage et semant la terreur dans tout le pays. Son père avait été l'objet de plusieurs poursuites ; l'aîné de ses frères avait précédemment subi plusieurs condamnations pour *sévices et violences sur la personne de sa femme* ; un second de ses frères était condamné à mort, par contumace, pour crime de fausse monnaie ; le plus jeune de ses frères avait aussi été condamné à mort pour avoir *tué sa femme, après l'avoir fait à demi dévorer par un boule-dogue*; sa mère avait été condamnée à cinq ans de réclusion, comme complice de cet horrible crime. L'accusé lui-même, également condamné à mort pour fabrication de fausse monnaie, avait trouvé moyen de s'évader, après commutation de peine : il avait une conformation si bizarre, et une si grande souplesse des pieds et des mains, qu'il glissait, en quelque sorte, à travers les

(1) *Le Droit*, Bulletin des Tribunaux, X^e année, n° 99, p. 399.

fers ; devenu libre, il avait fini par *égorger aussi sa concubine,* qu'il accablait de sévices, depuis l'origine de leurs
relations, et il avait blessé de coups de couteau trois personnes accourues au secours de la victime. Pour que rien
ne manquât à cette cause remarquable, depuis son arrestation, l'accusé se donnait pour illuminé, se disait un
Messie, ne parlait qu'au nom de son père qui est aux
cieux, et prétendait recevoir des révélations. Cette
démence simulée, malgré l'art profond du nouveau
prophète, n'a point trouvé faveur auprès du jury.
Jean Goudrand a été condamné à mort et exécuté (1).

Une autre cour d'assises condamnait, le même mois,
une mère et son fils, tous deux reconnus coupables d'assassinat sur le beau-père du fils (2).

Une condamnation, pour un crime analogue, vient
d'être prononcée par la cour d'assises de la Loire (Mont-
brison), contre deux autres assassins, Taillandier père et
fils. Ces hommes, par leurs menaces, par leurs violences,
par leurs mœurs féroces, se faisaient redouter de toute la
contrée : le père avait la réputation d'être un voleur. Le
fils était si à craindre, qu'un de ses maîtres l'ayant ex-
pulsé, pour vol, n'osait plus aller dans les lieux où pouvait se trouver son voleur. Poussés par des motifs de
haine et d'intérêt, ils ont fini par tuer leur beau-frère
et beau-fils. Le crime, comploté et prémédité par l'un et
par l'autre, a été finalement accompli par le fils. La perversité est tellement précoce, dans cette triste famille,
qu'un des jeunes Taillandier, un enfant, a osé menacer

(1) *Gazette des Tribunaux,* 25 février 1845.
(2) *Le Droit,* Bulletin des Tribunaux, 26 février 1845.

hautement d'incendier les maisons des témoins qui déposeraient contre ses parents (1).

III. Il est à remarquer que, dans plusieurs de ces cas, les violences s'exercent, les meurtres se commettent, pour ainsi dire, sans *cause*, et que les exemples des peines restent dépourvus d'action sur la famille qu'elles frappent.

Au mois de décembre 1844, le nommé Étienne Coutas, de la commune de Saint-Vincent de Barrès, était condamné à la peine de mort, aux assises de l'Ardèche, pour crime d'assassinat commis sur la personne du cultivateur Rieux. Le motif du crime était des plus futiles ; une condamnation pour injure verbale, à 15 fr. d'amende, obtenue par Rieux, contre Coutas, en justice de paix. Quelques années avant cet assassinat, le frère aîné de Coutas était condamné, par la même cour d'assises, aux travaux forcés à perpétuité, pour meurtre suivi de vol (2).

IV. On voit aussi des cas où l'hérédité de la disposition à répandre le sang prend un caractère qui touche, naturellement, aux limites extrêmes d'un état passionnel voisin de la folie, sans se confondre avec elle.

Le 29 mai 1845, un crime épouvantable, inouï dans les annales de l'île Bourbon, répandait la stupeur dans la population de cette belle colonie. Un petit habitant des grands bois, Jean-Philidor Merlo, épris d'une violente passion pour une jeune fille, Éléonore Belon, l'avait épousée contre l'aveu de la famille de sa femme et de la sienne : six jours ne s'étaient pas encore écoulés que cette femme, d'une grande beauté, d'une douceur excessive, d'une conduite sans reproches, en butte à des actes de la brutalité la plus

_____

(1) *Le Droit*, des lundi et mardi 2 juin 1846.— *Gazette des Tribunaux* du mercredi 3 juin de la même année.

(2) Journal *le Siècle*, 20 décembre 1844.

inexplicable, était forcée de chercher un refuge près de sa mère, et moins d'un mois après, mourait entre ses bras, assassinée, avec son jeune frère, de la main de Jean-Philidor. Les circonstances du meurtre témoignent à la fois d'une férocité sauvage et calculée. Le meurtrier, mûrement préparé à son double crime, avait attendu ses victimes sur la route où elles devaient passer : il s'approche d'elles, de l'air le plus inoffensif, tue le frère par surprise, puis s'élance à la fois sur sa femme et sa mère, comme une bête fauve, leur arrache leurs mouchoirs, leurs peignes, leurs cheveux, les jette à terre, les foule sous ses genoux, les mord, et, avant de porter le coup mortel à la fille, il cherche la place du cœur, mais il ne réussit à y plonger le fer qu'à travers la main mutilée de la mère.

La conduite de ce monstre est restée une énigme, même après les débats.

La seule cause apparente du crime est la fureur où l'avait mis la plainte déposée contre lui, par sa femme, en justice, pour se mettre à l'abri de ses brutalités et de ses violences, et la rage d'avoir vu qu'elle se refusait à réintégrer le domicile conjugal.

Jean-Philidor Merlo se borne à soutenir, contre toute évidence, qu'il n'a fait que se défendre.

Au moment où la liste des témoins à charge va être épuisée, le défenseur leur fait poser quelques questions tendant à établir :

1° Que le père de Merlo, *dans un accès de colère*, a tiré un coup de fusil sur sa femme, en ce moment en couches ;

2° Que le frère de l'accusé, Auguste Merlo, s'est, par jalousie, brûlé la cervelle ;

3° Qu'un oncle de l'accusé est encore aujourd'hui frappé d'interdiction.

Ces faits sont reconnus exacts par les témoins.

Des réponses des médecins aux interpellations faites et par la défense et par l'accusation, il semblerait résulter que le crime pouvait également s'expliquer, par un accès subit de folie furieuse, ou par une passion quelconque, exaspérée jusqu'à la fureur.

Mais, dans notre conviction, fondée sur les débats, la seconde explication était la seule plausible. C'était un crime atroce, inspiré par vengeance, et commis par un être naturellement féroce, dont la colère était un état de fureur : il exécutait avec frénésie, mais il préméditait avec réflexion.

L'attention soutenue, et la sagacité dont il donna la preuve, pendant les débats, nous confirment encore dans notre opinion. Aussitôt qu'un point lui semblait contestable, il se retournait vivement vers son défenseur, placé à ses côtés, et il lui adressait des observations dont la défense dut, plus d'une fois, faire usage.

Déclaré coupable de meurtre, sans préméditation, Merlo est condamné aux travaux forcés à perpétuité. Son pourvoi en grâce a postérieurement été rejeté (1).

Voici un second fait qui, à quelques égards, a le même caractère.

Le 1er mars 1846, vers neuf heures et demie du soir, le nommé Bédu, dit le Dey d'Alger, journalier à Bapaume, se présente à la caserne de la gendarmerie de cette ville, déclare au brigadier qu'il vient d'assassiner sa maîtresse, la fille Romaine Lefèbre, parce qu'elle lui était infidèle ; et il ajoute ensuite qu'*il méditait ce crime depuis quinze jours, et qu'il ne s'en repent pas.* Il remet aux gendarmes un petit couteau de table taché de sang, et offre

____

(1) *Gazette des Tribunaux*, 11 avril 1846.

de les conduire auprès de sa victime. On le suit, on arrive avec lui dans le chemin de Thilliers à Bapaume; là, on trouve, en effet, la malheureuse jeune fille, sur la crète d'un fossé où Bedu l'avait mise après l'avoir tuée, dans la crainte, dit-il, qu'elle ne fût écrasée par les roues d'une voiture. Il montre, lui-même, au milieu du chemin la place, indiquée par une mare de sang, où il l'avait frappée, et il a le courage horrible d'aider, de ses mains, à transporter le cadavre dans une maison voisine. Il l'avait égorgée, ce même soir, dans ce chemin creux, au retour d'un cabaret où il l'avait comblée de marques d'affection.

L'assassin appartient à une très-honnête famille de Bapaume. Il pouvait, comme son frère, vivre dans l'aisance, s'il n'avait préféré se livrer à ses passions. Adonné à la débauche et à l'ivrognerie, il est d'un caractère d'une extrême violence, et l'on attribue, en partie, la mort de sa femme, aux mauvais traitements qu'il exerçait sur elle, dans ses moments d'ivresse. Il est certain, toutefois, que le soir de son crime, il n'était point pris de vin. Tous ceux qui l'ont vu, soit avant, soit après le meurtre de sa maîtresse, l'ont trouvé parfaitement calme et tranquille. Il n'avait pas, disent-ils d'une commune voix, un autre air que de coutume.

Voici comment lui-même il rend compte des faits :

« Sortis ensemble, nous nous trouvâmes bientôt enga-
« gés dans un chemin creux. Trois fois l'idée me vint
« de tuer Romaine. Je pris mon couteau ; mais, trois fois,
« je le rengaînai, sans rien faire. Nous étions tous deux
« seuls dans le chemin ; la lune brillait. Romaine me dit :
« *Nous nous aventurons par ici, j'ai peur ! si on nous
« assassinait !* A ces mots, mon projet de mort se réveilla
« si vivement, que je ne fus pas maître de mon mouve-

« ment. Il y avait comme quelque chose qui m'entraînait
« malgré moi. Je me précipitai sur ma maîtresse et je la
« frappai. »

— Où l'avez-vous frappée? lui demande le président.

— A la tête et au cou.

— Comment avez-vous fait?

L'accusé prend le couteau, et représente avec un sang-froid indicible, l'action qu'il a commise. Il montre Romaine, dans son bras gauche qui l'enlace, et indique, du bras droit, les coups qu'il a portés. L'auditoire tout entier est saisi d'horreur :

« Comme Romaine criait, dit-il, je frappai davantage
« encore, pour qu'elle souffrit moins longtemps. La vue
« du sang, qui coulait avec abondance, me toucha. Je
« me mis à genoux auprès du corps. Je voulais me tuer,
« mais je n'en eus pas la résolution. Je pensai à Dieu, et
« je me dis qu'il fallait, avant de mourir, me confesser à
« un prêtre, et expier mon crime. »

Les aveux de l'accusé sont faits avec un calme qui glace d'épouvante.

Un officier de santé, le témoin Barry, vient déclarer qu'il a donné, pendant vingt ans, ses soins à la mère de l'accusé Bédu : que cette femme, qui a donné le jour à huit enfants, avait, après chaque accouchement, des *transports extraordinaires;* elle poussait des cris, puis quittait sa maison, vaguait par les campagnes, et se réfugiait le plus souvent chez des inconnus, où elle passait des mois entiers, loin de son mari et de ses enfants.

Sur l'interrogation précise du président, il déclare cependant qu'il ne la croit pas *folle* (1), mais elle est *maniaque,* dit-il, et passe pour telle.

____

(1) La folie ne fait pas ici l'ombre d'un doute; c'est un cas évident de

D'autres témoins, voisins de la maison de cette femme, depuis vingt-cinq ans, déposent qu'*elle est comme folle, qu'elle pousse des cris le jour et la nuit*, et qu'*elle s'enferme chez elle*. Une de ses sœurs s'est tenue ainsi enfermée plus de six ans, sans vouloir quitter sa chambre. Un jour elle s'est enfuie, et elle a disparu, sans qu'on ait su depuis, ce qu'elle était devenue.

La défense a tiré parti de ces précédents, pour jeter du doute sur la lucidité de l'état mental de l'accusé Bédu, au moment du crime; et, malgré l'évidence de la préméditation, malgré l'aveu de la cause patente du crime; enfin, malgré le sang-froid, et peut-être même à cause de l'incompréhensible sang-froid du coupable, le jury a cru devoir l'admettre à profiter du bénéfice des circonstances atténuantes. La peine a été celle des travaux forcés à perpétuité (1).

V. Cette tendance à tuer, infuse avec la vie, et comme inoculée par la génération, ne fait même pas toujours acception des parents, et ne respecte pas les liens les plus étroits, les plus sacrés du sang.

Sous l'impulsion de cette hérédité fatale, on voit des pères et mères détruire leurs enfants.

La cour d'assises du département de la Manche jugeait récemment deux sœurs, Jeanne et Marie Nell, toutes deux accusées du crime d'infanticide. Leurs ancêtres étaient morts, en partie, dans les bagnes, ou sur les échafauds. Les membres, aujourd'hui vivants de leur famille, restaient sans relation avec les autres familles du lieu qu'ils habitaient. Ces deux sœurs logeaient dans

manie intermittente, dont l'accouchement n'était que la cause *occasionnelle*, la cause prédisposante et constitutionnelle étant l'hérédité.

(1) *Gazette des Tribunaux*, 12 janvier 1846.

une maison isolée. Marie Nell devient enceinte. Le maire
en est instruit ; peu rassuré par les précédents de la famille et redoutant un crime, il fait une démarche pour
détourner Marie de l'idée d'attenter aux jours de son enfant. Mais, malgré sa démarche et ses avis, l'enfant est
cruellement étranglé dans des langes et enterré par les
deux sœurs. Reconnues coupables, elles sont condamnées
aux travaux forcés à perpétuité (1).

Le 21 juillet 1845, au coucher du soleil, le cadavre
d'Antoine Delpech, du village de Fau, fut trouvé étendu,
sur un terrain nommé Bruyères de Roumegoux, à peu de
distance du chef-lieu de la commune de Ladinhac, canton de Montsalvy. Une profonde blessure, par instrument
tranchant, traversait de part en part la région du cœur, et
avait dû produire une mort instantanée.

Delpech, jeune encore, d'un caractère paisible, passait dans le pays pour le fils naturel de Guillaume Malvezein. Mais loin de lui témoigner la moindre affection,
ce dernier lui avait voué une haine implacable, depuis
une déposition que Delpech avait faite contre Malvezein,
dans un procès de police correctionnelle.

L'animosité de Malvezein s'était constamment manifestée par des menaces :

« J'en veux à Delpech, disait-il, plus de trois ans
« avant l'assassinat ; il passera par mes mains, tôt ou
« tard ; et si je ne puis me venger moi-même, mon fils
« grandira et le fera pour moi. »

Il entendait parler d'un de ses fils légitimes, Antoine
Malvezein.

D'une nature irascible et violente comme son père, ce
jeune homme s'était déjà signalé par des attaques envers

(1) *National* du 3 octobre 1844.

les personnes; plus d'une fois il avait ouvert son couteau, levé cette arme sur ceux qui étaient l'objet de son ressentiment, en les menaçant de leur ôter la vie. Agé de dix-huit ans à peine, il inspirait la même crainte que son père, et ils étaient tous deux l'effroi du canton.

Delpech avait été déjà de la part du père l'objet d'une agression violente sur le chemin de Ladinhac à Montsalvy.

L'endroit n'était pas commode, disait de cette attaque son féroce agresseur, et le lieu ne me convenait pas pour ce que j'avais à faire, il me le payera plus tard; il ne m'échappera pas, un jour.

Le jour vint, en effet; l'infortuné Delpech, qui vivait sans défiance d'Antoine Malvezein, se laisse attirer par lui à un prétendu rendez-vous de plaisir, et y meurt égorgé par les mains d'Antoine et de Guillaume Malvezein

La clameur publique mit promptement la justice sur la trace des coupables; et le 6 juin 1846, ils ont été tous deux condamnés à mort, par la cour d'assises du Cantal.

Au moment où Guillaume Malvezein quittait, le lendemain du crime, le hameau de la Plantade, pour aller à la foire de Montsalvy, la fille Automayou, qui vivait avec lui en concubinage, prévoyant quelle issue aurait pour lui le crime, dit à une de ses filles : Regarde bien ton père qui monte là haut dans la châtaigneraie, car tu ne le verras plus. *Je suis bien malheureuse*, disait-elle en pleurant, *et je crains bien que mes enfants n'héritent du caractère farouche des enfants légitimes de Guillaume Malvezein* (1).

____

(1) *Gazette des Tribunaux*, du mercredi 24 juin 1846.

Dans d'autres cas plus atroces encore, s'il est possible, ce sont les enfants qui tuent leurs pères et mères.

Vanini s'ingénie fort arbitrairement, dans ses dialogues, à donner la raison de je ne sais quelle hérédité du parricide chez les araignées (1) : le philosophe était dupe d'une méprise : que n'est-il aussi possible de regarder, comme une fable, l'hérédité de ce crime dans l'humanité ?

L'antiquité a retenu sur ce point des mots épouvantables : on connaît la réponse de ce misérable qui s'excuse, en rejetant sur une disposition d'organisation héréditaire, le crime de maltraiter son père : « Mon père, s'écrie-t-il, a battu mon aïeul : mon aïeul a de même traité mon bisaïeul de la plus cruelle manière, et vous voyez mon fils : cet enfant n'aura pas l'âge d'homme, qu'il ne m'épargnera pas les sévices et les coups (2). » On se souvient encore du cri de ce père, que son fils traînait, par les cheveux, à la porte : « Assez ! assez ! mon fils ! mon fils, je n'ai pas traîné plus loin mon père (3). »

On serait d'abord tenté de voir, dans ces paroles, plutôt une nouvelle preuve de la foi de l'époque, dans la transmission des penchants naturels, qu'une preuve à l'appui de cette transmission elle-même. Mais des exemples atroces, positifs, en grand nombre, ne lais-

(1) Julii Cæsaris Vanini, *De admiranda naturæ*, etc., lib. II, dialog. XLIX, *De hominis affectibus*, pag. 332. — Il est vraisemblable que dans le fait que prétend expliquer Vanini, on aura simplement pris les mâles pour des pères : les femelles d'araignées dévorent souvent les mâles, avant le coït, si les mâles se hasardent à les approcher, avant que la femelle ait donné le signal et qu'il lui convienne de se laisser couvrir.

(2) Aristote, *Ethiq.*, lib. VII.

(3) Idem, *loc. cit.*

sent point de doute que ces mots ne recèlent d'horribles vérités.

Il y en a des exemples à faire dresser les cheveux.

On lit dans le numéro d'un journal judiciaire du mardi 13 mai 1828, le récit de l'exécution d'un père et d'un fils, les deux Cantégril, déclarés, tous les deux, coupables de parricide sur leur mère et grand-mère (1).

Le numéro du jeudi 22 mars 1827, du même journal, en cite un autre cas, où l'on voit figurer sur le banc des assises une famille entière : d'abord, Agnès Renouf, veuve du malheureux Dupré, homicidé, puis Rose-Victoire Dupré, sa fille légitime, Jean-Etienne Duchesne, dit Bancroche, fils naturel de Rose-Victoire Dupré, enfin le nommé Vaillant, père de Pierre-François Vaillant, gendre de Dupré.

Les détails sont horribles :

La femme Dupré vivait mal avec son mari : chaque jour amenait des querelles domestiques ; la *fille* se joignait constamment à la mère pour maltraiter Dupré : rien de plus immoral que la conduite de cette fille : elle avait eu deux enfants naturels ; Duchesne, dit Bancroche, l'un de ces enfants se montrait en tout son fils : il se vantait tout haut, et publiquement, des mauvais traitements exercés, en famille, contre son aïeul, et il y prenait part. La mère et les enfants avaient souvent tenu ce propos infâme : *Si ce gueux, si ce cochon-là était mort, nous jouirions !* Ces faits et ces propos sont attestés par plusieurs témoins. La mère avait même dit : « *Je sais bien par où il faut le prendre pour le dompter : un coup*

____

(1) *Gazette des Tribunaux*, mardi 13 mai 1828.

de pied dans le ventre le rend blanc comme neige. Ils le tuèrent, en effet, et le jetèrent, avec une pierre du poids de quatre-vingt-huit livres au cou, sous la roue du moulin.

Tous les yeux étaient fixés sur cette famille qui n'inspirait à tous que le mépris et l'horreur. La mère et la fille furent condamnées à mort : la minorité de faveur du jury sauva la tête des autres (1).

L'année dernière, en mars 1845 , une autre cour d'assises condamnait, à Toulouse, à la peine de mort, le nommé *Lacomme*, pour crime de parricide. Cet homme avait gardé, dans tout le cours des débats, et au moment même où le président des assises prononçait son arrêt de mort, l'impassibilité la plus imperturbable, et qui contrastait d'une manière étrange avec l'émotion profonde de l'auditoire ; mais, à peine enfermé dans le cachot des condamnés à mort, il fit retentir, toute la nuit, la prison de ses cris de désespoir et de ses gémissements ; toutefois, dès le lendemain 5 mars, il avait repris sa tranquillité.

Ce parricide, d'après une rumeur publique, ne serait pas le premier commis dans la famille : on disait, qu'il y avait près de quatre-vingts ans, un de ses membres avait été condamné, pour un crime de même nature, au supplice de la roue, par la chambre des Tournelles du parlement de Toulouse. « Si ce fait était vrai, dit le journaliste, en « rendant compte de ce cas dont il semble surpris, n'y « aurait-il pas une sorte de fatalité attachée à l'existence « de certaines familles, et ample matière de réflexion « pour le moraliste (2)? »

____

(1) *Gazette des Tribunaux*, du 22 mars 1827.

(2) *Le Droit*, bulletin des Tribunaux, 12 mars 1845. — *Voy.* aussi plus loin, les pag. 534-535.

Devant de tels résultats, comment ne pas comprendre que certaines idées aient longtemps prévalu dans la croyance des peuples, et qu'il en soit sorti certaines institutions? comment ne pas s'expliquer cette solidarité de *loi*, ou d'*opinion*, qui pèse sur les familles, terrible préjugé dans ce qu'il a d'exclusif, puisqu'il supprime une loi de la génération, la loi de l'innéité, la *loi des contraires;* mais qui, dans les limites de la loi de l'hérédité, de la loi des *semblables*, ne manque pas de fondement, et ne manquerait pas de justice, s'il ne tenait nul compte de la personnalité, de la moralité et de la liberté de l'homme.

Deux exemples, entre cent, tous les deux effroyables, montrent jusqu'à quel point il est enraciné dans la foi populaire :

Le vingt-cinq juin 1825, dans la petite ville de Freinwalde, en Poméranie, un cordonnier trouve, au retour des champs, ses quatre enfants tués dans sa propre maison, et la mère disparue. Le lendemain, on la découvre cachée dans un champ de blé : on l'arrête; elle avoue, dès les premières questions, qu'elle est l'auteur du meurtre : que c'est bien elle, qui de ses mains a assommé ses fils à coups de marteau. On ne remarque chez elle aucune apparence ni signe d'aliénation : elle se repent de son crime, mais elle assure qu'elle a été forcée de le commettre; que malgré tous les efforts faits pour se commander, elle était comme poussée par une force supérieure et irrésistible : elle déclare, en outre, qu'il lui est arrivé, *à chaque grossesse, de commettre des vols de peu de valeur :* et, *comme on lui avait dit que les mauvaises actions d'une femme enceinte passaient en héritage à l'enfant que cette femme portait dans son sein, et que par conséquent, tous ses enfants devaient devenir des voleurs, elle regardait comme un bonheur, pour ces innocentes créatures, d'avoir quitté le monde* (1).

Qu'il s'agisse, dans ce cas, ou qu'il ne s'agisse pas de monomanie (2), le délire, ou le crime, ont eu évidemment leur principe dans l'aveugle préjugé du peuple, et dans l'impression que ce préjugé, uni aux remords de quelques vols, avait laissée au fond de la conscience de la mère.

L'autre exemple, plus récent, est d'un autre caractère :

Dans la commune d'Asendorf, située non loin de la route de Nienbourg à Brême, en Hanovre, et formée de maisons isolées, et pour la plupart très-distantes les unes des autres, demeuraient deux familles, portant toutes deux le nom d'*Hassenbrak* : les membres des deux familles étaient, par leurs vols et par leurs brigandages, devenus la terreur de toute la contrée : les tribunaux avaient souvent sévi contre eux : *tous avaient subi des peines plus ou moins fortes,* et cependant, pas le dixième des délits et des crimes commis par ces brigands n'était parvenu à l'oreille de la justice : leurs innombrables victimes n'osaient les dénoncer, encore moins porter plainte, parcequ'ils avaient toujours à la bouche cette menace : « Si quelqu'un nous fait avoir des démêlés avec la justice, nous mettrons le feu à sa maison. » Les choses en étaient là quand, le dimanche 16 avril 1843, le bailli annonça à tous les habitants convoqués au cimetière, à la sortie de l'église, que

(1) Demangeon, *du Pouvoir de l'imagination,* p. 252.

(2) Nous serions disposé à assigner à ce fait ce dernier caractère ; mais il est difficile, sur ces seuls renseignements donnés par les journaux, d'asseoir une conclusion. — Voy. *Courrier du Bas-Rhin,* 25 août 1825.

Frédéric et Albert Hassenbrak, les plus redoutés et les plus hardis des malfaiteurs de ce nom, venaient d'assassiner leur propre beau-frère, malade, dans son lit, et de dévaliser complétement sa maison, et il invita, dans l'intérêt public, tous les assistants à battre les environs, afin de découvrir et de saisir les coupables. Ils sont surpris, le lendemain, cachés dans une caverne, au milieu d'un bois de pins. La caverne était garnie d'une immense quantité d'objets de toute espèce, fruit de leurs rapines. Transportés, malgré la plus vive résistance, après avoir fait feu deux fois de leurs fusils, à une maison située sur une hauteur appelée la Montagne de *la Haie*, les paysans leur ôtent vestes et pantalons, les étendent chacun sur un banc, à plat ventre, et se relayent pour les battre avec de gros bâtons. Ils ne cessèrent même pas lorsque toute la chair des patients fut enlevée, ni lorsque les os apparurent à nu, et à onze heures du soir les deux malheureux expirèrent dans ce long et atroce supplice. Convaincus qu'ils n'ont fait qu'un acte de justice, les paysans emportent en triomphe leurs cadavres, et rentrent chez eux au bruit de chansons de guerre et de chansons à boire : mais leur vengeance devait aller encore plus loin : quatre d'entre eux se rendent dans la maison d'Albert Hassenbrak, leur victime; et dans l'espoir sans doute d'anéantir sa race, ils arrachent de son lit la veuve de ce dernier; ils traînent par les cheveux cette femme *enceinte et près d'accoucher*, la plongent à trois reprises dans le fond d'un ruisseau, *la foulent aux pieds*, et l'abandonnent ensuite au milieu de la grande route.

La justice intervint plus tard; mais attendu les crimes commis par cette famille, l'ignorance, la bonne foi et la réputation intacte des bourreaux, elle ne sévit qu'avec une grande indulgence (1).

Mais peut-on s'étonner de ces scènes de cannibales, inspirées par l'effroi de l'hérédité du crime, à de pauvres villageois, quand on ne peut faire un pas, dans l'histoire des époques qui précèdent la nôtre, et qui l'ont engendrée, sans y retrouver des traces encore fraîches et sanglantes de la même terreur. La foi générale de l'antiquité en a été empreinte, et non pas uniquement la foi du vulgaire, mais la foi religieuse et philosophique des hommes du temps, chez qui elle fut le plus sincère et le plus éclairée. Un de ceux en qui respire, dans toute sa candeur, l'esprit du monde ancien, Plutarque, nous le montre à genoux devant l'horrible dogme. Dans son curieux traité *de Ceux dont Dieu diffère la punition*, c'est par cette effroyable solidarité qu'il veut expliquer les retards apparents de la vengeance divine, et la justifier de frapper dans les cités, de frapper dans les familles, la postérité éloignée des coupables :

« Si nous venons, dit-il, à considérer l'homme dans
« son état d'association, il semble qu'il n'y ait plus de
« difficulté, et que la vengeance divine tombant sur un
« état, ou sur une ville, longtemps après la mort des
« coupables, ne présente plus rien qui choque notre
« raison.....

« Mais, si l'état doit être considéré sous ce point de
« vue, il en doit être de même d'une famille provenant
« d'une souche commune, dont elle tient je ne sais quelle
« force cachée, je ne sais quelle communication d'espèce
« et de qualité qui *s'étend à tous les individus de la lignée.*

______

(1) *Gazette des Tribunaux,* 24 octobre 1844.

« Les êtres produits par voie de génération ne ressem-
« blent point aux productions de l'art : à l'égard de
« celles-ci, dès que l'ouvrage est terminé, il est sur-
« le-champ séparé de la main de l'ouvrier, et il ne
« lui appartient plus. Il est bien fait *par lui*, mais
« *non de lui*. Au contraire, ce qui est engendré pro-
« vient de la *substance même* de l'être générateur,
« tellement qu'il tient de lui *quelque chose qui est très-*
« *justement puni ou récompensé pour lui, car ce quelque*
« *chose est lui...*

« Les enfants des hommes vicieux et méchants sont
« une dérivation de l'essence même de leurs pères. Ce
« qu'il y avait dans ceux-ci de principal, ce qui vivait,
« ce qui se nourrissait, ce qui pensait et parlait, est pré-
« cisément ce qu'ils ont donné à leurs fils; il ne doit donc
« pas sembler étrange, ni difficile à croire, *qu'il y ait en-*
« *tre l'être générateur et l'être engendré une sorte d'iden-*
« *tité occulte, capable de soumettre justement le second à*
« *toutes les suites d'une action commise par le pre-*
« *mier* (1). »

Cette doctrine effroyable ne s'est pas, par malheur,
arrêtée à la foi. L'institution, la loi, s'en sont faites l'interprète. Nous avons vu jusqu'où ces principes s'étendaient
dans le Brahmanisme : ils se retrouvent, à chaque pas, dans
le Mosaïsme, et s'ils n'ont pas gardé de place dans le droit
romain, ils ont infecté toutes les législations barbares du
moyen âge, et persisté, de nos jours, dans les sociétés
demeurées étrangères au mouvement des idées et des

(1) Voyez *OEuvres de Plutarque*, traduction d'Amyot, chap. xix, *de
Ceux dont Dieu diffère la punition*, et la traduction du même traité, par
le comte Joseph de Maistre, p. 46 à 50.

lumières modernes. L'atroce législation des Japonais enveloppe, encore aujourd'hui, dans la punition, les parents du coupable (1). Cette solidarité reste, en pleine vigueur, dans les institutions pénales de la Chine. Le coupable du crime de lèse-majesté, ou de parricide du prince, est, d'après la formule de la loi Chinoise, *coupé en dix mille morceaux, et ses fils et petits-fils sont tous punis de mort* (2). Enfin, le croira-t-on, cet odieux principe se retrouve, en Europe même, dans le code d'un peuple très-civilisé, d'un peuple voisin de la France, en Prusse, pour le même crime ! il y survit cependant à tant de lois sauvages, mitigé, il est vrai, et par les mœurs du peuple, et par celles de l'époque. Mais, en est-ce moins une honte, pour le code d'une nation éclairée et chrétienne, de contenir une loi qui permette de détenir, à vie, dans une forteresse, les enfants de tout coupable d'attentat à la vie de son souverain (3). Existe-t-il, au monde, une nature de crime, qui donne un pareil droit au juge sur la famille innocente du coupable, au mépris des premiers principes du droit romain : « les fautes sont personnelles : — *nul n'est le successeur du crime d'autrui ;* — aucune peine n'est due au fils pour le délit du père. — Le fait d'un frère ne nuit pas à son frère. »

L'expérience de l'action que l'hérédité peut avoir sur les crimes a introduit en Chine, à côté de cette horrible

(1) Benjamin Constant, *de la Religion*, t. II, liv. IV, ch. XII, p. 275.

(2) *Gazette des Tribunaux*, 31 décembre 1844.

(3) Nous n'entendons parler que de la *lettre de la loi ;* car l'application en tombe en désuétude ; l'exécution de Tcheck pour crime de tentative d'assassinat dirigée contre le roi régnant de Prusse, n'a pas été suivie de l'application de la loi à l'égard de sa fille : mais il n'est jamais sans inconvénient de laisser ainsi survivre même la lettre d'une loi abominable.

solidarité, digne d'une nation de tigres, une coutume digne du peuple le plus civilisé. Dans une curieuse esquisse du système pénal et de l'administration de la justice, chez ce peuple, un journal judiciaire nous révèle la manière, fort digne d'attention, dont on y procède à l'interrogatoire et à l'instruction des crimes capitaux. On ne se borne pas à s'enquérir des faits qui se rattachent au crime, ni du crime lui-même : on apporte le soin le plus minutieux à s'informer de tout ce qui touche à l'état physique de l'accusé, à son tempérament, à sa complexion, aux moindres événements de son existence, à ses moindres précédents : on s'occupe, avec la même religion, des moindres antécédents des membres de sa famille, et l'on pousse le scrupule de l'investigation jusqu'à ceux de ses aïeux (1).

Nous regrettons, pour la France, dans le double intérêt du progrès des sciences médico-légales, et d'une plus équitable distribution des peines, que ce système d'instruction n'y soit pas en vigueur. Nous voudrions le voir régularisé et le voir appliqué, non exceptionnellement, non à tel ou tel ordre de crimes déterminés, non pas même uniquement sur les accusés, comme moyen d'enquête, avant le jugement; mais, après le jugement, sur tous les condamnés, mais généralement, pour tous les genres de crimes, mais dans toutes les prisons, et particulièrement dans les maisons centrales ainsi que dans les bagnes.

Quelle serait, *au bout d'un nombre suffisant d'années*, l'importance des données obtenues par ces recherches, si elles étaient faites avec l'intelligence, la persévérance et le soin qu'elles réclament, c'est ce que l'ensemble des

____

(1) *Gazette des Tribunaux*, du 31 décembre 1844.

faits que nous venons d'exposer fait assez pressentir : là est l'éclaircissement de plus d'un problème de médecine légale et de criminalité, et la solution de bien des points du débat que soulèvent de nos jours les réformes pénales. Il est plus spécialement deux questions sur lesquelles une telle enquête jetterait la plus vive lumière, parce que l'hérédité est tout à la fois l'étude et l'expression la plus infaillible de ce qu'il y a d'organique, de morbide et de fatal dans la nature de l'homme : la première est celle *des rapports généraux de l'organisation à la moralité ;* la seconde, celle *des rapports de la criminalité à l'aliénation* (1); questions fondamentales, commodes à préjuger, en tant de sens contraires, au gré des opinions, dans la lutte des personnes, ou dans celle des systèmes ; mais qui, abordées avec l'esprit de réserve et d'impartialité que la recherche sérieuse de la vérité réclame, apparaissent, ce qu'elles sont, profondément obscures, et loin de leur solution.

C'est dans le but de frayer la voie à cette étude, et de préparer les bases d'une semblable enquête, que nous avons conçu l'idée de deux tableaux, ou de deux registres, propres à recueillir les matériaux relatifs à ces deux questions, dans les diverses prisons et maisons centrales. Nous n'en donnons encore que le spécimen ; le premier, que nous nommerons *tableau statistique de la généalogie morale des condamnés*, serait destiné à offrir, chaque année, par rang de sexe et d'âge, et par classe, genre, et es-

---

(1) Voy. à ce sujet, A. Quetelet, *Recherches statistiques sur le royaume des Pays-Bas,* Bruxelles, 1819. — Son *Essai sur le penchant au crime, aux différents âges ;* — et son *Essai de physique sociale.* — Voyez aussi Fodéré, *Essai médico-légal sur les diverses espèces de folie,* introduction, p. 16.

pèce de crime, le chiffre des détenus dont les ascendants, ou les descendants, ont subi ou subissent des condamnations. Il renfermerait ainsi les éléments, au moins les plus essentiels, de comparaison, entre *la moralité légale des détenus et celle de leurs familles.*

Le second, que nous nommerons tableau statistique de la *généalogie mentale des condamnés*, tableau d'une nature beaucoup plus compliquée et bien plus délicate, serait destiné à offrir, chaque année, par rang de sexe, d'âge, et par classe, genre, et espèce de crimes, le chiffre des condamnés dont les ascendants ou les descendants ont été atteints de maladies mentales, ou d'affections de nature à leur donner naissance.

Ce dernier tableau renfermerait ainsi les éléments, au moins les plus essentiels, de comparaison entre l'état sanitaire et mental des détenus, et l'état sanitaire et mental des familles.

Ces tableaux, préparés pendant l'instruction, seraient rédigés, de concert, au fur et à mesure de l'entrée des condamnés dans les prisons et bagnes, par les directeurs et par les médecins des bagnes et des prisons.

Les deux divisions générales des détenus pour crimes *contre les personnes*, et des détenus pour crimes *contre les propriétés* seraient subdivisées en deux catégories, une première des hommes, une seconde des femmes, et les individus de chaque catégorie répartis, en autant de tableaux différents, que de classes de crimes.

Ces tableaux seraient adressés, chaque année, au garde des sceaux, et le relevé général prendrait annuellement place dans *les comptes rendus de l'administration de la justice criminelle.*

Très-pénibles d'abord, peut-être même ingrats, par la difficulté réelle d'en recueillir les premiers matériaux, ils finiraient par être, si l'administration y tenait la main, de plus en plus curieux, de plus en plus faciles, par leur succession même, et formeraient plus tard une mine féconde en révélations sur l'*étiologie* de la criminalité.

Il en est, en effet, de la criminalité, comme de la maladie. Les origines en sont plus complexes, plus profondes, plus lointaines qu'elles ne le semblent. Le vulgaire des légistes, comme celui des médecins, ne porte pas les yeux au delà des circonstances prochaines de l'accident qui détermine le mal; il ne va pas plus loin que les causes *occasionnelles*. Mais, ni le criminaliste, ni le médecin éclairés, ne vont ainsi demander le principe initial du phénomène morbide, ou de l'acte criminel, à ce qu'il y a d'éventuel et de plus immédiat dans son explosion.

Dès que l'on veut sonder, dans les obscurités du dédale de la vie, ce point initial, la philosophie de la science conduit le médecin, à tenir compte d'abord du milieu où l'on vit, de l'atmosphère qu'on respire, de la constitution médicale du lieu, de l'année, de la saison, de la profession, de l'âge, du sexe, de l'habitude, de l'alimentation, elle le conduit encore, à pénétrer au delà des circonstances actives sur l'organisation, pour demander, à l'organisation elle-même, le secret des causes premières de sa nature d'être et de ces types d'impression qui engendrent le mal ou donnent un caractère propre à la maladie; elle le conduit, enfin, sur ces extrêmes limites où l'organisation de l'individu ne dit plus rien d'elle-même, à interroger et à retrouver l'histoire des précédents du naturel *morbide* de l'être, dans ses auteurs.

La philosophie de la criminalité est fatalement appelée à suivre la même marche : de l'étude du milieu social où germent les crimes, de la constitution morale de l'époque qui les entretient, de celle des influences, si manifestes, de l'âge, du sexe, de la profession, des moyens d'existence, sur leur développement, il lui faudra toujours revenir à l'étude des impulsions natives de l'organisation, comme aux premières racines des tendances passionnelles de l'individu ; et sous peine de ne rien comprendre au phénomène de leur origine, interroger de même l'histoire des précédents du naturel *moral* de l'être, dans ses pères.

SPÉCIME[N]

DE LA GÉNÉALO[GIE]

DIVISION DES CRIMES CONTRE LES PERSONNES.

1° NOMBRE TOTAL DES DÉTENUS DE LA CLASSE ET DE LA CATÉGORIE ;
2° NOMBRE ; TOTAL DE CEUX DONT ON N'A PAS ÉCLAIRCI LA GÉNÉALOGIE MORA[LE]

Indications relatives aux condamnés.

Noms des condamnés.	Age.	État civil.	Degré d'instruction.	Caractère.	Profession.	Moyens d'existence.	Nature du crime.	Motif du crime.	Nature de la peine.

TABLEAU

...ALE DES CONDAMNÉS.

CLASSE DES HOMMES. — CATÉGORIE DES HOMICIDES.

NOMBRE DE CEUX DONT LES PARENTS N'ONT PAS ÉTÉ REPRIS DE JUSTICE ;
NOMBRE DE CEUX DONT LES PARENTS ONT ÉTÉ REPRIS DE JUSTICE.

Indications relatives à leurs familles.

PARENTS REPRIS DE JUSTICE.				Âge.	État civil.	Profession.	Instruction.	Nature du crime.	Motif du crime.	Nature de la peine.
CÔTÉ PATERNEL.		CÔTÉ MATERNEL.								
	LIGNE collatérale.	LIGNE directe.	LIGNE collatérale.							

DIVISION DES CRIMES CONTRE LES PERSONNES.

1° NOMBRE TOTAL DES DÉTENUS DE LA CLASSE ET DE LA CATÉGORIE;
2° NOMBRE DE CEUX DONT ON N'A PU ÉCLAIRCIR LA GÉNÉALOGIE MENTAL[E]

Indications relatives aux condamnés.

Noms des détenus.	Lieu de la naissance.	Âge.	Tempérament.	Caractère.	Degré d'intelligence.	Degré d'instruction.	État civil.	Profession.	Moyens d'existence.	Mois où le crime a été commis.	Nature du crime.	Motif du crime.	Nature de la peine.	État de raison habituel.	MALADIES DES DÉTEN[US] avant, pendant ET APRÈS LE CRIME.

SPÉCIALEMENT :

1° Toutes les maladies i[dio]pathiques ou deutéropathi[ques] essentielles, phlegmasiqu[es] ou organiques du système [ner]veux, convulsions, chor[ée,] épilepsie, hystérie, surdi-[mu]tilé, etc.;

2° Toutes les espèces d'a[lié]nation mentale;

3° Toutes les affections [gas]tro-intestinales;

4° Toutes les affections [cu]tanées.

5° Tenir compte, chez [les] femmes, de la menstruati[on].

UN TABLEAU

ENTALE DES CONDAMNÉS.

CLASSE DES HOMMES. — CATÉGORIE DES HOMICIDES.

3° NOMBRE DE CEUX DONT LES PARENTS N'ONT JAMAIS DONNÉ DE SIGNE DE FOLIE ;
4° NOMBRE DE CEUX DONT LES PARENTS ONT DONNÉ DES SIGNES DE FOLIE.

Indications relatives à leurs familles.

PARENTS TRAITÉS OU REGARDÉS COMME ATTEINTS D'ALIÉNATION MENTALE.				Age.	Profession.	État civil.	Degré d'instruction.	NATURE d'aliénation ou de maladie tendant à l'aliénation dont ils ont été ou sont affectés.	État de liberté.	État d'interdiction.	État de détention.
CÔTÉ PATERNEL.		CÔTÉ MATERNEL.									
LIGNE directe.	LIGNE indirecte.	LIGNE directe.	LIGNE indirecte.								
								Insister sur les mêmes espèces d'affection que celles indiquées plus haut pour les détenus.			

§ VI. — Confirmation générale par l'histoire.

Il est un livre immense, ouvert à tous les yeux, écrit dans toutes les langues, où ces deux tableaux s'exécutent de tout temps, et où l'esprit peut suivre également, à la trace des généalogies, la trace de qualités, de vices, de passions, et de crimes aussi grands que ceux qui s'expient aux bagnes ou sur les échafauds. Ce livre, où ne manquent non plus ni bourreaux, ni victimes, ni familles déplorables, est celui de l'histoire : partout l'histoire nous montre dans les descendants les hommes qui sont en scène, les inclinations, les caractères, les mœurs, les défauts, les forfaits suivant, comme à la piste, les généalogies.

Ce serait en vérité un trop long travail, dirons-nous avec Neuhs, que d'énumérer ici toutes les familles dont les caractères sont passés, avec le sang, à leur postérité ; que d'évoquer de l'histoire grecque, celle des Héraclides, celle des Pélopides, celle des Éacides, celle des Lagides, celle des Séleucides, etc. ; de l'histoire romaine, celle des Cornélius, des Décius, des Brutus, des Appius, des Claudius, des Caton, des Gracchus, et des Métellus, etc. ; et de l'histoire de France, de Prusse, d'Autriche, de Bavière, de Saxe, de Suède, de Russie, d'Angleterre, toutes celles du même genre qui seraient à citer.

Il faudrait des volumes.

Nous laisserons de côté tous les témoignages dont fourmillent les annales de l'antiquité ; mais, que l'on s'en rapproche ou que l'on s'en éloigne, jusqu'à redescendre aux noms du moyen âge ou de l'époque moderne, on est vraiment saisi, en étudiant les faits, du même point de vue, de la part que le même principe de l'hérédité revendique dans l'histoire. Il a presque toute celle que le caractère particulier des hommes a dans les événements, par la part qui revient à l'hérédité dans les caractères.

Il n'est point de famille souveraine où cette loi de succession n'existe et ne suive celle du pouvoir ; elle est, en quelque sorte, une forme de leur destin.

La consanguinité, dans les mariages, ajoute à l'évidence, en ajoutant encore à la force naturelle de cette fatalité.

Girou de Buzareingues, quoiqu'en en présentant une interprétation beaucoup trop exclusive et trop systématique, n'en a pas moins très-bien saisi les conséquences, et montré l'étendue :

« La consanguinité dans les mariages des rois devient, dit-il, après plusieurs générations, funeste aux peuples. Car les passions qui naissent de l'autorité, des résistances, et de la flatterie, et le caractère qui en est le fruit, passent du père à la fille, de celle-ci au garçon (1) et sont enfin l'héritage commun de *tous* (2) les enfants appelés à régner : héritage qui se transmet sans altération, parce que le caractère de la mère étant celui du père, celui du fils est aussi celui de la fille ; il n'y a point de neutralisation.

« Les rois d'Egypte épousaient presque toujours leurs sœurs. On croirait, dit Anquetil, que ces alliances perpétuées dans les familles, de race en race, auraient dû être un gage perpétuel d'amitié et de concorde : ce fut, au contraire, le germe des haines qui, non-seulement ensan-

---

(1) L'hérédité est loin de suivre nécessairement, ni même si fréquemment, que semble ici le croire Girou de Buzareingues, cette marche *croisée*. Voy. le tom. II de cet ouvrage, IIIe partie, 2e sect., art. 2, § 2.

(2) Cet absolu s'explique par l'omission complète qu'a toujours faite l'auteur, de la loi d'innéité.

glantèrent le trône, mais qui firent le malheur des peuples, entraînés par leurs princes dans les guerres civiles.

« La famille de Physcon-Gros-Ventre, roi d'Égypte, le plus cruel des hommes, se composa de deux fils, dont l'un tua sa mère, l'autre égorgea indistinctement étrangers et sujets, et de trois filles qui s'entre-déchirèrent.

« Il eut encore un enfant illégitime, nommé Appion, fils de la concubine Irène, qui ne ressembla point à son père, et qui rendit ses peuples heureux.

« Dans la Syrie aussi, les crimes se multiplièrent, depuis Ninus et Sémiramis, jusqu'à la fin des Séleucides, par les mariages consanguins (1). »

Si puissante qu'elle soit, la consanguinité n'est malheureusement pas l'unique circonstance où l'histoire établisse un rapport immédiat entre les sources de la vie, et les sources du crime. Il en est de complétement indépendantes d'elle.

« Les historiens orientaux, dit de Hammer, dans sa curieuse histoire de l'*Ordre des assassins*, présentent, à tout moment, cette grande vérité que, *dans la même génération, l'infanticide suit de près le patricide, et que le poignard du petit-fils venge sur le père, l'assassinat de l'aïeul.*

« L'histoire des anciens rois persans, et celle des khalifes, en offrent à l'humanité révoltée une foule de sanglants exemples : comment, alors, n'abonderaient-ils pas dans celle des assassins ? Khosru-Parwis, et le kalife Mostanfzer, qui s'étaient souillés du sang de leurs pères, furent tués par leurs fils : la haine que Hassan II portait à son père appela sur son fils Mohammed de terribles re-

____

(1) Giron de Buzareingues, *Philosophie physiologique*, Paris, 1828, 1 vol. in-8°, p. 312, 313.

présailles : son petit-fils Dschelaleddin se révolta d'abord contre lui, et finit par l'empoisonner (1). »

« Dans les annales de quelques dynasties, dit plus loin le même auteur, nous ne trouvons jamais plus d'un double parricide : les criminels effrayés ont reculé devant un troisième, parce qu'ils n'avaient pas encore entièrement renoncé à l'estime des hommes et aux sentiments les plus sacrés de la nature. L'histoire des assassins seule semble combler la mesure de tous les forfaits : on y voit quatre fois le meurtre des parents vengé par leurs descendants. Depuis Hassan-ben-Sabah, jusqu'à la chute de l'Ordre, une mort violente a toujours terminé la vie des grands-maîtres ; deux d'entre eux furent tués par leurs fils, deux autres par leurs parents, qui se servirent *également* du poison et du poignard. Hassan II périt sous les coups de son gendre et de son fils Mohammed, qui, à son tour, fut empoisonné par son fils Dschelaleddin. Celui-ci reçut aussi son châtiment de la main de ses parents et, comme son père, mourut par le poison. Alaeddin, fils de Dschelaleddin, fit tuer les empoisonneurs, mais Rochnedin, son fils, augmenta le nombre des parricides (2). »

Il y aurait, sans doute, une grande témérité, à ne voir, dans ces forfaits, que la part exclusive de l'hérédité, et à n'y pas reconnaitre celle de l'imitation, ni celle de la doctrine : l'effroyable doctrine des Ismaélites fut à l'islamisme, de l'aveu de Hammer (3), ce que fut au christianisme, avec moins de violence, celle des Templiers, avec plus de

---

(1) De Hammer, *Histoire de l'ordre des assassins,* traduit de l'allemand par J. J. Hellert et P. A. de la Nourais, liv. V, p. 217. Paris, 1833, 1 vol. in-8°.

(2) Même ouvrage, p. 252, 253.

(3) *Voy.* p. 240 et 389.

profondeur, celle des Jésuites : l'idolâtrie de la secte, chez les Fédavis, remplaçait celle du culte, et de la morale elle-même ; et l'initiation, en dépouillant l'élu, de tout dogme, de toute foi, et de tout devoir étrangers aux préceptes de l'ordre, comme de voiles jetés sur les yeux du vulgaire, ne laissait subsister, chez les inférieurs, que le fanatisme, et, chez les supérieurs, que l'intérêt du crime. Ce serait nier la lumière, que de nier l'influence de semblables principes d'action, sur de tels actes. Mais, pour nous, et pour ceux qui auront parcouru l'ensemble de ce travail, nous ne craignons pas de le dire, ce serait retomber dans un autre extrême, que de tout rapporter de ces actes à ces principes ; ce serait être aveugle, que de ne pas reconnaître, dans ces crimes qui *se succèdent par génération,* et qui ont, pour auteurs, des *pères,* des *fils,* des *proches,* la plus épouvantable de toutes les influences de l'hérédité.

Si la filiation de semblables forfaits n'était point celle du sang, mais celle de ces doctrines, on ne l'eût jamais vue se reproduire sans elles ; jamais surtout l'histoire n'eût donné le scandale de l'union adultère des croyances les plus pures, et de ces effroyables généalogies.

Autrement, quelle n'est pas l'énergie d'une force, qui, dans les circonstances et de position, et d'éducation, et de profession, et de devoir, et de foi, les plus propres à comprimer l'élan des instincts criminels, et à éteindre la voix des passions brutales, conserve cependant assez de puissance, pour laisser ressortir, jusque sous la tiare, l'hérédité des types des plus abominables dégradations humaines ! Or, la papauté même, qui a eu ses grands hommes, et ses hommes de bien, a subi le destin de ces traditions. Combien de fois l'histoire ne nous montre-t-elle pas le chef de l'Église romaine, apportant avec lui au trône pontifical la dépravation morale de ses pères ! combien de fois, au mépris de ces lois ecclésiastiques, d'après lesquelles les papes sont réputés ne pas avoir de descendants, ne les voyons-nous pas inoculer, aux fils de leur lubricité, le germe de tous les vices, le germe de tous les crimes !

Au dixième siècle, deux courtisanes du temps, Théodora et Marozzia, sa fille, véritables Messalines de la Rome chrétienne, font à deux de leurs amants, Jean X et Serge III, une sorte de lit nuptial du siége apostolique, s'y vautrent dans la fange de leurs déportements, puis le cèdent à leurs fils. Que deviennent et que font Jean XI (1), Jean XII (2), Benoît IX (3), ces métis de filles et de prêtres ? Ils intronisent le meurtre, le viol, le sacrilége, sur la chaire de saint Pierre. Jean XI meurt dans le cachot où le jette un de ses frères ; Jean XII, jamais ni las, ni rassasié d'orgie (4), périt de mort violente, en flagrant adultère : Benoît IX, dès quinze ans, chassé par les Romains, pour des déportements dignes de ceux de sa race, après une première réintégration mendiée à l'étranger et bientôt compromise par les mêmes turpitudes et les mêmes violences,

(1) Jean XI, fils de Marozzia et de Serge III, an 836.

(2) Jean XII, fils d'Alberic, et petit-fils de Marozzia, an 964.

(3) Arrière-petit-fils de Marozzia, en 1044.

(4) « Les Romains députés pour se plaindre à Othon, des vices et des « désordres du souverain Pontife, lui firent, dit de Potter, une longue « énumération des crimes de Jean XII. Ils nommèrent, en témoignage « de ce qu'ils avançaient, les femmes pour l'amour desquelles le pape « s'était souillé de sacriléges, de meurtres et d'incestes : ils dirent que « toutes celles qui conservaient un reste d'honnêteté avaient été forcées « d'abandonner la ville, pour ne point être exposées aux violences sous « lesquelles avaient déjà succombé tant de femmes, de veuves et de vier- « ges ; ils ajoutèrent, que le palais de Latran, jadis l'asile des saints, était « devenu un lieu de prostitution, etc. » — De Potter, *Histoire philoso-* *phique, politique et critique du christianisme*, t. VI, liv. I, pag. 17 et 18. Paris, 1836.

une seconde fois chassé, une seconde rétabli, vend le trône pontifical qu'il ne peut plus garder.

Plus tard, au seizième siècle, c'est l'infâme Sixte IV, et ses prétendus neveux, fils de Sixte et de sa sœur, Pierre et Jérôme Riario, famille de sodomistes, qui, sur le même théâtre, ramènent les mêmes scènes de crapule et de crime; mais qui, poussant encore, d'un degré plus avant, la dépravation, font de la prostitution une branche d'industrie, font des lupanars des parties de bénéfice (1), font des filles publiques des meubles de prieuré (2), et ce que de tels cardinaux pouvaient seuls demander, et de tels papes permettre, autorisent trois mois de l'an la pédérastie (3) et laissent, en expirant d'épuisement et de débauche, un cadavre si noir, que le peuple n'a plus que *leur âme à recommander au diable* (4).

Puis, viennent les Borgia, Alexandre VI, ses quatre fils et sa fille, enfants de la courtisane *Vanocci*, sa maitresse, tous dignes les uns des autres, exécrable race, où l'on vole, où l'on viole, où l'on empoisonne, où l'on assassine,

(1) *Voy.* Wesselus, dans son livre des *Indulg. pap.* — *Voy.* aussi, Henr. Cornel. Agrippa, *De Vanitate scientiarum*, cap. 64, de Lenoniâ; *Rome et ses Papes.* Paris, 1829, p. 224 — De Potter, *ouv. cit.*, tom. V, p. 83. — H. Estienne, *Apolog. pour Hérodote,* chap. 39 § 15, tom. III, p. 331.

(2) « Quod quidem in Italiâ non rarum est, ubi etiam romana scorta, « in singulas hebdomadas, Julium pendent pontifici, qui census annuus « nonnunquam viginti millia ducatos excedit, adeoque ecclesiæ procerum « id munus est, ut *una cum ecclesiarum proventibus etiàm lenociniorum* « *numerent mercedem.* Sic enim ego illos supputantes aliquando audivi: « habet (inquientes) ille duo beneficia, unum curatum aureorum vi- « ginti, alterum prioratum ducatorum quadraginta et *tres putanas in* « *burdello, quæ reddunt, singulis hebdomadibus, Julios viginti,* etc. » Henrici Cornelii Agrippæ ab Nettesheim *de incertitudine et vanitate scientiarum,* etc. M. XXXVII, cap. 64, de lenoniâ.

(3) *Rome et ses Papes*, liv. I, ch. XVII, p. 225.

(4) Stephano Infessura. *Decario Rom.* part. II, t. III, *Rer. Ital.* p. 1158,

où toutes les parentés se mêlent et se confondent (1), comme toutes les formes possibles de lubricité, comme tous les genres d'inceste, comme tous les genres de crimes (2).

Après eux, les Farnèse, émules et successeurs prochains des Borgia, Paul III et ses enfants, se donnent, comme les derniers, auxquels le vice les lie (3), licence de tout forfait : le père, empoisonneur, incrédule, ivrogne (4),

---

et suiv. Sixte IV, d'après cet auteur, *puerorum amator* et *sodomita fuit :* l'or, les évêchés, les cardinalats, tout était employé à payer ses mignons et il entre, sur ce fait, dans une foule de détails inutiles à rappeler. Voici, d'après de Potter, les vers qu'on fit sur lui :

> Leno vorax, pathicus, meretrix, delator, adulter,
> Si Romam veniet illico cretus erit.
> Pædico insignis, prædo furiosus, adulter,
> Exitiumque urbis perniciesque Dei.
> Gaude, prisce Nero, superat te crimine Sixtus;
> Hic scelus omne simul clauditur et vitium.

L'épitaphe suivante que l'on fit à son fils, Pierre Riario, devenu cardinal de Saint-Sixte, et mort à 28 ans de tous les genres d'excès, le montre digne de son père :

> Omne scelus fugiat Latia modò procul ab urbe
> Et virtus et probitas, impariterque pudor.
> Fur, scortum, leno, mœchus, pædico, cynœdus
> Et scurra et phydicen cedat ab Italia :
> Namque ille ausonii pestis scelerata senatus,
> Petrus, ad infernas est modo raptus aquas. —

> (1)   Hoc jacet in tumulo Lucretia nomine, sed re
> Thaïs, Alexandri filia, sponsa, nurus.

Épitaphe faite à Lucrèce, et attribuée à Pontan.

(2) Voyez les irrécusables témoignages des historiens du temps, et jusqu'à celui du maître des cérémonies d'Alexandre VI, que de Potter a rassemblés, t. V, p. 102 à 125.

(3) Alexandre Farnèse avait été promu au cardinalat par Alexandre VI, qui avait fait de Julie Farnèse, sa maîtresse. *Vita di Benvenuto Cellini,* t. I, p. 404.

(4) Benvenuto Cellini. — « *Non credeva nulla, ne Dio, ne in altri. Usava di fare una volta la settimana una crapula assai gagliarda, perchè dappoi la vomiteva.* » Et Benvenuto était témoin oculaire et même victime des procédés de ce pape et de son fils. — *Vita,* t. I, p. 438 à 450.

incestueux amant de sa sœur qu'il prostitue, de sa fille qu'il marie, puis bourreau du mari, comme il l'est des amants (1) ; les fils, dépassant tout ce que la dépravation pourrait imaginer de luxure et de débauche, poussant jusqu'au viol, quasi-public, d'évêques, et jusqu'à la gloriole de ces atrocités, le cynisme de la crapule et de la sodomie (2).

Que d'autres encore à joindre ! Mais la vie des Jules III, des Innocent X, des Jean XXIII, pâlit devant de pareils tableaux.

Dans d'autres races souveraines, où le sacerdoce ne se mêle pas à l'empire, comme dans la papauté, l'histoire nous montre de même l'hérédité de vices et de passions déplorables.

Sur un petit théâtre, dans la ville de Florence, c'est,

(1) Paul III était clandestinement marié à une dame de Bologne, aux yeux de laquelle il s'était fait passer pour libre et séculier ; il eut d'elle deux enfants, Constance et Pierre ; il fit de Constance sa concubine, puis la maria à Sporie, dont il se débarrassa par le poison : il empoisonna également les amants préférés de sa sœur, qu'il avait prostituée à Borgia, et dans l'intimité de laquelle on lui reprochait de vivre ; on l'a même accusé d'avoir empoisonné sa mère.
Voy. Eustache Vignon, H. Estienne, *Apolog. pour Hérodote*, ch. xxxix, n° 15, t. III, p. 329. — Lhorente, *Port. politiq. des Papes*, t. II, p. 206. — *Rome et ses Papes*, p. 266.

(2) L'évêque dont il s'agit était le malheureux Côme Gheri, évêque de Faenza (Fano). — *Voy* dans de Potter, les horribles détails racontés par les historiens, t. V, p. 186, 187. — « Bernard Segni dit, en propres « termes, que le fils naturel de Paul III, Pierre-Louis Farnèse, faisait « faire une traque continuelle des garçons, au moyen d'agents qu'il « salariait publiquement, dans toutes les provinces d'Italie, pour qu'ils « lui fournissent de beaux jeunes hommes à corrompre ou à violer ; à « Rome, les seigneurs éloignaient leurs fils, de peur qu'ils ne fussent « exposés à l'ardeur libidineuse de Pierre-Louis qui se vantait publique- « ment de la honte qu'il faisait subir aux autres pour ses infâmes plai- « sirs. La chose fut portée au point que… » Suivent les détails du viol de Come Gheri qui mourut de chagrin, d'autres disent de poison, quarante jours après cet horrible attentat. De Potter, t. V, p. 186.

chez les Médicis, l'esprit de domination, la soif du pouvoir et de l'autocratie : c'est, chez les Visconti, despotes
de Milan, un besoin de cruauté, aussi inné, chez eux, et
aussi effréné que celui de la tyrannie : nous voyons Lucchino, par une atrocité digne du Diomède antique, faire
dévorer, sous ses yeux, par ses chiens, tout homme assez
osé pour manquer de respect aux dogues du gouverneur (1) ; la férocité de son neveu Barnabas ne le cède
pas à la sienne ; celle de Galéas, frère de Barnabas, a plus
de patience encore, et plus de profondeur. C'est lui qui
inventa, pour ce qu'il plaisait à ces brigands d'appeler
trahison ou révolte, le supplice des quarante jours (2).

Dans la famille alors régnante, en Allemagne, dont ces
monstres tenaient leur dictature de sang, chez l'empereur
Charles IV, c'était la passion de vendre et de thésauriser : dégradante passion, dont Voltaire fait si bien ressortir le caractère jusque dans les actes publics de cet
empereur et de sa postérité : Harpagons couronnés, ils
semblaient ne comprendre le gouvernement que comme
puissance de vendre et moyen d'amasser ; et, pour nous

______

(1) Ce tigre eut la barbarie de faire dévorer ainsi un jeune Allemand
qui venait lui présenter des cerises.

(2) « Les tourments duraient pendant quarante jours consécutifs, et
« on avait la barbare précaution de laisser au patient un jour de repos,
« après chaque exécution partielle. Le condamné devait d'abord boire
« de la chaux délayée dans de l'eau et du vinaigre ; ensuite, on lui arra
« chait la peau de la plante des pieds et on le faisait marcher sur des
« pois secs. On lui coupait une main ; puis, après l'intervalle d'un jour,
« l'autre main ; puis un pied, puis l'autre : on lui crevait les yeux ; on lui
« coupait le nez, on le mutilait de la manière la plus atroce et à différentes
« reprises, etc., etc. Enfin, le quarantième jour, on terminait ses maux
« avec sa vie ; et, après l'avoir tenaillé, on l'étendait sur la roue. — Vid.
Vit. di Cola di Rienzo, t. 1, cap. 9, in Antiq. Ital. t. III, p. 305. — Matteo Villani, liv. vii, cap. 48. t. III, p. 395. — Petrus Azarius in Chron.,
cap 16. t. XVI, rer. Ital., p. 410. — Potter, ouv. cit., t. IV, p. 444.

servir de ses expressions, ils *vendaient en détail l'empire
acheté en gros* (1).

En Flandre les Nassau, en Angleterre les Stuarts, en
France les maisons de Guise, de Valois, de Condé, nous
montrent, sous d'autres formes, la même hérédité du type
de la famille, dans les qualités les plus éminentes, comme
dans les vices les plus profonds du caractère.

Tel fut, sous Philippe II, Guillaume-le-Taciturne, tel,
sous Louis XIV, se montre le prince d'Orange, l'arrière-
petit-fils de l'indomptable Stathouder; tel vient d'être, de
nos jours, le feu roi de la Belgique, Guillaume des Pays-
Bas. On sait si, chez ce prince, l'obstination faite homme,
l'invincible et froide opiniâtreté d'esprit des Nassau se

____

(1) « On prétend, dit Voltaire, qu'il (Charles IV) trompa le duc d'Au-
« triche par des espions, et qu'il paya ensuite ces espions en fausse mon-
« naie ; ce conte a l'air d'une fable, mais cette fable est fondée sur son
« caractère : il *vendait* des priviléges à toutes les villes ; il *vendait* au
« comte de Savoie le titre de vicaire de l'empire : il *donne, pour des som-
« mes très-légères*, le titre de villes impériales à Mayence, à Worms, à
« Spire, et même à Genève ; il confirmait la liberté de la ville de Flo-
« rence *à prix d'argent* ; il en tirait de Venise pour la souveraineté de
« Vérone, de Padoue et de Vienne. Mais ceux qui le payèrent le plus
« cher furent les Visconti, pour avoir la puissance héréditaire dans Mi-
« lan. On prétend qu'il *vendait ainsi en détail l'empire qu'il avait acheté
« en gros* — Voltaire, *Annales de l'empire.*

Son demi-maniaque de fils, Venceslas, lui succède ; après une série
de fautes et de folies, demeuré veuf d'une première femme, morte de ses
mauvais traitements, il en épouse une seconde, « et alors, dit Voltaire,
« il ne s'occupe plus qu'à amasser de l'argent, comme Charles IV, son
« père : *il vend tout ; il vend enfin à Galéas Visconti, tous les droits de
« l'empire sur la Lombardie pour* 250,000 *écus d'or.* » Voltaire, id.

Après ce fou, dépossédé par ses propres sujets, vient Sigismond, son
frère, fils, comme le précédent, de l'empereur Charles IV, et sous le règne
duquel se tint le concile de Constance.

« Au milieu de ce vaste appareil d'un concile, et parmi tant de soins
« apparents de rendre la paix à l'église, et à l'empire sa dignité, quelle
« fut, dit Voltaire, la principale occupation de Sigismond ? *Celle d'a-
« masser de l'argent.* »

sont démenties. Le même entêtement, mais dans le bigo-
tisme, et dans la plus étroite et la plus orgueilleuse super-
stition des droits et des prérogatives du rang et du pouvoir, aveugla jusqu'au bout, et finit par perdre la dynastie
des Stuarts. Presque toute la famille royale des Valois était
d'une humeur sujette aux plus soudaines et aux plus fréné-
tiques exaspérations de toutes les passions qui fermentaient
en elle. « Toute la lignée des Guise, Voltaire en fait la re-
« marque, fut téméraire, factieuse, pétrie du plus inso-
« lent orgueil et de la politesse la plus séduisante : de-
« puis François de Guise, jusqu'à celui qui, seul et sans
« être attendu, alla se mettre à la tête du peuple de Na-
« ples, tous furent d'une figure, d'un courage, et
« d'un tour d'esprit, au-dessus du commun des hom-
« mes (1). »

La famille des Condé, dont Saint-Simon, ce maître en
portraits historiques, a buriné les traits avec cette énergie et cette sûreté de main qui rendent l'âme et la vie aux
hommes du passé, la famille des Condé est digne, sous le
même rapport, d'être mise en regard de cette ancienne
maison : chez presque tous les princes de ce nom, qu'il
évoque, Saint-Simon nous fait voir une chaude et naturelle intrépidité, une remarquable entente de l'art militaire, de brillantes facultés de l'intelligence ; mais, à côté
de ces dons, des travers de l'esprit voisins de la folie : des
vices odieux du cœur et du caractère, la malignité, la
bassesse, la fureur, l'avidité du gain, une avarice sordide,
le goût de la rapine et de la tyrannie, et cette sorte d'in-

(1) « J'ai vu, ajoute Voltaire, les portraits en pied de François de
« Guise, du Balafré, et de son fils, leur taille est de six pieds ; même
« traits, même courage, même audace sur le front, dans les yeux et dans
« l'attitude. » *Dictionnaire philosophique*, art. Caton et suicide.

solence qui, dit-il, a plus fait détester les tyrans que la tyrannie même (1).

A ces exemples se joint, parmi une foule d'autres que nous pourrions extraire de l'histoire contemporaine, un exemple plus moderne et non moins remarquable, celui de lord Byron. Dans la rapide revue qu'il passe de ses ancêtres, Moore fait l'observation qu'il est impossible de ne point reconnaître, dans ce génie, dont les chants portent l'originale et si profonde empreinte des nuances de son âme, la réunion la plus étrange, dans le même homme, de ce qu'il y avait de meilleur et peut-être de pis, dans les qualités, comme disséminées, entre les caractères de ses prédécesseurs : la générosité, l'amour des aventures, l'élévation d'esprit des plus irréprochables représentants de sa race, mais aussi tout le dérèglement des passions, toute l'excentricité, toute la bizarrerie, joints au plus téméraire et au plus souverain mépris de l'opinion, qui caractérisaient si fortement les autres (2).

Les Pitt, les Brentano, les Mirabeau, etc., sont autant d'autres types de l'hérédité des plus inexplicables bizarreries d'humeur, et des plus éminentes qualités entourées d'un cortége de défauts, de vices, ou de travers.

Voltaire avait-il tort de conclure hardiment, de phénomènes semblables, que si l'on apportait autant de soin à ne pas mêler les races d'hommes, qu'on en apporte à ne pas mêler les races de chevaux ou de chiens de chasse, les *généalogies seraient écrites sur les visages et se manifesteraient dans les mœurs* (3)?

Nous comprenons très-bien ce qu'on peut opposer à

(1) *Mémoires de Saint-Simon*, t. III, p. 131 à 140.
(2) Thomas Moore, *Vie de lord Byron*.
(3) Voltaire, *Dictionnaire philosophique*, art. Caton et suicide.

cette manière d'interpréter les hommes et d'expliquer l'histoire : on peut lui reprocher de démontrer plutôt le caractère des temps, l'influence des époques, de l'éducation, de l'exemple de la famille, que l'action de l'hérédité. Il est vrai qu'il est peut-être difficile de faire, d'une époque quelconque, lorsqu'il s'agit de temps très-éloignés de nous, la part des circonstances, nécessairement complexes, qui ont pu concourir à la formation de caractères devenus historiques par la mort et la célébrité; il est aussi vrai que l'exemple, l'imitation, l'éducation, les temps, ne peuvent être éliminés, d'une manière absolue, des circonstances actives sur ces caractères. Indubitablement, ce serait une erreur et une faute énormes de prétendre les réduire toutes, et dans tous les cas, à l'hérédité ; mais il faut éviter de tomber dans l'autre écueil, et de prétendre absorber, dans ces influences, l'action du naturel sur le caractère, l'action de l'hérédité sur le naturel.

Le naturel revendique dans l'histoire, comme partout, la principale part, et reste la première source des actions humaines.

Deux considérations achèvent, à notre avis, de résoudre affirmativement la question, même dans ce qu'elle a de plus grave, dans l'hérédité des propensions au crime.

Aux époques les plus corrompues de l'histoire d'un peuple ou d'un pays, jamais la contagion n'atteint toutes les familles ; il y en a toujours, et à l'honneur de l'homme, il faut le reconnaître, c'est souvent le grand nombre, dont la moralité résiste et reste intacte, au milieu de l'impure atmosphère qu'elles respirent; on ne peut donc arguer, aussi indistinctement, ni aussi exclusivement qu'on le fait d'habitude, pour expliquer les hommes et les actes du passé, de la corruption profonde et générale des temps; c'est tou-

1.   35

jours la nature humaine qui s'agite, nature libre et morale ; le seul fait de succomber, passionnément, sans retour, d'une manière absolue, et comme *élective*, à ces épidémies de la santé morale, révèle dans ces familles que le mal a choisies, qu'il aime, en quelque sorte, et dont il est aimé, ce que révèlent souvent les épidémies de la santé physique dans celles qu'elles dévorent, une prédisposition latente et virtuelle, une nature harmonique à la nature du mal.

Dans les familles mêmes où les vices du temps ont élu domicile, ou qu'on suppose soumises à l'empire exclusif de l'éducation ou de l'exemple des parents, on voit se représenter le même phénomène : tous les membres n'en sont pas, le plus souvent, atteints ; une partie échappent. Est-ce à dire, uniquement, que la nature morale résiste et qu'elle l'emporte ? Non, c'est à dire aussi que là, comme ailleurs, la génération obéit à ses lois ; que l'innéité se produit, et que, par la même raison, l'hérédité opère. Une preuve décisive, c'est que cette soustraction d'une partie des membres aux vices, aux défauts, ou aux qualités historiques des familles, n'est nullement arbitraire, et qu'elle suit très-souvent la marche de croisement, par opposition de sexe, marche si ordinaire de l'hérédité.

« Il suffit de consulter l'histoire, dit à ce sujet Girou de Buzareingues, pour reconnaître Scipion, dans Cornélie ; Cornélie, dans les Gracques ; Caton, dans Porcie ; Cicéron, dans Tullie ; Livie, dans Tibère ; Caligula, dans Julie Drusille ; Agrippine, dans Néron ; Sœmie, dans Héliogabale ; Faustine, dans Commode ; Alphonse IX, dans ses trois filles Bérangère, Blanche et Urraque ; Bérangère, dans saint Ferdinand ; Blanche, dans saint Louis ; Louis XII, dans la reine Claude ; Catherine de Médicis, dans Charles IX et dans Henri III ; Henri II, dans Marguerite de Valois ; Catherine de Navarre, dans Henri II de Navarre; Henri II, dans Jeanne d'Albret ; Jeanne d'Albret, dans Henri IV; Henri IV, dans Henriette d'Angleterre; Marie de Médicis, dans Louis XIII, ou dans Gaston; Anne d'Autriche, dans Louis XIV; Marie-Charlotte Leckzinska, dans la Dauphine; Henri VIII, dans Marie ou dans Élisabeth (1). »

Le présent et le passé, l'expérience et l'histoire, l'animalité et l'humanité, tout nous autorise donc à répéter des modes de l'activité pathétique de l'être, et de ses modes d'impression, d'impulsion, et d'état, sentiments, goûts, penchants, passions, caractères, ce que nous avons dit, dans un autre chapitre, de nos sensations :

Dans toute notre manière intérieure de sentir, l'espèce premièrement, puis la race, ont leur part, et, en troisième lieu, la famille a la sienne; et cette triple nature de la force sentimentale, qui nous caractérise, et dont les expressions se propagent toujours, plus ou moins, à nos actes, s'inspire, en quelque sorte, dans l'extase de l'amour, de la contagion de la vie, et se transmet avec elle à notre postérité.

Cette loi est-elle commune à notre intelligence?

ARTICLE III.

DE L'HÉRÉDITÉ DES CARACTÈRES PROPRES AUX MODES D'ACTIVITÉ INTELLECTUELLE DE L'ÊTRE.

§ Ier. — Aperçu de l'opinion générale des auteurs sur l'hérédité de ces caractères.

De l'intervention de l'hérédité dans les *sensations*, de son intervention dans les *sentiments*, ou dans les sources

______

(1) Girou de Buzareingues, *Philosophie psychologique*, p. 311. — *Voyez* aussi *de la Génération*, p. 285 et suiv.

externes et internes des idées, découle rationnellement l'action de l'hérédité sur l'intelligence.

Cette conclusion logique ne pouvait ni ne devait cependant être acceptée par toutes les époques, ni par toutes les doctrines : un rapport trop direct l'unissait au problème de la nature et de l'origine de l'âme.

On sait que c'est surtout à l'admirable don que l'homme a de comprendre, que la plupart des systèmes de théologie, de philosophie, et de physiologie, ont longtemps rattaché le principe immortel de notre existence : ils ont identifié l'intelligence à l'âme. Mais leur accord, assez général sur ce point, ne s'est pas étendu jusqu'à la question d'origine et de nature de ce dernier principe. L'hérédité mentale devait donc se trouver plus intimement mêlée, qu'aucune autre des formes de l'hérédité, aux débats qu'ont, de tout temps, soulevés ces deux problèmes.

Sur la question de *nature*, deux théories contraires divisaient et divisent encore les esprits : la doctrine de la spiritualité, et la doctrine de la matérialité de l'âme.

Trois systèmes les ont également partagés, de toute antiquité, sur son *origine :* le premier est celui de la préexistence, le deuxième celui de la création, et le troisième celui de la génération ou de la transmission de l'âme.

Dans l'hypothèse de la préexistence des âmes, le corps n'est qu'une prison où les âmes, éternelles, incréées, ou créées, à l'origine des temps, viennent subir l'épreuve ou l'exil de la vie.

Dans la seconde hypothèse, Dieu, source immédiate et unique des âmes, crée, à chaque conception, une âme personnelle au corps qui se produit.

Enfin, dans la dernière des trois hypothèses, toutes les âmes humaines sortent de celle d'Adam, origine commune de laquelle elles émanent, en se propageant, à la manière des corps, par génération.

On ne peut se faire une idée, que par la lecture des Pères, de l'ardeur avec laquelle ces trois opinions ont été autrefois débattues dans l'Église, et de l'anxiété profonde où elles avaient fini par jeter les esprits. Chacune d'elles y comptait des représentants. Origène, Pierius, Philastre (1), Synésius, et la majeure partie des Pères orientaux, profondément imbus des idées platoniques, comme parmi les Juifs, les Kabbalistes l'étaient des idées du parsisme (2), se ralliaient au dogme de la préexistence : une autre partie des Pères, et tous les Pélasgiens, comme plus tard les Thomistes, adoptaient celui de la création : Tertullien (3), Arnobe (4), Tatien, Apollinaire, et, de l'aveu de saint Jérôme (5), la plus grande partie des Pères occidentaux, professaient la doctrine de la transmission des âmes. D'accord, en général, pour rejeter l'opinion de la spiritualité et de l'immortalité de *nature*, de l'âme, ils pensaient que les parents engendraient l'âme et le corps. Tertullien ajoute même très-explicitement que cette génération comprend le sentiment et l'*intelligence*, et qu'elle s'accomplit, non-seulement dans le même acte, mais dans le même instant, que celle du corps lui-même (6).

Plus tard, sans adopter les idées de Tertullien sur la nature de l'âme, Luther, Hasenreffer, Sigwardus, Thummius, Christophe Wolfflin, l'Église luthérienne tout

---

(1) Philastrius, *de Hæresibus*, hæres. 51.
(2) Ad. Franck, *la Kabbale*, p. 241, 375, 389.
(3) Tertullianus, *de Anima*, cap. xix et xxvii.
(4) Arnobi *Opera*, Lugduni-Batavorum, 1651. — *Adversus gentes*, lib. II, p. 68 et seq.
(5) Sancti Hieronymi *Opera*. — Epist. ad Marcellinum, t. IV, p. 642.
(6) « Pupullabit tam intellectu quam et sensu. » Op. cit., cap. xix.

entière, se font un point de doctrine de la même opinion , quant à son origine (1). D'autres hétérodoxes l'embrassèrent, comme eux : parmi ces derniers, se range le mystique et célèbre Jacob Bœhme, qui, dans un de ses bizarres et curieux ouvrages, à travers ses mythes et ses hiéroglyphes, s'explique, sur ce point, avec beaucoup plus de raison et de netteté qu'on ne s'y attend peut-être : « D'où provient « l'âme? dit-il : elle provient précisément de Dieu, qui « est de toute éternité, sans fond et sans fin, et elle sub- « siste dans sa propre éternité : mais le commencement « qui a eu lieu en Dieu, pour mouvoir la créature, c'est « ce qui ne peut pas être connu (2) : » et, des nuages religieux de cette origine première, revenant à l'évidence de l'origine naturelle de toutes les formes de vie de l'homme et de la femme, après leur création, il conclut en ces termes : « Maintenant ils n'ont pas d'autre moyen que de « se reproduire bestialement en deux semences : l'homme « sème l'âme et la femme l'esprit, et comme cela est semé « dans un champ terrestre, cela se produit à la manière « de tous les animaux (3). »

Plusieurs philosophes, Mallebranche (4), Leibnitz (5), se sont également, par différents motifs, prononcés en faveur de la même doctrine. Le dernier l'a même regardée, comme la seule où la philosophie puisse se rapporter avec la religion.

(1) J. B. Robinet, *de la Nature*, t. I, 4e partie, ch. vi, p. 892, note.

(2) Jacob Bœhme, *Quarante questions sur l'origine, l'essence, l'être, la nature et la propriété de l'âme*, 1re question, p. 95, 96.

(3) Idem, VIIIe question, p. 122; « Dans la semence, ajoute-t-il, il n'y « a aucune âme vivante, mais quand les deux semences concourent en- « semble, le tout devient être, car dans la semence l'âme est en essence, « et dans la conception elle devient substantielle. »

(4) Mallebranche, *Recherche de la vérité*, t. I, liv. II, p. 261, 262.

(5) Leibnitz, *Essais de théodicée*, 1re partie, § 91.

La physiologie était mise à l'écart.

On ne peut dire, en effet, qu'aucun de ces trois systèmes des théologiens, ou des philosophes, ait eu, chez eux, son point de départ dans les faits ; chaque opinion ne l'avait que dans un dogme religieux ou philosophique dont on voulait trouver une nouvelle sanction dans l'origine de l'âme : pour la théorie de la préexistence, ce dogme était celui de la prédestination ; pour la théorie de la création, ce dogme était celui de la liberté humaine ; pour la théorie de la transmission de l'âme, le péché originel.

Mais, malgré les efforts de conciliation de la doctrine et du dogme, chaque théorie trouvait, ou dans le dogme lui-même, ou dans ses conséquences, des objections de nature à ajouter encore à la difficulté d'une question insoluble, dans l'état des croyances et des idées du temps.

De là cette peur candide de toute solution et ce doute curieux si franchement exprimé par un grand nombre de Pères : saint Augustin (1), saint Fulgence (2), Cassiodore (3), Isidore de Séville (4), saint Prudence (5) et longtemps avant ces derniers, les évêques d'Afrique exilés en Sardaigne, ont cru de leur devoir de rester, pour leur part, dans l'indécision, et en laissant aux autres la liberté de foi que donne sur ce point l'absence d'aucun texte formel de l'Écriture, de leur recommander la réserve ou le silence (6).

C'était le plus sage parti, qu'au point de vue de l'Église, et des trois opinions qui se disputaient la foi, l'é

(1) Augustinus, *de Libero arbitrio*, lib. III, cap. xxi, et *de Genere*, lib. X, cap. xx.

(2) Fulgentius, *de Verâ prædestinatione*, lib. III, cap. xviii et xx.

(3) Cassiodorus, *de Anima*, cap. vii.

(4) Isidorus Hispal., *de Different. spirit.*, p. 189.

(5) Prudentius, dans Mauguin, t. I, p. 454, *de Prædest.*, cap. xvi.

(6) Voy. Conciles du père Labbe, t. IV, p. 1599, cap. xiv.

poque permît de suivre. La première théorie était incon-
ciliable avec la Genèse ; elle renversait le dogme de la
création ; la seconde théorie semblait incriminer la justice
de Dieu (1) ; la troisième théorie évoquait à l'esprit l'argument de Lucrèce (2), et semblait décider affirmativement la question de nature matérielle de l'âme, et compromettre la foi dans l'immortalité (3).

Elle seule, cependant, de ces trois doctrines, était
compatible, jusqu'à un certain point, avec l'hérédité de
l'intelligence ; mais, comme nous venons de le dire, dans
l'esprit du temps, le dogme était contre elle.

§ II. — Objections de doctrine et de fait dirigées contre l'hérédité des
facultés mentales.

Cette opposition, entre le dogme et le fait, devint bien
autrement absolue et tranchée, quand la philosophie péri-
patéticienne eut définitivement prévalu dans l'Église. Depuis l'*interprétation* scolastique du système d'Aristote
sur l'âme, et de sa distinction de trois espèces d'âme : une
végétative, propre aux végétaux, une *sensitive,* propre aux
animaux, et une *raisonnable* exclusive à l'homme, l'intelligence étant ainsi, plus que jamais, identifiée à l'âme, dans
l'humanité, et cette âme déclarée indépendante du corps et
de tout organisme, extérieure dans sa source, divine dans
son principe, et postérieure à la génération de l'être qu'elle
venait animer, la génération ne pouvait plus être une
cause naturelle, mais une simple *occasion* de la créa-

(1) Beausobre, *Histoire du Manichéisme,* t. II, liv. VI, ch. v, p. 350
et suiv.

(2)   « Denique cur acris violentia triste leonum
      « Seminium sequitur, etc., etc. »
            (*De rerum Natura,* lib. III, vers. 741 et seq.)

(3) De Burigny, *Théologie païenne,* t. II, ch. xv, p. 64.

tion de l'âme raisonnable. L'intelligence se trouvait donc ainsi complétement soustraite à l'hérédité.

Ce fut, en effet, à cette caricature de la théorie aristotélique, que la théologie, dans le catholicisme, parut s'arrêter (1), et pendant le long règne du péripatétisme, cette conclusion devint presque un article de foi(2). Il y eut alors péril pour le physiologiste, comme pour le philosophe, à s'en écarter : aussi voit-on ceux mêmes qui font, à cette époque, le moins de difficulté d'accueillir l'hérédité de la forme sensitive de l'âme, adhérer presque tous à l'opinion d'Occam : « que l'âme raisonnable, ne saurait être du fait de la génération » (3). Il n'est pas jusqu'à Vanini qui ne garde, malgré toute la hardiesse de ses opinions, et du sous-entendu de leurs conséquences, une certaine réserve, sur ce point délicat : il tourne plutôt qu'il n'aborde la question ; et, si audacieux qu'il soit à affirmer l'hérédité de toutes les formes d'activité de la nature humaine, c'est à la transmission des imperfections de l'organisme mental, et des vices des humeurs qu'il laisse à démontrer celle de l'intelligence (4). Pierre Bailly s'avançant, avec plus d'adresse, sur le même terrain, après avoir fait toucher au doigt le vide et les absurdités de la théorie de l'école, et de la prétendue distinction d'origine de l'âme sensitive et de l'âme raisonnable, opine, contre l'évidence qu'il a démontrée, et conclut, en chrétien, que l'âme sensitive provient de la semence, mais que l'âme

---

(1) De célèbres théologiens conviennent que, bien que ce soit le sentiment aujourd'hui le plus général de l'Église, ce n'est cependant pas un article de foi.

(2) De Burigny, *ouv. cit.*, p. 62.

(3) Henrici Cornelii Agrippæ, *de Incertitudine et vanitate scientiarum*, etc., cap. lii, *de Animâ*.

(4) J. C. Vanini, etc., *Dialog.* XLIX, p. 342.

raisonnable, quel que soit le moment de son infusion dans l'homme, ne peut venir que de Dieu (1).

Venette, à une époque plus rapprochée de nous, se laisse, sur le même sujet, aller à des idées encore plus singulières ; il ne se contente pas des anciennes distinctions de l'âme et du corps, de l'âme sensitive et de l'âme raisonnable ; il sépare complétement l'intelligence de l'âme dans la nature humaine, et les unit toutes deux au corps par les esprits. L'âme, d'après lui, comme d'après Tertullien, nous est communiquée par la semence de nos pères, distillation de leur être et sorte d'élixir de tous leurs esprits, comme la matière de cette même semence est un élixir et un extrait de leur corps ; et c'est, par cette raison, que cette substance pure, en découlant, en nous, de l'âme de nos deux parents, nous identifie à leurs qualités et à leurs passions. Mais l'entendement et l'âme sont deux choses, selon lui, fort différentes dans l'homme ; et retombant dans la vieille théorie scolastique, l'entendement, ajoute-t-il, est indépendant et inorganique ; libre de tous les liens qui rattachent les autres parties à la matière, il nous vient du dehors ; il est envoyé de Dieu, dans le corps de l'enfant qui commence à se former dans les flancs de sa mère, comme un ange, ou premier moteur, qui va bâtir un domicile pour sa demeure, et qui, selon le sentiment de Tertullien, devra rendre compte un jour de ses bonnes ou de ses mauvaises actions (2).

Wollaston a recours à des objections beaucoup plus spécieuses : « On devrait clairement expliquer, nous dit-« il, ce qu'on entend par un homme qui a la faculté de

____

(1) Pierre Bailly, Songes de Phestion : « *Le temps préfix de la création et infusion de l'âme raisonnable,* » p. 197 et suiv.

(2) Venette, *de la Génération de l'homme,* t. I, p. 67 à 71.

« transmettre l'âme ; car il n'est pas facile de compren-
« dre comment la pensée, comment une substance pen-
« sante, peuvent être engendrées comme le sont des
« branches, ou de quelque autre manière qui se rapporte
« à celle-là, ni qu'on puisse se servir de cette expression,
« même dans le sens métaphorique. Il faudrait nous dire,
« si cette génération vient d'un des parents ou de tous les
« deux ensemble. Si c'est d'un seul, duquel est-ce? si
« c'est de tous les deux, il s'ensuit qu'une seule branche
« sera toujours produite par deux troncs différents, con-
« cours qu'il est, je pense, impossible de trouver ailleurs,
« et dont il n'y a aucun exemple dans toute la nature,
« quoiqu'il soit bien plus naturel de faire cette supposi-
« tion des vignes et des plantes, que non pas des êtres in-
« tellectuels qui sont des substances simples et sans
« aucune composition (1). » Mais trouvant devant lui le
terrible argument de la ressemblance, ou de la conformité
de la capacité naturelle des parents et de celle de leurs
enfants, il en montre d'abord ce qu'il en considère, en
toute bonne foi, comme la conséquence ; c'est la même
qui avait tant effrayé les Pères ; « on est porté, dit-il fran-
« chement, par ces raisons, à conclure qu'il n'y a point
« d'autre substance que la matière, et que l'âme prove-
« nant seulement de la disposition ou de quelque partie
« du corps, ou bien n'étant qu'un accessoire matériel,
« doit accompagner le corps, et naître avec lui du père,
« ou de la mère, ou de tous les deux ensemble, et que la
« génération de l'un est une suite de la génération de
« l'autre (2). » Dans l'appréhension de cette conclusion,

(1) Wollaston, *Ébauche de la religion naturelle*, p. 148.
(2) Wollaston, *ouv. cité*, p. 149.

il attaque le rapport de la génération à la ressemblance, et présente, comme autant d'objections décisives contre cet argument, le développement spontané de la diversité dans le sein de la famille (1), les infidélités de la ressemblance, son transport de la mère ou du père à l'enfant (2) et, comme raison dernière, une obscure théorie de la préexistence originelle des âmes, et la négation de la génération naturelle des corps (3).

Helvétius, Weikart, Jacotot, etc., ont de même, plus récemment, soulevé contre le principe de l'hérédité mentale, celui de la prétendue égalité première des intelligences ; et, dans ces derniers temps, le docteur Virey, distinguant entre l'*instinct* et l'*intelligence*, se prononce en ces termes, contre la transmission de la dernière :

« L'instinct est infus, invariable, irréfléchi, machinal,
« mais nécessaire à l'existence ; il se transmet aux descen
« dants, avec la structure, comme type de l'espèce ; l'*in*-
« *telligence, étant une acquisition personnelle,* ne trans
« porte pas ses connaissances du père au fils (4). »

(1) *Idem*, p. 149, 150.

(2) « L'enfant ressemblant quelquefois au père, et quelquefois à la
« mère, et la génération se faisant toujours par le père ou toujours par
« la mère, il suit qu'il y a quelquefois dans l'enfant une ressemblance à
« celui qui n'est pas l'auteur de la génération : et si un enfant peut res
« sembler à un de ses parents, pourquoi un autre enfant ne pourrait-il
« pas en faire de même ? etc. » P. 152.

(3) « Ceux qui fondent la génération sur la supposition qu'elle est
« matérielle, et qu'elle est dans le corps, ou comme une de ses parties,
« ou comme sa modification, me paraissent encore se tromper grossière
« ment, parce que le corps n'est pas lui-même engendré par les pa
« rents : il passe à la vérité dans eux ; ils lui prêtent, pour ainsi dire,
« une demeure et une subsistance passagères, mais il ne peut être formé
« par eux ni croître d'aucune de leurs parties. » P. 153.

(4) Virey, *ouv. cité*.

§ III. — *Critique des objections dirigées contre cette forme de l'hérédité.*

Mais toutes ces négations, fondées sur des idées, nous ne
dirons pas seulement de pure métaphysique, mais de
fausse psychologie, sont toutes arbitraires, et radicalement renversées par les faits.

L'objection de Virey n'a pas le moindre fondement ; la
distinction de l'instinct et de l'intelligence ne saurait
consacrer la dualité de *principe* de l'activité mentale ; l'intelligence n'est ni plus individuelle, ni nécessairement
plus acquise que l'instinct : ils ont, l'un comme l'autre,
leur racine dans l'espèce et dans l'individu, dans l'organisation et dans l'éducation ; ils sont, en d'autres termes, soumis aux influences de la nature seconde et de la nature
première du type spécifique et de l'individuel ; et nous
verrons, plus loin, que les caractères, même *acquis,* des
deux types, obéissent à la loi de transmission séminale.

L'objection absurde de l'égalité première des intelligences tombe devant la fausseté de son propre principe.

L'argumentation de Wollaston ne prouve que sa complète ignorance des lois de l'hérédité, et de la génération.

Les distinctions de Venette, de Pierre Bailly, de Vanini,
et des scolastiques, entre l'âme sensitive et l'âme raisonnable, entre l'entendement, l'âme, et les esprits, sous
le double rapport de l'origine et de la transmissibilité, ne
soutiennent même pas l'épreuve de la logique :

Si c'est, en effet, sur la ressemblance, ou sur le caractère de conformité des inclinations, qualités, et passions
naturelles des enfants à celles de leurs parents, que l'hérédité de l'âme sensitive se fonde, et si, d'une autre part,
l'âme raisonnable demeure indépendante de l'acte de la

génération, et découle de Dieu, d'où vient qu'elle nous présente, *originellement*, dans les individus, les mêmes caractères de ressemblance intime et de conformité, qui paraissent aux esprits, une preuve irréfutable de la transmission héréditaire de l'autre?

Il est trop évident que ces subtilités tenaient aux causes qui ont amassé tant de nuages sur les questions, qui, de près ou de loin, touchent au problème de l'âme : elles sont nées du besoin où l'on s'est cru longtemps, et où se croient encore tant de psychologistes, de faire dériver les facultés mentales d'une force particulière. Mais, comme le dit très-bien, à ce sujet, Bischoff, « il a fallu l'habitude de considérer les fonctions du cerveau, sous un point de vue étroit, habitude provenant de leur complication et de leur importance dans l'humanité, pour faire naître ici des difficultés qui ne se trouvent point ailleurs. On a craint de proclamer une analogie complète, parce qu'on avait la vue assez courte pour croire qu'elle conduirait au matérialisme (1). »

Cette appréhension n'est certainement pas demeurée étrangère à l'opinion de l'auteur, d'ailleurs si éminent, du système de l'*insénescence du sens intime*, et à son parti pris de la négation de l'hérédité mentale ; mais elle n'est pas l'unique considération qui l'ait déterminé. Cette négation était une nécessité logique de sa doctrine, et le vice de son point de vue nous rend parfaitement compte de son illusion.

« Répétons-le, tant qu'on voudra, dit-il, les généra-
« tions, dans l'espèce humaine, héritent naturellement

---

(1) T. L. G. Bischoff, *Traité du développement de l'homme et des mammifères*, traduit de l'allemand par Jourdan. Paris, 1843, 3ᵉ partie, ch. I, p. 466.

« de leurs parents les formes corporelles, les traits phy-
« sionomiques, le teint, la constitution chimique, la crase
« vitale, des diathèses, des dispositions, des maladies fu-
« tures, le tempérament, les idiosyncrasies, soit vulgaires,
« soit excentriques, et les parties du caractère qui tiennent
« aux modes saillants de l'instinct ; *mais elles n'héritent*
« *pas des modes radicaux du sens intime, le génie, la su-*
« *périorité distinctive* (1). — Oui, dans l'espèce hu-
« maine, l'auteur, *en tant qu'intelligent,* ne transmet aux
« descendants que *la substance sur laquelle résident les*
« *attributs essentiels du sens intime.* Il leur donne sa *spé-*
« *cialité,* son *humanité,* et *les met dans la continuité* DE
« LA CHAINE DES ENFANTS D'ADAM (2). » Le professeur
Lordat applique, comme on le voit, à l'intelligence, le
principe que Bonnet, poussé, lui aussi, par les nécessités
logiques d'un autre système, entendait appliquer à la totalité de la forme physique et morale de la vie : Il ne
peut reconnaître l'hérédité de la force intellectuelle de
l'homme que sous le type *spécifique,* et nie explicitement
l'hérédité de cette force, sous le type *individuel.*

On peut rapporter à trois principaux chefs les objections qu'il croit décisives contre elle : 1° le premier est le
fait de la différence mentale entre les enfants et leurs pères
et mères, entre les enfants et leurs frères et sœurs.

2° Le second, la négation de l'origine *séminale* de la
ressemblance intellectuelle transmise ;

3° Le dernier, la négation de la ressemblance intellectuelle elle-même.

En preuve de la première objection, il invoque les pro-

____

(1) Lordat, *Les lois de l'hérédité physiologique sont-elles les mêmes chez
les bêtes et chez l'homme?* p. 19.

(2) *Id., ib.,* p. 23.

verbes : *Père avare, fils prodigue ;— petit-fils d'un grand-père ;*— l'épigramme souvent lâchée contre le père, ordinaire ou nul, d'un fils devenu célèbre : *Ce père est plus puissant que Dieu ;* les contrastes d'esprit et d'intelligence, entre les pères et les fils, chez des hommes dont il est question dans l'histoire : entre Marcus Tullius Cicéron et son fils ; entre Vespasien et Tite, Tite et Domitien, entre l'infâme Commode et son père Marc-Aurèle, c'est-à-dire, entre un monstre et un homme à qui le satyrique Julien n'a pu faire d'autre reproche que d'avoir laissé son trône à un tel héritier : Charlemagne et ses fils, Charles VII et Louis XI, Louis XI et ses enfants, Henri IV, Louis XIV et leur postérité lui offrent le sujet de semblables oppositions, et les dictionnaires des personnages illustres, des noms isolés, ou des suites d'homonymes, mais peu qui fassent *lignée.*

A l'appui de la seconde objection, il insiste sur la nécessité de la distinction entre l'*hérédité de la capacité,* et l'*hérédité de la profession ;* la dernière se rencontre dans certaines maisons et peut donner une sorte d'uniformité aux individus divers qui s'y succèdent ; mais cette ressemblance est toute extérieure ; et pour travailler au problème de l'hérédité physiologique, il faut, dit-il, creuser plus profondément dans l'examen des membres ; il faut étudier leurs capacités, leurs aptitudes mentales, etc. (1) : or, en considérant plusieurs générations d'une même famille, *malgré les influences dédictiques que les premiers ont pu exercer sur les subséquents, rien, pour lui, n'est plus rare que la propagation d'un assortiment de facultés mentales, qu'on puisse regarder comme une continuation de l'âme*

____

(1) Mémoire cité.

du père et de la mère (1). » S'il arrive cependant qu'elle se manifeste, ce n'est, *presque toujours*, que le résultat de *coïncidences fortuites* (2) ; c'est la *profession* (3), ou l'*imitation* (4), ce n'est point l'*hérédité* qui en est l'origine; ou, si elle semble l'être, c'est une illusion : « comme, pour l'exercice des fonctions intellectuelles, il faut le concours du SENS INTIME qui les dirige, de la FORCE VITALE qui coopère, et des ORGANES qui servent d'instrument, il peut se faire que, lors de l'exécution, *on puisse apercevoir quelques ressemblances héréditaires, dans la collaboration des éléments biotiques*. Ainsi, on peut reconnaître, dans un descendant, le *son de voix*, les *manières de parler*, la *facilité*, ou la *torpeur*, l'*air évaporé*, etc., etc., de quelqu'un de ses parents, *mais ces traits* ne sont pas des *parties propres* du *sens intime;* ce ne sont *que des effets, des moyens d'exécution*. Il faut se familiariser avec cette analyse (5). »

Il n'a point d'autre principe d'argumentation contre la preuve naturelle de l'hérédité de l'intelligence par l'hérédité de l'aliénation. « L'*aliénation mentale*, ce sont ses « expressions, *n'est le plus fréquemment qu'une affection « vitale, qui se transmet* QUELQUEFOIS *héréditaire-« ment* (6). »

Il confirme, enfin, son troisième et dernier système d'objections, et sape, dans sa base, l'hérédité mentale, en s'attaquant à la ressemblance mentale elle-même, c'est-à-dire, en montrant les différences réelles cachées sous

(1) IIe leçon, p. 32.
(2) Mémoire cité, p. 21.
(3) Id., IIe leçon, p. 32.
(4) Mémoire cité.
(5) IIe leçon, p. 26, 27.
(6) Id., p. 19-20.

I.   36

l'apparence de l'uniformité séminale des esprits. *Agrippine* et *Néron*, dans l'antiquité, les *Scaliger*, les *Vossius*, les *Malesherbes*, les *Montesquieu*, etc., dans les temps modernes, sont, à ses yeux, autant d'exemples de ces contrastes, dans les analogies de l'intelligence. Les crimes de Néron et ceux d'Agrippine, selon le docte professeur, n'avaient pas la même source : le mal procédait, chez l'une, de l'ambition, et de ce qu'aucun principe ne pouvait l'arrêter, dès que l'intérêt parlait; le mal, chez Néron, venait du mépris absolu de l'humanité, du désir de le montrer par caprice et par goût, etc.

Les deux Scaliger, père et fils, sont, sans doute, laborieux tous les deux ; ils sont tous les deux vains, tous les deux méprisants ; mais de telles qualités n'ont pas besoin, pour leur transmission, d'une hérédité physiologique; *l'exemple suffit*; et si l'on étudie ces deux hommes de plus près, le premier, *Jules-César*, montre beaucoup d'esprit, et un savoir médiocre ; le second, *Joseph-Jules*, beaucoup de savoir, et peu d'esprit (1).

Gérard-Jean Vossius laisse, après lui, cinq fils qui cultivent les lettres ; *Isaac*, le dernier, est le seul à se faire une réputation, mais n'est point l'héritier intellectuel du père. Studieux l'un et l'autre, ils sont tous deux capables ; mais leurs talents mutuels sont leurs antipodes. Il en est de même des deux *Montesquieu* : le père, génie du droit et de la littérature; le fils, intelligent, mais qui n'aima rien moins que les objets qui avaient le plus illustré son père, et qui, à l'aversion la plus prononcée de la magistrature, joignait le goût de la physique et de l'histoire naturelle. La famille *Lamoignon*, dont un de nos plus savants et de nos plus éloquents jurisconsultes,

____
(1) Mém. cité.

M. Dupin l'aîné, avait dans un discours, donné en quelque sorte, le signalement mental, malgré l'analogie de la profession, et l'uniformité de l'éducation, des préceptes, des exemples, n'en présente pas moins, au professeur Lordat, dans ses différents membres, les mêmes dissemblances : l'un, le plus éminent, le doux *Lamoignon*, modèle d'un ministre dans l'État monarchique ; l'autre, son fils, intendant d'une grande capacité, mais dur et hautain ; son petit-fils, *Courson*, d'un goût si décidé pour l'arbitraire, qu'il ne peut conserver l'intendance de Guyenne ; le dernier, au contraire, l'infortuné Malesherbes, disgracié de bonne heure, pour un libéralisme prématuré (1).

« J'ai beaucoup cherché les hérédités mentales, conclut, « d'après ces faits, le savant professeur, et je n'en trouve « pas (2). »

Nous ne reviendrons pas ici sur la critique du principe radical de ces négations : elles ont, évidemment, leur raison de *doctrine*, dans la distinction que nous avons combattue (3), entre l'hérédité des attributs propres à la FORCE VITALE, et celle des attributs propres au SENS INTIME.

Nous ne discuterons ici que les raisons *de fait*. Il n'est pas une seule des considérations de cet ordre qui nous semble résister un instant à un mûr examen.

La première objection, celle de la différence qui se montre fréquemment entre l'intelligence des enfants et des pères, ou des enfants entre eux, n'est que l'antique argument soulevé par Théognis, reproduit par Wollaston, par Louis, et par tous ceux qui, comme nous l'avons dit (4),

(1) Mém. cité.
(2) *Loc. cit.*
(3) Voy. plus haut, p. 448 et suiv.
(4) *Voy.* plus haut, p. 160.

ont attaqué la loi d'hérédité vitale. D'une vérité incontestable, en soi, il est sans nulle valeur contre la vérité qu'il aspire à détruire. Nous avons insisté, nous-même,
et longuement, sur le fait qu'il révèle, sur cette diversité
spontanée qui se produit ainsi, congénialement, dans
tous les caractères, et sous toutes les formes du type de la
famille (1); mais cette diversité découle de l'action de la
loi d'*innéité* sur l'intelligence, c'est-à-dire, du principe
de cette seconde loi de la procréation, d'où procède le
divers, dans tous les attributs de la nature des êtres; loi
si généralement incomprise des auteurs qui ont jusqu'à
présent traité de cette matière, et devenue, pour eux, la
source de tant d'erreurs (2). Or, indépendamment de ce
que l'existence de cette loi n'est pas incompatible avec
celle de la loi contraire, indépendamment de la réalité et
de l'activité prouvées de toutes deux, si l'on était fondé à
se faire un argument de la loi d'*innéité mentale* contre la
loi d'*hérédité mentale*, comme le tente ici le professeur
Lordat, en rejetant la dernière, on serait également fondé
à repousser, en vertu de la loi de l'*innéité physique*, la loi
d'*hérédité physique*, qu'il reconnaît aussi bien que nous-
même; car la diversité séminale n'atteint pas exclusivement l'activité mentale, ni les seuls attributs du dynamisme des êtres. Dans le sein de la famille, elle frappe
également, et indifféremment, tous les linéaments du mécanisme vital, les formes, la figure, les traits, les proportions de toutes les parties, etc., etc. (3). Il en résulterait,
ce que prétendait Louis et, avant lui, Bonnet, que l'hérédité, sous le type individuel, ne serait plus qu'une chimère.

(1) *Voy.* part. 2, liv. I, ch. II, p. 171 et suiv.
(2) Id., p. 170.
(3) Id., part. II, liv. I, ch. I, p. 97 et suiv.

Nous n'insisterons pas plus longtemps sur le vice de cette objection ; elle tient à l'omission de la loi fondamentale de l'*innéité* et s'efface devant elle.

— Le second ordre d'objections du professeur Lordat, contre l'hérédité du type *individuel* de l'intelligence, roule sur des arguments que nous avons déjà plus d'une fois réfutés dans le cours de cet écrit (1). L'*éducation*, l'*exemple*, nous l'avons déjà dit, sont des puissances vives, dont on ne peut écarter, d'une manière absolue, l'influence sur aucune des formes de l'existence. Il serait absurde de prétendre soustraire l'activité mentale à leur énergie ; mais, à côté de la faute de cette prétention, il y a deux autres fautes : 1° celle de ne reconnaître que leur seule influence, et de leur attribuer, sur le dynamisme, une action exclusive ; 2° celle d'étendre l'action de cette influence au delà de ses limites.

Sous cette seconde face, l'argumentation du professeur Lordat tombe dans les deux extrêmes. L'action de l'éducation, celle de l'imitation, celle de l'hérédité sur l'intelligence, ne sont point, par le fait, inconciliables entre elles. Chacune d'elles peut avoir, chacune d'elles, exercer son ordre d'influence, sur la même faculté, sur le même phénomène.

On ne peut donc procéder, à l'égard d'aucune d'elles, par voie de négation absolue, du seul fait de l'existence des autres ; il est également impossible de réduire, soit l'éducation ou l'imitation à l'*hérédité physiologique*, soit l'*hérédité* physiologique à l'*éducation*, ou à l'*imitation;* autant vaudrait réduire à l'*imitation* ou à la seule action des *influences externes*, toutes les causes congéniales des

(1) Article XI, § V et § VI, et *passim*.

affections morbides, et toute l'*hérédité pathologique* elle-même.

Ainsi, dans la sphère où l'imitation et l'éducation gardent leur énergie, l'hérédité retient et exerce la sienne :

Mais les deux énergies n'ont ni les mêmes limites, ni le même pouvoir : celle de l'éducation et de l'imitation ne s'étend pas au principe des facultés qu'elle meut. Indépendamment de l'hérédité, elle n'a aucune part à leur origine ; elle ne peut agir qu'en raison de la nature et de l'étendue de l'intelligence elle-même ; or, cette intelligence ne s'acquiert ni ne s'imite. La puissance mentale est, peut-être, de toutes les formes d'activité de notre dynamisme, celle qui laisse le moins de doute sur sa cause première : elle peut être éveillée, elle peut être stimulée, elle peut être développée par l'éducation et l'imitation, mais elle n'est pas de celles dont il leur appartienne, aux yeux les plus vulgaires, d'engendrer le principe, ni de transmettre la flamme ; son principe a sa source dans l'organisation, et l'organisation a toujours une des siennes dans l'hérédité.

Longtemps avant Bonnet et Gall, Félix Plater ne s'y méprenait pas, et signalait aussi cette double origine de la *diversité* et de l'*uniformité* des intelligences.

« La diversité, je l'attribue, disait-il, à la variété de
« l'organisation, tantôt dirigée dans un sens et tantôt
« dans un autre, imprimant, aux fonctions intellectuelles,
« plus ou moins d'aptitude, de promptitude, ou de lenteur,
« ainsi que nous le voyons chez les animaux d'une même
« espèce, qui ont souvent des penchants différents. L'or-
« ganisation humaine a les mêmes variétés individuelles. »

Mais il reconnaît aussitôt, en ces termes, le fait opposé de l'uniformité des intelligences et de son origine, dans

les mêmes lignées : « On trouve, dans certaines familles,
« une générosité, une noblesse de caractère *héréditaires*,
« ou beaucoup de prudence et d'adresse, ou une grande
« facilité pour toute acquisition de l'esprit, ou, au con-
« traire, une pesanteur et une disposition négative remar-
« quable, pour tout travail intellectuel (1). »

S'il admet, enfin, qu'il y ait des personnes que l'exercice continuel des sciences et des arts, uni à l'excellence
de leur éducation, fasse triompher d'inaptitudes naturelles, c'est pour les comparer aux animaux sauvages, qui
s'apprivoisent parfois, et qui peuvent imiter quelqu'une
de nos paroles ou quelqu'un de nos actes.

Du moment, en effet, où la ressemblance mentale n'est
pas un simple rapport de forme, en quelque sorte, ou
d'apparence externe, mais une analogie de capacité réelle
et de vigueur d'esprit, ce n'est ni l'éducation, ni l'imitation qui en sont l'origine. Le professeur Lordat convient
lui-même, ailleurs, que *toutes les influences didactiques*
que les pères exercent sur les enfants, dont les qualités
intellectuelles sont différentes des leurs, ne peuvent, presque jamais, donner à ces dernières même *un air de famille* (2).

La même raison détruit, en partie, l'importance que ce
professeur met à la distinction, très-rationnelle du reste,
de l'hérédité de la profession et de l'hérédité de la force
intellectuelle. Nous sommes de son avis, si l'on n'entend
parler que de la succession de la profession elle-même.
L'exemple, l'opinion, mille considérations peuvent se sub-

(1) Felicis Plater ; *Observat. in hominis affectibus plerisque.* — Basiliæ.
1641. — Ulysse Trélat, *Recherches historiques sur la folie*, in-8. Paris,
1839, p. 66 et 67.

(2) Mémoire cité.

stituer à l'hérédité, et pousser les enfants à suivre la carrière
illustrée par leurs pères. Mais ces explications disparaissent, à nos yeux, du moment qu'il s'agit de la succession
du *talent* ou de l'*art* dans la profession. En faisant, dans
ces cas, la part de l'intérêt privé de la famille, celle de
l'éducation, celle de l'esprit du temps, et de la société, il
reste, alors, une part à l'action de la nature ou de l'organisation des pères et des mères, sur les aptitudes primitives
des enfants ; et le degré éminent de ces aptitudes, il faut
le répéter, avec Platen et Gall, l'éducation, l'exemple, le
travail ne le donnent pas.

Restreindre dans tous les cas de ce genre où, ni l'exemple, ni l'éducation, ni la profession, ne sauraient rendre
compte de l'analogie mentale des membres de la famille,
l'action de l'hérédité à une simple apparence, la limiter
aux seuls instruments de la parole et de la pensée, aux
seuls caractères, ou moyens d'expression et d'opération
des forces intellectuelles (1), est une objection limitée,
elle-même, à un nombre de faits, c'est-à-dire, aux seuls
cas où l'hérédité n'a réellement agi que sur les seuls organes de manifestation des facultés mentales ; elle est radicalement inapplicable aux cas, tout aussi nombreux, où
l'hérédité agit sur le principe et sur le caractère des facultés elles-mêmes, comme lorsqu'elle communique, non
plus le son de voix, la manière de parler, la mimique
extérieure de l'élocution, mais le fond de l'aptitude, mais
la réalité de la capacité intellectuelle des pères, mais les
désordres mêmes de leur intelligence ; car, malgré tout le
poids de l'opinion du célèbre médecin de Montpellier,
nous ne saurions admettre, ni que l'aliénation soit *le plus*

(1) Lordat, Mém. cit.

fréquemment, dans le sens où il le dit, une *affection vitale*, c'est-à-dire, un désordre étranger, dans sa source, au dynamisme mental, ni, comme il le prétend, que cette affection ne se transmette que *quelquefois* héréditairement (1).

Nous ne pouvons même comprendre que le docteur Lordat élude ainsi un fait si universellement et si bien constaté. On peut, certes, vivement et longuement discuter sur la nature, les formes, les causes, les lésions de l'aliénation mentale : on en peut contester le rapport *essentiel* ou *originel* avec l'intelligence ; nous sommes, nous-même, de ceux qui n'y croient pas d'une foi absolue, ni constante, dans toute espèce de cas. Mais nier la fréquence, la très-grande fréquence de l'hérédité de ce mal, aussi fécond en mystères qu'en douleurs, c'est fermer l'oreille à la voix unanime des observateurs, c'est faire la guerre aux chiffres (2) ; c'est nier la lumière. Un des hommes de nos jours qui ont le plus étudié cette affection terrible, celui de tous, peut-être, à qui elle a donné le plus de découragement (3), Fodéré, avait eu de commun, avec l'auteur que nous combattons, l'idée que l'*intelligence ne saurait être malade :* « Les fausses notions qu'elle a reçues, disait-il, « sont ses maladies : elles peuvent être telles, et en si grand « nombre, qu'elles ne se rapportent jamais aux réalités « en dehors de nous, et qu'elles occupent habituellement « le sens interne de volitions et autres mouvements actifs « qui la mettent hors de la dépendance des sens exter- « nes (4). »

(1) Mémoire cité.
(2) Voir le tome II de cet ouvrage.
(3) Fodéré est mort avec la conviction que la folie était un mal incurable.
(4) Fodéré, *Essai médico-légal sur les diverses espèces de folie*, p. 69.

Mais il ajoute aussi que ces faussés notions lui viennent d'une altération, congéniale ou acquise, du *sens interne* lui-même ; et loin de suivre les errements du professeur Lordat, personne n'a poussé, plus loin que lui, l'idée de l'hérédité de ces fausses notions et de ces altérations de l'intelligence (2). Il est presque tombé dans l'abus de ne pas croire à la folie sans elle (3).

En nous gardant de l'un, comme de l'autre extrême, nous dirons, qu'à nos yeux, dans un grand nombre de cas, et particulièrement dans presque toutes les causes *morales* de la folie, quand elles sont initiales, le mal a son principe, où il a son action et son expression, dans l'intelligence même ; et que l'hérédité, qui vient à propager ces troubles essentiels des facultés mentales, ne peut être regardée, comme plus étrangère au principe réel de ces facultés, que celle qui propage les facultés elles-mêmes.

Reste donc un dernier et unique argument de cette série d'objections du professeur Lordat, l'interprétation de l'analogie mentale des pères et des enfants par la *coïncidence* (4).

A l'égard de *personnes étrangères par le sang*, cette interprétation est, dans l'insuffisance des autres explications, la plus vraisemblable et la plus naturelle. Nous ne saurions même voir qu'un de ces abus communs à l'esprit de système, dans la prétention de vouloir, à toute force, trouver dans des alliances inconnues, idéales, et souvent impossibles, des générations antérieures des familles, la

(1) Id., *ouv. cit.*, p. 66, 67, 69 et *passim*.
(2) Id., p. 66, *Disposition* sine quâ non, etc., voy. aussi p. 80.
(3) Mémoire cité.

raison de ces ressemblances, purement fortuites, qui se voïent, entre les esprits, comme entre les visages (1). La ressemblance *native*, sous le type individuel, n'est pas nécessairement l'hérédité elle-même : l'hérédité n'existe qu'à la condition d'une consanguinité réelle et démontrée; et en dehors d'elle, il n'est, à nos yeux, d'autre cause de ces analogies, que l'action de la loi inconnue du hasard.

Mais autant la raison de cette loi inconnue a de poids et de valeur, dans ces conditions, autant elle en a peu, sitôt qu'on la déplace, c'est-à-dire qu'on l'applique à la théorie des ressemblances de forme ou d'intelligence, *entre personnes unies par les liens du sang.*

Ainsi étendue jusqu'à la filiation naturelle des familles, où elle n'explique rien, ou elle explique tout, sans en excepter ni l'éducation, ni l'imitation, ni la naissance elle-même ; car on peut, au même titre, éliminer ces causes ; rien ne démontre plus la subordination de la formation de l'être à l'action des auteurs ; les pères n'ont plus d'enfants, les enfants n'ont plus de pères. On se compose, on naît, on existe, par hasard; la génération n'est plus que spontanée, tout est coïncidence.

Qu'est-ce à dire, sinon que, dans la théorie des ressemblances de corps ou d'esprit des familles, ce n'est plus l'hérédité, c'est la coïncidence dans la succession, qui est une chimère. Une coïncidence qui, dans une famille, s'attache à la suite des générations; qui ne peut provenir ni de l'éducation, ni de la profession, ni d'aucune autre cause externe, quelle qu'elle soit; qui a, non pas seulement le même caractère, mais encore la même marche que

(1) Voy. plus haut, 1re partie, liv. II, ch. i, p. 70, 71.

l'hérédité, est de toute nécessité l'hérédité elle-même.

Nous arrivons enfin à un point culminant de l'argumentation du représentant de l'école de Montpellier, contre la transmission des facultés mentales, à celui qui pénètre jusqu'à la substance de cette transmission, en attaquant non plus l'*origine*, mais le *fait*, mais la *réalité* des ressemblances mentales, dans les mêmes familles.

C'est précisément dans le sein des familles, c'est entre les ascendants et les descendants que, dans son opinion, ces sortes de ressemblances ne se produisent pas : il n'y a point, d'après lui, entre les membres d'une lignée, de vraie analogie intellectuelle, de véritable uniformité d'esprit : les exemples qu'on en cite, n'en sont que d'apparents et d'imparfaits modèles. Comme entre les *Néron* et les *Agrippine* , comme entre les *Vossius*, comme entre les *Scaliger*, comme entre les *Lamoignon*, etc., si l'on approfondit la comparaison entre les intelligences réputées semblables, il y a toujours des points où l'uniformité prétendue fait défaut, où l'inégalité, où la différence même, finissent par ressortir, sous une forme, ou sous l'autre ; la variété, enfin, à un degré quelconque, jaillit toujours du fond de cette analogie supposée des esprits.

Réduite à sa plus simple et dernière expression, cette objection est celle du défaut d'*absolu* de la ressemblance elle-même.

On la repousse du fait qu'elle n'est point parfaite, on la repousse du fait qu'elle n'est point totale.

Il ne faut point d'abord confondre l'*identité* et la *ressemblance*.

La *ressemblance* n'exprime que les analogies, que les points de rapport et de conformité de deux choses, êtres, corps, ou objets différents.

Dans toute la rigueur de son expression, l'*identité* exclut non plus la différence, mais la distinction, mais la dualité même.

Sous ce dernier rapport, dans toute la plénitude de sa perfection, la ressemblance n'est point, et ne peut jamais être l'identité. Cette identité absolue n'est nulle part : elle n'existe même pas entre les feuilles d'un arbre, entre les grains de sable, entre les gouttes de pluie. On ne peut donc la demander à la nature morale des membres d'une maison. Ce serait lui demander l'unité des personnes, car elle n'admet point, à proprement parler, de pluralité d'êtres, et à moins de se jeter dans la théorie admise par les Indous (1) ou dans une théorie analogue, soutenue par un auteur moderne (2), l'être engendré n'est pas l'être générateur, et, comme identité essentielle de l'être, la personnalité est intransmissible.

Du fait que la *ressemblance* n'est ni ne peut jamais être l'*identité*, elle ne peut donc jamais atteindre, dans le dynamisme, à cet absolu purement idéal de l'uniformité, qui serait, en quelque sorte, l'identité elle-même : par la seule raison de la *pluralité* des êtres les plus semblables, il y a des degrés, des inégalités, il y a même des lacunes dans leurs analogies.

La ressemblance dynamique, qui ne peut être *absolue,* ne saurait non plus prétendre à être *intégrale.*

Elle ne peut y prétendre, parce que l'hérédité dont elle est l'expression, n'y peut prétendre elle-même : l'hérédité

______

(1) Voyez plus haut, part. 2, liv. I, ch. II, p. 139, 140 et p. 171 et suiv.

(2) Alcide Depierris. *Traité de physiologie transcendentale, ou leçons sur la vie universelle et les lois nécessaires qui la régissent.* 2 vol. in-8. Paris, 1844, chap. XII, p. 382 et 383.

n'a pas, en effet, plus de part à l'existence morale qu'à l'existence physique : l'une et l'autre sont soumises à l'action des deux lois de la génération, les lois d'*innéité* et d'*hérédité*; pour être constamment totale dans le dynamisme, et particulièrement dans l'intelligence, l'hérédité devrait être l'unique loi de sa formation, et elle ne l'est point :

La composition de l'intelligence subit, nous l'avons dit, *l'action de deux lois contraires.*

Mais, dans l'hypothèse même où, contre l'évidence (1), le dynamisme mental n'eût subi que l'empire de la seconde loi, la loi de l'hérédité, la ressemblance ne pouvait encore être intégrale, entre les intelligences, en vertu des lois de l'hérédité elle-même.

Si unique, en effet, et si exclusive qu'on suppose, un instant, l'action de l'hérédité sur les facultés intellectuelles des êtres, elle n'en est pas moins simultanément appelée à reproduire deux types différents, le type de la mère et le type du père.

Or, pour être *constamment* absolue et totale dans sa reproduction du type intellectuel de l'un des deux auteurs, elle serait forcée de ne rien représenter, dans le fruit, du type de l'autre. Il faudrait admettre, en principe, et prouver, que l'un des deux auteurs, soit le père, soit la mère, est demeuré étranger à la reproduction, ou du moins étranger à la répétition du dynamisme mental, système en tout contraire à l'expérience :

La composition de l'intelligence est simultanément soumise à l'action de deux auteurs divers.

C'est cette omission de la part d'un des auteurs qui a

____

(1) Voy. tom. II, 3ᵉ part., 2ᵉ section.

déterminé, sur ce point, la méprise du professeur Lordat : dans la plupart des cas de diversité intellectuelle qu'il cite, entre les ascendants et les descendants, il a, presque partout, omis comme à l'égard de Louis XI, d'Henri IV, et de Louis XIV, l'action profonde des mères sur l'intelligence, et il est arrivé ainsi à méconnaître, dans des cas évidents, l'hérédité *mentale*, et à lui imposer des conditions auxquelles *il n'existerait pas d'hérédité physique* :

1° La ressemblance physique, au plus haut degré de sa perfection, n'est jamais l'absolu de la ressemblance ;

2° La ressemblance physique n'occupe généralement qu'une ou plusieurs parties ; elle n'est jamais totale (1) ;

3° La ressemblance physique n'est pas non plus constante dans sa succession (2).

Elle ne remplit enfin aucune des conditions que le professeur Lordat exige explicitement de l'hérédité intellectuelle.

C'est qu'en réalité, ni sous la forme physique, ni sous la forme morale, l'hérédité ne peut ni ne doit les remplir, par deux raisons plausibles :

La première, qu'elles suppriment l'action d'une des deux lois de la procréation ;

La seconde, qu'elles suppriment l'action d'un des auteurs.

§ IV. — Preuves d'expérience de l'hérédité mentale.

En tenant compte, au contraire, dans l'examen des faits, de ces deux grands principes, on se convainc, bien

____

(1) Voy. 2ᵉ partie, liv. II, chap. I, § 1, p. 196 et 297. — Voy. aussi Gintrac, *de l'Influence de l'hérédité sur la production de la surexcitation nerveuse*, p. 4.

(2) Voy. 2ᵉ partie, *loc. cit.* — Voy aussi tom. II, *Marche de l'hérédité.*

vite, que l'activité mentale obéit aux mêmes lois de la génération que toutes les autres formes de l'activité psychologique de l'être.

Il y a transmission évidente au produit de la force et de la nature intellectuelle de ses générateurs.

Nous ne dirons rien de l'abîme qui sépare l'intelligence des races dans l'humanité, ni de celui qui sépare les variétés entre elles ; il est trop manifeste, et trop bien reconnu, qu'elles sont à des distances immenses les unes des autres, et que ces disproportions se propagent chez elles par la génération, comme dans chaque variété, comme dans chaque race, se propage la vie : nous ne parlerons ici que des types *individuels* de l'activité mentale.

L'hérédité de ces types nous apparaît d'abord dans la forme la plus haute et la plus générale de l'intelligence, dans toutes les nuances, et à tous les degrés, infinis cependant, de la faculté humaine de comprendre.

Elle nous apparaît, à sa première lueur, dans ce crépuscule où elle ne se dégage qu'avec effort de l'être, et où ses pâles rayons n'éclairent, pour ainsi dire, que des degrés d'idiotisme.

L'appétence sexuelle est, en effet, très-vive, chez le grand nombre des idiots et des imbéciles (1), et très-souvent encore une fécondité malheureuse la suit ; car l'hérédité descend tous les échelons de cette dégradation de la force intellectuelle, et ne s'arrête qu'au degré où la génération est frappée d'impuissance.

Les formes mêmes sous lesquelles l'imbécillité touche, dans l'espèce humaine, à la bestialité, celles du crétinisme,

____

(1) Marc, *de la Folie considérée dans ses rapports médico-judiciaires*, tom. I, ch. IV p. 208. — Esquirol, *des Maladies mentales*, t. II, p. 364.

n'échappent pas à cette loi. Des faits récents sont venus confirmer l'opinion émise par Fodéré (1), que toutes celles de ces formes, qui n'entrainent pas la perte de la faculté sexuelle, se renouvellent par elle. D'après un excellent travail du docteur Roesch, qui a fait une étude spéciale du crétinisme dans le Wurtemberg, le doute n'est plus possible; cet extrème degré d'imbécillité se transmet, dans ce pays, de famille en famille, et, par un phénomène qui ne se présente même qu'exceptionnellement dans l'hérédité, se manifeste jusque chez les enfants naissants : quelques-uns sont déjà de vrais crétins en venant au monde (2).

L'imbécillité indépendante du goître et du crétinisme se propage également par la génération (3), de famille en famille. « Il n'est pas rare, dit Esquirol, qu'il y ait plu-
« sieurs idiots dans la même famille, j'ai connu deux
« jeunes gens, seuls héritiers d'une grande famille qui
« étaient idiots. Nous avons vu, à la Salpêtrière, une
« idiote dont la mère n'a eu que trois enfants, dont deux
« filles idiotes et un garçon idiot ; quelquefois, aussi, dans
« la même famille, il y a un idiot et d'autres enfants qui
« sont aliénés. J'ai vu des idiotes devenir mères ; je n'ai
« pu savoir ce que sont devenus leurs enfants (4). » Haller, plus heureux, a cité l'exemple de deux familles nobles où l'idiotisme était apparu, depuis à peu près un siècle, au moment où il écrivait, et où on le voyait se manifester encore, chez quelques individus de la quatrième et de la cinquième génération (5).

(1) Fodéré, *du Goître et du crétinisme*. Paris, 1800, p. 69 et suiv.
(2) Roesch, *Recherches sur le crétinisme*. Erlangen, 1844.
(3) Burdach, *Traité de physiologie*, t. II, § 803.
(4) Esquirol, *ouv. cit.*, t. II, p. 240, 241.
(5) Haller, *Element. physiolog.*, t. VIII.

A plus forte raison, en doit-il être ainsi de cette impuissance mentale que de faibles nuances séparent à peine de l'idiotie. « On n'a, dit Mallebranche, que trop d'exem-« ples de ces choses, et tout le monde sait assez qu'il y « a des familles entières qui sont affligées de grandes « faiblesses d'imagination qu'elles ont héritées de leurs « parents (1). » Plater (2), Portal (3), Piorry (4), reconnaissent également cette hérédité de l'hébétude et de l'incapacité d'esprit. De Brieude dit avoir connu une famille, de la haute Auvergne, dont les individus, très-vigoureux et très-robustes, étaient des masses de chair ; leurs enfants ne commençaient à balbutier qu'à six ou sept ans ; à peine montraient-ils les premiers éléments de la raison à quinze, sans qu'il parût chez eux d'autre vice que des organes trop matériels (5).

On nous rapportait, encore tout récemment, l'exemple d'un portier qui, depuis sa naissance, reste dans un état de demi-idiotisme ; sa femme est d'une intelligence ordinaire ; l'intelligence du fils touche, comme celle du père, à l'imbécillité.

De ces limbes obscurs, l'hérédité remonte, avec les facultés, de degré en degré, jusqu'aux plus lumineuses régions de la pensée, et l'expérience l'y a reconnue tout d'abord. Combien ne voyons-nous pas de familles qui renferment, ou successivement, ou simultanément, plusieurs hommes supérieurs, dans la politique, dans la littérature, dans les sciences, dans les arts (6)? Cette mystérieuse action

(1) Mallebranche, *Recherche de la vérité*, t. I, liv. II, p. 261, 262.
(2) Felic. Plater, *op. cit.*
(3) Portal, *ouv. cit.*, p. 3.
(4) Piorry, *ouv. cit.*, p. 87.
(5) *Mémoires de la société royale de médecine*, an. 1782, 1783.
(6) Burdach, *ouv. cit.*, t. II. — Portal, *ouv. cit.*

de l'hérédité sur l'intelligence se manifeste même, chez
un grand nombre d'enfants, dès leurs plus jeunes ans.
Chez les enfants qui tiennent ainsi de la faveur de leur
origine d'heureuses dispositions, les leçons profitent plus
que chez les autres enfants (1). On n'a pour ainsi dire pas
à les instruire, tant ils conçoivent vite, et acquièrent
promptement, facilement, et bien ; il semble, en un mot,
qu'ils recèlent en eux-mêmes une fée divinatrice qui,
avant comme après la parole du maître, leur révèle le sens
et la nature des choses, et dégage à leurs yeux la science
de ses nuages et de ses aspérités, en laissant devant eux,
à leur premier regard, la vérité sans voiles. L'étude
n'est, chez eux, qu'une sorte de vision, ou de réminiscence.

Mais, ainsi qu'il existe un degré inférieur, où l'anomalie de la force mentale s'abaisse tellement au-dessous de
l'ordre naturel, que la reproduction en touche à l'impossible, il est un autre degré supérieur, où elle monte à de
telles hauteurs, et où elle s'élève à de telles proportions,
au-dessus de la loi commune, que, sortie, pour ainsi dire,
des régions de la vie, elle échappe à ses lois, et que l'hérédité ne peut plus l'y atteindre.

L'impuissance de beaucoup de nains et d'idiots, ces
nains de l'esprit, est une démonstration palpable du premier fait ; au delà de certaines limites d'imbécillité, la
génération, chez ces avortons, fait défaut à sa loi.

La preuve du second fait est l'infécondité des géants
de la taille et de l'intelligence.

Le génie véritable est toujours isolé, disent d'une com-

_____

(1) Plater, *loc. cit.* — Spurzheim, *Essai sur les principes élémentaires
de l'éducation*, ch. 1, p. 48.

mune voix, Spurzheim (1), Virey (2), Lordat (3), Burdach (4), etc.; il ne se réveille point dans sa postérité.

Nous croyons, avec eux, à cette solitude naturelle du
génie, mais il ne faut la voir que là, où elle existe, dans
le génie lui-même, c'est-à-dire dans l'intime personnifi-
cation des facultés élevées à leur dernière puissance, et
non dans l'étendue des facultés elles-mêmes. Le génie
tient, de soi, à l'identité de l'être. C'est cette identité du
type individuel de l'être et de l'esprit, qui reste solitaire,
et ne se transmet pas. Mais il n'en est nullement ainsi de
l'éminence des facultés mentales. Si, les génies, selon
l'heureuse expression du professeur Lordat, sont des
enfants trouvés et des célibataires (5), ils ne sont pas, pour
cela, nécessairement, sans pères, ni sans fils naturels ; ces
fils, ces pères, ces frères ne sont pas leurs semblables,
mais on reconnaît en eux le sang dont ils proviennent.
Les dons de l'intelligence, si inégaux qu'ils soient, peuvent encore, en d'autres termes, être très-remarquables
chez les ascendants, ils peuvent l'être de même chez les
descendants des hommes de génie ; il leur arrive de ne
pas mourir tout entiers, il leur arrive même de revivre,
en partie, dans la même famille. Mais il est naturel que
cette renaissance ne se remarque pas. Une fatalité, commune à tous les fils de ces êtres privilégiés, veut qu'on ne
les regarde jamais que du haut de leurs pères.

L'hérédité de la forme la plus générale de l'intelligence

---

(1) Spurzheim, *Essai sur les principes élémentaires de l'éducation*,
p. 43.
(2) Virey, *Art de perfectionner l'homme*, t. II, ch. IV, p. 98.
(3) Lordat, mémoire cité, p. 23.
(4) *Traité de physiologie*, t. II, *loc. cit.*
(5) *Loc. cit.*

s'étend à toutes les formes spéciales de facultés qui peuvent émaner d'elle, et se montre, aussi clairement, dans les aptitudes particulières, que l'hérédité de la force élémentaire des sens, dans les moindres détails, dans les moindres accidents de leurs perceptions.

On remarque souvent, dit le docteur Spurzheim, que certaines facultés mentales dominent dans des familles entières (1).

Il n'est, pour ainsi dire, point de genre de talent où la célébrité d'une famille ne l'atteste. L'art oratoire était tellement naturel chez les Hortensius, chez les Curions, et chez les Lélius, qu'il semblait s'y transmettre, de la main à la main, et qu'il s'y propageait jusque parmi les femmes. On vit également le génie de l'éloquence et de la politique héréditaire, plus tard, chez les Médicis ; il l'était chez les Pitt, et, d'après Sinclair, il y venait d'une femme : trois femmes célèbres, toutes trois, par une intelligence extraordinaire de la philosophie, et par les plus riches dons de la parole, Arété, Hypatie, et madame de Staël, avaient, toutes les trois, des philosophes pour pères. Mirabeau le père contenait Mirabeau le tribun. Une étude plus sérieuse de *l'Ami des hommes* remet vite en lumière ce qu'il y avait de profondeur, d'originalité, et d'étendue d'esprit dans cet écrivain, dont le génie bizarre s'éclipse, en se répétant, sous un type plus frappant, dans le génie de son fils. Un autre homme, dont le nom brille d'une célébrité bien autrement étrange, et pourtant méritée, Michel Nostradamus, ce voyant populaire du seizième siècle, docteur et professeur de la faculté de médecine de

____

(1) Spurzheim, *Essai sur les principes élémentaires de l'éducation*, ch. I, p. 43.

Montpellier, homme véritablement extraordinaire, et à la
science duquel ses adversaires eux-mêmes ont rendu justice (1), Michel Nostradamus se vantait de descendre
d'une tribu renommée par le don de prédire (2). Ses aïeux
paternel et maternel étaient célèbres médecins (3); et son
fils, aujourd'hui presque disparu, dans le retentissement
de la mémoire de son père, César Nostradamus, fut tout
à la fois, bon poëte, excellent peintre, habile historien (4).

L'antiquité ne comptait pas moins de huit poëtes tragi-
ques dans la famille d'Eschyle. Les deux poëtes les plus remarquables du gnosticisme étaient père et fils : le premier,
Bardesanes, fondateur de l'une des principales sectes de cette
hérésie, avait composé cent cinquante hymnes, emprein-
tes de la plus véritable inspiration poétique et religieuse,
cantiques contagieux, où le choix des expressions, la mélodie du rhythme, le luxe des images, tout ajoutait encore
au charme du mysticisme entraînant de la gnose (5). Les
hymnes de son fils et de son successeur, Harmonius, composées d'après les mêmes principes, surpassaient encore
en beauté celles du père, et se trouvèrent bientôt dans
toutes les bouches, comme dans tous les cœurs (6). La
même progression du talent poétique se fit remarquer

(1) *Voy.* les Mémoires d'Astruc, pour servir à l'histoire de la faculté de
Montpellier. Paris, 1767, in-4.

(2) Nostradamus était juif d'origine et se glorifiait de descendre de la
tribu d'Issachar. « De filiis quoque Issachar, viri eruditi qui noverunt
« singüla tempora. » *Paralipom.*, lib. I, c. XII, vers. 82.

(3) Voy. *Petri Petiti de sybillâ libri tres*, lib. III, cap. IX, p. 334. —
Et Nostradamus, par Eugène Bareste, in-18, 1840, p. 8, 9 et 23.

(4) Pitton, *Histoire de la ville d'Aix*, 1766, in-fol. p. 604. — On a de
César, l'*Histoire et cronique de Prouence*, Lyon, 1614, in-fol.

(5) Sozomenus, *Hist. eccles.*, lib. III, cap. XVI. — Et Matter, *Histoire du
gnosticisme*, t. I, sect. 2, ch. III, p. 301, 302, édit. de 1828.

(6) Telle était la beauté des hymnes du père et du fils que quoique

aussi dans la famille du Tasse : le père de Torquato, Bernardo Tasso, avait le don des vers, dont son fils eut le génie ; la poésie de Racine revivait, malgré lui-même, moins féconde, sans doute, et moins inspirée, mais reconnaissable encore, dans les vers de Louis.

Les faits d'hérédité fourmillent dans la sculpture, et dans la peinture, et dans l'art musical.

L'illustre Germain Pilon, qui a donné son nom à l'une des cinq salles de la sculpture moderne qui porte, au Louvre, le nom des sculpteurs français, était fils d'un sculpteur très-distingué du Mans. Ce fut dans l'atelier de son père, qu'il puisa les éléments de l'art. John Flaxman, célèbre sculpteur anglais, l'auteur des plus remarquables bas-reliefs du théâtre de Covent-Garden, et de divers monuments de Chichester et de Westminster, était fils d'un mouleur de figures en plâtre. Le rival de Canova, Albert Thorwaldsen, que la mort vient de frapper dans sa ville natale, au milieu de sa gloire, était fils d'un pauvre sculpteur islandais, Golskalk Thorwaldsen.

Dans les peintres, nous voyons le père de Raphaël être lui-même un peintre. La mère de Van Dyck avait un remarquable talent pour peindre les fleurs. Le Permigien perdit son père, encore tout jeune ; mais ses oncles étaient peintres. Vanloo était le frère, le petit-fils, et l'arrière-petit-fils de peintres. Les deux frères cadets du Titien, son fils, son neveu, et son arrière-neveu étaient également peintres. Horace Vernet est le fils de Charles Ver-

reconnus tous les deux pour gnostiques, et condamnés comme tels, leurs hymnes ne continuaient pas moins de se chanter dans les églises. Ce ne fut qu'au quatrième siècle, que les hymnes d'Ephrem, composées sur le même rhythme et pour les mêmes airs, parvinrent peu à peu à les faire disparaître. Voy. de Matter, *loc. cit.*

net, d'un si rare talent pour peindre les chevaux, et il est
le petit-fils de ce Joseph Vernet, célèbre par ses marines.
Son frère quoique libraire, avait une véritable passion
de la peinture, et il y a de ses peintures qui ont été prises,
à ce que l'on prétend, pour celles de son frère.

La même succession du génie musical se remarque
dans les familles : le père de Mozart était un violoniste
de réputation , et la sœur de l'illustre compositeur avait,
comme son frère , déployé le plus précoce talent pour la
musique; il laissa deux fils, dont l'un est directeur de
musique à Lemberg. Beethoven était le fils d'un ténor.
Enfin, tout un essaim de compositeurs est sorti de la famille de Jean-Sébastien Bach, nom d'une haute célébrité
musicale.

§ V. — Réfutation sommaire de doctrines erronées, déduites du principe de l'hérédité des facultés mentales.

Mais on a déduit, de l'expérience prolongée de ce fait
physiologique, des conséquences extrêmes, et que, dans
notre opinion, il ne consacre pas.

« L'histoire, dit un auteur, ne nous fournit pas un seul
exemple d'un homme d'une véritable élévation d'esprit,
ni d'une universelle vigueur d'intelligence, qui soit né
d'imbéciles. Nous osons affirmer que tous ceux, qui ont
fait une figure remarquable sur le théâtre du monde, ont
dû principalement, à cette propagation de la force et de
l'étendue de la puissance mentale, leur supériorité sur
leurs contemporains (1). »

On n'est ni si tranchant, ni si exclusif, quand on approfondit les faits de l'*hérédité*; quand on connaît toutes

(1) *The journal of the health of Philadelphia*, vol. I, p. 25.

les bizarreries qu'ils présentent ; quand on arrive, enfin, à reconnaître, comme nous, dans la génération, l'action des deux lois que nous avons exposées.

D'abord, beaucoup de grands hommes tirent leur origine de l'*innéité* ; ils commencent et finissent la gloire de leurs familles.

Il est, ensuite, beaucoup trop bien démontré, que les hommes les plus capables peuvent donner le jour aux êtres les plus ineptes, pour oser affirmer que, d'un esprit inepte, il ne soit jamais né, ni ne naîtra jamais un individu d'une haute intelligence : « Souvent, dit Burdach, les parents ont des facultés intellectuelles très-bornées et tous leurs enfants annoncent les plus heureuses dispositions (1). »

Il est des opinions encore plus hardies, que celle que nous venons de combattre. « Il est probable, dit le docteur Rush, que les qualités du corps et de l'esprit des parents, qu'on voit produire des enfants doués de beaucoup d'intelligence, peuvent être *fixées* et *déterminées*, et peut-être, un jour, prédira-t-on *avec certitude*, le caractère intellectuel des enfants, lorsque l'on connaîtra la nature spécifique des différentes facultés intellectuelles de leurs parents (2). » Vandermonde (3), Spurzheim (4), Da Gama Machado, s'exprimant à peu près de la même manière, soutiennent, que l'on pourrait facilement créer des races d'hommes à talent, en employant les mêmes moyens que

____

(1) *Traité de physiologie*, t. II, p. 245.

(2) Rush, *On the influence of physical causes on the intellectuel faculties*, p. 119.

(3) Vandermonde, *Essai sur la manière de perfectionner l'espèce humaine*, t. I, préface, p. VII.

(4) *Essai sur les principes élémentaires de l'éducation*, p. 44 et suiv.

l'homme a adoptés pour produire différentes espèces d'animaux (1).

Ces deux opinions ont un côté de vrai et un côté de faux.

Il est vrai que l'on peut s'attendre à voir naître, en vertu de la loi de l'hérédité mentale, des enfants spirituels, de parents spirituels. Mais il ne l'est pas, que les qualités du corps et de l'intelligence des parents, qui engendrent des enfants capables, puissent être déterminées, puisque ces enfants peuvent devoir la vie à des pères et des mères sans capacité, de facultés diverses, de facultés contraires.

Il est encore moins vrai, que, dans les cas mêmes où l'on peut préciser le caractère mental des auteurs du produit, on puisse jamais prédire, avec certitude, le caractère mental des enfants qui vont naître.

C'est compromettre la loi de l'hérédité, que d'en déduire de telles vaticinations. C'est surtout oublier que l'innéité existe, et qu'elle agit sans cesse.

L'intervention de cette loi de l'innéité, dans la génération, est encore la raison qui repousse l'hypothèse de ceux qui s'imaginent, qu'on peut, à volonté, créer, dans notre espèce, des races d'hommes de talent, en n'unissant que des hommes et que des femmes capables; c'est une condition, et une très-grande, sans doute, pour que beaucoup d'enfants naissent capables comme eux; mais il faut bien savoir :

1° Que telles précautions qu'on prenne, il devra se produire, comme Spurzheim est contraint de nous en faire l'aveu, de la diversité, de l'inégalité, de l'infériorité

____

(1) Da Gama Machado, *Théorie des ressemblances*, part. 2, p. 7.

même, dans la puissance mentale d'une certaine partie de leurs successeurs (1).

2° Que, laissée à elle-même, la race, ainsi formée, ne sera jamais que momentanément en possession de ses rares priviléges.

Ces arguments répondent à une grave objection de politique théorique du professeur Lordat, qui, partant du principe de l'hérédité des facultés mentales, nous demande pourquoi, dans celte hypothèse, tant d'avis différents, sur la meilleure forme de succession aux trônes monarchiques ?

« Ceux qui veulent l'élection, partent, dit-il, d'une
« vérité d'expérience, qui est que les qualités, les vertus,
« la capacité, les tendances morales, ne sont pas hérédi-
« taires, et que vous n'avez aucune garantie, pour un fils
« du titulaire actuel le plus parfait.

« Malgré tout, ajoute-t-il, les élections du Bas-Empire
« et de Pologne nous apprennent, depuis longtemps,
« que l'hérédité sociale vaut encore mieux. Cependant,
« comment se préserver des maux qu'amènent l'incapa-
« cité, ou les vices de ceux qui viennent par droit de nais-
« sance?

« Il a fallu imaginer les formes gouvernementales con-
« stitutionnelles, représentatives ou autres, pour qu'une
« nation ne fût point asservie au pouvoir absolu d'un fils
« qui n'a pas hérité du génie et de la bienfaisance de
« son père (2). »

Il ressort, en substance, de cette objection : ou que l'hérédité des facultés mentales est une pure chimère;

(1) *Ouv. cit.*, p. 56.
(2) Lordat, *mém. cit.*

ou que le système représentatif est, en quelque manière, une superfluité basée sur une erreur physiologique.

L'explication des faits échappe à ce dilemme ; il n'affaiblit en rien, ni la réalité de l'hérédité mentale, ni la nécessité de la garantie des formes constitutionnelles, qui, chez un peuple libre, doit toujours entourer l'hérédité sociale, quand elle y existe.

L'hérédité fût-elle l'unique et seule loi de la génération, il n'en résulterait nullement, à notre sens, que la succession du pouvoir politique dût avoir cette seule base. On ne pourrait admettre un semblable principe, qu'en admettant, d'abord, que l'autorité légitime est, de soi, indépendante de la volonté des peuples, et qu'elle est, de naissance, le droit du plus capable.

Mais nous n'admettons pas la légitimité de cette prétendue *souveraineté de droit*. Nous en avons ailleurs (1) repoussé la théorie.

Il n'y a de pouvoir légitime, à nos yeux, qu'à la condition d'être généralement constitué et voulu par les gouvernés.

L'hérédité fût-elle l'unique et seule loi de la génération, et l'autorité dût-elle être, de naissance, le droit du plus capable, il en résulterait, encore moins, à nos yeux, que la succession du pouvoir politique puisse être dégagée de toute autre garantie : parce que la nature faillible et corruptible de l'humanité la rend par trop précaire ; parce que les facultés, parce que les plus heureuses tendances de la nature morale des parents pourraient s'inoculer à tous leurs enfants, sans que, par la contagion des mille

---

(1) Prosper Lucas, *de la Liberté d'enseignement*, 1 vol. in-8°, Paris, 1834, ch. II.

séductions qui s'attachent au pouvoir, les souverains en soient nécessairement meilleurs, ni que leurs actes publics témoignent des qualités, des talents, des vertus dont ils avaient reçu le germe de leurs pères.

Mais il y a deux autres raisons péremptoires qui ne permettent point de ne donner au pouvoir que cette unique assiette de l'hérédité des facultés mentales.

La première est celle de la dualité des lois de la génération, c'est-à-dire de la double action de l'*innéité* et de l'*hérédité* sur tous les attributs, comme sur toutes les formes de la nature de l'être : d'où l'infidélité, l'inconstance, les lacunes, et la diversité de la succession ; expérience décisive, qui avait autrefois déterminé Platon, si convaincu qu'il fût de la réalité des transmissions mentales, à proscrire le principe de l'hérédité sociale de sa république (1).

Cette considération ne touche qu'à ce qu'il y a de plus immédiat dans la transmission.

La seconde raison se rapporte à une prévision moins prochaine, sans être moins immanquable. C'est que le pouvoir, assis sur une pareille base, tire son origine d'une supériorité émanée, quelle qu'elle soit, du type *individuel*, et que l'hérédité de tous les attributs du type *individuel* n'est pas seulement variable, mais encore temporaire, et que, dans cette hypothèse, elle laisserait toujours, au bout d'un nombre donné de générations, les descendants sans titre.

Nous ne l'avons que trop vu :

Il n'est pas, en effet, de plus grande erreur, que de prétendre, dans ces cas, faire abstraction du temps, et

____

(1) Voyez plus haut, 2e partie, livre I, chap. II, p. 158 et 159.

que de supposer, que la supériorité des facultés mentales, ainsi communiquée des parents aux enfants, puisse être le patrimoine éternel d'une famille, et s'y maintenir, d'elle-même, à ce degré d'éclat et de force intellectuelle où elle s'était élevée dans ses premiers auteurs.

C'est bien mal reconnaître l'action de l'hérédité sur le développement des facultés mentales, que de l'imaginer ainsi stationnaire, dans le sein d'une lignée, quand tout y obéit à la loi de mouvement et de succession que suivent dans les individus les facultés elles-mêmes : on voit, chez les derniers, la supériorité la plus éminente de l'intelligence, croître, décroître, et finir, souvent avant la vie. L'action de l'hérédité sur l'intelligence, dans le sein des familles, ne la soustrait pas, même en la renouvelant par la génération, à ce destin de la vie. Il y a comme une sorte de nécessité, à ce que la transmission de la force intellectuelle offre les mêmes périodes, et ce sont, en effet, celles qu'elle nous présente. Neuhs était si frappé de ce résultat, qu'il avait cru pouvoir faire une application de cette loi de mouvement de l'hérédité des facultés mentales au fait de l'ascension et de la décrépitude de quelques dynasties (1), point de vue d'où l'histoire est, en effet, curieuse à interroger. Il est digne de remarque que le mouvement ascendant des hautes facultés d'un assez grand nombre de fondateurs de races, s'arrête presque toujours à la troisième, se continue rarement jusqu'à la quatrième, et presque jamais ne dépasse la cinquième génération. Nous le voyons s'élever, jusqu'à ce dernier terme, dans la race de Pépin, où, de père en fils, se suivent Pépin de Landen, Pépin d'Héristal, Charles-Martel, Pépin-le-

____

(1) *Theat. ingenii humani*, lib. I, p. 325, 326.

Bref, et enfin, Charlemagne, chez lequel il n'arrive à son épanouissement que pour décliner. Il s'arrête au second terme, dans les fondateurs de la race capétienne, de Robert, duc de France, à Huges-Capet, roi ; de même, dans celle des Guises, quelques instants si riche en hommes remarquables, il ne va pas au delà de la victime de Blois. Les résultats auxquels des recherches statistiques fort curieuses ont conduit Benoiston de Châteauneuf, viennent encore à l'appui de ce qu'on vient de lire. Dans son intéressant travail sur la durée moyenne des familles nobles, on est étonné de voir, avec quelle vitesse, s'éteignent les familles les plus riches en tous genres d'illustrations : presque aucune ne dépasse trois siècles de durée ; si peu qu'elles persistent, presque toutes survivent à la gloire de leur nom. La noblesse d'épée, la noblesse de robe ne sont pas les seules astreintes à cette loi : dans les lettres , dans les sciences et dans les beaux-arts, les noms les plus célèbres sont disparus au bout d'un petit nombre d'années. La famille de Boileau a duré à peine deux cents ans, malgré les treize enfants mâles qu'elle a produits ; celle de Racine n'a pu se continuer au delà de trois générations ; celle de Crébillon n'en a compté qu'une. Molière est mort sans laisser d'enfants ; Corneille sans s'être marié ; Danville, Bailly, Lavoisier, Condorcet, n'ont eu que des filles. Le dernier des Cassini vient de finir dans la retraite sa vieillesse séculaire (1).

Cette sorte d'évolution de l'hérédité n'est point particulière aux facultés mentales, et reçoit, comme nous le

---

(1) Benoiston de Chateauneuf : *Mémoire sur la durée des familles nobles, en France, (Annales d'Hygiène publique et de médecine légale. 1846, tom. XXXV, p. 27 et suiv.)*

verrons, une sanction nouvelle de généalogies patholo-
giques, dressées avec le plus grand soin. La théorie,
aussi, la confirme en tout point. Partout nous retrouverons cette loi de progression et de rétrogression dans
le transport séminal des attributs normaux ou anormaux du type individuel de l'être. Ainsi, loin que ce fait
renverse le principe de la propagation des facultés mentales, il ne fait qu'ajouter à la vérité et à la portée de l'induction de Neuhss, qui ne voit, avec raison, dans ce mouvement évident de l'hérédité de l'intelligence, qu'une nouvelle preuve de sa réalité et comme de sa vie : « Atque
« ideò quidem certa est illa paternæ indolis in posteritatem
« transitio ut, in claris familiis, illa suos veluti natales ha-
« beat, et sumpto incremento, adolescat ei, senior confecta,
« deficiat et commoriatur. — Eximit se subitò aliqua de
« vulgo familia, et secundus gratiæ auris, ad conspicuam lu-
« cem, ab ignotis tenebris emergit. Eadem, statim obsoles-
« cente venustatis splendore, vix majorum gloriam tuetur.
« Tùm magis magisque extabescens, et eruta hominum sen-
sibus, sempiterna oblivione deletur (1). » C'est, en d'autres
termes, la même conclusion que celle où arrive Burdach :
« La nature tend partout à l'harmonie ; aussi après avoir
pris un plus grand élan, chez certains individus, revient-
elle promptement à sa mesure ordinaire. — Les talents
meurent dans une famille à laquelle il ne reste plus qu'à
vivre de la gloire de ses ancêtres, et tandis que les anciennes races s'abâtardissent, il s'en élève de nouvelles, ce
qui rétablit l'équilibre (2). »

(1) *Theatrum ingenu humani*, lib. I, p. 326 et lib. II, p. 209.
(2) Burdach, tom. II, *loc. cit.*

ARTICLE IV.

DE L'HÉRÉDITÉ DES CARACTÈRES PROPRES AUX MODES D'ACTIVITÉ MOTRICE ET VOCALE DE L'ÊTRE.

Les développements où nous sommes entré, sur l'hérédité des formes principales de l'activité nerveuse, nous dispensent de longues considérations sur l'hérédité des mouvements et de la voix ; ces phénomènes n'étant, comme les sensations, comme les sentiments, comme l'intelligence, que des phénomènes de la même puissance, ne sauraient demeurer étrangers à ses lois.

Ils en dépendent aussi étroitement que les autres.

Les mouvements et la voix présentent, comme ces derniers, une double physionomie :

La première est celle du type spécifique ;

La seconde est celle du type individuel.

L'homme, comme espèce, a instinctivement les mêmes mouvements, les mêmes gestes, les mêmes poses, les mêmes attitudes ; il a, comme espèce, les mêmes cris, la même voix : nous ne parlons pas ici de la parole, développement ultérieur et acquis de la dernière, et dont les formes sont régies par l'habitude ou par la convention.

Mais, comme individu et comme race, l'homme est loin de présenter une égale uniformité de mouvements et de voix.

Il se personnifie dans leurs caractères, et il s'y réfléchit quelquefois tout entier.

La vivacité, le lenteur, la grâce, la force, la souplesse, la rudesse, la douceur, la dureté, l'adresse, l'indolence, tout y est à la fois infini et divers dans ses expressions,

même les plus précises, et malgré l'infini, malgré la variété, tout, à la condition d'y avoir son principe dans l'organisation, est transmissible par elle.

Quelques mots d'abord sur l'hérédité des phénomènes
moteurs.

§ I. — De l'hérédité des facultés motrices.

Il existe, à ce sujet, chez les Orientaux, une légende singulière qui nous reporte à ces jours de paradis de la terre,
et de première jeunesse de la création, dont il nous manque l'histoire. C'était après le bannissement de l'Eden :
Adam et Eve partaient, en se tenant par la main ; l'ange
Gabriel arrive, et il dit à Adam : « Quitte la main d'Eve,
« Dieu veut que tu sois séparé d'elle. » Ils se quittent :
dans leur douleur, Adam se frappe la cuisse de la main,
Eve porte la main à sa tête, ils pleurent : de là, dit la
légende, l'habitude traditionnelle et héréditaire des
hommes et des femmes : les uns, dans leur chagrin, se
frappent la cuisse avec la main, les autres se portent la
main à la tête (1).

Il n'y a pas si loin, qu'on le pourrait croire, de cette curieuse légende des docteurs musulmans, à une théorie d'un
des plus beaux génies de la philosophie, d'un religieux,
Mallebranche :

« Ce que je souhaite principalement que l'on remarque,
« lisons-nous dans le célèbre disciple de Descartes, c'est
« qu'il y a toutes les apparences possibles que les hommes
« gardent, encore aujourd'hui, dans leur cerveau, des
« traces et des impressions de leurs premiers parents ;
« car, de même que les animaux produisent leurs sem-

____

(1) Perron, *Légendes orientales. — Aperçu historique sur les temps
anté-islamiques,* d'après les docteurs musulmans, Rev. ind., t. IV, p. 450.

« blables, et avec des vestiges semblables dans leur cer-
« veau, lesquels sont cause que les animaux de même
« espèce ont les mêmes sympathies et antipathies, et qu'ils
« font les mêmes actions dans les mêmes rencontres ; ainsi
« nos premiers parents, après leur péché, ont reçu dans
« leur cerveau de si grands vestiges, et des traces si pro-
« fondes, par l'impression des objets sensibles, qu'ils pour-
« raient bien les avoir communiqués à leurs enfants (1). »

L'observation nous donne des preuves moins reculées
de l'hérédité des phénomènes moteurs dans l'animalité et
l'humanité.

L'expérience acquise, dans les courses de chevaux, a
prouvé que la vitesse, ainsi que tous les autres mérites du
cheval ne sont pas individuels, et que les pères et mères
transmettent à leurs produits une grande partie de toutes les qualités de mouvement qui les distinguent (2).

Le célèbre *Eclipse*, ce cheval prodigieux dont la force,
l'haleine, la vitesse étaient telles. qu'avec un poids de
douze stones, ou d'à peu près soixante-dix kilogrammes,
il laissait, sans peine, à double distance, tous les plus forts
chevaux connus de l'Angleterre, qui couraient contre
lui pour le prix du roi, et qui, pour tous les autres prix,
ou *sweepstakes*, ne rencontra jamais d'adversaire en état
de les lui disputer, *Eclipse* était issu de *Marsk*, fameux
coureur, et il donna le jour à une foule de produits d'une
vélocité *presque* égale à la sienne : *Mercury, Meteor, Sol-
dier, Gunpowder, King Fergus, Duncannon, Bowdsow,
Jupiter, Vertumnus*, etc. (3).

(1) *Recherche de la vérité*, t. I, liv. II, p. 265.
(2) *La question chevaline considérée sous le point de vue national*, etc.,
p. 41.
(3) Pichard, *Manuel des Haras, ou système de régénération des races
de chevaux*. 1812, in-12, p. 94 et 113-114.

Telle était la renommée de ses productions, que l'on en vint à payer sa monte mille guinées, et que le propriétaire était, même à ce prix, forcé de réduire le nombre des juments à saillir (1).

Fondée sur ces exemples, la confiance des Anglais, dans l'hérédité de la vitesse du cheval, en est arrivée à ce degré de *foi*, que dans les paris énormes dont les courses sont l'objet, *ils ne demandent jamais à voir les chevaux;* ils parient sur la seule réputation des races dont sortent les poulains, ou dont ils sortiront, car ils engagent souvent des sommes très-élevées sur des poulains à naître (2) et même longtemps avant que leurs futures mères n'aient été fécondées (3).

On devine, par les faits que nous avons exposés, ce qu'il y a d'aventureux dans de semblables calculs, et ce qu'ils doivent faire éprouver de mécomptes; mais on comprend aussi, d'après les mêmes faits, que ces prévisions puissent être justifiées. On cite un fameux coureur,

---

(1) Le *Grand-Eclipse*, comme Pichard l'appelle, vivait encore en 1784, à Epsom, où Pichard le vit cette même année. Son propriétaire, M. O'Kelly, lui avait fait élever, au milieu de son jardin, une superbe rotonde qui ressemblait plutôt à un beau salon qu'à une écurie. Ce cheval qui avait alors vingt-deux ans, avait tous les jours, rien que pour sa litière, vingt bottes de paille fraîche, et, par une excentricité tout anglaise, quatre petits jockeys, en grande tenue, le servaient à la fois; le maître-*groom*, toujours en livrée, se tenait debout, et *il n'était pas permis de se couvrir en présence du cheval!!...*

(2) Le *Racing-Calendar*, ou l'Annuaire des Courses de 1800, parle d'une souscription de deux mille six cents guinées pour vingt-six chevaux qui étaient à naître.

(3) « Si la mère de la prétendue production ne fait pas de poulains, le pari est nul à son égard. Lorsque le poulain est né, s'il ne tourne pas à bien, le propriétaire paye ce qu'il appelle *Half-forfeit*, moitié de dédit, à moins qu'il ne soit spécifié dans l'acte, *play or pay*, c'est-à-dire *courir ou payer;* dans ce cas, le parieur gagne ou perd tout. » — Pichard, ouv. cit., p. 95.

High-Flyer, qui donna le jour à trente-neuf gagnants, dans quatre-vingt-onze paris considérables; et un autre, *Wood-Pecker*, à dix-sept chevaux qui eurent l'avantage dans cinquante-quatre courses (1).

Hofacker a poussé aussi loin que possible la constatation du même ordre de faits chez les animaux. Il ne s'est pas borné seulement à démontrer l'hérédité de la force, ou de l'adresse musculaire, en général; il l'a démontrée dans ses caractères les plus déterminés, tels que, chez le cheval, ceux de l'aptitude au trait ou à la course (2).

De là l'importance de ne point faire saillir une jument de collier par un cheval de race; par un cheval de charrette, une jument de selle. Toute alliance entre le cheval de course et le cheval de trait doit être proscrite, sous peine d'une dégradation plus ou moins profonde de l'aptitude propre à chacune des deux races. Pichard voit dans l'oubli trop commun de cette règle, une des causes principales de l'abâtardissement de nos bonnes races françaises (3).

Comme les qualités, les moindres vices du mouvement, dans les mêmes espèces, se transmettent aux produits. Le petit poulain a quelquefois le tic, comme son père, qu'il n'a jamais vu; un étalon vendu au gouvernement par Girou de Buzareingues, avait le *tic de l'ours*; il en était de même de son père, loin duquel il avait été élevé (4). Une jument andalouse, qui tiquait à l'excès, fut achetée par un habitant de Saint-Maixent; elle se trouvait pleine et fit un poulain à terme, bien constitué, qui se mit à ti-

---

(1) Pichard, ouv. cit., p. 97.
(2) Hofacker, *Ueber die Eigenschaften*, p. 10.
(3) Pichard, ouv. cit., p. 25 et 76.
(4) Girou, *Philosophie physiologique*, p. 215.

quer sur la mangeoire, trois ou quatre jours, à peine, après
sa naissance; le petit animal conservait encore cette même
habitude, à l'âge de quatre ans (1).

On a vérifié les mêmes faits dans le produit du croisement de diverses espèces d'animaux.

Le mulet tient de son père la faculté qu'il a de supporter la fatigue; il tient aussi de lui la sûreté du pas, il
rue comme l'âne (2). Le bâtard du chamois et de la chèvre
a aussi plus de force musculaire, et gravit les rochers les
plus escarpés ; celui des *anas glaucion et querquedula*
est tout aussi dépourvu de mobilité sur terre, et tout aussi
bon nageur que son père (3).

On a même retrouvé, dans les facultés motrices des
bâtards, des diversités relatives, non-seulement aux différences d'espèce du père et de la mère, mais des diversités relatives à leur sexe, et visiblement dépendantes du
croisement des influences des sexes, dans l'hérédité.
Ainsi, d'après Masch, on a remarqué, dans les bâtards
du chien et de la louve, que des métis mâles avaient
le trot du loup, des métis femelles, le marcher du
chien (4).

L'espèce humaine n'est pas moins sujette, pour sa
part, à cette transmission des dispositions et des caractères de l'activité motrice par la voie séminale.

L'hérédité régit, chez elle, tous les degrés de la force
musculaire. Il y avait, dans l'antiquité, des familles d'a-
thlètes. Valère-Maxime, Pline et Pausanias parlent d'une

(1) *Dictionnaire de médecine vétérinaire*, p. 610.
(2) Girou, *loc. cit.* — Voy. aussi *Annales de l'agriculture française*,
février 1826.
(3) Burdach, *ouv. cit.*, t. II, p. 264.
(4) *Der Naturforscher*, t. IV, p. 25.

Béronice, comme de la seule femme qui eût le droit d'assister aux jeux de la lutte, pour avoir elle-même conduit son fils Euclée aux combats olympiques. Elle était née d'un père qui s'y était rendu célèbre par ses victoires, et plusieurs de ses frères avaient eu la même gloire (1). Les Anglais ont, de nos jours, leurs familles de boxeurs. Les frères Rousselle, en France, dits les Hercules du Nord, qui, dans ces derniers temps, ont étonné Paris de leurs prodiges de vigueur, en sont un autre exemple. On sait à quel point la qualité contraire, l'impuissance musculaire, obéit à cette loi de propagation.

Il en est de même de toutes les autres expressions de l'activité motrice. Zacchias (2), Portal, Poilroux (3), presque tous les auteurs qui se sont occupés de l'hérédité, signalent celle des gestes, celle de l'attitude, celle de la démarche : « Nous voyons tous les jours parmi les hommes,
« dit Girou de Buzareingues, des enfants doués de l'es-
« prit, du caractère de leur père ou de leur mère, ou
« même de l'un de leurs aïeux, partager leurs habitudes
« de mouvement. C'est par imitation, dira-t-on, ce sont
« autant de résultats de l'*éducation;* point du tout : outre
« plusieurs observations que j'ai faites moi-même, sur
« des enfants élevés loin de leurs parents, qui me laissent
« convaincu, que ce serait à tort qu'on attribuerait à
« l'éducation les ressemblances qui nous occupent, je
« tiens de M. Y..., que tous les individus d'une famille
« de sa connaissance sont gauchers, quoique ayant été
« séparés trop jeunes d'elle, pour qu'il soit permis de

____

(1) Ménage, *Abrégé de la vie des femmes philosophes de l'antiquité,* au mot Béronice.

(2) *Quæstion. med.-leg.,* lib. I, cap. v, quæst. III.

(3) Poilroux, *Recherches sur les maladies chroniques,* p. 251.

« soupçonner que ce soit par imitation, qu'ils se servent
« de préférence de la main gauche (1). »

Voici d'autres faits, qui achèvent de détruire tout doute,
à cet égard :

Les premiers, relatifs à cette élection anormale de la
main.

G. est issu d'une famille, où l'usage spécial de la main
gauche est héréditaire ; il n'est pas gaucher lui-même ;
mais il a une fille *mariée qui est gauchère et dont tous les
enfants sont gauchers*. Il a, en outre, un fils marié qui se
sert spécialement de la main droite, mais qui est père
d'une fille tellement gauchère, que, dès le *berceau*, on a
été forcé de lui emmaillotter la main gauche, pour l'obliger à se servir de la droite. Dans cet état de gêne, elle
prenait, en fléchissant l'avant-bras gauche, sur le bras
du même côté, les objets qu'on avait mis dans sa main
droite (2).

Portal cite également le fait de deux garçons, tous les
deux gauchers, et qui avaient reçu cette disposition musculaire de leur père (3).

Il ne manque pas d'exemples d'hérédité d'autres phénomènes moteurs.

P. avait l'habitude, lorsqu'il était au lit, de se coucher sur le dos, et de croiser la jambe droite sur la
gauche ; une de ses filles a apporté, en naissant, la même
habitude ; elle prenait constamment, dans son berceau, la
même position, malgré la résistance des langes (4).

Il y a des familles dont presque tous les membres sont

---

(1) *Philosophie physiologique*, p. 216.
(2) Girou, *de la Génération*, p. 278.
(3) Portal, *ouv. cit.*, p. 20.
(4) Girou, *ouv. cit.*, p. 282.

doués d'une adresse et d'une grâce exquises, dans tous les mouvements.

Oui, jusqu'à l'élégance du port et de la tournure, jusqu'aux moindres caractères de la pose et des gestes, tout, dans l'activité musculaire, peut dépendre de l'hérédité. Elle a souvent transmis l'art charmant de la danse (1). Vestris qui vient de mourir, à quatre-vingt-deux ans, était fils de ce Vestris qu'ont admiré nos mères, et qui disait avec une fierté bouffonne : « Le dix-huitième siè- « cle a produit trois grands hommes : Frédéric, Voltaire « et moi. »

Tout récemment, encore, un petit-neveu de cette divinité de la danse, Hoguet Vestris, entrait à son tour sur la scène des miracles de ses pères, et il ne faisait pas mentir le sang des dieux.

Mais l'hérédité est loin de toujours être une source d'agréments et de belles manières :

Venette a vu une femme, boiteuse du pied droit, donner le jour à une fille atteinte, au même pied qu'elle, de cette disgracieuse incommodité (2). Borel l'a vue passer du père aux enfants. Fodéré l'a trouvée, comme nous l'avons dit, héréditaire dans presque tout un village (3). Ambroise Paré avait aussi remarqué que plusieurs qui branlaient de la tête avaient eu des enfants qui en branlaient comme eux (4). Portal a rapporté que le maréchal de Beauveau était affecté de cette incommodité, ainsi que ses quatre sœurs, et que, dans leur famille,

____

(1) Vandermonde, *ouv. cit.*, t. I, p. 93.
(2) Venette, *de la Génération de l'homme*, IIIᵉ part., ch. vii.
(3) Fodéré, *ouv. cit.*, t. V, p. 262.
(4) Ambroise Paré, liv. XXIII, ch. xxii.

elle était regardée comme héréditaire (1). Pomme l'a vue
également héréditaire chez un valet de chambre de la
reine femme du roi Louis XV (2).

Girou a constaté la même hérédité, du tremblement
des mains chez une mère et son fils ; le tremblement était
si grand, chez le dernier, qu'il pouvait à peine exercer les
fonctions ecclésiastiques (3).

§ II. — De l'hérédité des facultés vocales.

Si des phénomènes de l'activité motrice, nous remontons à ceux de l'activité vocale, nous y constatons aussitôt
la même loi, et nous l'y retrouvons également chez les
hommes et chez les animaux.

Le mulet a la voix et le hennissement du cheval ; le bar-
deau, le braiment de l'âne (4). Les bâtards de la louve et
du chien ont, tantôt l'aboiement du chien, tantôt le hur-
lement du loup (5); ceux du chien et de la femelle du renard aboient d'une voix enrouée, et hurlent comme les
loups, à une forte douleur (6). Bechstein a rapporté qu'un
bâtard d'ours et de chienne aboyait et grognait (7). Le
cri et le chant des oiseaux passent, de la même manière, des
pères et mères aux petits : le mulet de la serine et du
chardonneret a le chant de son père, mêlé le plus souvent
de notes de celui du serin, et avec une tendance si irrésistible à répéter le dernier, qu'il semble à tout moment

<hr>

(1) Portal, *ouv. cit.*, p. 25.
(2) Pomme, *Maladies vaporeuses*, t. I, avant-propos, viij.
(3) Girou, *ouv. cit.*, p. 277.
(4) Valmont-Bomare, *Dictionnaire d'histoire naturelle*, t. IX, p. 91.
(5) Buffon, *Histoire naturelle*, t. VII, supplément.—Bomare, *ouv. cit.*,
t. III, p. 396.
(6) Burdach, *Traité de physiologie*, t. II, p. 264.
(7) Bechstein, *Gemeinneutzige Naturgeschichte*, t. I, p. 702.

prêt à se réveiller, de lui-même, dans sa mémoire. Il en est ainsi du croisement de presque toutes les espèces d'oiseaux : « J'ai, dit le chevalier Da Gama Machado, trois oiseaux mulets, dans mes volières ; le premier, né d'un tarin avec une serine : ce mulet a la robe mixte du tarin et du serin ; il chante quelquefois comme le tarin, quelquefois comme le serin ; il a, par conséquent, le caractère mixte du serin et du tarin. Le second mulet est issu d'un linot avec une serine ; sa robe tient aussi de celles de ces deux oiseaux ; son chant est plus doux que celui du serin, qui est aigre. Le troisième doit la vie à un chardonneret et à une serine ; il a le chant mixte, et il est toujours occupé à détruire, comme on le voit chez tous les chardonnerets (1). »

On a, depuis longtemps, fait dans l'humanité les mêmes observations : il y a un son de voix, un timbre particulier, une accentuation, qui, indépendamment de toute imitation, distinguent les familles.

Homère, dans l'*Odyssée*, fait d'abord reconnaître Télémaque à Nestor, pour le fils d'Ulysse, à la voix de son père (2). Il n'est guère, en effet, de trait de ressemblance qui soit et plus commun et plus saisissable. Presque toujours la voix du père ou de la mère se retrouve dans les enfants. Tous les observateurs sont d'accord sur ce point :

Qualités ou défauts de l'intonation vocale ont généralement, chez les uns et les autres, le même caractère : le bégayement, le grasseyement, le nasillement, et les autres vices de la parole sont soumis à cette loi. Les historiens nous disent que l'impératrice Galeria Fundana, femme de Vitellius, avait un embarras de la langue qui lui rendait

(1) Da Gama Machado, *ouv. cit*, part. 2, p. 177.
(2) Odyssée, liv. III.

le parler difficile. Publius Vitellius, son fils, reçut d'elle la même incommodité, mais si aggravée, qu'il en était presque muet (1). La pureté, l'éclat, l'étendue de la voix, l'aptitude au chant, se transmettent de même. Les deux frères Garat avaient tous les deux une très-belle voix, et tellement semblable, que lorsqu'ils chantaient, ou parlaient, on avait de la peine à les distinguer l'un de l'autre.

D'après la famille, ils tenaient cette beauté de voix de leur mère, qui l'avait magnifique, et à laquelle la leur ressemblait beaucoup (2). Les demoiselles Garcia ont la voix de leur sœur (3) ; le fils de Nourrit avait, à un degré capable de faire illusion, celle de son malheureux et regrettable père (4).

S'il existe des familles presque entières de chanteurs, il en est de rebelles, au delà de toute expression, à la mélodie. Chez d'autres, surtout chez celles où un seul des auteurs doit à la nature un organe musical, les enfants naissent très-inégalement partagés, et il est rare qu'au moins une partie d'entre eux ne soient pas destitués de l'harmonieux organe de leur père ou de leur mère. Dans une famille nombreuse qui nous est connue, la mère est complétement dépourvue de voix, et lorsqu'elle veut chanter, son chant n'est qu'une espèce d'enrouement sans notes. Le père, au contraire, a eu la voix juste, fraîche et belle; trois des fils et deux filles ont, à divers degrés, hérité de sa voix ; mais le dernier garçon rappelle à s'y méprendre, sitôt qu'il veut chanter, les indescriptibles intonations de sa mère.

<hr>

(1) Sueton., *in Vitell.*
(2) Portal, *ouv. cit.*, part. 1, art. 1.
(3) Piorry, *ouv. cit.*, p. 99.
(4) Da Gama Machado, *ouv. cit.*

Un dernier phénomène qui se rattache encore à l'hérédité de l'activité vocale, est la loquacité.

La plupart des enfants, nés de parents bavards, sont bavards de naissance. La parole, sans idée, sans but, et sans frein, semble obéir en eux à un ressort élastique dont ils ne sont pas maîtres ; ils parlent pour parler. Nous avons vu, nous-même, chez un de nos amis, une fille de service, qui en était un triste et curieux exemple : la loquacité la plus irrésistible s'élevait, chez cette fille, jusqu'au type maniaque ; elle parlait aux personnes à ne pas les laisser libres de respirer, elle parlait aux bêtes, elle parlait aux choses, et quand elle ne savait plus à qui s'adresser, elle s'entretenait tout haut avec elle-même. Il y eut nécessité de la congédier. Son maître apprit alors que la même cause lui avait fermé bien des portes : « Mais, disait-elle, monsieur, ce n'est pas ma faute, ce n'est pas ma faute : cela me vient de mon père, dont le même défaut désespérait ma mère, et il avait un frère qui était comme moi. »

La loi d'hérédité n'a donc point d'exception qui naisse de la nature des activités ou du caractère propre des phénomènes : facultés sensorielles, facultés affectives, facultés mentales, facultés vocales , facultés motrices, elle influence tout, elle intervient en tout, elle est, en tout, principe, type, et force de l'être. Nous pouvons donc admettre comme applicable à l'homme, et comme une expression généralement exacte et rigoureuse des faits, cette proposition de Girou de Buzareingues : « Il n'y a rien, dans l'animal, qui ne puisse se transmettre par génération. »

Des premiers rudiments, et des premières formes de vie qui nous animent, cette transmission s'élève à tous les autres degrés, à toutes les autres formes de notre existence, et l'on retrouve, ainsi, dans tous les systèmes, dans tous les éléments, dans tous les attributs, dans toutes les puissances de notre nature physique et de notre nature morale, unis aux caractères *spécifiques* qui tiennent à l'humanité, d'autres caractères *individuels* et propres au sang dont nous sortons, qui font réellement revivre dans notre corps et agir dans notre âme, le démon de la vie écoulée de nos pères.

CONCLUSION GÉNÉRALE DE LA DEUXIÈME PARTIE.

Nous avons déjà vu, dès la première partie, à des signes certains, aux caractères empreints dans la série des êtres existants de nos jours, ou dans les vestiges d'une animalité depuis longtemps éteinte, nous avons vu la force encore vierge du globe, saisie en quelque sorte dans le premier effort de son enfantement, obéir à deux lois essentiellement distinctes, bien qu'harmoniques entre elles, de la formation des êtres. Partout, comme sous l'empire d'une pensée générale de la nature en travail, partout, l'INVENTION ou le principe du *divers*, partout l'IMITATION, ou le principe du *semblable*, fécondés tout à coup, et poussés de toutes parts à l'incarnation par l'esprit de la VIE, nous sont apparus en action dans ses œuvres, et s'y imprimant comme les deux symboles de l'énergie sacrée de la CRÉATION.

Dès le premier coup d'œil, dans la seconde partie, la PROCRÉATION s'est offerte à nos yeux sous le même aspect. Ainsi que la magique parturition de la terre, la génération des êtres par les êtres, simple suite du miracle, devait nous réfléchir et nous a réfléchi les deux mêmes expressions du verbe de la VIE. Nous avons retrouvé, dans la fécondité communiquée des êtres, l'activité patente des deux lois primordiales de la fécondité spontanée du globe :

dans l'INNÉITÉ et dans l'HÉRÉDITÉ de la PROPAGATION, les lois d'INVENTION et d'IMITATION, le *semblable* et le *divers*, de l'INSTITUTION des types de l'existence.

Mais, en nous replaçant dans la seconde partie, en face des mêmes principes que dans la première, les faits si merveilleux de la génération des êtres par les êtres nous ont aussi remis en face des mêmes questions. Le *divers* et le *semblable*, en se reproduisant sous les types *spécifique* et *individuel*, devaient nécessairement ramener sous les deux types les mêmes problèmes. Nous les avons retrouvés à chaque pas du débat, nous les avons surtout vus se reproduire aux deux points culminants qui se sont le plus obscurcis au milieu du conflit des doctrines :

1º La dualité des lois de la PROCRÉATION ;

2º Le rapport de ces lois aux lois primordiales de la CRÉATION.

1. Sur le premier point, nous avons reconnu, à l'égard des deux lois de la PROCRÉATION, le même abus d'idées et de thèses absolues qu'au sujet des deux lois de la CRÉATION.

Comme on avait nié la dualité des lois d'INSTITUTION des types organiques des êtres, on a nié celle des lois de leur PROPAGATION. Comme dans la CRÉATION on n'avait voulu voir que le principe du *divers*, ou le principe du *semblable*, et réduire l'une à l'autre les lois d'INVENTION et d'IMITATION de la FORCE PRIMORDIALE, on a voulu, de même, dans la PROCRÉATION, investir, sous d'autres noms, chacun des deux principes, de l'unité réelle, et réduire l'une à l'autre les lois d'INNÉITÉ et d'HÉRÉDITÉ naturelles de la vie.

De là, deux théories radicalement contraires qui, parties toutes deux de l'unité de la loi de la génération, sont venues comme les premières se briser à nos yeux sur les mêmes écueils :

1° Fondée sur l'hypothèse de l'identité prétendue du principe de la PROCRÉATION et de celui du *semblable*, la première doctrine n'a voulu reconnaître dans la génération, sous les types *spécifique* et *individuel* du mécanisme et du dynamisme des êtres, que la loi d'HÉRÉDITÉ, c'est-à-dire l'action du principe du *semblable*; mais, en rejetant ainsi dogmatiquement la loi de l'INNÉITÉ, c'est-à-dire l'existence et l'indépendance du principe du *divers*, elle ne pouvait rejeter le fait du *divers* lui-même : et là s'est rencontré l'obstacle contre lequel elle devait tomber.

Ce n'est point faute d'efforts tentés pour l'aplanir : nous avons parcouru toutes les explications qu'elle en a présentées, en vue de son système : elle s'en est prise à toutes les faces du phénomène de la diversité dans la génération : elle lui a contesté son origine, sa cause, sa nature, et enfin son existence même.

Nous l'avons vue soutenir que cette diversité était postérieure à la naissance de l'être ; qu'elle était postérieure à la fécondation ; qu'elle pouvait avoir la même date qu'elle, mais sans émaner d'elle, etc.

Nous l'avons vue soutenir que la diversité, quelle que fût l'époque de son développement dans la génération, n'était pas, en effet, dépendante du principe de la génération; qu'elle avait pour principe : ou, *après* la naissance, toutes les causes de nature à modifier le physique et le moral de la vie, éducation, exemples, aliments, lieux, climats, etc.; ou, *avant* la naissance, toutes les causes physiques ou morales de nature à porter le désordre dans la vie utérine; ou, enfin, à l'*instant* de la conception elle-même, toutes les causes physiques ou morales de nature à déterminer une perturbation quelconque des conditions et des dispositions d'âme et de corps nécessaires à la perfection de l'acte, c'est-à-dire toujours et dans toute hypothèse, des causes *accidentelles.*

Nous l'avons vue soutenir que la diversité, désordre d'origine, n'était nécessairement, sous le type *individuel* comme sous le type *spécifique,* qu'un désordre de fait, une exception bizarre, un cas tératique, une monstruosité.

Nous l'avons vue enfin, par un effort suprême, épuisée de théories et d'interprétations du phénomène rebelle, soutenir hardiment que la diversité n'existait même pas ; qu'elle était ou le signe flagrant de l'adultère, ou le retour de l'image et de l'esprit des ancêtres, et, dans les deux cas, l'effigie physique ou morale des auteurs immédiats ou médiats de la génération, c'est-à-dire, l'expression de l'hérédité elle-même.

Mais nous avons aussi vu successivement tomber toutes ces théories, impuissantes tentatives d'interprétation et de mutilation d'un fait qui les domine. Il est resté prouvé que la diversité, dans la PROCRÉATION, n'est point une chimère, qu'elle y existe dans toute sa réalité, dans la fidélité des liens conjugaux, et sans rappels de types éloignés des aïeux.

Il est resté prouvé que cette diversité n'est, de sa nature, ni une anomalie, ni un accident, ni même une exception, mais un fait régulier, ordinaire et normal du type *individuel :* qu'ainsi, sa cause n'avait rien de tératique, qu'aucune perturbation n'en était le principe.

Il est resté prouvé que ce principe, antérieur et supérieur à toutes les circonstances possibles de la naissance de l'enfant, de la gestation, de la fécondation, était actif dans toutes les conditions externes et internes de la vie, même dans les plus semblables, et par cette énergie spontanée, identique, sous une première forme, au principe actif de la reproduction, comme réunissant tous les caractères d'origine, d'essence, de généralité, de permanence, enfin de spontanéité d'une loi ou d'une forme de la PROCRÉATION.

2° La doctrine opposée s'est jetée dans l'autre extrême, en tournant dans le vice des mêmes arguments.

Fondée sur l'absolu de l'action du *divers* et sur l'imaginaire réduction du principe de la PROCRÉATION à ce seul élément, elle n'a voulu admettre dans la propagation de la nature physique et de la nature morale, que l'INNÉITÉ ou loi d'expression du *divers*; proscrivant, à son tour, de la génération, l'HÉRÉDITÉ ou loi d'expression du *semblable*.

Nous l'avons donc vue poursuivre, sous toutes les formes, le dernier caractère : elle a voulu l'exclure du mécanisme et du dynamisme des êtres, du type *spécifique*, du type *individuel* de l'organisation.

On a, dans le premier but, poussé l'esprit de système, jusqu'à nier le principe de la distinction essentielle des deux types ; jusqu'à poser, en règle, que *la nature n'imite pas ;* qu'il n'y a point de loi d'uniformité dans la génération : négation explicite et de l'hérédité et de l'espèce elle-même ; de l'espèce, qui n'est plus, dans cette hypothèse, qu'une forme momentanée d'une métamorphose indéfinie des êtres ; de l'hérédité, qui n'est plus qu'un hasard de la propagation de l'individu.

On n'a, dans le second but, contraint par l'évidence, reconnu l'expression et la réalité de la loi du semblable, sous le type *spécifique*, que pour la combattre, avec plus de puissance, sous le type *individuel*.

Comme nous avions vu, sous ce second type, contester

l'origine et l'essence du *divers*, nous avons vu, alors, contester l'origine et l'essence du *semblable*.

On a nié que le *semblable* fût dépendant du fait de la génération ; et l'on en a de même poursuivi la preuve dans des hypothèses sur l'époque et la cause de son développement.

Les uns l'ont présenté comme postérieur de date, à la naissance de l'être, et devant son origine à l'uniformité de l'alimentation, des lieux, du climat, de l'éducation, de l'imitation, etc., les autres, comme postérieur à la fécondation, et produit par l'action de l'imagination de la mère sur le fœtus, par l'identité de la nourriture, etc.

En reconnaissant même, qu'il avait ou pouvait avoir la même date que la fécondation, on a nié qu'il provînt du principe séminal.

Selon ceux-ci, il avait sa source dans la loi inconnue du hasard ; selon ceux-là, dans l'action de l'imagination du père ou de la mère ; selon d'autres, il l'avait dans l'adultère même.

Enfin, comme s'il devait ne pas rester une seule des objections soulevées contre l'expression de l'INNÉITÉ, qui ne dût se reproduire contre l'expression de l'HÉRÉDITÉ, de même qu'on avait nié non-seulement la loi, mais le fait même du *divers*, nous avons vu nier et soûs la forme physique, et sous la forme morale, dans la génération, non-seulement la loi, mais le fait même du *semblable*.

On lui a opposé, sous le type *individuel*, de n'être pas intégral, de n'être pas absolu, de n'être pas continu, de rentrer dans l'espèce, en un mot de ne pas être.

Mais nous avons aussi reconnu tout le vide de ces hypothèses, et de ces systématiques négations de l'action et de l'expression de l'HÉRÉDITÉ.

Elles ne nous ont pas laissé l'ombre d'un doute sur la réalité essentielle du *semblable*.

Il nous est apparu dans le mécanisme, il nous est apparu dans le dynamisme des êtres, sous le type *spécifique*, sous le type *individuel* de la PROCRÉATION.

Sous le premier des deux types, il s'est offert à nous, dans toute l'évidence de *l'espèce* elle-même ;

Sous le second des deux types, dans les caractères les plus exclusivement propres à *l'individu*, à titre de *personnels*, à titre d'*anormaux*, ou d'irréductibles à l'espèce de l'être.

Nous avons même vu que malgré les lacunes réelles d'identité, de totalité, de continuité qu'il y manifeste, le *semblable* ne laisse point, dans les limites de temps, de partie, d'analogie, où il se produit, de rester le *semblable*.

Nous avons encore vu crouler toutes les doctrines opposées sur la date de son développement, et celles qui le rattachent à une date postérieure au fait de la naissance, et celles qui le rattachent à une date postérieure à la fécondation.

L'alimentation, le climat, les lieux, l'éducation, l'exemple, n'ont pu nous rendre compte que de son développement après la naissance, et nullement du principe de sa formation. Les circonstances actives, ou supposées actives, pendant la gestation, la nourriture, l'imagination de la mère, etc., etc., n'ont pas eu plus de pouvoir.

1° Elles sont insuffisantes comme uniques théories de l'origine du semblable.

2° Elles ne renversent point ses rapports antérieurs à la fécondation.

La *coïncidence*, l'action de *l'imagination dans le coït*,

et enfin *l'adultère* sont de détestables explications de son développement dans la conception même ;

La *coïncidence*, parce qu'elle ne représente que l'action du hasard, et que l'action du hasard, les chiffres en font foi (1), est la plus chimérique de toutes les raisons possibles de la succession de la ressemblance, dans les circonstances de communauté d'origine et de sang ;

L'imagination, eût-elle toute l'énergie dont on l'a dotée, parce qu'elle ne saurait être qu'une cause accidentelle ; parce qu'une cause de ce genre ne saurait expliquer un fait si général, dans l'animalité et l'humanité, et que la reconnaître la loi d'un pareil phénomène, c'est condamner les hommes et les animaux à ne plus engendrer que sous l'empire immédiat de l'imagination; c'est faire de son pouvoir, le pouvoir de la vie ;

L'adultère, enfin, par les mêmes raisons : parce que c'est toujours à la seule énergie de l'imagination mise en jeu par la peur que l'on transporte alors la cause des ressemblances ; parce qu'il est plus absurde encore, s'il est possible, de ne voir que dans l'action *mentale* de l'adultère, l'origine du *semblable*, que de réduire à l'action

---

(1) *Voy.* Maupertuis, *OEuvres complètes*, lettre XVII, sur la génération des animaux; où, à l'occasion de l'hérédité de la polydactylie, il soumet au calcul la théorie de l'hérédité par le hasard. Si l'on voulait, dit-il, regarder la continuation du sex-digitisme comme un effet du pur hasard, il faut voir quelle est la probabilité que cette variété accidentelle, dans un premier parent, ne se répétera pas dans ses descendants. Supposant alors qu'on compte sur 20,000 hommes 1 sex-digitaire, la probabilité que son fils ou sa fille ne naîtra point avec le sex-digitisme, est de 20,000 à 1; et celle que son fils et son petit-fils ne seront point sex-digitaires, est de 20,000 fois 20,000, ou de 400,000,000 à 1. Enfin la probabilité que cette singularité ne se continuera pas pendant trois générations consécutives, serait de 8,000,000,000,000 à 1, nombres si grands que la certitude des choses les mieux démontrées en physique n'approche pas de ces probabilités.» *Loc. cit.*

physique de l'adultère, l'origine du *divers ;* parce qu'enfin l'expérience ne laisse ni chez l'homme, ni chez l'animal, le plus léger doute sur l'absurdité de toutes ces théories.

Pour tout dire, en un mot, aucune des influences *accidentelles* de la génération ne donne l'explication de l'uniformité féconde qui s'y déploie; aucune évidemment n'en contient le principe.

De même que le principe de la diversité, ce principe antérieur et supérieur à toutes les circonstances possibles de la naissance de l'enfant, de la gestation, de la fécondation, s'est produit, lui aussi, comme une force essentielle et active de la vie, dans toutes les conditions et dès le premier instant de la génération de l'être, participant ainsi de tous les attributs d'un principe formateur, et réunissant en soi, comme le *divers,* mais sous une autre forme, tous les caractères d'origine, d'essence, de généralité, de continuité, de spontanéité, d'un ordre ou d'une loi de la PROCRÉATION.

Ainsi s'annullent les deux théories contraires ae l'absolu du semblable, de l'absolu du divers, comme symbole de la vie, dans la reproduction séminale des êtres.

Le système véritable de la PROCRÉATION semble être celui de l'alliance des deux caractères, c'est-à-dire celui d'une dualité *apparente* de lois.

II. Reste le second point qui, comme nous l'avons dit, s'est le plus obscurci, dans le dédale du problème : le rapport de ces lois de la PROCRÉATION aux lois primordiales de la CRÉATION.

Et d'abord ces deux lois apparentes de la PROCRÉATION sont-elles réellement distinctes dans leur essence; ou ne seraient-elles, au fond, qu'une seule et même loi?

C'est la même question que, sous une autre face, les

lois primordiales de la CRÉATION nous ont précédemment appelé à résoudre.

Sous la face nouvelle, où elle se produit, nous ne savons que deux manières directes d'arriver à sa solution : l'une est de comparer l'essence des deux principes dans leur rapport avec la PROCRÉATION ; l'autre, d'analyser l'essence du principe de la PROCRÉATION même.

En nous renfermant, d'abord, dans la sphère purement phénoménale de la procréation, il est évident, par la nature des faits qui s'y manifestent, et que nous venons d'exposer, que la PROCRÉATION est irréductible à l'INNÉITÉ ; qu'elle est irréductible à l'HÉRÉDITÉ.

Le *divers* et le *semblable* s'engendrent l'un et l'autre dans la reproduction séminale des êtres : le premier n'y est point exclusif du second, le second du premier : ils n'y sont point en opposition d'existence, ils n'y sont qu'en opposition d'activité, et cette opposition se résout en harmonie : la PROCRÉATION les comprend l'un et l'autre dans son énergie ; elle en répand sans cesse et parallèlement les deux caractères.

Si nous voulons, maintenant, comparer entre eux ces deux phénomènes de la génération, l'un de ces phénomènes est-il antérieur au développement de l'autre ? est-il plus général ? est-il plus continu ? et a-t-il, par lui-même, dans la génération, plus de raison d'existence ?

Nous avons reconnu : Qu'ils sont simultanés dans leur formation : qu'ils procèdent tous deux d'un seul et même instant de l'acte générateur : l'un par cette raison, ne saurait provenir, l'autre ne point provenir de la fécondation : ils ont tous les deux, ou aucun des deux n'a cette première origine.

Ils ont, en un mot, la même date dans l'être.

Ils y ont la même étendue d'expression. Aucun des deux n'y est limité à un type, ni à un élément, ni à un caractère, quel qu'il soit, de la vie : ils se représentent, tous deux, dans tous les attributs, et dans tous les modes, et dans toutes les parties de l'existence physique, de l'existence morale : ils se comportent enfin comme deux puissances égales, et qui tendent, au fond, à se faire équilibre.

Cet équilibre, pour nous, est une de leurs lois : que l'on compose un groupe de tous les membres épars d'une même famille, ou plutôt, qu'on fasse choix d'un seul individu, offrant le plus de rapports avec ses deux parents, et qu'on additionne la somme des différences et celle des ressemblances avec ses père et mère : il ne nous semble pas, un seul instant douteux, qu'à la condition, par malheur impossible, de tenir un compte exact de tous les caractères externes et internes, physiques et dynamiques de l'organisation, et d'accorder à tous une valeur semblable, il ne nous semble pas un seul instant douteux, que, si l'on pouvait rendre toutes les analogies et toutes les différences de tous ces points sensibles, le résultat le plus constant du parallèle ne fût, qu'en général, la somme des différences et celle des ressemblances sont égales entre elles.

Les deux phénomènes sont tout aussi égaux dans leur continuité : comme la PROCRÉATION engendre PARTOUT, dans la nature de l'être, le *divers* et le *semblable,* elle l'engendre TOUJOURS.

La théorie, enfin, confirme ces principes. Car, si des phénomènes, nous remontons aux agents de la PROCRÉATION, si de la nature des faits, nous passons à l'étude de la nature des facteurs, il devient évident que ni le *semblable,* ni le *divers,* n'ont en elle de raison supérieure d'existence :

Toute théorie de réduction de la loi de l'INNÉITÉ à l'HÉ-RÉDITÉ se fonde sur le principe que *le semblable doit dé-river du semblable* :

Toute théorie de réduction de la loi de l'HÉRÉDITÉ à l'INNÉITÉ, se fonde sur le principe que *le divers doit déri-ver du divers.*

Or, est-il une de ces conditions opposées de la généra-tion de l'un ou de l'autre caractère, que la PROCRÉATION remplisse jamais seule?

1° Évidemment, il est une première limite au delà de laquelle elle ne remplit point celle de la formation exclusive du *divers.*

Dans toute génération normale, il est toujours, entre le père et la mère, un degré nécessaire et une forme plus ou moins marquée d'analogie : cette forme est celle qui tient à l'unité d'espèce : ce degré est le point où les diversités du type individuel se résolvent, en quelque sorte, dans l'identité *spécifique* des auteurs.

Dans un grand nombre de cas, le type *individuel* mê-me a, chez les deux auteurs, ses similitudes et ses ana-logies.

Voilà donc deux lacunes, l'une fortuite, l'autre con-stante, et tenant à l'essence de la PROCRÉATION, qui bou-leversent, en elle, la condition première de la génération exclusive du *divers.*

2° La PROCRÉATION en oppose d'analogues à la généra-tion exclusive du *semblable.*

Et c'est précisément de la loi que *le semblable doit pro-duire le semblable,* qu'elle les fait sortir.

On ne s'est point aperçu qu'on faisait de cette loi une application faussé à la reproduction séminale des êtres.

L'application n'en serait logique et rigoureuse que dans

les théories où l'on fait dériver d'un seul des deux auteurs la totalité de la nature du produit. Dans ces hypothèses, si elles étaient fondées, et si le nombre seul des diversités pouvait jamais permettre de les considérer comme des exceptions, on pourrait, logiquement, jusqu'à un certain point, regarder, selon les différents systèmes de l'Ovarisme, ou du Spermatisme pur, toute dissemblance entre les enfants et le père, les enfants et la mère, comme de monstrueuses dérogations aux lois de la PROCRÉATION.

Mais il est aujourd'hui pleinement démontré, et nous en donnerons plus loin toutes les preuves, que ces théories sont radicalement fausses ; qu'aucun de ces systèmes exclusifs sur le germe n'a de réalité.

Le *germe*, proprement dit, procède des deux auteurs.

Or, dans cette théorie, la seule conforme aux faits de la génération, si active que puisse être la loi que *le semblable engendre le semblable*, on ne peut plus appliquer à la PROCRÉATION la rigueur absolue du principe qu'elle pose.

Toutes les conditions d'énergie de cette loi, sous le type *spécifique*, se trouvent sans doute encore généralement remplies : le père et la mère sont *spécifiquement* semblables l'un à l'autre, et semblables au produit : ils sont et ils restent d'une seule et même espèce : et tous deux sous ce type, et par cette raison, se répètent sans cesse.

Mais la question se transforme, sous le type *individuel*.

Individuellement, ni le père ni la mère ne sont semblables entre eux : ils sont même toujours plus ou moins différents : ils diffèrent, comme *sexes* ; ils diffèrent, comme *êtres*, et par les attributs de leur existence physique, et par les attributs de leur existence morale.

Devant cette dualité active des deux facteurs, dans cette

diversité souvent pleine de contrastes et d'oppositions de leur double nature, il n'existe pas plus de raison exclusive de la génération absolue du *semblable*, que de la génération absolue du *divers*.

S'ils agissent, cependant, dans ces conditions, s'ils s'y manifestent, c'est qu'ils obéissent nécessairement tous deux à une force supérieure qui les y développe, comme deux expressions parallèles de la vie intérieure qui l'anime, ou qu'ils s'y dégagent spontanément eux-mêmes, comme deux forces, ou deux lois indépendantes entre elles.

Il faut donc toujours, et dans toute hypothèse, reconnaître à tous deux une même valeur.

Si l'on ne veut accorder qu'une valeur de fait à l'innéité, il est rationnellement impossible d'accorder une autre valeur à l'hérédité; si l'innéité n'est pas une loi, l'hérédité ne peut être une loi : et si toutes deux sont lois, ce sont deux lois égales : égales, car aucune d'elles n'est ni le corollaire, ni l'expression de l'autre : égales, car aucune d'elles ne procède de l'autre; égales, car aucune d'elles n'est réductible à l'autre : égales, car aucune d'elles ne domine plus que l'autre la génération.

La génération anime successivement, alternativement, simultanément les deux caractères : elle obéit à l'un et à l'autre principe; ou, pour être plus exact, aucun des deux principes n'y a, de soi, de cause libre et indépendante d'activité première; leur spontanéité apparente n'est que celle du principe actif de la procréation.

Or, quel est le principe actif de cet immense et continuel miracle? Nous l'avons déjà dit, c'est le principe actif de la création.

La procréation et la création procèdent d'un seul et même système d'énergie, et ne sont que le même acte d'un seul et même auteur : ineffable merveille, dont les conditions, dont les expressions, dont les agents changent, dont les lois sont les mêmes : ce sont toujours les lois premières d'INVENTION et d'IMITATION naturelles de la vie.

Il y a donc, à la fois, unité de principe et dualité de lois.

Ne voir que l'INNÉITÉ, ou que l'HÉRÉDITÉ, dans la PROCRÉATION, équivaut donc à ne voir, dans la CRÉATION, que le système du *divers* ou que celui du *semblable*, c'est-à-dire, qu'un seul des deux caractères dont la reproduction, comme la production initiale des êtres, nous révèlent à la fois le dualisme et l'hymen.

C'est cette corrélation que l'on n'a point saisie :

On a commis la faute de ne point franchir la sphère de la PROCRÉATION, et de ne point poursuivre le rapport de ses lois et de ses phénomènes avec les phénomènes et les lois PRIMORDIALES de la CRÉATION.

Se limiter ainsi à la génération, c'était se condamner à ne jamais comprendre ni l'*essence* ni la *cause* de l'UNIFORMITÉ et de la DIVERSITÉ SECONDES qui s'y déploient.

Elles y sont sans lumière et sans commencement. Ainsi s'expliquent, pour nous, et se légitiment, en quelque manière, tant de fausses théories qu'on en a proposées.

De ce court horizon d'une question immense, rien de plus difficile, dans le chaos des faits discordants qui se mêlent, que de ne point confondre les deux caractères ; leur dualité saisie, rien de plus difficile que de dégager l'un de l'autre les deux éléments : la séparation faite, rien de plus difficile que d'en déterminer le parallélisme, l'essence, le principe.

Plus on approfondit l'ensemble des circonstances où ils se développent, plus leur source se perd, plus leur nature échappe, plus l'obscurité gagne, par l'embarras croissant de savoir que penser des faits au delà des faits, que penser des faits mêmes. Le *divers* et le *semblable* s'unissent sous tant de formes, ou se heurtent en tant de sens, si inopinément, si spontanément, sous tant d'aspects bizarres, qu'il y a de la vérité, au premier abord, à ne plus voir en eux que des effets sans cause.

On comprend qu'on se soit surpris même à douter de leur existence.

Tant, *semblable* ou *divers*, tout paraît également fantastique, étrange, désordonné, fatal, incompréhensible! tant il est impossible, en ne s'écartant point de l'acte ni des agents de la reproduction, de leur trouver une loi, une raison d'eux-mêmes !

Mais sitôt qu'on s'élève de la PROCRÉATION à la CRÉATION et que l'on interroge la nature sur les formes de son activité *immédiate* dans l'une, pour les comparer aux formes de son activité *médiate* dans l'autre, si l'on a une fois bien saisi les premières, le nuage se dissipe, le chaos s'illumine, et le désordre apparent se transforme à l'instant en un ordre admirable où, jusqu'aux accidents, tout s'éclaire et s'explique (1).

Alors, mais seulement alors, se révèlent la nature et la cause essentielles du *divers*, la nature et la cause essentielles du *semblable* : alors se révèle même la raison pour laquelle cette nature et cette cause n'apparaissent nulle part dans la génération; c'est qu'à proprement dire, elles ne sont point en elle, et que pour les saisir, il faut remonter au principe supérieur qu'elle nous représente et dont elle dérive.

____

(1) Voy. Tom. II, marche de l'*hérédité* et de l'*innéité* dans la génération.

On retrouve aussitôt dans la *propagation* les lois en action de l'*institution* des êtres.

Toute génération directe ou indirecte, c'est-à-dire *spontanée* ou *communiquée* n'est plus dès ce moment, qu'une exaltation, ou plutôt qu'une extase féconde de la VIE où s'éveillent toujours les mêmes facultés de la force magique qui crée dans l'univers. Dans les entrailles des êtres, ou dans les flancs du globe, partout où elle agit, partout où elle engendre, elle INVENTE, elle IMAGINE ; elle IMITE, elle se RESSOUVIENT.

FIN DU PREMIER VOLUME.

TABLE DU TOME PREMIER.

PREMIÈRE PARTIE.

LIVRE PREMIER.

PREMIÈRE SECTION.

DEUXIÈME SECTION.

FIN DE LA TABLE DU TOME PREMIER.